Die Kunst präsent zu sein

Psychotherapiewissenschaft in Forschung, Profession und Kultur

Schriftenreihe der Sigmund-Freud-Privatuniversität Wien

Herausgegeben von Bernd Rieken

Band 22

Die Sigmund-Freud-Privatuniversität in Wien ist die erste akademische Lehrstätte, an der die Ausbildung zum Psychotherapeuten integraler Bestandteil eines eigenen wissenschaftlichen Studiums ist. Durch das Studium der Psychotherapiewissenschaft (PTW) wird dem Umstand Rechnung getragen, dass Psychotherapie eine hoch professionelle Tätigkeit ist, die – wie andere hoch professionelle Tätigkeiten auch – neben einer praktischen Ausbildung eines eigenen akademischen Studiums bedarf. Das hat zur Konsequenz, dass die wissenschaftliche Beschäftigung mit ihr nicht mehr ausschließlich den Nachbardisziplinen Psychiatrie und Klinische Psychologie mit ihrer nomologischen Orientierung obliegt, sodass die PTW als eigene Disziplin an Konturen gewinnen kann.

Vor diesem Hintergrund wird die Titelwahl der wissenschaftlichen Reihe transparent: Es soll nicht nur die Kluft, welche zwischen Psychotherapieforschung und Profession besteht, verringert, sondern auch berücksichtigt werden, dass man der Komplexität des Gegenstands am ehesten dann gerecht wird, wenn neben den üblichen Zugängen der Human- und Naturwissenschaften auch Methoden und/oder Fragestellungen aus dem Bereich der Kultur-, Sozial- und Geisteswissenschaften Berücksichtigung finden.

Harald Erik Tichy

Die Kunst präsent zu sein

Carl Rogers und das frühbuddhistische Verständnis von Meditation

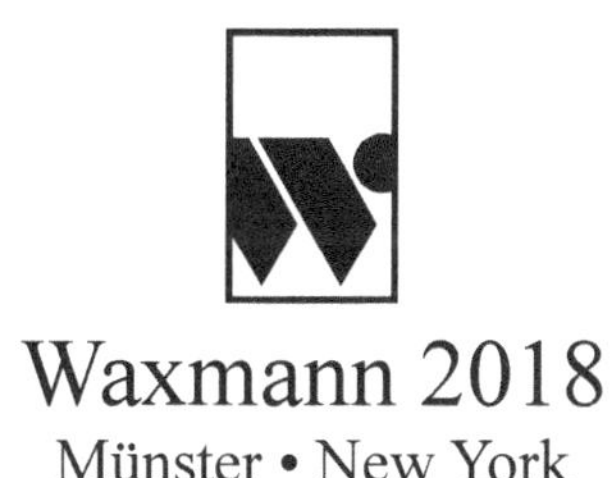

Waxmann 2018
Münster • New York

Diese Arbeit wurde im Juni 2017 von der Sigmund-Freud-Privatuniversität Wien als Dissertation angenommen. Für die Drucklegung wurde sie leicht überarbeitet.

Bibliografische Informationen der Deutschen Nationalbibliothek
Die Deutsche Nationalbibliothek verzeichnet diese Publikation in der Deutschen Nationalbibliografie; detaillierte bibliografische Daten sind im Internet über http://dnb.d-nb.de abrufbar.

Psychotherapiewissenschaft in Forschung, Profession und Kultur, Band 22

ISSN 2192–2233
Print-ISBN 978–3-8309-3827-9
E-Book-ISBN 978–8309-8827-4

Steinfurter Straße 555, 48159 Münster

www.waxmann.com
info@waxmann.com

Umschlaggestaltung: Anne Breitenbach, Münster
Titelbild: © Frances Fuchs, Natalie Rogers Trust
Satz: Sven Solterbeck, Münster
Druck: CPI Books GmbH, Leck

Gedruckt auf alterungsbeständigem Papier, säurefrei gemäß ISO 9706

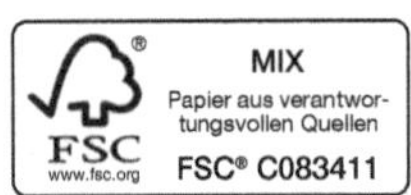

Printed in Germany

Für Ajahn Runjuan,

meine Freundin und Lehrerin,
ohne die ich nicht der wäre,
der ich heute bin

Wahrscheinlich darf man ganz allgemein sagen, dass sich in der Geschichte des menschlichen Denkens oft die fruchtbarsten Entwicklungen dort ergeben haben, wo zwei verschiedene Arten des Denkens sich getroffen haben.

Diese verschiedenen Arten des Denkens mögen ihre Wurzeln in verschiedenen Gebieten der menschlichen Kultur haben oder in verschiedenen Zeiten, in verschiedenen kulturellen Umgebungen oder verschiedenen religiösen Traditionen.

Wenn sie sich nur wirklich treffen, d. h., wenn sie wenigstens so weit in Beziehung treten, dass eine echte Wechselwirkung stattfindet, dann kann man hoffen, dass neue und interessante Entwicklungen folgen.

Werner Heisenberg
(Gifford lectures 1955/56)

Geleitwort von Martin van Kalmthout

Bei manch einem personzentrierten Psychotherapeuten wird der Gedanke an einen Dialog zwischen dem Ansatz von Carl Rogers und dem Buddhismus gemischte Gefühle hervorrufen. Auch wenn man auf den ersten Blick gewisse Übereinstimmungen konstatieren kann, so handelt es sich beim Buddhismus doch um eine Religion – mithin also etwas grundlegend anderes als ein wissenschaftlich fundiertes Psychotherapieverfahren.

Man kann es aber auch aus einer anderen Perspektive betrachten: Wenn man den personzentrierten Ansatz als ein modernes Sinngebungssystem, eine säkulare Art von Religion oder eine spirituelle Disziplin ansieht, wird die Kluft zwischen dem Buddhismus und dem personzentrierten Ansatz schon ein Stückchen kleiner. Und wenn man sich dann noch auf den Kern des Buddhismus – losgelöst von rituellen und mythischen Verschnörkelungen – konzentriert, wird die Kluft nochmals kleiner. Man könnte dann durchaus zu dem überraschenden Ergebnis gelangen, dass es zwischen einer bestimmten Form des Buddhismus und einem bestimmten Psychotherapieverfahren essenzielle Verwandtschaften gibt.

Zu dieser Schlussfolgerung gelangt der Psychotherapiewissenschaftler, personzentrierte Psychotherapeut und buddhistische Meditationslehrer Harald Tichy in seiner beeindruckenden Dissertation „Die Kunst präsent zu sein: Carl Rogers und das frühbuddhistische Verständnis von Meditation“. In dieser Arbeit führt Harald Tichy einen innovativen und faszinierenden Dialog zwischen dem personzentrierten Ansatz als einem tiefgründigen Psychotherapieverfahren des 20. Jahrhunderts und den Lehrreden des Pāli-Kanons, den ältesten erhaltenen Aufzeichnungen der Lehrreden Buddhas.

Harald Tichys Forschungsarbeit umfasst verschiedene Aspekte, die für sich genommen bereits äußerst lesenswert sind, wie beispielsweise seine Analyse, wie sich der Begriff „Präsenz“ im Werk von Carl Rogers entwickelt hat. Auch wenn die Bedeutung dieses Begriffs von anderen Autoren hier und da erörtert wird, habe ich bislang noch keine so gründliche und vollständige Analyse und Interpretation gelesen wie in der Dissertation von Harald Tichy. Das liegt besonders daran, weil in dieser Untersuchung das erste Mal zwischen zwei Begrifflichkeiten im Sprachgebrauch Carl Rogers’ unterschieden wird, die bis jetzt immer als Einheit aufgefasst wurden: beim Einnehmen der drei Therapeuteneinstellungen „präsent“ sein und „Präsenz“ als veränderter Bewusstseinszustand, der sich einstellen kann, wenn ein Therapeut mit einer gewissen Beständigkeit präsent ist. Damit beschreibt Harald Tichy „Präsenz“ nicht als irgendeinen Fachbegriff in Rogers’ Theorie, sondern „Präsenz“ avanciert zur Krone und Vertiefung im Œuvre Rogers’, die erst jetzt als solche offenbar wird.

Faszinierend finde ich die Feststellung, dass der Entwicklungsprozess von einem *Präsent*-Sein beim Einnehmen der drei Therapeuteneinstellungen zum heilsamen veränderten Bewusstseinszustand der *Präsenz* Parallelen mit einem jahrtausendealten Ansatz aufweist. Hier zeigt sich, wie universell das war, was Rogers im 20. Jahrhundert entdeckte und entwickelte.

Für eine empirische Fundierung seiner Arbeit untersucht Harald Tichy zentrale Aussagen aus beiden Richtungen mit Hilfe der experimentalhermeneutischen Methode des Standardisierten Therapieschulendialogs. Diese Methode wurde eigentlich für den Dialog zwischen verschiedenen Psychotherapieverfahren entwickelt. Wie Harald Tichy zeigt, kann sie modifiziert jedoch auch für den Dialog eines Psychotherapieverfahrens mit einer Religion verwendet werden. Diese Methode erlaubt es ihm, aus personzentrierter Sicht einen differenzierten Dialog mit dem frühbuddhistischen Verständnis von Meditation zu führen.

Mutig ist die Aussage, das Werk von Rogers als eine Meditationsform anzusehen. Diese Aussage wird im Buch tiefgehend herausgearbeitet und erläutert. Wenn es im Prozess des Entfaltens eines *präsenten* Einnehmens der drei Therapeuteneinstellungen zum veränderten Bewusstseinszustand der *Präsenz* Parallelen zum frühbuddhistischen Meditationsverständnis gibt, kann man diese Entfaltung nach diesem frühbuddhistischen Verständnis als eine Meditationsform ansehen. Diese Aussage wird umfassend untermauert. – Ob man dem zustimmt oder nicht: Dies eröffnet auf das Werk von Rogers einen ganz neuen Blickwinkel und sollte von Anwendern des personzentrierten Ansatzes beherzigt werden. Diese Untersuchung zeigt, dass das letzte Wort über Rogers' Lebenswerk noch nicht gefallen ist und dass es durchaus eine Tiefendimension beinhaltet, die uns noch nicht oder noch nicht vollends bewusst gewesen ist.

Wer hätte das gedacht: Eine Theorie über Meditation im personzentrierten Ansatz! Eine Theorie, die meditative Erfahrungen hypothetisch im oberen Bereich von Rogers' Konzept des Prozesskontinuums verortet und mit dem Begriff „Präsenz" eine Brücke schlägt zu der Annahme, dass es Psychotherapeuten möglich ist, in diesem Bereich die drei Therapeuteneinstellungen besonders gut einzunehmen. – Dieser Gedanke ist plausibel, denn im Kern geht es sowohl beim Einnehmen der drei Grundhaltungen eines Therapeuten als auch beim Veränderungsprozess eines Klienten darum, *präsent* zu sein. Und wenn dies mit einer gewissen Kontinuität geschieht, so weist Harald Tichy nach, kann man dies als einen meditativen Prozess interpretieren, der zu einem herausragenden meditativen Zustand, eben *Präsenz*, führen kann. Hierbei ist freilich zu berücksichtigen, was im Frühbuddhismus unter Meditation verstanden wird. Dem geduldigen Leser wird hierzu eine präzise Beschreibung serviert – sowohl theoretisch als auch praktisch.

Ein sich durch die gesamte Untersuchung hindurchziehendes Thema ist, dass eine systematische Schulung unserer Aufmerksamkeit durch Meditation – das gilt sowohl für buddhistische Meditation als auch ihre Parallele im personzentrierten Ansatz – uns personzentrierte Psychotherapeuten dabei unterstützen kann, für unsere Klienten präsent zu sein. Das ist ein hochinteressantes Thema, das einige Fragen aufwirft. Dieser Sichtweise zufolge kann das Praktizieren einer „spirituellen Disziplin" – oder einer „autonomen inneren Disziplin", wie Harald Tichy sie lieber nennt – einen Zugang zu einer Tiefendimension im personzentrierten Ansatz eröffnen. Und in diesem Buch wird ausführlich und detailliert beschrieben, was wir in dieser Hinsicht vom frühbuddhistischen Verständnis von Meditation lernen können.

Darüber hinaus wird sogar ein Ausbildungsprogramm vorgestellt, das darauf abzielt, personzentrierte Psychotherapeuten in Ausbildung dabei zu unterstützen, *präsent* zu sein, so dass sie leichter die drei Therapeuteneinstellungen einnehmen können. – Inhaltlich kann man sich natürlich fragen, ob es nicht zu einem genuin personzentrierten Ansatz gehört, seine Präsenz durch einen natürlichen Entwicklungsprozess zu entwickeln – also so, wie Carl Rogers Präsenz entwickelte – anstatt durch „von außen" auferlegte Methoden. Und wenn dann doch geübt werden soll, könnte man auch erwägen, hierfür das Werk von Eugen Gendlin heranzuziehen, statt auf Methoden aus der buddhistischen Tradition zurückzugreifen. Allerdings gibt es in Gendlins Werk keine differenzierte Reflexion über das Hervorbringen heilsamer veränderter Bewusstseinszustände. Interessant wäre sicherlich auch ein Dialog zwischen dem frühbuddhistischen Meditationsverständnis und dem Werk von Gendlin.

Insgesamt erscheint mir der Dialog zwischen dem personzentrierten Ansatz und der buddhistischen Tradition sehr wichtig und fruchtbar. Es bleibt die Frage, ob auch die Buddhisten von uns personzentrierten Psychotherapeuten etwas lernen können. Für beide Seiten ist die Arbeit von Harald Tichy richtungsweisend. Ich möchte sie sowohl allen personzentrierten Psychotherapeuten als auch Meditationslehrern und Therapeuten mit buddhistischem Hintergrund wärmstens empfehlen.

Dr. Martin van Kalmthout
Personzentrierter Psychotherapeut,
langjährige Tätigkeit als Associate Professor
für Klinische Psychologie an der
Radboud Universität Nijmegen (Niederlande)

Inhalt

Vorwort ... 17

I Einleitung ... 23
1 Rogers' Präsenz-Erfahrung als *samādhi*-Phänomen ... 23
2 Forschungsstand ... 25
3 Interpretation des Forschungsstandes ... 27
4 Forschungsfrage ... 30
5 Vorausschau auf die Kapitel ... 30

II Experimentalhermeneutische Methodik ... 37
1 Methodologische Fragen ... 37
2 Interkultureller Kontext ... 40
3 Dekonstruktion ... 47
4 Kurzschema des Therapieschulendialogs nach Kurt Greiner – in der Zusammenfassung von Gabriela Breindl ... 49
4.1 Definition ... 49
4.2 Die Experimentelle Trans-Kontextualisation im Therapieschulendialog ... 50
4.3 Bestimmungen einiger dialogexperimenteller Grundbegriffe im Therapieschulendialog ... 52
4.4 Die methodische Detailstruktur der Experimentellen Trans-Kontextualisation im Therapieschulendialog ... 52
5 Modifikationen ... 55
5.1 Erprobte und bewährte Grundsätze für interkulturell orientierte Untersuchungen im wissenschaftsphilosophischen Kontext des Konstruktiven Realismus ... 56
5.2 Reflexion der Relevanz dieser Grundsätze für die vorliegende Untersuchung und Lösungsvorschläge ... 58
5.3 Spezifische Besonderheiten dieser Untersuchung ... 61
5.3.1 Besonderheiten aufgrund des Verfremdungskontextes der Pāli-Lehrreden ... 62
5.3.2 Modifikationen der klassischen Experimentellen Trans-Kontextualisation aufgrund der Interkulturalität der Untersuchung ... 63

Teil 1 – Dialogpräparation ... 66

III Personzentrierter Ansatz als Herkunftskontext: Rogers' Präsenz-Erfahrung ... 66
1 Annäherungen ... 66

2 Rogers' Theorie der sechs notwendigen Bedingungen für Persönlichkeitsentwicklung . . . 68
2.1 Rogers' Verständnis der sechs Bedingungen . . . 68
2.2 Andere Konzepte von Bedingungen . . . 71
3 Außergewöhnliche Beziehungserfahrungen . . . 75
3.1 Rogers' Hauptaussage über Präsenz . . . 75
3.2 Das Gespräch mit Antonio Santos . . . 76
3.3 Michelle Baldwins letztes Interview mit Rogers . . . 79
3.4 Rogers über die „Fülle des Erlebens" . . . 80
4 Das Prozesskontinuum . . . 83
5 Die Nähe des personzentrierten Ansatzes zum religiösen Feld . . . 86

IV Buddhismus als Verfremdungskontext: *Cittabhāvanā* (Meditation) in den Pāli-Suttas . . . 92
1 Das Begriffsfeld ‚Meditation' in den Pāli-Suttas . . . 94
2 Arbeitsdefinition von ‚Meditation' . . . 98
3 Buddhistische Psychologie – Eine Positionierung . . . 100
4 Die vier edlen Wahrheiten [*ariyasacca*] . . . 103
4.1 Die erste Wahrheit: *dukkha* (Ungenügen) . . . 106
4.2 Die zweite Wahrheit: *taṇhā* (Begehren) . . . 107
4.3 Die dritte Wahrheit: *nibbāna* (das Enden von Ungenügen) . . . 109
4.4 Die vierte Wahrheit: *aṭṭhangika magga* (der achtgliedrige Weg) . . . 111
5 „After Mindfulness" ... comes *samādhi* . . . 114
5.1 *Sati* (Achtsamkeit) . . . 115
5.2 *Samādhi* (Herzenseinigung) . . . 119
6 *Samatha* (Gemütsruhe) und *vipassanā* (Hellblick) . . . 126

Teil 2 – Dialogoperation . . . 131

V Erste Dialogoperation: Rogers' Gedanke *kontinuierlicher* und *optimaler* Therapeuteneinstellungen im Dialog mit den Konzepten *viharati* (verweilen) und *sammā* (recht) beim Kultivieren von *sati* (Achtsamkeit) . . . 131
1 Auswahl und Bestimmung des Transponats . . . 133
2. Kurzexplikation der beiden Transponatsaspekte in deren originalem Strukturzusammenhang . . . 133
3 Übersetzung und Einbau . . . 137
3.1 Auffinden und Vorstellen einer Heterokontextuellen Kopplung für den integrationsfreundlich anmutenden Transponatsaspekt . . . 137
3.2 Kurzexplikation der Heterokontextuellen Kopplung in ihrem originalen Strukturzusammenhang . . . 138

3.3 Demonstration der Gemeinsamkeiten von Rogers' Konzeption *kontinuierlicher* und *optimaler* Therapeuteneinstellungen und den Pāli-Begriffen *viharati* (Verweilen) und *sammā* (recht) beim Kultivieren von *sati* (achtsames Gewahrsein) 140
4 Kritische Testung des Heterokontextuellen Integrationsversuchs 142
4.1 Überprüfung der Heterokontextuellen Übertragungseignung von Rogers' Konzeption *kontinuierlicher* und *optimaler* Therapeuteneinstellungen und den Pāli-Begriffen *viharati* (Verweilen) und *sammā* (recht) beim Kultivieren von *sati* (Achtsamkeit) 142
4.2 Präsentation des extrahierten Kontradikts 146
5 Reflexionsgewinn 147
5.1 Rogers' *theoretische* Annahme kontinuierlicher und optimaler Therapeuteneinstellungen 148
5.2 Rogers' Aussage, er hätte nie gemeint, Therapeuten ‚sollten' kongruent, wertschätzend und empathisch sein 150
5.3 Rogers' Aussage, es sei von einem Therapeuten nicht zu erwarten, dass er andauernd kongruent sei 160

VI Zweite Dialogoperation: *Unmittelbares* Erleben und *reflexives Bewusstsein* im Dialog mit *anupassati* (Betrachten), *sati* (Achtsamkeit) und *sampajañña* (Wissensklarheit) 163
1. Auswahl und Bestimmung des Transponats 163
2. Kurzexplikation der beiden Transponatsaspekte in ihrem originalen Strukturzusammenhang 164
3 Übersetzung und Einbau 166
3.1 Auffinden und Vorstellen einer Heterokontextuellen Kopplung für den integrationsfreundlich anmutenden Transponatsaspekt . . . 167
3.2 Kurzexplikation der Heterokontextuellen Kopplung in ihrem originalen Strukturzusammenhang 167
3.3 Demonstration der Gemeinsamkeiten von Rogers' Begriffen *immediacy* (Unmittelbarkeit) und *reflexive awareness* (reflexives Bewusstsein) und den Pāli-Begriffen *anupassati* (Betrachten), *sati* und *sampajañña* (Wissensklarheit) 170
4 Kritische Testung des Heterokontextuellen Integrationsversuchs 172
4.1 Überprüfung der Heterokontextuellen Übertragungseignung von Rogers' Begriffen *immediacy* (Unmittelbarkeit) und *reflexive awareness* (reflexives Bewusstsein) und den Pāli-Begriffen *anupassati* (Betrachten), *sampajañña* (Wissensklarheit) und *sati* (Achtsamkeit) 172
4.2 Präsentation des extrahierten Kontradikts 174
5 Reflexionsgewinn 174

VII Dritte Dialogoperation: Die Entwicklung von *Präsent*-Sein zu *Präsenz* im Dialog mit der Entwicklung von *sati* (Achtsamkeit) zu *samādhi* (Herzenseinigung) ... 179
1. Auswahl und Bestimmung des Transponats ... 181
2. Kurzexplikation der beiden Transponatsaspekte in deren originalem Strukturzusammenhang ... 182
3 Übersetzung und Einbau ... 188
3.1 Auffinden und Vorstellen einer Heterokontextuellen Kopplung für den integrationsfreundlich anmutenden Transponatsaspekt ... 188
3.2 Kurzexplikation der Heterokontextuellen Kopplung in ihrem originalen Strukturzusammenhang ... 189
3.3 Demonstration der Gemeinsamkeiten in der Entwicklung von *Präsent*-Sein zu *Präsenz* und der Entwicklung von *sati* (Achtsamkeit) zu *samādhi* (Einigung) ... 196
3.3.1 Gemeinsamkeiten von *intensely focussed* (intensiv fokussiert) und *yoniso manasikāra* (weise, gründliche, angemessene Aufmerksamkeit) ... 197
3.3.2 Gemeinsamkeiten von *Präsent*-Sein und *sati* (Achtsamkeit) ... 199
3.3.3 Gemeinsamkeiten von *Präsenz* und *samādhi* (Herzenseinigung) .. 201
3.3.4 Gemeinsamkeiten in den Entwicklungen von *Präsent*-Sein zu *Präsenz* und von *sati* zu *samādhi* (Herzenseinigung) ... 204
4 Kritische Testung des Heterokontextuellen Integrationsversuchs ... 210
4.1 Überprüfung der Heterokontextuellen Übertragungseignung von *Präsent*-Sein beim Manifestieren einer einladenden Einstellung und *sati* (achtsames Gewahrsein) sowie von *Präsenz* und *samādhi* (Herzenseinigung) ... 210
4.2 Präsentation des extrahierten Unterschieds ... 210
5 Reflexionsgewinn ... 210
5.1 Die fünf *indriya* (Fähigkeiten) ... 211
5.2 Carl Rogers – ein Therapeut mit herausragenden Tugenden ... 214
5.2.1 saddhā (Vertrauen) ... 214
5.2.2 *viriya* (Tatkraft) ... 215
5.2.3 *sati* (Achtsamkeit) ... 216
5.2.4 *samādhi* (Herzenseinigung) ... 217
5.2.5 *paññā* (Wissen) ... 218

Teil 3 – Dialogevaluation ... 220

VIII Dialogergebnisse ... 220
1 Ergebnisse der ersten Dialogoperation ... 220
2 Ergebnisse der zweiten Dialogoperation ... 222
3 Ergebnisse der dritten Dialogoperation ... 223

IX Auf dem Weg zu einer Theorie der Meditation im personzentrierten Ansatz ... 226
1 Carl Rogers, der intuitiv meditierende Psychotherapeut ... 226
2 Meditation als autonome innere Disziplin des Psychotherapeuten ... 229
3 Kernelemente einer programmatischen Meditationstheorie im personzentrierten Ansatz ... 232
3.1 Die fünf Fähigkeiten ... 233
3.2 Die in Präsenz kulminierende Entwicklungsdynamik ... 236

X Meditation im Curriculum der Psychotherapeutenausbildung ... 244
1 Psychotherapie, Meditation und der personzentrierte Ansatz ... 244
2 Meditative Praxis ... 248
3 Grundgedanken zur Integration einer intra- und interpersonalen Achtsamkeitsschulung in die Ausbildung zum personzentrierten Psychotherapeuten ... 254
3.1 Allgemeine Überlegungen ... 254
3.2 Konkretisierung ... 257

Ausklang ... 261

Abkürzungsverzeichnis ... 264

Literatur ... 266

Anhang: Die Integration von individueller Einsichtsmeditation und Einsichtsdialog in die Psychotherapeutenausbildung (Cognitive-Constructivist Psychotherapy) an der ‚NOUS-School of Psychotherapy' in Milano ... 289

Abstract ... 292

Vorwort

„Einem Menschen begegnen heißt,
von einem Rätsel wach gehalten zu werden.“
– Emmanuel Lévinas[1]

Immer wieder geschieht es im Leben, dass wir innehalten, wenn unser Blick dem eines anderen Menschen begegnet. In günstigen Augenblicken sehen wir den anderen dann nicht nur, sondern wir fühlen uns von ihm gesehen. Ebenso wissen wir ganz unmittelbar, dass auch er sich von uns gesehen fühlt.

Auch wenn wir dies schon unzählige Male erlebt haben mögen, liegt es in der Natur dieser Begegnungen, dass sie nie an Reiz verlieren. Ganz im Gegenteil: Eher fühlt es sich so an, als ob wir in ihnen mit einer Frische des Lebens in Berührung kommen, die wir intuitiv schätzen und die potenziell immer da zu sein scheint. Wer meist nicht da ist, sind wir.

Wenn wir uns als Psychotherapeuten[2] in unserer Arbeit am personzentrierten Ansatz Carl Rogers' orientieren, liegt uns viel daran, unseren Klienten bedingungslos wertschätzend, empathisch und authentisch zu begegnen. Die große Frage ist hier natürlich: Wie können wir uns diese drei Therapeuteneinstellungen wirklich aneignen?

Rogers zufolge können wir das, wenn wir in einer zwischenmenschlichen Beziehung die Erfahrung machen, dass sie uns entgegengebracht werden. So verinnerlichen wir sie nach und nach. D. h., zuerst eignen wir uns bedingungslose Wertschätzung, Empathie und Kongruenz als Einstellungen allmählich an. So werden sie ein Teil unserer Persönlichkeit. Und das ist die Voraussetzung dafür, dass wir sie unseren Klienten gegenüber überhaupt manifestieren *können.* Etymologisch kommt Kunst von Können. Deshalb handelt es sich beim Manifestieren einer authentischen, bedingungslos wertschätzenden und empathischen Haltung um eine ‚Kunst', genaugenommern um eine hohe Kunst.

Beim Erlernen dieser Kunst übersehen wir jedoch leicht etwas im wahrsten Sinn Grundlegendes: *Für das Manifestieren einer authentischen, bedingungslos wertschätzenden und empathischen Einstellung ist es notwendig, präsent, aufmerksam, achtsam zu sein.* Präsent-Sein geschieht – von manchen Gefahrensituationen abgesehen – jedoch nicht von allein. Wir können es nicht so einfach willentlich herbeiführen, sondern präsent zu sein ist selbst eine Kunst, deren Ausübung viel Geschick – und damit Hingabe und Geduld – erfordert.

---

1 Lévinas, Emmanuel (2017): Der Untergang der Vorstellung, in: ders.: Die Spur des Anderen. Untersuchungen zur Phänomenologie und Sozialphilosophie, übersetzt, herausgegeben und eingeleitet von Wolfgang Nikolaus Krewani. Freiburg/München: Verlag Karl Alber, S. 120.

2 Die vorliegende Arbeit bezieht sich in gleichem Maße auf Frauen und Männer. Aus Gründen der besseren Lesbarkeit wird jedoch die männliche Form für alle Personenbezeichnungen verwendet. Die weibliche Form ist dabei stets mitgedacht und mitgemeint.

Warum übersehen wir das so leicht? In meinem Verständnis liegt das hauptsächlich daran, dass es uns häufig nicht schwerfällt, in einem kleineren Ausmaß für kurze Augenblicke präsent zu sein. Wenn uns beispielsweise jemand fragt, ‚bist du dir gerade dessen bewusst, dass du dir etwas bewusst bist?', können wir uns im Allgemeinen dessen kurz innewerden und ehrlich sagen: ja. – Doch wie lange hält diese Bewusstheit an? Ohne Übung meiner Erfahrung nach nicht lange. Außerdem geht in diesem Beispiel der Ruf von jemand anderem aus, der uns eine Frage stellt. Viel schwieriger ist es, uns selbst daran zu erinnern, präsent zu sein.

Wenn wir eine Tätigkeit zur Kunst erheben, verändert das unsere Perspektive auf sie: Einerseits evoziert dies die Vorstellung einer Kunstfertigkeit, die völlig mühelos wirkt. Carl Rogers ist diesbezüglich ein gutes Beispiel für mich. Wenn ich etwa im Internet Filmausschnitte betrachte, in denen ich Rogers in Aktion erlebe, habe ich nicht den Eindruck, dass er sich sonderlich dafür anstrengt, für sein Gegenüber präsent zu sein. Er *ist* es. Andererseits werden wir uns dessen bewusst, dass es vieler Übung bedarf, bis es uns gelingt, die Kunst, präsent zu sein, mit einer derartigen Kunstfertigkeit auszuüben. – Zugleich ist das Üben jeder Kunst ein hochkreativer Prozess. Wenn wir uns beispielsweise jemanden vorstellen, der Geige spielen lernt, ist offensichtlich, dass es notwendig ist, bestimmte Griffe immer und immer wieder aufs Neue zu üben. Nur allzu leicht geschieht es jedoch, dass aus echter Übung mechanische Wiederholung wird. Dann mag es aufs Erste so ausschauen, als ob wir üben würden, doch es fehlt diese Gesinnung, es so zu machen, als ob wir es noch nie in unserem Leben gemacht hätten. Wir machen es dann nicht mit ganzem Herzen. Was fehlt, ist dass wir dann nicht präsent beim Üben sind. Und echte Übung, ohne präsent zu sein, gibt es nicht.

Ist es nicht eigenartig? Wir schätzen diese Augenblicke, in denen wir – sei es mit anderen, sei es allein – präsent sind. Doch wir wissen so wenig darüber, wie es zu ihnen kommt. – Als ich 1998 ein Buch von Carl Rogers las, in dem er von seiner Erfahrung einer heilsamen Präsenz in Encounter-Gruppen berichtete, erinnerte mich das augenblicklich an Erfahrungen, in denen ich selbst in zwischenmenschlichen Beziehungen ein heilsames Gewahrsein erlebt hatte. Ich bin überzeugt, dass diese Erfahrungen *in ihrem Kern* etwas sind, das viele Psychotherapeuten bereits erfahren haben – wenn auch nur für kurze Augenblicke. Was Rogers' Erfahrung der Präsenz von diesen Beziehungserfahrungen unterscheidet, ist in meinem Verständnis ihre *Dauer*. Rogers spricht explizit von einem leicht veränderten Bewusstseins*zustand.* Und ein *Zustand* ist etwas für eine gewisse Zeit *Andauerndes*. Muss das so sein, dass diese Erfahrungen nur so kurz sind? Angesichts Rogers' Präsenz-Erfahrung im Sinn eines *veränderten Bewusstseinszustands* offenbar nicht.

Wie wäre es, wenn wir die Bedingungen für das Andauern dieses Gewahrseins kennen würden? Dann könnten wir aktiv Einfluss auf sie nehmen und so Präsenz im Sinne eines heilsamen, veränderten Bewusstseins*zustands* bewusst herbeiführen. Genau darum geht es in dieser Untersuchung: Erstmals biete ich hier eine – im Dialog mit den buddhistischen Lehrreden des Pāli-Kanons entwickelte – Erklärung für das Entstehen von Rogers' Präsenz-Erfahrung als veränderten Bewusstseinszustand an. Diese verstehe ich als Ansatz für eine sich in ihren ersten Konturen abzeichnende

Theorie der Meditation im personzentrierten Ansatz. Und ich stelle einen Weg der Übung vor, wie wir diesen kurzen Momenten des Gewahrseins eine gewisse *Dauer* verleihen können. Anders formuliert: Wie aus einem jeweils *augenblicklichen Präsent-Sein* der heilsame veränderte *Bewusstseinszustand der Präsenz* entstehen kann.

Manchmal dauern Projekte länger, als wir das anfangs vermuten. Gelegentlich sogar viel länger. Das Arbeiten an der Dissertation, die diesem Buch zugrundeliegt, begleitete mich 19 Jahre. Im Lauf dieser Jahre habe ich mich mit vielen Menschen über dieses Forschungsprojekt ausgetauscht, Impulse bekommen, wieder verworfen – und neue Impulse aufgenommen. Ganz herzlich möchte ich mich hier bei allen bedanken, die mir beim Begehen meiner Wege und Irrwege geholfen haben, und bedauere es, nicht alle namentlich nennen zu können.

In den letzten sieben Jahren, in denen ich die Dissertation, die dieser Publikation zugrundeliegt, an der Sigmund-Freud-Privatuniversität (SFU) vollendete, nachdem ich eine erste, nahezu fertig gestellte Version verworfen hatte, waren es im Besonderen drei Personen, die mir dabei eine unschätzbare Hilfe waren – Kurt Greiner, mein Erstbetreuer (SFU), und meine beiden Zweitbetreuer Christoph Köck (Buddhistisches Zentrum Wien) und Martin Jandl (SFU). Allen dreien danke ich von ganzem Herzen für ihre überaus große Hilfsbereitschaft, ihre kritischen Rückmeldungen und für zahllose Anregungen. Jeder der drei war in ganz bestimmter Weise für mich eine große Hilfe:

Kurt Greiner danke ich für seine Ermutigung, zur Originalität meiner Gedanken und damit zu mir zu stehen, für seine feine Balance im Gewähren kreativer Freiheit und seinem pragmatischen Eingreifen, wenn ich Gefahr lief, meine Überlegungen nicht mehr einem der standardisierten Denkschritte der Experimentellen Trans-Kontextualisation (ExTK/TSD) zuordnen zu können.

Christoph Köck, mit dem ich zur Schule ging und mit dem ich 1982 auf unserer ersten Indienreise in Bodhgaya zu meditieren begonnen hatte, danke ich für unsere langjährige Dharma-Freundschaft. Ich danke ihm für seine Präsenz in unserem regelmäßigen Austausch über Meditation und den personzentrierten Ansatz, in dem wir gewissermaßen informal *Insight Dialogue* pflegten und pflegen. Besonders danke ich ihm für seinen Rat, mich auf die Pāli-Suttas selbst zu beziehen – anstatt auf ihre Rezeption durch Ajahn Buddhadāsa – und seine Hilfe bei ihrer Aneignung.

Martin Jandl danke ich für seine Unterstützung beim Adressieren philosophischer Fragen, die sich unvermeidlich in dieser Untersuchung stellten, für unseren spannenden Austausch über die aristotelische Denkweise in Rogers' Schriften und Sartres Konzept des reflexiven Bewusstseins und für wertvolle Tipps zur Struktur der Dissertation.

Karl Garnitschnig danke ich für unsere langjährige Freundschaft und für unsere vielfältige Zusammenarbeit, in der ich viel von ihm lernen konnte. Sie trug maßgeblich dazu bei, dass ich mich mit vierzig Jahren noch dazu entschloss, eine Ausbildung zum Psychotherapeuten zu beginnen. Ebenso danke ich ihm für seine Betreuung bei einer ersten Version dieser Dissertation an der Universität Wien und für seine Rückmeldungen zur vorliegenden Version.

Ich danke Ursula Baatz für viele schöne Jahre der Freundschaft und unseren regen Austausch über Meditation, westliche Buddhismusrezeption und methodische Probleme im interreligiösen Dialog. In unzähligen Gesprächen eröffnete sie mir neue Denkwege und machte mich auf wichtige Werke aufmerksam, die mein Verständnis entscheidend prägten. Besonders danke ich ihr auch für Anregungen und kritische Rückmeldungen zum Methodikkapitel der Dissertation.

Jetzt kommt ein weiter Zeitsprung: 1982 nahm ich das erste Mal an einem von Joseph Goldstein, James Baraz, Munindraji und Dipa Ma geleiteten Meditationsretreat in Bodhgaya in Indien teil, der ein Wendepunkt in meinem Leben war. Joseph Goldstein danke ich für seine Klarheit im Darlegen der buddhistischen Lehre und James Baraz für sein tiefes Wohlwollen und seine Geduld, die er mit mir hatte.

1983 begann meine zweite Reise nach Asien. In diesem Jahr suchte ich das erste Mal Wat Suan Mokkh auf. Das bedeutet ‚Garten der Befreiung' und ist der Name eines Klosters im Süden von Thailand, das von Ajahn Buddhadāsa, einem hochkarätigen, international renommierten Meditationsmeister gegründet wurde. Wat Suan Mokkh war mir 15 Jahre lang ein Zuhause, zu dem ich immer wieder heimkam. Ajahn Buddhadāsa danke ich für die Brillanz seines Lehrens und für sein Klarstellen der Meditationstheorie nach den Pāli-Suttas, in der dem Kultivieren von *samādhi* (Herzenseinigung) eine *zentrale* Rolle zukommt, die im Meditationsverständnis der modernen Achtsamkeitsbewegung (wie ich es durch Joseph Goldstein kennen gelernt hatte) nicht in ihrer tragenden Bedeutung erkannt wird.

Bereits bei meinem ersten Aufenthalt in Wat Suan Mokkh lernte ich Ajahn Runjuan kennen, eine ehemalige Universitätsprofessorin und nahe Schülerin Ajahn Buddhadāsas, die meine Freundin und Lehrerin wurde. Es ist selten, dass sich zwischen einem Lehrer und einem Schüler auch eine innige Freundschaft entwickelt. Diese Fügung erachte ich als unermessliches Glück in meinem Leben. Aus tiefstem Herzen danke ich Ajahn Runjuan für ihre Freundschaft. Im Differenzieren, Korrigieren, Verfeinern und Vertiefen meines Meditationsverständnisses war sie mir eine unschätzbare Hilfe.

Erneuter Zeitsprung: Seit 1999, als ich die fachspezifische Ausbildung in personzentrierter Psychotherapie begann, nutzte ich die sich mir bietenden Gelegenheiten, mich über Rogers' Präsenz-Erfahrung auszutauschen. Für viele inspirierende Gespräche danke ich Maureen O'Hara, Brian Thorne, Martin van Kalmthout und Peter Frenzel. Mein allerherzlichster Dank gilt Marietta Winkler, meiner ersten Lehrtherapeutin, und Peter F. Schmid, zu dem ich anschließend in eine optionale Lehrtherapie ging. Peter F. Schmid danke ich auch von ganzem Herzen für seine Interpretation Rogers' im Licht der Dialogphilosophie.

Manchmal sind es nur kurze Begegnungen im Leben, die eine weitreichende Wirkung haben. Als ich mich vor vielen Jahren in der Pause einer Selbsterfahrungsgruppe mit Renate Motschnig über meine Dissertation austauschte, erzählte sie mir von einem Interview, das ein Freund von ihr, der brasilianische Psychologe Antonio Monteiro dos Santos, 1981 mit Rogers über Präsenz geführt hatte und das für meine

Untersuchung wichtig sein könnte. Seltsamerweise wurde dieses Interview meines Wissens nie rezipiert – und so war es meiner Aufmerksamkeit entgangen. Dieses Interview ist für die vorliegende Untersuchung, wie sich herausstellte, tatsächlich sehr wichtig – und so danke ich Antonio Monteiro dos Santos für dieses Interview und unseren per E-Mail geführten Gedankenaustausch. Und Renate Motschnig danke ich für ihren äußerst wertvollen Tipp. Die vorliegende Dissertation wäre ohne dieses Interview weit weniger fundiert.

In ganz anderer Weise habe ich von Mark Williams einen wesentlichen Impuls bekommen. Nachdem ich die erste Version der Dissertation, die ich am Institut für Bildungswissenschaft der Universität Wien geschrieben hatte, verworfen hatte, weil es mir in meiner Einschätzung nicht gelungen war, die Bedeutung von *samādhi* (Herzenseinigung) für die Psychotherapie ausreichend theoretisch zu begründen, stagnierte die Weiterarbeit. Im Grundmodul meiner Weiterbildung in MBCT (Mindfulness-Based Cognitive Therapy) stellte Mark Williams eine Übung vor, die mich wieder auf die Spur brachte. Es galt zu erkunden, welcher Tätigkeit man *nicht* nachging und gerade *dadurch* eine Einbuße in seiner Energie erlebte. Zu meinem Erstaunen war mir in Kürze klar, dass dies mein inzwischen halbherziges Engagement für die Dissertation betraf. Angesichts dessen, dass ich im Grunde ohnehin an einer *psychotherapiewissenschaftlichen* Arbeit schrieb, entschied ich mich wenige Wochen später dafür, an der SFU zu inskribieren und die Dissertation hier neu zu beginnen.

Ganz besonders danken möchte ich Gregory Kramer für seine Konzeption des *Insight Dialogue* und für unsere Gespräche über Rogers' Präsenz-Erfahrung. *Sati* (Achtsamkeit) und weitere heilsame Geisteseigenschaften, die *sati* begleiten und unterstützen, werden traditionell durch Meditationsübungen kultiviert, die in Stille vollzogen werden. Im Unterschied zu dieser Art von meditativer Praxis konzipierte Gregory Kramer eine auf den Pāli-Suttas basierende Meditationsmethode, in der zwei oder mehr Personen sich miteinander in Beziehung erleben und ihr Lauschen und Sprechen als Weisheit [*paññā*] fördernde Meditation verstehen. Danken möchte ich auch Fabio Giommi von der ‚NOUS-School of Psychotherapy' in Milano, der mir praktisch in letzter Sekunde vor dem Lektorat dieser Arbeit ein Manuskript über seine erfolgreiche Integration von stiller Meditation und Meditation im *Insight Dialogue* in die Psychotherapeutenausbildung zur Verfügung stellte. Sein Resümee nach sechs Jahren Erfahrung fasse ich im Anhang kurz zusammen.

Auch wenn es mir nicht möglich ist, alle zu nennen, die mir bei dieser Dissertation wichtige Impulse gaben, möchte ich mich noch bei folgenden Personen bedanken: Ich danke Renate und Walter Hofstetter, den ersten personzentrierten Psychotherapeuten, die ich persönlich kennen lernte, für ihre Freundschaft und für das Näher-Bringen von Rogers' personzentriertem Ansatz. Ich danke Monika Schreier, meiner einstigen Partnerin, für die Zusammenarbeit an einer allerersten Version der Dissertation, die wir 1999 als interdisziplinäre Arbeit begannen und die ein Ende fand, als unsere Wege drei Jahre später auseinander gingen. Für das Digitalisieren von auf Tonbandkassetten aufgezeichneten Vorträgen Ajahn Buddhadāsas danke ich meinem lieben, vor kurzem verstorbenen Freund Hannes Steinhagen, für das Lektorat Andreas Deppe und für das Layout Else Rieger.

Für wertvolle kritische Rückmeldungen und Verbesserungsvorschläge bei der Publikation dieser Dissertation danke ich Johannes Girschik, Michael Harrer, Gabriele Holzreiter, Renate Motschnig, Brigitte Müllauer und Jasmin Novak. Für das Geleitwort danke ich Martin van Kalmthout und für dessen Übersetzung aus dem Holländischen ins Deutsche Carsten Hoffmann. Frances Fuchs, einer Enkelin von Carl Rogers, danke ich für das Foto von Carl Rogers auf dem Cover und Antonio Monteiro dos Santos für das Herstellen dieses Kontakts mit der Familie Rogers'. Sven Solterbeck vom Waxmann Verlag danke ich für seine Sorgfältigkeit beim Lektorat und die kreative Zusammenarbeit.

Nicht zuletzt danke ich allen, die ich im Lauf der Jahre in die Kunst der Achtsamkeit einführen und begleiten durfte. Es liegt im Wesen dieser Begegnungen, dass sie auch für mich stets wichtige Lernerfahrungen waren, die es mir erlaubten, mich in Beziehung mit anderen weiterzuentwickeln. Ganz besonders denke ich hier an die Mitglieder der legendären, seit 27 Jahren bestehenden, mir ans Herz gewachsenen Yoga-Gruppe der Volkshochschule Mödling und unsere Begegnungen in Meditationsretreats in Traunstein.

Von ganzem Herzen danke ich Monika Herma für unseren regen Gedankenaustausch und für viele literarische Verbesserungsvorschläge, die entscheidend zur besseren Lesbarkeit dieser Untersuchung beitrugen.

Wer bin ich?
Ein Du für ein Du.[3]

3 Das ist die Paraphrasierung einer Aussage von Katz (1999: 9): „Im Osten ist der Mensch ein ‚Du für ein Du', ein Intersubjekt."

I Einleitung

1 Rogers' Präsenz-Erfahrung als *samādhi*-Phänomen

„Es gibt nichts Praktischeres als eine gute Theorie."
– Kurt Lewin[1]

Der Begründer der ‚personzentrierten Psychotherapie', respektive des ‚personzentrierten Ansatzes', Carl Rogers, berichtete während seines letzten Lebensjahrzehnts von einer Erfahrung der Präsenz, die sich einstellte, wenn er sich in Encounter-Gruppen mit anderen in besonders unmittelbarer Beziehung erlebte. Er sprach dieser Präsenz etwas Heilendes zu und bezeichnete sie in Ermangelung säkularer Begriffe als ‚spirituell', ‚mystisch' und als ‚veränderten Bewusstseinszustand'. Wenige Monate vor seinem Tod 1987 warf Rogers die Frage auf, ob er vielleicht das wichtigste Element beim Formulieren seiner drei Therapeuteneinstellungen – Echtheit, bedingungslose Wertschätzung und empathisches Verstehen – übersehen hätte, nämlich dass es dabei darum gehe, wirklich *präsent* zu sein. – Seitdem Rogers erstmals 1979 über sein Erleben von Präsenz schrieb, gibt es neben ablehnenden Stellungnahmen konstruktive Ansätze, dieses Phänomen zu verstehen. Rogers' Präsenz-Phänomen erinnert an Erfahrungen, wie sie in der Meditation gemacht werden. In diesem Zusammenhang wurde es schon verschiedentlich in Beziehung zu östlichen Weisheitslehren gesetzt. Bis jetzt bietet jedoch keine Rezeption von Rogers' Präsenz-Erfahrung eine systematische Erklärung an, wie man den Zusammenhang zwischen den drei Therapeuteneinstellungen und Präsenz im Sinne eines veränderten Bewusstseinszustands verstehen kann. In der vorliegenden Untersuchung biete ich erstmals eine Erklärung dafür an. Diese verstehe ich als essenziellen Baustein einer sich in ihren ersten Konturen abzeichnenden Theorie der Meditation im personzentrierten Ansatz (PZA).

Die Meditation gibt es nicht. ‚Meditation' wird heute als Überbegriff für ein weites Spektrum von östlichen und westlichen Wegen der Geisteskultivierung verwendet. Für ein Andenken erster Schritte auf dem Weg zu einer Theorie der Meditation im PZA Carl Rogers' bedarf es folglich der Bezugnahme auf ein bestimmtes Meditationsverständnis: Angesichts der Differenziertheit seiner erfahrungsnahen Reflexionsstrukturen und des Umstands, dass das dem Buddhismus entstammende Konzept *Mindfulness* bzw. *Achtsamkeit* bereits umfassend Einzug in die Welt der Psychotherapie gefunden hat, wähle ich für mein Anliegen die buddhistische Lehre. – Die säkulare Form der *Mindfulness Meditation* (dt.: Achtsamkeitsmeditation), wie sie in MBSR [*Mindfulness-Based Stress Reduction*], MBCT [*Mindfulness-Based Cognitive Therapie*] und weiteren daraus abgeleiteten psychotherapeutischen Verfahren eingesetzt wird, gehört derzeit im angloamerikanischen Kulturraum zu den

1 Zitiert nach: Wegener, Robert; u. a. (Hg.) (2011): Coaching Entwickeln – Forschung und Praxis im Dialog. Wiesbaden: VS Verlag für Sozialwissenschaften: 47.

heißesten Themen im Diskurs klinischer Psychologie und Psychotherapie. Auch bei diesen achtsamkeitsbasierten psychotherapeutischen Verfahren wird das Entwickeln einer ‚Therapeutenhaltung' thematisiert, die eben durch Achtsamkeit charakterisiert ist. – Allerdings ist auch das moderne Konzept *Mindfulness* kritisch zu hinterfragen.

Historisch gesehen ist es jung: gerade etwa ein Jahrhundert alt. Deshalb nehme ich für ein Reflektieren von Rogers' Präsenz-Erfahrung als meditatives Phänomen den Dialog mit jener buddhistischen Tradition auf, der das Konzept *Mindfulness* entstammt: dem *Theravāda* und hier wiederum mit dem Korpus der Lehrreden des *Pāli*-Kanons.

In diesem kommt dem Begriff *samādhi* (Herzenseinigung) eine zentrale Bedeutung zu. *Samādhi* (Herzenseinigung) spielt im frühbuddhistischen Meditationsverständnis der Pāli-Suttas eine unverzichtbare Rolle: *Samādhi* hat die Funktion, den Geist zu beruhigen und zu stabilisieren. Aus der Perspektive westlicher Psychologie ist *samādhi* (Herzenseinigung) ab einer bestimmten Stärke seiner Ausprägung als veränderter Bewusstseinszustand charakterisierbar, der Ähnlichkeiten mit Rogers' Präsenz-Phänomen aufweist: Beide Zustände zeichnen sich durch ein hohes Ausmaß an Offenheit, Geistesgegenwart und Zentrierung aus. In beiden Verfassungen kommt es zu einer deutlichen Relativierung von Selbstbezogenheit. In beiden Zuständen ist es möglich, sich in ein interpersonales Feld hinein zu öffnen und ein unmittelbares Gewahren des anderen als anderen zu realisieren.

Daher bietet es sich an, die in beiden Entwicklungswegen jeweils beabsichtigten *Einstellungen*, die zu diesen Phänomenen – also zu *Präsenz* und zu *samādhi* (Herzenseinigung) – führen, sowie diese *Phänomene* selbst auf Gemeinsamkeiten und Verschiedenheiten hin zu untersuchen.

Meine grundlegende These ist, dass man Rogers' Präsenz-Erfahrung sinngemäß als *samādhi*-Phänomen (Phänomen der Herzenseinigung) interpretieren kann. Wenn sich in beiden Entwicklungswegen signifikante Entsprechungen aufweisen lassen, so meine Überlegung, kann man Rogers' jahrzehntelange Praxis des Manifestierens der drei Therapeuteneinstellungen als seine regelmäßige Meditationspraxis interpretieren, die natürlich-organisch zur Erfahrung von Präsenz führte. Nachdem es ein differenziertes Wissen von Bedingungen für das Entstehen von *samādhi* (Herzenseinigung) gibt, würde das weiter bedeuten, dass sich in einem Dialog mit der buddhistischen Psychologie *verallgemeinerbare Bedingungen für das Entstehen von Präsenz* explizieren ließen.

Die praktische Konsequenz wäre, dass wir dann ein reflektiertes, im Dialog intersubjektiv überprüfbares Erfahrungswissen darüber hätten, wie wir für Klienten besser präsent sein könnten und wie wir leichter in den heilenden, integrierenden Bewusstseinszustand einer authentischen, bedingungslos wertschätzenden und empathischen Präsenz gelangen würden. Wir würden die Grundprinzipien einer Meditation verstehen, die Rogers intuitiv entfaltete. Und wir könnten unser reflektiertes Verständnis für das Üben einer Disziplin einsetzen, die das Entstehen einer Präsenz erleichtert, die wir unter günstigen Rahmenbedingungen mit unseren Klienten teilen.

Angesichts der Bedeutung, die Rogers' Untersuchungen zur Qualität der Beziehung zwischen Klient und Therapeut für alle Therapieschulen zukommt, ist diese These – über die Weiterentwicklung personzentrierter Theorie hinaus – von allgemeiner psychotherapiewissenschaftlicher Relevanz.

2 Forschungsstand

Meines Wissens hat noch niemand versucht, eine systematische Theorie der Meditation im PZA anzudenken. Insofern gibt es keinen Forschungsstand, an dem ich mit meinen Überlegungen *unmittelbar* ansetzen könnte. Es gibt jedoch einen Grundgedanken, auf den ich mich in dieser Untersuchung direkt beziehe: *Thornes (1994, 1996, 2012) Konzept der ‚spirituellen Disziplin'*. Brian Thorne ist personzentrierter Psychotherapeut, Laiengeistlicher der anglikanischen Hochkirche und er war ein Freund Rogers'. Thorne kann als *der* Pionier im Diskurs des PZA schlechthin gelten, der seit Jahrzehnten auf seine spirituelle Dimension hinweist. Thornes Grundgedanke ist, dass dem PZA generell eine religiöse bzw. spirituelle Tiefendimension innewohnt. Wenn diese erkannt wird, erscheinen auch die drei Therapeuteneinstellungen in einem neuen Licht und ihr Vervollkommnen kann als ‚spirituelle Disziplin' verstanden werden.

Thornes und meine Gedanken konvergieren sowohl in der Sichtweise von der potenziellen Tiefendimension des PZA als auch im prinzipiellen Verständnis einer Disziplin des Therapeuten. Im Unterschied zu Thorne distanziere ich mich jedoch vom Begriff ‚spirituell', weil er mir in seiner Verallgemeinerung zu unscharf ist. – Bei Thornes eigener Praxis ist der Kontext definiert: Aufgrund seiner Konfession bedeutet ‚Spiritualität' für ihn christliche Spiritualität. Von dieser Position aus verallgemeinert Thorne und gebraucht den Begriff ‚spirituell' im über- bzw. postkonfessionellen Sinn. Außerhalb eines definierten religiösen Kontextes ist der Begriff jedoch in hohem Ausmaß unbestimmt.

Auch wenn bis jetzt noch niemand eine systematische Theorie der Meditation im PZA angedacht hat, wird er doch mittlerweile in vielen Artikeln in einen Zusammenhang mit ‚Meditation' gebracht. In der vorliegenden Untersuchung stellt sich nur die Frage, wo die Grenze für das Nachweisen eines ‚Forschungsstandes' gezogen werden soll, den es genau genommen noch nicht gibt. Die Untersuchung ist hermeneutisch, d. h., ich untersuche Texte, analysiere Begriffe und versuche ganz grundsätzlich, Bedeutungszusammenhänge zu verstehen und kritisch zu hinterfragen. Als Kriterium, welche Beiträge über Rogers' Präsenz-Phänomen zum Thema ‚Meditation' für das Aufzeigen des Forschungsstandes anzuführen sind, dienen folglich Begriffe. Pragmatisch entscheide ich mich deshalb für folgende Vorgehensweise: Ich sichte die Fachliteratur aller auf Rogers zurückgehenden Therapieschulen darauf, ob in ihrem Inhalt *explizit* einer der drei folgenden Begriffe aufscheint: ‚Meditation', ‚Kontemplation' oder ‚Achtsamkeit' (in Deutsch oder Englisch). – ‚Meditation' und ‚Kontemplation' waren im christlich-abendländischen Bezugssystem einst klar definiert. In der heutigen globalen Welt ist diese Trennschärfe verloren gegangen. Deshalb suche ich nicht nur nach Beiträgen, in denen ‚Meditation', sondern auch ‚Kontemplation' als Begriff verwendet wird. Als dritten Suchbegriff nehme ich ‚Mindfulness' bzw. ‚Achtsamkeit' hinzu, weil ich mich beim Andenken einer Theorie der Meditation im PZA auf die buddhistische Lehre und ihre Psychologie beziehe.

Hier könnte man – berechtigterweise – einwenden, dass es doch auch eine Vielzahl von Beiträgen gibt, in denen es *sinngemäß* um Meditation gehen würde. Aus religionswissenschaftlicher und theologischer Perspektive kann man etwa eine Nähe zwischen ‚Meditation', ‚mystischen Praktiken' und ‚Gebet' konstatieren. Ein Beispiel hierfür wäre etwa Mhairi MacMillans (1999) Untersuchung über Gemeinsamkeiten zwischen Theorieelementen Rogers' und Gedankenfiguren des Sufi-Mystikers Muhyiddin Ibn al'Arab. – Es steht für mich außer Frage, dass man Beiträge wie diesen unter dem Gesichtspunkt reflektieren kann, Meditation würde hier *sinngemäß* eine zentrale Rolle spielen. Doch es ist eben bereits eine *Interpretation*, wenn man in sie das Konstrukt ‚Meditation' hineinliest. Um eine gewisse begriffliche Trennschärfe zu wahren, führe ich deshalb jene Beiträge an, in denen der Begriff ‚Meditation', ‚Kontemplation' oder ‚Mindfulness'/‚Achtsamkeit' *explizit* zum Bezeichnen einer besonderen Dimension in den drei Therapeuteneinstellungen verwendet wird. Für einen besseren Überblick ordne ich diese Beiträge jeweils den Traditionen zu, auf die sie Bezug nehmen. Folgende Gruppen lassen sich hier unterscheiden:

(1) Zen-buddhistische und daoistische Präsenz-Interpretationen der japanischen Schule

Japan ist bislang das einzige asiatische Land, in dem der personzentrierte Ansatz Rogers' nicht nur aufgenommen, sondern auch vor dem traditionellen *kultureigenen* Hintergrund – bezugnehmend auf daoistische und buddhistische Konzepte – weiterentwickelt worden ist. – So wurde etwa Rogers' Grundgedanke der Nichtdirektivität von Fujijo Tomoda bereits 1976 mit dem daoistischen Begriff *mui-shizen* ins Japanische übersetzt – und damit von Anfang an implizit in einen religiösen, eben den daoistischen, Zusammenhang rekontextualisiert: Ikemi (2013), Hayashi, Kara, Morotomi, Osawa, Shimizi, Suetakte (1994), Hayashi, Kara (2002), Kuno (2002), Morotomi (1998), Shimizu (2010).

(2) Buddhistische Präsenz-Interpretationen aus der Perspektive westlicher Autoren

Unter dieser Kategorie ordne ich Beiträge von *westlichen* Autoren ein, die Rogers buddhistisch interpretieren. Es scheint mir wichtig, diese Beiträge in einer eigenen Gruppe zusammenzufassen, weil sie in den Kontext der westlichen Buddhismusrezeption eingebettet sind. – Hier sind sinnvollerweise Untergruppen der Rezeption zu unterscheiden, in denen eine Beziehung zwischen dem PZA und dem Zen, dem tibetischen Buddhismus und dem (dem Theravāda entstammenden) Konzept ‚Mindfulness' hergestellt worden sind:

- *Zen:* Bazzano (2009, 2011, 2013a, 2013b, 2014b, 2015, 2016), Bazzano u. Webb (2016), Beech u. Brazier (1996), Brazier (1993, 1999, 2000, 2007, 2012, 2014, 2016a), Moore (2000, 2002, 2004), Moore u. Shoemark (2010), Purton (1996, 2004, 2010a, 2010b, 2016a, 2016b, 2017), Webb (2016);
- *Tibetischer Buddhismus:* Harman (1990), Welwood (2000);
- *Achtsamkeit/Mindfulness-Referenz:* Bundschuh (2007, 2009, 2013), Flender (2013), Hayes (2016), Hyland (2016), Lazaridou u. Pentaris (2016), Lottaz (2013), Ryback (2013), Shobbrook-Fisher (2016), Wyatt (2013), Steiner (2013), Gutberlet (2005), Weber u. Taylor (2016).

(3) Christliche Präsenz-Interpretationen

Zu diesem Punkt ergibt die Durchsicht der einschlägigen Literatur nur einen Treffer: Prüller-Jagenteufel (2006).

(4) Keiner bestimmten Tradition zuordenbare Sichtweisen

Diese Gruppe umfasst jene Fachbeiträge, in denen mindestens einer der drei Suchbegriffe – ‚Meditation', ‚Kontemplation', ‚Achtsamkeit' – in einem überkonfessionellen Sinn aufscheint: Ellingham (2001, 2002, 2006), Finke (2013), Gutberlet (2005), Janecka (2000), Mountford (2006), Rowan (2013), Schudel (2006), van Kalmthout (1998a, 2006, 2013).

(5) Empirisch basierte Modelle therapeutischer Präsenz

Als letzte Gruppe von Fachbeiträgen zu Rogers' Präsenz-Erfahrung sind empirische Untersuchungen zu nennen, aus denen Modelle therapeutischer Präsenz abgeleitet werden: Ederer u. Gruber (1999, 2000, 2002), Geller (2003, 2004, 2013a, 2013b, 2017), Geller u. Greenberg (2002, 2012, 2013), Geller, Greenberg, Watson (2010).

3 Interpretation des Forschungsstandes

Wenn man die Anzahl der Beiträge in diesen fünf Gruppen vergleicht, fällt auf, dass sich die meisten Beiträge auf den Zen beziehen. Explizite christliche Bezüge zu ‚Meditation' oder ‚Kontemplation' gibt es nur in einem Artikel, was insofern erstaunt, als beide Begriffe doch letztlich in den christlichen Traditionen geprägt wurden. Wenn man dann noch berücksichtigt, dass auch in den Fachbeiträgen, die sich keiner bestimmten Tradition zuordnen lassen, und den Beiträgen, die empirisch basierte

Modelle therapeutischer Präsenz thematisieren, regelmäßig auf östliche Traditionen referiert wird, kann man ein massives Übergewicht östlicher Bezüge konstatieren. Weiter fällt auf, dass in den Beiträgen über empirisch basierte Modelle – da, wo Bezüge zu buddhistischen Meditationspraktiken hergestellt werden – auf das *moderne* Konzept ‚Mindfulness'/‚Achtsamkeit' referiert wird. Im Hinblick auf bestimmte Traditionen kann man somit deutlich zwei Haupttrends in der Rezeption erkennen: Bezüge zum Zen und jener ‚Tradition', die seit wenigen Jahren kritisch als moderne ‚Achtsamkeitsbewegung' bezeichnet wird. Ist dieses Übergewicht verwunderlich? Ich meine nein.

Vom christlichen interreligiösen Dialog ist bekannt, dass er zuerst mit dem Zen geführt wurde. Anscheinend fällt es am leichtesten, mit jenen Traditionen ins Gespräch zu kommen, die geographisch am weitesten entfernt sind. Hier kann die kulturfremde Tradition und ihr Meditationsverständnis auch am leichtesten – zumindest eine Zeit lang unentdeckt – verklärt werden. Mit dem Judentum und dem Islam, die mit dem Christentum ihre abrahamitischen Wurzeln teilen, ist der Dialog, wie die Erfahrung zeigt, ungleich schwieriger. Darin erkenne ich einen Grund für die Vielzahl jener Beiträge, die eine Verbindung mit dem Zen herstellen. Außerdem wird der Zen von vielen für die Spontaneität und Unkonventionalität, ferner seine – positiv gemeint – ‚Wildheit' geschätzt, die ihm zugeschrieben wird. Das macht ihn für viele an Meditation interessierte Abendländer attraktiv – sichtlich auch für Therapeuten im PZA.

Ebenso wenig wundert mich das Ausmaß der Bezüge zur modernen Achtsamkeitsbewegung. Als in den 1960er- und 1970er-Jahren viele Abendländer nach Indien reisten und sich für ‚buddhistische Meditation' interessierten, fanden sie dort bereits eine ganz bestimmte Rezeptionsweise vor, die gerade erst Anfang des 20. Jahrhunderts in Burma aus einer Reformbewegung hervorgegangen war. Ein spezifisches Merkmal dieser Reformbewegung ist, die Bedeutung von *samādhi* (Herzenseinigung) in der Meditation herunterzuspielen. Das heute bei uns im Westen etablierte Verständnis von ‚Achtsamkeit', wie es derzeit im angloamerikanischen Sprachraum – ungefähr seit der Jahrtausendwende auch in der Welt der Psychotherapie – boomt, hat hier seinen Ursprung. Doch was bedeutet das für die vorliegende Untersuchung? Sehr viel.

Keine der gegenwärtigen Interpretationen von Rogers' Präsenz-Erfahrung bietet eine Erklärung dafür, wie man sie als ‚veränderten Bewusstseinszustand' verstehen kann, als den Rogers sie ausdrücklich charakterisiert. Hier gibt es also eine große Forschungslücke. Doch im Dialog mit welcher der angesprochenen buddhistischen Traditionen könnte das differenziert herausgearbeitet werden? Wo könnte dieses Potenzial ausgeschöpft werden?

Sicher nicht in der Rezeption der modernen ‚Achtsamkeitsbewegung'. Im Dialog mit dieser Rezeptionslinie kann Rogers' Präsenz-Phänomen nicht expliziert werden, weil der Begriff *samādhi* (Herzenseinigung) bereits Anfang des 20. Jahrhunderts in einer reformbuddhistischen Bewegung in Burma an den Rand gedrängt wurde. Von Burma ausgehend verbreitete sich dieses Meditationsverständnis infolge postkolonialistischer interkultureller Wechselbeziehungen zuerst nach Sri Lanka und von hier über die beiden deutschen Mönche Nyānatiloka und Nyānaponika letztlich auf die westliche Welt. Als Ende der 1970er-Jahre in den USA die sogenannte *Mindfulness-Meditation* – beginnend mit MBSR (Mindfulness-Based Stress Reduction) – säkular etabliert wurde, kam es zu einem kompletten Streichen des Begriffs *samādhi* (Herzenseinigung) in der Meditationstheorie. Das gleiche gilt dementsprechend für MBCT (Mindfulness-Based Cognitive Therapy), eine zur Rückfallprävention von Depression aus dem MBSR adaptierte Form der Psychotherapie, und für alle wiederum aus dem MBCT abgeleiteten störungsspezifischen Psychotherapiemethoden. Als Überbegriff über die mittlerweile mehr als 20 weiteren aus dem MBSR und MBCT abgeleiteten Methoden hat sich die Abkürzung MBI (Mindfulness-Based Interventions) eingebürgert.

In der Konzeptualisierung der Meditationstheorie der MBI wurde der Begriff *samādhi* (Herzenseinigung) ersatzlos gestrichen. Sprache schafft Realität. Indem *samādhi* aus dem Begriffsinventar der Meditationstheorie verschwand, wurde diese nicht nur grob verzerrt. Sie wurde auch ärmer. Praktisch bedeutet das, dass der weitaus überwiegende Großteil der Professionalisten im psychosozialen Feld, der Medizin, der Psychiatrie, der Psychotherapie oder in einem pädagogischen Beruf, die ‚achtsamkeitsbasiert' arbeiten, den Begriff *samādhi* (Herzenseinigung) nicht einmal kennt. Was man nicht kennt, darüber kann man sich auch kein fundiertes Urteil bilden.

Wenn die Bedeutung von *samādhi* (Herzenseinigung) bereits in den Anfängen der modernen Achtsamkeitsbewegung heruntergespielt wurde und in allen MBI nicht reflektiert werden kann, weil *samādhi* (Herzenseinigung) als Begriff in ihrer Meditationstheorie gar nicht aufscheint, stellt sich eine zentrale Frage: In welcher der im Forschungsstand aufgewiesenen buddhistischen Traditionen gibt es ein reflektiertes Verständnis jener Dimension, die mit *samādhi* (Herzenseinigung) bezeichnet wird?

Eindeutig gibt es im Zen dieses Bewusstsein und dieses Verständnis. Für das Ausarbeiten einer Theorie der Meditation im PZA bringt der aus dem chinesischen Ch'an stammende japanische Zen jedoch einen Nachteil mit sich. Er verdankt seine Herkunft gerade einer bewussten Abkehr von Theorie zugunsten einer Zuwendung zum Ideal der unmittelbaren Erfahrung. Solange eine authentische unmittelbare Weitergabe ‚von Herz zu Herz', wie es im Zen genannt wird, gewährleistet ist, kann Erfahrung so vermittelt werden. Doch für das Ausarbeiten einer Theorie braucht es Begriffe. Das ist wohl auch ein maßgeblicher Grund, warum Jon Kabat-Zinn, der Begründer des MBSR-Trainings, sich als langjähriger Zen-Praktizierender für die Meditationstheorie der modernen Achtsamkeitsmeditation zu interessieren begann. Im Klassiker „The Heart of Buddhist Meditation: The Buddha's Way of Mindfulness" von Nyānaponika (1954) fand er eine differenzierte Meditationstheorie. Doch das ist bereits die verkürzte.

Im tibetischen Buddhismus gibt es ein hoch differenziertes theoretisches Wissen von *samādhi* (Herzenseinigung) und seiner Bedeutung. Aus der Perspektive einer seiner Überlieferungslinien wurde allerdings noch keine systematische Interpretation von Rogers' Präsenz-Erfahrung als meditatives Phänomen angedacht. Historisch gesehen ist das tibetische Meditationsverständnis eine theoretische Weiterentwicklung des Meditationsverständnisses in den Pāli-Suttas. Für die Wahl, mit diesem Meditationsverständnis in einen Dialog zu treten, spricht, dass in ihm – wie auch in den chinesischen Übersetzungen der Lehrreden Buddhas – das ursprünglichste uns sprachlich zugängliche Meditationsverständnis Buddhas reflektiert wird. Meines Wissens gibt es bis jetzt noch keinen Beitrag über Rogers' Präsenz-Erfahrung, in dem sie aus der Perspektive der Pāli-Suttas reflektiert wird. Das ist ein völlig unerforschtes Gebiet. – Unter dem Gesichtspunkt, dass die vorliegende Untersuchung nicht auf das moderne Konzept ‚Achtsamkeit'/‚*Mindfulness*', sondern das Meditationsverständnis in den Pāli-Suttas referiert, das die Bedeutung von *samādhi* (Herzenseinigung) hervorhebt, ist sie auch – weit über den PZA hinaus – ein Beitrag zu einer grundlegenden Horizonterweiterung in der Meditationstheorie der Achtsamkeitsbewegung – und damit in der Medizin, der Psychiatrie, der Psychologie, der Psychotherapie, der Psychotherapiewissenschaft und der Bildungswissenschaft.

4 Forschungsfrage

Die Forschungsfrage gliedert sich in eine Hauptfrage und drei Unterfragen:

Inwiefern kann man Gemeinsamkeiten und Unterschiede zwischen Carl Rogers' Konzept ‚Präsenz' [*presence*] und in der Meditation [*cittabhāvanā*] zu kultivierenden heilsamen [*kusala*] Geisteseigenschaften [*dhamma*] nach den Lehrreden des Pāli-Kanons aufweisen? Das bedeutet konkret:

1) Welche Gemeinsamkeiten und Unterschiede kann man zwischen Rogers' Gedanken *kontinuierlicher* und *optimaler* Therapeuteneinstellungen und den Konzepten *viharati* (verweilen) und *sammā* (recht) beim Kultivieren von *sati* (Achtsamkeit) erkennen?
2) Welche Gemeinsamkeiten und Unterschiede kann man zwischen Rogers' Gedanken eines *unmittelbaren* Erlebens und eines *reflexiven* Bewusstseins und den buddhistischen Konzepten *sati* (Achtsamkeit) und *sampajañña* (Wissensklarheit) erkennen?
3) Welche Gemeinsamkeiten und Unterschiede kann man zwischen der Entwicklung von *Präsent-Sein* zu *Präsenz* bei Rogers und der Kultivierung von *sati* (Achtsamkeit) zu *samādhi* (Herzenseinigung) im Kontext von *cittabhāvanā* (Meditation) erkennen?

5 Vorausschau auf die Kapitel

Die Untersuchung ist in drei große Teile gegliedert, welche den genormten Strukturmomenten im Standardisierten Therapieschulendialog (TSD) via Experimentelle Trans-Kontextualisation (ExTK) entsprechen: Teil 1: Dialogpräparation, Teil 2: Dialogoperation und Teil 3: Dialogevaluation.

Im *ersten Teil*, der Dialogpräparation, führe ich in den Herkunftskontext und den Verfremdungskontext ein, also in den PZA und die buddhistische Psychologie. Hier lege ich die kontextuellen Rahmenbedingungen dar, in die ‚Präsenz' im Verständnis Rogers' und *samādhi* (Herzenseinigung) im Meditationsverständnis der Pāli-Lehrreden eingebettet ist. Im *zweiten Teil* bringe ich beide Entwicklungskonzepte miteinander ins Gespräch. Dafür adressiere ich in jeder der drei Dialogoperationen eine Unterfrage der Forschungsfrage. Im *dritten Teil*, der Dialogevaluation, begutachte ich die Dialogergebnisse im Hinblick auf meine Grundthese, Rogers' Präsenz-Erfahrung als *samādhi*-Phänomen (Phänomen der Herzenseinigung) zu interpretieren, biete eine systematische Erklärung für das Entstehen von Präsenz im Sinne eines veränderten Bewusstseinszustands an und zeige mögliche praktische Konsequenzen auf.

Diesen drei großen Teilen der Untersuchung ist das nachfolgende Kapitel über ihre Methodik vorangestellt. – Im Detail arbeite ich in den nachfolgenden Kapiteln folgende Überlegungen aus:

Im *zweiten Kapitel* stelle ich die Methode vor, mit der ich mich Rogers und dem Buddha der Pāli-Suttas annähere. Dafür werfe ich im ersten Unterkapitel methodologische Fragen auf, die sich aus der Interkulturalität dieser Untersuchung und dem Umstand ergeben, dass hier ein modernes psychologisches Entwicklungskonzept und ein religiöser Weg miteinander in Beziehung gebracht werden. Die Inkommensurabilität beider Entwicklungskonzepte, die ich in einen Dialog bringe, erfordert einen texthermeneutischen Zugang. Ein rein phänomenologischer Zugang könnte der geschichtlichen Gewordenheit beider Konzepte nicht gerecht werden, weil der Blick letztlich an einer schulisch bedingten Rezeptionsweise hängen bliebe. Ihrem Eigenverständnis zufolge können sowohl der PZA als auch die buddhistische Psychologie nur verstanden werden, wenn sie *gelebt* werden. Damit bedarf es nach Ramon Panikkar eines erweiterten hermeneutischen Verständnisses im Sinn einer existenziellen Hermeneutik. Im zweiten Unterkapitel reflektiere ich den interkulturellen Kontext dieser Untersuchung. Ich problematisiere das moderne westliche Buddhismusbild und betrachte markante Stadien seiner Rezeption im 20. Jahrhundert. Im dritten Unterkapitel arbeite ich heraus, warum sich für die vorliegende Untersuchung eine dekonstruierende hermeneutische Methode anbietet und stelle die von Fritz Wallner entwickelte wissenschaftsphilosophische Konzeption des ‚Konstruktiven Realismus' vor. Wallners Grundidee der Erkenntnisgewinnung basiert auf dem Konzept der Verfremdung. Aus dieser Grundidee entwickelte der Psychotherapiewissenschaftler Kurt Greiner für den Dialog zwischen Therapieschulen das Forschungsprogramm der ‚Experimentalhermeneutische Psychotherapiewissenschaft'. Von den verschiedenen im Rahmen dieses Forschungsprogramms entwickelten Methoden erlaubt der Standardisierte Therapieschulendialog (TSD) via Experimentelle Trans-Kontextualisation (ExTK), den ich im vierten Unterkapitel vorstelle, die differenzierteste Analyse von Gemeinsamkeiten und Unterschieden von Konzepten. Diese Methode wurde speziell für den Dialog zwischen Psychotherapieschulen entwickelt, also für Therapiekonzepte, die *historisch* der (Post-)Moderne zuzuordnen sind und *örtlich* weitgehend in den westlichen Industrienationen in Europa und den USA entstanden.

Angesichts der Interkulturalität dieser Untersuchung und spezifischer Besonderheiten der Pāli-Suttas bedarf es folglich einiger Modifikationen der Experimentellen Trans-Kontextualisation, die ich im fünften Unterkapitel vorstelle.

Mit dem *dritten Kapitel* beginnt der erste große Teil dieser Untersuchung, die Dialogpräparation. Hier lege ich als erstes die kontextuellen Rahmenbedingungen im PZA für ein Reflektieren von Rogers' Präsenz-Erfahrung dar. D. h., ich reflektiere Rogers' Therapietheorie insoweit, als dies für die Argumentation in den drei Dialogoperationen erforderlich ist. Im ersten Unterkapitel führe ich in die These dieses Kapitels ein: *Das Wichtigste beim Manifestieren der drei Therapeuteneinstellungen – Authentizität, bedingungsloses Wertschätzung und empathisches Verstehen – ist es, präsent zu sein.* Im zweiten Unterkapitel stelle ich den unmittelbaren Kontext der drei Therapeuteneinstellungen in Rogers' Therapietheorie vor: Rogers' Theorie der sechs notwendigen Bedingungen für Persönlichkeitsentwicklung. Mit seiner Frage nach notwendigen Bedingungen für Persönlichkeitsentwicklung regte Rogers auch Kollegen an, ihr eigenes Verständnis solcher Bedingungen zu artikulieren. Diese reflektiere ich im Hinblick auf ihre potenzielle Relevanz für die vorliegende Untersuchung. Im dritten Unterkapitel stelle ich außergewöhnliche Beziehungserfahrungen Rogers' vor. Zu diesen zähle ich nicht nur seine Präsenz-Erfahrung, sondern auch eine Erfahrung, über die er bereits 24 Jahre früher publizierte und die an seine Präsenz-Erfahrung erinnert. Diese Darstellung ergänze ich durch Rogers' Reflexionen seiner Präsenz-Erfahrung in zwei Interviews: Rogers' letztes Interview, das er wenige Monate vor seinem Tod Michelle Baldwin gab, ist weithin bekannt. Das andere Interview, auf das ich mich hier beziehe, führte Antonio Monteiro dos Santos 1981 mit Rogers. Angesichts Santos' persönlichem Interesse für Yoga und östliche Mystik stellte er Rogers Fragen über sein Fokussiert-Sein im Zustand der Präsenz und wie er es angehe, in sie hineinzugelangen. Für eine Verortung veränderter Bewusstseinszustände in Rogers' Therapietheorie stelle ich dann im vierten Unterkapitel das Konzept des ‚Prozesskontinuums' vor. Rogers zufolge stellte sich die Erfahrung der Präsenz ein, wenn er in Bestform war. Dies weist auf eine Erlebnisweise im oberen Bereich dieses Spektrums. Angesichts dessen, dass Rogers seine Erfahrung der Präsenz als ‚spirituell' bezeichnete, reflektiere ich schließlich im fünften Unterkapitel die Nähe des PZA zum religiösen Feld: Einerseits distanzierte Rogers sich von ‚Religion', wobei er damit Religion in ihrer institutionellen, doktrinären Form meinte. Andererseits flossen Gedanken, die sich ideengeschichtlich dem religiösen Feld zuordnen lassen, in seine Therapietheorie ein: Rogers interessierte sich für östliche Weisheitslehren (vor allem Daoismus) und für die Werke Søren Kierkegaards und Martin Bubers, an denen er sich nachweislich orientierte. Trotz dieser Nähe Rogers' zum religiösen Feld distanziere ich mich in dieser Untersuchung von der Übernahme des Attributs ‚spirituell' zum Kennzeichnen von Präsenz oder einer meditativen Disziplin, weil dieser Begriff außerhalb eines eindeutigen konfessionellen Kontextes in hohem Ausmaß offen lässt, was mit ihm gemeint ist.

Im *vierten Kapitel* stelle ich das Verständnis von *cittabhāvanā* (Meditation) in den Pāli-Suttas vor. These: *Im medizinischen/psychiatrischen/psychotherapeutischen Kontext, in dem Patienten und Klienten angeleitet werden zu meditieren, ist das Integrieren von* samatha *(Gemütsruhe) als Orientierung in der Meditation besonders wichtig. Dieser Orientierung zufolge gilt es, auf der Basis einer achtsamen Zuwendung eine Sensibilität für* sukha *(tiefes Wohlgefühl) zu entwickeln, diese zu verfeinern und im Zuge dieses Verfeinerungsprozesses* samādhi *(Herzenseinigung) zu kultivieren.* Samādhi *impliziert psychische Stabilität, also das subjektive Erleben psychischer Festigkeit und Kohärenz. Menschen, die medizinische oder psychotherapeutische Hilfe aufsuchen, bedürfen oft gerade dieser beiden Eigenschaften. Außerdem wirkt das bewusste Erleben von* sukha *(Wohlbefinden) dem Leidensdruck entgegen.*

Im ersten Unterkapitel stelle ich das Begriffsfeld von ‚Meditation' in den Pāli-Suttas vor. Von diesen Begriffen ist *cittabhāvanā* (Kultivierung des Herzens/Geistes) der umfassendste Begriff. Deshalb ziehe ich ihn zur Übersetzung des Begriffs ‚Meditation' heran. Im zweiten Unterkapitel präsentiere ich die Arbeitsdefinition von ‚Meditation', die der vorliegenden Untersuchung zugrunde liegt. Im dritten Unterkapitel erläutere ich, wie der Begriff ‚buddhistische Psychologie' von anderen Autoren gebraucht wird und wie ich ihn in der vorliegenden Untersuchung verwende: Ich kennzeichne mit ihm die psychologische Dimension des Buddhadhamma (der buddhistischen Lehre) in den Pāli-Suttas. Die für die vorliegende Untersuchung wichtigste Konsequenz dieser Positionierung ist die Bedeutung, die *samādhi* (Herzenseinigung), dem Zusammenspiel von *samatha* (Gemütsruhe) und *vipassanā* (Hellblick) als *Orientierungen* in der Meditation und damit *sukha* (tiefes durch die Meditation entstandenes Wohlgefühl) in den Suttas zukommt. Im vierten Unterkapitel stelle ich eine zentrale Gedankenfigur der buddhistischen Psychologie vor: die vier *ariyasacca* (edle Wahrheiten). Diese sind ein Bezugsrahmen, sich geschickt [*kusala*] auf die gegenwärtige Erfahrung zu beziehen. Angesichts der Bedeutung, die *sati* (Achtsamkeit) und *samādhi* (Herzenseinigung) in der Meditation zukommen, reflektiere ich beide Geisteseigenschaften differenziert im fünften Unterkapitel. *Sati* (Achtsamkeit) hat zwei Bedeutungen: Erinnern und Gewahrsein. Systematisch wird *sati* (Achtsamkeit) durch *satipaṭṭhāna* (Errichtung der Achtsamkeit) kultiviert. *Samādhi* (Herzenseinigung) kommt eine Bedeutung zu, die in der Meditationstheorie der modernen Achtsamkeitsbewegung verloren gegangen ist. Vor dem Hintergrund meiner Prämisse, *ekaggatā* nicht als ‚Einspitzigkeit', sondern als ‚Einswerdung' zu übersetzen, präsentiere ich eine geraffte Darstellung, wie das Zusammenspiel von *samatha* (Gemütsruhe) und *vipassanā* (Hellblick) in drei unterschiedlichen Kontexten aufgefasst wird: in den Suttas (4.–2. Jh. v. u. Z.), in der Visuddhimagga (Weg zur Reinheit) von Buddhaghosa (8. Jh.) und in der modernen Achtsamkeitsbewegung (Anfang des 20. Jh.). Mit der Einführung des Konzepts eines momentanen *samādhi* unterläuft Buddhaghosa das Verständnis von *samādhi* in den Suttas, denn diesen zufolge impliziert *samādhi* ein zeitliches Andauern. Den Suttas zufolge ist *sukha* (tiefes, durch die Meditation hervorgerufenes Wohlgefühl) eine unmittelbare Bedingung für *samādhi* (Herzenseinigung). Die Bedeutung dieses Verständnisses arbeite ich im abschließenden sechsten Unterkapitel heraus.

Mit dem *fünften Kapitel* beginnt der zweite große Teil dieser Untersuchung: die Dialogoperation. Hier adressiere ich die erste Unterfrage zur Forschungsfrage, indem ich Rogers' Gedanken *kontinuierlicher* und *optimaler* Therapeuteneinstellungen mit den Konzepten *viharati* (verweilen) und *sammā* (recht) beim Kultivieren von *sati* (Achtsamkeit) in Beziehung bringe. Der Grundgedanke der Überlegungen ist hier, dass Rogers in seinem Theoriebaustein des Prozesskontinuums die drei Therapeuteneinstellungen als ‚kontinuierlich' und ‚optimal' konzeptualisiert. Damit weisen sie auf eine bestmögliche Einstellung hin. Allerdings distanziert Rogers sich davon, Therapeuten *sollten* kongruent, bedingungslos wertschätzend und empathisch sein. Der Dialog mit der buddhistischen Psychologie eröffnet die Denkmöglichkeit eines ‚praktischen Sollens' (B. Vermazen und J. J. C. Smart), das für alle Therapeuten verallgemeinert werden kann. Im Zusammenhang mit der Frage, was Therapeuten dafür tun können, sich die drei Therapeuteneinstellungen anzueignen, arbeite ich in diesem Kapitel heraus, dass es über das unverzichtbare Lernen im sozialen Begegnungskontext noch eine weitere Möglichkeit gibt: Therapeuten können sich auch allein darin üben, präsent zu sein, was ihnen dabei hilft, ihren Klienten gegenüber leichter die Therapeuteneinstellungen zu manifestieren.

Das *sechste Kapitel* ist der zweiten Subfrage der Forschungsfrage gewidmet. In diesem Kapitel bringe ich Rogers' Gedanken eines *unmittelbaren* Erlebens und eines *reflexiven* Bewusstseins mit den buddhistischen Konzepten *sati* (Achtsamkeit) und *sampajañña* (Wissensklarheit) in Beziehung. In seiner Darstellung des Erlebens einer *fully functioning person* schreibt Rogers: „He experiences with a quality of immediacy, knowing at the same time *that* he experiences. [...] He is aware of himself, but not as an object. Rather it is a reflexive awareness [...]." (Rogers 1961a: 154f.) In dieser Dialogoperation ist mein Grundgedanke, dass ein unmittelbares und zugleich reflexives Bewusstsein, das Rogers dem oberen Bereich des Prozesskontinuums zuordnet, nicht ausschließlich eine Folge von Persönlichkeitsentwicklung sein muss. In der buddhistischen Psychologie ist *sati* (Achtsamkeit) durch ein derartiges Bewusstsein charakterisierbar. Und *sati* (Achtsamkeit) wird in Bewusstseinsverfassungen geübt, in denen ein unmittelbares und reflexives Bewusstsein *durch diese Übung* immer wieder aufs Neue momentan entsteht. So eröffnet der Dialog mit der buddhistischen Psychologie die Sichtweise, bei den Stufen des Prozesskontinuums zwischen einem durchschnittlichen Erleben und augenblicklichen Zuständen zu unterscheiden. Indem ein Therapeut sich bewusst darin übt, sich dessen gewahr zu sein, was geschieht, während es gerade geschieht, ist es ihm leichter möglich, dieses Gewahrsein in seiner therapeutischen Arbeit zu manifestieren und für seine Klienten präsent zu sein.

Im *siebenten Kapitel* adressiere ich die dritte Unterfrage. Dafür integriere ich die Ergebnisse der beiden vorherigen Dialogoperationen und bringe Rogers' Entwicklung von Präsent-Sein zu Präsenz mit der Kultivierung von *sati* (Achtsamkeit) zu *samādhi* (Herzenseinigung) im Kontext von *cittabhāvanā* (Meditation) in Beziehung. Dabei zeigen sich zwei Arten von Entsprechungen: Entsprechungen zwischen Phänomenen und Entsprechungen in der sinnvollen Reihenfolge dieser Phänomene. In den besonders innigen Beziehungssituationen, in denen Rogers in den leicht veränderten Bewusstseinszustand der Präsenz gelangte, ist folgende Bedingungssequenz rekonstruierbar: die Absicht, für einen Klienten authentisch, bedingungslos wertschätzend und empathisch verstehend *kontinuierlich* präsent zu sein → gründliche Aufmerksamkeit → Präsent-Sein → drei Therapeuteneinstellungen → Überwinden der fünf Hemmungen eines *kontinuierlichen* Präsent-Seins (Sinneslust, Aversion, Stumpfheit und Mattheit, Aufgeregtheit und Gewissensunruhe und Zweifel) → Präsenz.

In dieser Bedingungsabfolge gibt es eine Art ‚Schwachstelle': Für den Übergang von einem jeweils momentanen Präsent-Sein zu seiner Kontinuität, also Präsenz, bedarf es eines Überwindens der fünf Hemmungen. Diese können jedoch nur überwunden werden, wenn fünf Fähigkeiten, Kompetenzen, Tugenden in einem Menschen in einem gewissen Mindestausmaß entwickelt sind: Vertrauen, Tatkraft, Präsent-Sein, (ansatzweise) Präsenz, Weisheit. Daraus kann der Schluss gezogen werden: Rogers als Person verfügte über diese fünf Fähigkeiten. Sie waren ein Teil seiner Persönlichkeit. Und deshalb konnte er sie in seiner Arbeit mit Klienten aktualisieren.

Mit dem *achten Kapitel* beginnt der dritte große Teil der Untersuchung: die Dialogevaluation. In diesem Kapitel fasse ich die Dialogergebnisse der drei Dialogoperationen zusammen.

Im *neunten Kapitel* biete ich erstmals eine systematische Erklärung für das Entstehen von Rogers' Präsenz-Phänomen *im Sinn eines veränderten Bewusstseinszustands* an. Das Verallgemeinern dieser Erklärung erlaubt das Erkennen erster Ansätze einer Theorie der Meditation im PZA: Indem ich im ersten Unterkapitel Carl Rogers' Entwicklung von Präsent-Sein zu Präsenz als meditativen Entwicklungsprozess interpretiere, konstruiere ich einen ganz neuen Blick auf Carl Rogers als intuitiv meditierenden Menschen und Psychotherapeuten. Im zweiten Unterkapitel reflektiere ich – bezugnehmend auf Brian Thorne und Martin van Kalmthout – das Konzept von Meditation als autonomer innerer Disziplin eines Psychotherapeuten. Und im abschließenden dritten Unterkapitel präsentiere ich die im Leben Rogers' rekonstruierten Bedingungen für seine Präsenz-Erfahrung als verallgemeinerbare Kernelemente einer programmatischen Meditationstheorie im PZA: 1. die fünf Fähigkeiten: Vertrauen, Tatkraft, Präsent-Sein, (ansatzweise) Präsenz, Weisheit; 2. die in Präsenz kulminierende Entwicklungsdynamik: die Absicht, für einen Klienten authentisch, bedingungslos wertschätzend und empathisch verstehend *kontinuierlich* präsent zu sein → gründliche Aufmerksamkeit → Präsent-Sein → drei Therapeuteneinstellungen → Überwinden der fünf Hemmungen eines *kontinuierlichen* Präsent-Seins (Sinneslust, Aversion, Stumpfheit und Mattheit, Aufgeregtheit und Gewissensunruhe und Zweifel) → Präsenz.

Im *zehnten Kapitel* erörtere ich die Frage, wie die gewonnene Erkenntnis, dass Präsenz durch *kontinuierliche* Achtsamkeit entsteht, für die Ausbildung zum personzentrierten Psychotherapeuten fruchtbar gemacht werden kann. Dafür stelle ich im ersten Unterkapitel den aktuellen Wissensstand vor, welche Vorteile es mit sich bringt, als Psychotherapeut Achtsamkeitsmeditation zu praktizieren. Danach hebe ich einen grundlegenden Unterschied hervor: *Während die Integration von Achtsamkeit in die Verhaltenstherapie synkretistisch ist, wohnt der vorliegenden Untersuchung zufolge dem PZA von Beginn an etwas Meditatives inne, das nur erst jetzt explizit wurde.* Angesichts der ausgewiesenen Strukturverwandtschaft zwischen dem PZA und der buddhistischen Psychologie plädiere ich im zweiten Unterkapitel auf einer theoretischen Ebene für eine Vertiefung der Rezeption buddhistischer Psychologie für den PZA und auf einer praktischen Ebene für die Praxis von Meditation im PZA. Dafür stelle ich den Einsichtsdialog Gregory Kramers vor, der bereis für die Psychotherapie rezipiert wird, und präsentiere einen Überblick meditativer Praktiken. Im dritten Unterkapitel biete ich schließlich Grundgedanken zur Integration einer Achtsamkeitsschulung in die Ausbildung zum personzentrierten Psychotherapeuten an und bringe konkrete Vorschläge unter Einbeziehung des Einsichtsdialogs Gregory Kramers.

In logischer Hinsicht bauen diese zehn Kapitel aufeinander auf. Jedes Kapitel ist jedoch so verfasst, dass es auch weitgehend für sich lesbar ist, um den eigenen Interessen beim Lesen möglichst frei folgen zu können. Eine unvermeidliche Folge dieser Entscheidung ist, dass es dadurch teilweise zum Wiederholen zentraler Gedanken kommt.

II Experimentalhermeneutische Methodik

„Jede Erfahrung, die diesen Namen verdient, durchkreuzt eine Erwartung."
– Hans-Georg Gadamer (1999 I: 362)

1 Methodologische Fragen[2]

Personzentrierter Ansatz und Buddhismus – von Anfang an stellt sich hier die Frage, unter welchem Gesichtspunkt ein psychologischer und ein religiöser Ansatz zueinander in Beziehung gesetzt werden können, da der personzentrierte Ansatz als moderne psychologische Praxis und Denkweise auf Selbstfindung in einer Gemeinschaft abzielt, während das Ziel in der buddhistischen Lehre ein soteriologisches ist. Um hier eine Begegnung anzubahnen, bedarf es folglich eines ersten Bestimmens jener – im weitesten Sinn – ‚Verwandtheit', die es uns erlaubt, beide Konzepte miteinander in ein Verhältnis zu bringen.

Carl Rogers selbst beschrieb das Grundthema des personzentrierten Ansatzes durchgängig als ‚konstruktive Persönlichkeitsentwicklung'. Den beiden Kontexten entsprechend, in denen dieses Thema die breiteste Anwendung fand und am meisten reflektiert wurde – Psychotherapie/Medizin und Schule/Unterricht –, wäre der personzentrierte Ansatz somit als psychologische Praxis und Philosophie beschreibbar, in der es um ‚Heilung' und ‚Bildung' geht. Das soteriologische Grundthema der buddhistischen Lehre ist durch eine ähnliche Doppeldeutigkeit gekennzeichnet. Einem alten Gleichnis zufolge bezeichnete Buddha sich als ‚Heiler', als ‚Arzt' und seinen Dhamma als die Heilung erlaubende ‚Medizin'. Noch häufiger verstand Buddha sich jedoch als ‚Lehrer', der einen Weg der ‚Schulung' weist. Beiden ‚Ansätzen' – sofern wir diesen Oberbegriff gelten lassen – ist folglich gemeinsam, dass sie sich unter die Kategorien ‚Heilung' und ‚Bildung' einordnen lassen, wobei diese beiden Begriffe der Verschiedenheit ihrer kulturellen Herkunft entsprechend allerdings mit unterschiedlichen Konnotationen einhergehen.

Wenn wir für ein differenzierteres Verständnis des personzentrierten Ansatzes die Begegnung mit dem Buddhismus suchen, begeben wir uns somit auf ein Gebiet, das sich in methodologischer Hinsicht durch große Unsicherheiten auszeichnet. *Auf welcher methodologischen Basis ist es dann möglich, den personzentrierten Ansatz mit dem Buddhismus ins Gespräch zu bringen?*

---

2 Dieses Kapitel ist eine Überarbeitung eines Teils des gleichnamigen Kapitels in Tichy (2002): Authentisches Verstehen und Meditation. Methodologische Überlegungen zur Begegnung des personzentrierten Ansatzes mit der Religion am Beispiel des Buddhismus. Unveröffentlichte Abschlussarbeit in der Ausbildung zum personzentrierten Psychotherapeuten im Psychotherapeutischen Fachspezifikum beim IPS, Wien. – Es wäre mir kaum möglich, die hier ausgedrückten Gedanken noch besser auf den Punkt zu bringen.

Welche Möglichkeiten einer Begegnung zwischen der Psychologie[3] und der Religion sind hier grundsätzlich denkbar? Der katholische Theologe Josef Sudbrack (1998: 11 f.) unterscheidet in diesem Zusammenhang – bezugnehmend auf die Überlegungen Michael Schlaghecks (Grom u. a. 1996: 112) – fünf Modelle:

Im *Kampfmodell* (1) spricht ein jeder dem anderen die Kompetenz ab und sieht ihn als Feind an. Eine derartige Situation wäre z. B. gegeben, wenn die Psychologie oder Religion ihren eigenen Zugang zur Welt absolut setzt und im anderen lediglich das zu Bekämpfende sieht, das – je nach Blickwinkel – als hoffnungslos veraltet oder gefährlich modern eingeschätzt wird. Im *Abgrenzungsmodell* (2) wird so getan, als ob es möglich wäre, irgendwo ‚zwischen' Psychologie und Religion (wo auch immer dies ist) eine Mauer zu errichten, womit festgelegt wird, dass der jeweils andere hinter dieser Grenze nichts zu suchen hat. – Beide Modelle teilen die Gemeinsamkeit, dass es hier von vornherein zu keinem konstruktiven Austausch kommen kann. Der einzige Unterschied ist, dass im zweiten Modell jeder gewissermaßen in seiner Burg bleibt und diese verteidigt, während es im ersten immer wieder Angriffe gibt und somit Krieg.

Als dritte Möglichkeit erachtet Schlagheck ein *philosophisches Vermittlungsmodell* (3). Dieses zeichnet sich dadurch aus, dass Abstraktionen zu endgültigen Maßstäben erhoben werden und auf theoretischem Weg Vermittlung gesucht wird. Dieser Annäherung liegt die Vorstellung zugrunde, dass es so etwas wie allgemein verbindliche Maßstäbe gäbe, doch wie sollten derartige gleichsam ‚objektive' Maßstäbe gewonnen werden? Auch wenn diese Vorgehensweise etwa in der Religionswissenschaft häufig anzutreffen ist, steht der jeweils postulierte ‚allgemein verbindliche Maßstab' einer bestimmten Denkweise immer näher als anderen. Von einem solchen Vorgehen wird im *Modell gegenseitiger Kritik* (4) Abstand genommen. Hier ist man bemüht, die Erfahrungswelt des je anderen ernst zu nehmen. Sie wird aus der eigenen Perspektive heraus befragt und man lässt sich auch vom anderen befragen. Aber man lässt sich nicht so weit auf ihn ein, dass die eigenen Überzeugungen und Einstellungen erschüttert werden könnten. So ist hier eine von Achtung an den anderen getragene Annäherung zwar beabsichtigt, die hier zutage tretenden Sichtweisen bleiben jedoch gewissermaßen festgelegt.

Diesen vier Begegnungsformen stellt Schlagheck das *Modell des kritisch-konstruktiven Dialogs* (5) gegenüber, das idealerweise insofern ein echter Dialog ist, als es hier nicht nur um einen Austausch von Informationen geht, sondern um ein

> *„[...] persönlich engagiertes ‚Interesse', das in einer Art ‚Ehrfurcht' auf den anderen hört und der kritischen Reflexion über den eigenen Standort offen steht. Je tiefer das Fragen hineinreicht in die menschliche Suche nach Sinn, umso dringlicher wird ein solches engagiertes ‚Interesse'. Gerade aus dem persönlichen Engagement für den eigenen Standpunkt ist es bereit zum Dialog und auch zur Selbstkritik und -korrektur." (Sudbrack 1998: 12)*

---

3 Die Überlegungen Schlaghecks beziehen sich explizit auf die Begegnung zwischen Psychologie und Religion. Sie gelten analog für die Begegnung zwischen Psychotherapie und Religion.

Damit dient dieses Modell nicht nur der Wahrheitssuche und -findung, sondern bildet *im* gegenseitigen kritischen Austausch zugleich eine Methode heraus und entwickelt sie weiter. Der entscheidende Unterschied zum ‚philosophischen Vermittlungsmodell' und dem ‚Modell gegenseitiger Kritik' besteht hier darin, dass in diesen beiden Modellen aufgrund der nicht vorhandenen Bereitschaft, sich von eigenen Fixierungen zu lösen, ein historisch-kultureller Komplex als Maßstab vorausgesetzt wird – in unserem Fall wäre dies ein eurozentrisch-moderner –, an dem ein anderer – hier ‚der Buddhismus' – abgeglichen werden soll oder de facto wird. Die Wiener Religionsphilosophin Ursula Baatz problematisiert derartige Herangehensweisen und fasst einen für interkulturelle hermeneutische Untersuchungen wichtigen Gedanken des spanisch-indischen Religionsphilosophen Raimon Panikkar folgendermaßen zusammen:

> *„Wenn [...] das Ziel hermeneutischer Bemühungen sein soll, ‚ein Ganzes von Sinn in der Allseitigkeit seiner Bezüge aufzuschließen' (Gadamer 1999, 475), [...] trägt ein solcher Vergleich nicht allzu weit. Denn hier wird der eine historisch-kulturelle Komplex als Maßstab vorausgesetzt, an dem der andere abgeglichen werden soll. Im Vergleich wird der eine Bezugspunkt als ‚große Erzählung' postuliert, die eine gültige Interpretation der Welt liefert, und der andere Bezugspunkt zu dieser ‚großen Erzählung' in Beziehung gesetzt. Damit zeigt sich der Vergleich meist als ein Werkzeug der Macht, der Ideologisierung oder der Instrumentalisierung des jeweils Anderen [...]. Das führt darüber hinaus zu unauflösbaren Aporien, wie der spanisch-indische Religionsphilosoph Raimon Panikkar gezeigt hat. Z. B. können die jeweils zum Vergleich mit dem Buddhismus [...] herangezogenen Philosophien ja nicht Letztbegründungen mit zwingender Notwendigkeit liefern, wie das solche Vergleiche suggerieren, sondern sie sind ihrerseits selbst Hypothesen über die Welt; oder anders ausgedrückt, eben Erzählungen (Panikkar 1998). Ein In-Beziehung-Setzen zweier kultureller Traditionen, so sagt Panikkar, kann daher nur so geschehen, dass man verschiedene Topoi der beiden Traditionen miteinander in Beziehung setzt, so dass nicht kulturelle Großkomplexe verglichen werden, sondern einzelne Begriffsfelder miteinander ins Gespräch gebracht werden, wobei die Begriffsfelder ihrerseits im Kontext der jeweiligen Tradition verankert sind. Das bedeutet, dass weder die eine noch die andere Tradition den Maßstab abgibt, so dass die Behauptung von Letztbegründung erst gar nicht ins Spiel kommt. Damit entfällt der Wettstreit um den Anspruch, die ‚große Erzählung' und damit die Macht der Interpretation zu haben; logisch betrachtet, vermeidet man einen regressus ad infinitum, der aus der unauflösbaren Anstrengung einer transzendentalen Letztbegründung resultieren würde. Es geht idealiter um ein voraussetzungsloses Gespräch unter Gleichen, nicht um einen Vergleich anhand eines – meist stillschweigend vorausgesetzten – Maßstabs." (Baatz 2002b: 213f.)*

Die vorliegende Untersuchung impliziert, dass weder der personzentrierte Ansatz noch die buddhistische Lehre im Sinn einer ‚großen Erzählung' als Maßstab gesetzt wird. Letztlich kann es in einem Dialog, der hier von Seiten des personzentrierten Ansatzes initiiert wird und dem Anderen in seiner Andersheit gerecht werden soll, nicht um die Frage gehen, welcher der beiden Ansätze ‚recht hat'. Wenn man hier folglich ‚kritisch-konstruktiv' in Schlaghecks fünftem Modell dahingehend versteht, dass ich – und *ich* kann für diesen Gedankengang ein jeder sein – dem Anderen als ganze Person auf der Basis meiner tiefsten Überzeugungen gegenübertrete und an einer echten Begegnung mit ihm interessiert bin, scheint von den fünf skizzierten Möglichkeiten einzig das Modell des kritisch-konstruktiven Dialogs auf einem Dialog-Verständnis zu beruhen, das mit der Philosophie des personzentrierten Ansatzes vereinbar ist.

Die Inkommensurabilität beider Entwicklungskonzepte, die in dieser Untersuchung zueinander in ein Verhältnis gebracht werden sollen – personzentrierte Psychotherapie und das Meditationsverständnis nach den Lehrreden des Pāli-Kanons –, erfordert einen texthermeneutischen Zugang, um die Geschichtlichkeit der jeweiligen Tradition explizit in den Blick zu bringen. Ein rein phänomenologischer Zugang könnte der geschichtlichen Gewordenheit beider Ansätze nicht gerecht werden, weil der Blick letztlich an einer schulisch bedingten Rezeptionsweise hängen bliebe und die Vielfalt möglicher Verständnisweisen übersehen würde. Besonders deutlich zeigt sich das im Fall der buddhistischen Lehre, wo im Zuge einer phänomenologischen Annäherung gemäß der Maxime ‚zu den Sachen selbst' die geschichtlich bedingte Ausformung der Lehre und ihre religiöse Praxis tendenziell ausgeblendet würden. – *Eine texthermeneutische Annäherung ist hier folglich ein Imperativ.*

Zweitens erfordert das Modell des kritisch-konstruktiven Dialogs ein persönlich engagiertes Interesse, das der kritischen Reflexion über den eigenen Standort offen gegenübersteht. Letztlich können ihrem Eigenverständnis zufolge sowohl der personzentrierte Ansatz als auch die buddhistische Lehre nur dann verstanden werden, wenn sie *gelebt* werden und die im eigenen Lebensvollzug gemachten Erfahrungen wieder in die eigene Theoriebildung einfließen. Dies verlangt nach einer Auseinandersetzung in der Tiefe meines Wesens, in der ich mir selber zur Frage werde. Ein *rein* texthermeneutischer Zugang würde sich jedoch ausschließlich an geschriebener bzw. gesprochener Sprache orientieren, es ginge ihm nur um das Verständnis von Texten, nicht auch um Erkenntnis der eigenen Person. – *Somit bedarf es hier eines erweiterten hermeneutischen Verständnisses im Sinne des Einbeziehens einer Hermeneutik des Lebens, einer existentiellen Hermeneutik.* Eine Text-Hermeneutik ohne eine Hermeneutik der Existenz ergibt in der vorliegenden Situation keinen Sinn. *Insofern könnte man auch sagen, dass die Hermeneutik der Existenz der Text-Hermeneutik dient.*

2 Interkultureller Kontext[4]

Wenn das Ziel hermeneutischer Bemühungen sein soll, „ein Ganzes von Sinn in der Allseitigkeit seiner Bezüge aufzuschließen" (Gadamer 1999 I: 475), dann gilt es für

4 Dieses Kapitel ist eine Überarbeitung eines Teils des gleichnamigen Kapitels in Tichy (2002): Authentisches Verstehen und Meditation. Methodologische Überlegungen zur Begegnung des personzentrierten Ansatzes mit der Religion am Beispiel des Buddhismus. Unveröffentlichte Abschlussarbeit in der Ausbildung zum personzentrierten Psychotherapeuten im Psychotherapeutischen Fachspezifikum beim IPS, Wien. – Es wäre

die Begegnung mit der buddhistischen Lehre den Blick auf die Weise der Präsentation zu richten, in der sich der ‚Buddhismus' dem modernen Abendländer – und damit auch Carl Rogers – zeigt.

Angesichts seiner Erfahrungsbetonung, der philosophischen Differenziertheit seiner Reflexionsstrukturen und seiner praxisorientierten Wege, die dem Buddhismus in seiner Ausrichtung auf eine atheistisch interpretierte Form der Transzendenz eigen sind, ist es nicht weiter verwunderlich, dass sich viele Abendländer der gehobenen Mittelschicht – und um solche handelt es sich zumeist – für ihn interessieren. Doch dieses Interesse scheint äußerst vielschichtig zu sein. Einerseits ist es das Fremde des Buddhismus, das viele exotisch und anziehend finden. Andererseits ist es die gängige – und letztlich häufig verfälschende – moderne Rezeption des Buddhismus als rationalistische, dem westlichen Wissenschaftsdenken verwandt gedachte ‚Erkenntnislehre',[5] von der sich viele angesprochen fühlen (Faure 1998: 110).

Die Gründe für diese irreführende Rezeption liegen nicht bei westlichen Philosophen, Theologen und Wissenschaftern oder dem Phänomen der Vermarktung des Buddhismus allein. Denn ähnlich wie sich im Westen, vor allem seit dem 19. Jahrhundert, ein deutliches Interesse an – und damit eine Beeinflussung von – östlichen Gedankenfiguren erkennen lässt, erfolgte auch im asiatischen Kulturraum eine Begegnung mit dem – und damit eine Beeinflussung vom – Abendland. Allerdings war diese Richtung der interkulturellen Beeinflussung deutlich vom Kolonialismus der westlichen Industriemächte bestimmt und geschah unter dem Vorzeichen der mit ihm einhergehenden Dominierung. Politische Unterdrückung wie ökonomische Bereicherung sind neben den Missionierungsbemühungen von Seiten des zu dieser Zeit bereits stark an Einfluss verlierenden christlichen Klerus jedoch der eher leicht sichtbare Teil der Kolonialisierung Asiens. Unterschwellig erfolgte im asiatischen Kulturraum darüber hinaus in den auf Bildung bedachten Schichten eine wachsende Faszination durch den Geist der Moderne und der modernen Naturwissenschaft.[6]

Ost und West oder Orient und Okzident erweisen sich als Typisierungen, denen in beiden Blickrichtungen die Gefahr einer Simplifizierung, einer verzerrenden Sichtweise, eines Klischees innewohnt. Viele Menschen verbinden heute *den* Osten und *den* Westen – gleich ob in Zustimmung oder Ablehnung – mit einer ganzen Reihe von stereotypen, zueinander polar aufgefassten Eigenschaften. Diesen zufolge wäre etwa der Osten intuitiv, ganzheitlich und mystisch orientiert und der Westen rational, analytisch und säkular. Am Herausbilden dieser Typisierung und ihrer Ver-

---

mir kaum möglich, die hier ausgedrückten Gedanken noch besser auf den Punkt zu bringen.

5 So geht beispielsweise der singhalesische buddhistische Gelehrte David Kalupahana bezugnehmend auf die Psychologie James' von der These aus, dass der Buddhismus eine empirische und positivistische Philosophie sei; er interpretiert die überlieferten buddhistischen Texte dementsprechend unter diesem Vorzeichen. Vgl. dazu Kalupahana (1992).

6 Vgl. das Kapitel „Engaged Buddhism as Cultural Interpenetration" in: Queen (1996: 20–28). Und vgl. Conze (1995: 202).

breitung sind sowohl westliche wie östliche Denker beteiligt gewesen und die Art und Weise, wie man fortan einander anblickte, veränderte die traditionell bedingte Eigenwahrnehmung und das auf ihr beruhende Selbstverständnis.[7]

Im Osten – und dies heißt hier einschränkend: im indischen wie fernöstlichen Kulturraum – entstand mit dem Anliegen, selbst ‚fortschrittlich' zu sein, infolge einer Idealisierung der westlichen naturwissenschaftlichen Orientierung und dem Bedürfnis nach ihrer Integration in die eigene Kultur oft ein zunehmendes Selbstverständnis, die eigenen religiösen Wege seien im Grunde schon immer auf rational-wissenschaftlichen Prinzipien aufgebaut gewesen. Die traditionellen Auffassungen über den religiös verstandenen Weg des Menschen und damit seiner ‚Entwicklung' bekamen hier gewissermaßen einen rational-wissenschaftlich konzipierten Unterbau, der seinerseits die Gesamtkonzeptionen im Eigenverständnis der eigenen Religion veränderte. – Im indischen und ostasiatischen Raum führte dies zu hinduistischen wie buddhistischen Neuorientierungen, die sich selbst als im Einklang mit moderner westlicher Wissenschaftlichkeit verstanden – und die überlieferten Lehrinhalte ihrer eigenen Traditionen entsprechend uminterpretierten. Vor diesem Hintergrund eines Bemühens um Zeitgemäßheit im Religiösen ist auch das neue, von einer antikolonialistischen Haltung motivierte Selbstverständnis im Buddhismus zu verstehen, mit dem sich viele seiner singhalesischen, japanischen oder thailändischen Protagonisten mit einer bereits verinnerlichten Idealisierung westlicher Wissenschaftsauffassung gegen den Westen stellten.[8]

Was viele Abendländer heute am Buddhismus fasziniert – seine Betonung der persönlichen, im subjektiven *Experiment* möglichen *Nachprüfbarkeit objektivierbarer* Zusammenhänge, seine Darstellung als dem *Wissenschaftsdenken* nahe stehende *reine Erkenntnislehre*, seine Auffassung, dass es um *Erkenntnis* (und *nicht* auch um *Glauben*) geht oder seine Betonung von bewusstseinswandelnden *Techniken* –, erweist sich so als Phänomen der Moderne, als aufs Erste kaum sichtbare Widerspiegelung des neuzeitlichen Erkenntnisideals. – Leicht polemisch ließe sich von dieser *modernen* Version des Buddhismus sagen, es sei für Angehörige der westlichen Industrienationen ‚praktisch', sich mit einer Religion zu beschäftigen oder ihr zu folgen, die doch eigentlich gar keine ‚Religion' sei. So besteht die Gefahr, dass die Zuwendung zum Buddhismus von Seiten des Abendlandes sowohl entscheidend von erkenntnistheoretischen Prämissen der Moderne als auch jenen typischen Vorzeichen mitbestimmt ist, wie sie unserer erlebnishungrigen, Transzendenz im Materialismus suchenden Konsumkultur eigen sind.

Als Carl Rogers sich im Amerika der 1950er-Jahre für die buddhistische Lehre, vor allem in ihrer Ausprägung des Zen, zu interessieren begann, hatte der Buddhismus in seiner Aufnahme im Abendland bereits verschiedene Umbrüche erfahren und wurde im Zuge jener Aufbruchstimmung, der das *Human Potential Movement* und

7 Vgl. auch die Überlegungen J. J. Clarks zur Sichtweise des „Ostens" aus europäischer Perspektive; in: Clark (1997: 16–36).

8 Vgl. die Neuorientierung hinduistischer und buddhistischer Bewegungen aufgrund ihres Bemühens um Zeitgemäßheit im Religiösen, in: Halbfass (1988: 217–246).

die Humanistische Psychologie ihr Entstehen verdankt, gerade als Teil einer alternativen Lebensform entdeckt. Es war die Zeit der Beatniks, in den 1960er-Jahren jene der Flower-Power-Bewegung und Hippies, der studentischen Protestbewegung gegen die Einmischung der USA in den Vietnamkrieg. Eine Generation unternahm den Anlauf, überkommene bürgerliche Werte von Grund auf in Frage zu stellen und neue Lebensweisen zu erkunden.

Dass der Buddhismus, nachdem das auf ihn gerichtete Interesse gut hundert Jahre lang hauptsächlich seinen *Texten* gegolten hatte, heute vor allem als Meditations*praxis* westliche Menschen anzieht, datiert in etwa seit dieser Zeit (Fields 1992: 195 ff.). Carl Gustav Jung hatte einem *psychologisch gedeuteten* Buddhismus mit seinem Geleitwort zu Daisetsu Teitaro Suzukis ‚Die Große Befreiung' bereits 1939 zu einer positiven Bewertung in der Psychologie verholfen. 1960 erschien das gemeinsam von D. T. Suzuki, Erich Fromm und Richard De Martino verfasste ‚Zen-Buddhism and Psychoanalysis' – ein Buch, das mit seiner Hoffnung, die es dem Osten gegenüber bekundet, den Nerv seiner Zeit traf und zum Bestseller werden sollte. Alan Watts, eine der maßgeblichen Leitfiguren der Hippie-Bewegung, propagierte in Büchern wie ‚Beat Zen, Sqare Zen, and Zen' (1958) vor dem Hintergrund der nun bereits fest etablierten psychologischen Rezeptionsweise ein – stark vom Daoismus inspiriertes – Verständnis des Zen, in dem er, ein Kind seiner Zeit, das Spontane, Direkte, Unkonventionelle des Zen betonte. – Auch wenn dies nur einer Blitzlichtaufnahme gleicht, mit der diese Phase der buddhistischen Rezeption im Abendland in den Blick gerät, können wir doch in Umrissen jenes Bild vom Buddhismus nachvollziehen, das sich der amerikanischen Alternativbewegung und mit ihr Carl Rogers darbot.

Das Ausmaß fernöstlicher Einflüsse auf die Humanistische Psychologie wird kontrovers eingeschätzt. Während Roy J. DeCarvalho (1991) hier eine deutliche Beeinflussung ortet (DeCarvalho u. a.), plädieren Robert Hutterer (1998: 182) und Christian Korunka (2001a: 37 f.) dafür, dies nicht zu überschätzen.[9]

Freilich könnte man hier auch umgekehrt fragen: Wie weit war – speziell in den 1960er- und 1970er-Jahren – in den alternativen Kreisen Kaliforniens, in denen Carl Rogers sich bewegte, ein Klima gegeben, dem man sich eigentlich gar nicht entziehen konnte und wo *aufgrund des gegebenen Zeitgeistes* Ideen assimiliert wurden, die gewissermaßen in der Luft lagen? Zumindest entsteht dieser Eindruck leicht beim Lesen der Erinnerungen Rachel Rosenbergs (Rogers u. Rosenberg 1980: 114 ff.), in denen sie eine bereits in ihrer Ausgangssituation unstrukturierte Großgruppe von 135 Personen im ‚Center for the Studies of the Person' aus dem Jahr 1975 beschreibt: Weder Rogers noch die anderen Facilitators machten inhaltlich Vorgaben oder präsentierten vorgefertigte Antworten. Sie stellten einfach den Rahmen zur Verfügung, bekundeten ihr Interesse für das gegenwärtige Zusammensein und engagierten sich als Mitglieder der Gruppe. Nachdem die Großgruppe durch verschiedene schwierige Phasen gegangen war, entwickelten ihre Mitglieder aus ihren persönlichen Anliegen

9 Vgl. dazu auch das Kapitel „Carl in der Alternativbewegung: 1964–1979" in der Biographie Carl Rogers' von Groddeck (2011: 143 ff.).

eine Struktur, die es ihnen erlaubte, ihren Interessen zu folgen. Neben verschiedenen Studien-, Tanz- und Diskussionsgruppen entstanden hier so auch Angebote für das Experimentieren mit ‚veränderten Bewusstseinszuständen' (ebd.: 114 f.), in denen die Teilnehmer chinesische Kampfkünste oder den Drehtanz der Sufis praktizierten und frühmorgens meditierten. Außerdem wurde mit Hypnose und Heilung durch Handauflegen experimentiert. Von Carl Rogers ist bekannt, dass er Encounter-Gruppen dieser Zeit fallweise mit Zen-Geschichten eröffnete (Korunka 2001a: 38).

Es sind unter anderen Atmosphären und Stimmungen wie diese, die Marilyn Ferguson in den 1970er-Jahren dazu veranlasste, über eine ‚Aquarian Conspiracy' zu schreiben – auch ein Buch, das zum Bestseller wurde (Ferguson 1992).[10] – In diesem Zusammenhang ist es unerheblich, dass der in ihm bekundete Optimismus angesichts der Demokratie-unterwandernden Tendenzen der New Economy heute als ziemlich naiv erscheint. Junge Menschen ließen sich auf der Suche nach einer besseren Welt von John Lennons Visionen berühren – ‚Imagine'. Ein Kampfspruch wie ‚Power to the People' mobilisierte kurze Zeit Massen, für ihre Ideale einzustehen.

Vielleicht könnte man hier auch von einem *Mythos* sprechen, der eine Generation erfasste und für ein Einleuchten seiner Plausibilität nicht länger brauchte als die Beatles für ihre Veränderung von – in ihrer Erscheinung – braven, Anzüge und Krawatte tragenden Pilzköpfen zu langhaarigen, sich zu Haschisch, freier Liebe und LSD bekennenden Indien-Reisenden. – Wenn es sich hier um das Ergriffen-Werden von einem Mythos handeln sollte, wäre dies auch eine einleuchtende Erklärung für die Schwierigkeit, die Rolle ‚fernöstlicher Weisheitslehren' für das Entstehen der Humanistischen Psychologie und des personzentrierten Ansatzes angemessen zu verstehen. Einen Mythos reflektiert man nicht, man lebt ihn. Es ist unmöglich, ihn als solches zu erkennen, weil der reflexive Abstand fehlt. In diesem Fall würde es wahrscheinlich noch einige Zeit für das Gewinnen eines unbefangeneren Blicks brauchen, da aus dem heutigen Lebensgefühl jene Euphorie, mit der Carl Rogers über Fritjof Capra oder die schamanischen Reisen Carlos Castañedas spricht, peinlich wirkt. Die *Atmosphäre* hat sich verändert. John Lilly redet nicht mehr mit Delfinen.

Auf die Nähe mancher seiner Auffassungen zum östlichen Kulturraum wurde Rogers, wie so oft, wenn es um die Verwandtschaft seiner Gedanken mit bestimmten Philosophien ging, von anderen aufmerksam gemacht, die sein Denken und Handeln als „eine Art Brücke zwischen östlichem und westlichem Denken" wahrnahmen (Rogers u. Rosenberg 1980: 195). – „Das war für mich zuerst ein überraschender Gedanke", schreibt er rückblickend, „aber inzwischen stelle ich fest, dass ich in den letzten Jahren einige Techniken des Buddhismus, des Zen und ganz besonders die Sprüche des Lao-tse [...] schätzen gelernt habe" (ebd.). Lao-tses ‚Tao-te-king' hatte Rogers wahrscheinlich bereits 1921 während seiner China-Reise kennengelernt, als er – damals noch als bekennender Christ – einer Einladung zu einer christlichen Weltjugendkonferenz gefolgt war (Korunka 2001a: 37). Die persönliche Begegnung während eines Japan-Aufenthalts 1961 mit dem japanischen Zen-Meister Hisamtatsu,

10 Rogers kannte dieses Buch nicht nur; in „A Way of Being" (Rogers 1980a: 343) empfiehlt Rogers explizit die Lektüre.

der mit C. G. Jung ein publiziertes Gespräch geführt hatte und den Rogers nun persönlich kennenlernen wollte, war für ihn allerdings enttäuschend (Kirschenbaum 1979: 297). Angesichts der kulturell bedingten Verständnisschwierigkeiten und des Umstands, dass ein erfahrungsorientierter interreligiöser Austausch damals erst in den allerersten Anfängen war, ist es nicht wirklich verwunderlich, dass es zwischen ihnen zu keiner echten Begegnung kam.

Nachdem Rogers ab Dezember 1963 in Kalifornien lebte, ist klar, dass es eine reine Frage der Zeit war, bis Rogers mit ‚Meditation' in Kontakt kommen ‚musste'. Doch es ist nicht bekannt, dass Rogers hier wichtige Erfahrungen gemacht hätte. In seinen (auto-)biographischen Schriften wird dieses Thema nur gestreift. Eine für Rogers unangenehme Berührung mit Meditation gab es auf alle Fälle im Esalen-Institut, wo Rogers an einigen Workshops teilnahm. Das Esalen-Institut in Big Sur, Kalifornien ist seit 1962 ein Bildungszentrum und war in den 1960er- und 1970er-Jahren eine berühmte Hochburg für ein sogenanntes ‚alternatives' Bildungsangebot. Große Denker wie Fritz Perls, Timothy Leary, Paul Tillich oder auch Künstler wie Joan Baez und Henry Miller lehrten dort oder nahmen an Workshops und Kongressen teil. – Ungeachtet dessen, dass Rogers Michael Murphy, einen der beiden Gründer des Esalen-Instituts, sehr schätzte, drückt Rogers im Gespräch mit David Russell auch eine deutliche Skepsis aus:

> *„The workshops were good, but that was not quite the setting for me. I may be rationalizing the reasons. Part of it was, I think, that I felt I didn't quite go along with the meditation, the* I Ching,[11] *all the things that were going on there. And part of it was that people who came to Esalen tended to be sort of Esalen addicts, and I didn't like that – people who were addicted to being far-out. I don't mind being far-out, but I don't want to be addicted to it. So I had, and still have, a great respect for Esalen, but it was not the quite the place for me." (Rogers u. Russell 2002: 195f.)*[12]

Ungeachtet dieser unangenehmen Erfahrung scheint ‚Meditation' für Rogers positiv konnotiert gewesen zu sein. Zumindest entsteht dieser Eindruck beim Lesen seines Kapitels ‚The world and the Person of Tomorrow' (in: ‚A Way of Being'). Hier führt Rogers ein wachsendes Interesse für Meditation als ersten einer ganzen Reihe von Punkten in einem positiven Zukunftsszenario an, ohne allerdings zu spezifizieren, was er damit meint (Rogers 1980a: 343). Wenige Seiten später zählt Rogers Merkmale der „person of tomorrow" auf. Eines ihrer Merkmale ist ein ‚Verlangen nach Spiritualität' [*yearning for the spiritual*] (ebd.: 352):

> *„These persons of tomorrow are seekers. They wish to find a meaning and purpose in life that is greater than the individual. Some are led into cults, but more are examining all the ways by which humankind has found values and forces that extend beyond the*

11 Das „I Ging" (oder „Buch der Wandlungen", wie es auch genannt wird) ist ein altes chinesisches Werk, dessen älteste Textschichten bis in das 3. Jahrtausend v. u. Z. datieren. Es ist ein Weisheitsbuch, das für divinatorische Zwecke eingesetzt wird.

12 Hervorh. i. Orig.

individual. They wish to live a life of inner peace. Their heroes are spiritual persons – Mahatma Gandhi, Martin Luther King, Teilhard de Chardin. Sometimes, in altered states of consciousness, they experience the unity and harmony of the universe.“ (ebd.)

Auch wenn Rogers hier einen verklärenden Blick an den Tag legt, ist doch aufschlussreich, *wen* er als spirituelle Vorbilder anführt. Alle drei – Mahatma Gandhi, Martin Luther King und Teilhard de Chardin – standen höchst aktiv im Leben und waren insofern der Welt äußerst zugewandte Menschen. Plakativ formuliert: Rogers wählt als Beispiel für einen ‚spirituellen' Menschen nicht jemanden, der sich jahrelang zur Meditation in eine Höhle zurückzieht.[13]

Nichts weist darauf hin, dass Rogers ein *reflektiertes* Verständnis von Meditation hatte. Und doch besaß Rogers, so könnte man annehmen, ein im allerweitesten Sinn in diese Richtung weisendes *Erfahrungswissen*: Etwa unmittelbar vor jenem einzigen aufgezeichneten therapeutischen Gespräch, bei dem Rogers eine Erfahrung von Präsenz machte – eben dem Gespräch mit Jan – äußerte Rogers ein Anliegen:

„Jan and I took chairs facing each other, so that the audience had a side view of our interaction. We adjusted and tried out our microphones. Then I said that I wished a few moments of quiet to collect myself, and get centered. I added that she might also like that time to become quiet, and a nod of her head indicated that she would. I used the time to forget the technicalities and to focus my mind on being present to Jan, and open to anything she might express.“ (Rogers 1986h: 199f.)

Wir wissen natürlich nicht, *wie* Rogers sich dafür einstimmte, all die technischen Details rund um dieses öffentliche Demonstrationsgespräch ‚zu vergessen'. Und wir wissen auch nicht, *wie* Rogers sich dafür einstimmte, für Jan wirklich präsent zu sein. Doch völlig offensichtlich initiiert Rogers hier eine Situation, von der er sich verspricht, dass sie ihm dabei hilft, sich zu sammeln [*„to collect myself“*] und zu zentrieren [*„get centered“*]. Das bedeutet, das ist seine Intention. Und er weiß, was er dafür tun kann: „I used the time […] to focus my mind on being present to Jan […]“ (ebd.).

13 In seinem letzten Lebensjahrzehnt war Rogers selbst politisch aktiv. In dieser Zeit interessierte er sich immer mehr für die Anwendung des personzentrierten Ansatzes in anderen Gebieten als der Psychotherapie und übertrug dessen Grundgedanken in interkulturelle Workshops und Großgruppen in der Friedensarbeit. Mit einem Team von Facilitators reiste er zu Krisenherden nach Südafrika, Irland, Mittelosteuropa, Russland und Georgien, um verfeindete Menschengruppen dabei zu unterstützen, (wieder) in ein konstruktives Gespräch zu kommen. Für sein politisches Werk wurde Rogers für den Friedensnobelpreis nominiert. Er konnte ihn jedoch nicht mehr entgegen nehmen, weil er kurz darauf starb.

3 Dekonstruktion

In einer texthermeneutischen Annäherung an die Lehrreden des Pāli-Kanons und die Schriften Carl Rogers' überlagern einander drei Schwierigkeiten:

1. Die personzentrierte Psychotherapie Rogers' ist ein säkularer Entwicklungsansatz, während das Meditationsverständnis in den Lehrreden des Pāli-Kanons dem spirituell/religiösen Umfeld entstammt.
2. Die Verständnishorizonte Buddhas und Rogers' klaffen zeitlich weit auseinander. So sind die Fragen, die Carl Rogers als (post-)modernen Menschen einer Industriekultur bewegten, in großem Ausmaß andere als jene, die Buddha bewegten, der in einer feudalen Agrarkultur lebte.
3. Darüber hinaus weichen auch die Sprachen beider Autoren markant voneinander ab.

Die ‚klassischen' hermeneutischen Ansätze Wilhelm Diltheys, Martin Heideggers und Hans-Georg Gadamers sind in ihrer Theorie explizit in die abendländische Metaphysik eingebettet, was den Dialog mit kulturfremden Gedanken, die ihrerseits in eigenen metaphysischen Positionen gründen, erschwert. Was der katholische Theologe und Religionswissenschaftler Ernst Fürlinger für das Verstehen kulturfremder Texte anmerkt, gilt auch für die vorliegende Untersuchung:

> *„Je mehr man zum Eigensten [einer][14] Überlieferung vordringt, umso mehr sperrt sie sich einer Übertragung in einen anderen Sinnzusammenhang, einer anderen Lebensform – wie sich ein Fisch wehrt, wenn man ihn aus seinem Lebenselement in unsere, menschliche Umwelt bringt, weil er dort nicht überleben kann." (Fürlinger 2006: 338)*

> *„Es geht darum, das Eigenste einer Sprache (das Unübersetzbarste), damit das Eigenste eines Sinnsystems nicht zum Verschwinden zu bringen, einzuebnen, es der epistemologischen [...] oder philosophischen Perspektive der Zielkultur nicht gewaltsam anzugleichen. Das geschieht z. B. durch bewusste Normverstöße, Brüche, um die Einordnung (Domestizierung, Assimilation) des fremden Textes unter die Normen und den Kontext der Zielsprache und Zielkultur aufzuheben, die Übersetzung weniger flüssig, transparent, vielmehr den Übersetzer und die Übersetzung durch eine Übersetzungsmethode der Verfremdung [...] sichtbar zu machen." (ebd.: 338f.)*

Von daher bietet es sich für die vorliegende Untersuchung eher an, einen hermeneutischen Ansatz zu wählen, der von vornherein *konstruktivistisch-dekonstruierend* konzipiert ist.[15] – Der österreichische Philosoph und Wissenschaftstheoretiker Fritz Wallner entwickelte eine Variante des Konstruktivismus, die er *Konstruktiven Rea-*

---

14 Einf. v. Verf.

15 Vgl. dazu auch Graham, Joseph (ed.) (1985): Difference in Translation. Ithaca/London: Cornell University Press; Hirsch, Alfred (Hg.) (1997): Übersetzung und Dekonstruktion, (Aesthetica), Frankfurt am Main; Davis, Kathleen (2001): Deconstruction and Translation, Manchester, UK/Northhampton, MA: St. Jerome Publishing.

lismus nennt. Wallner konzipierte den Konstruktiven Realismus von Anfang an als sowohl *interdisziplinäre* wie *interkulturelle Herangehensweise an Wissenschaft*. So war es Wallners Absicht, einen Zugang zu ermöglichen, der sich weder implizit noch explizit auf eine Metaebene bezieht. Dieses Anliegen erleichtert den Zugang zu kulturfremden Formen des Wissens wie etwa der buddhistischen Lehre. Differenzierung des Wissens geschieht im Konstruktiven Realismus durch Verfremdung. Dies bedeutet, dass eine Aussage aus einem Aussagesystem in ein fremdes gestellt wird, dort zum Teil zwingend absurd wirken *muss* und im Realisieren jener Prämissen, warum dies absurd wirkt, das Aufdecken von Prämissen im eigenen Aussagesystem erlaubt. Dies ermöglicht ein In-Frage-Stellen des eigenen Selbstverständnisses, womit sich neue Sichtweisen auf das eigene Aussagesystem eröffnen (Wallner 2010: 16 f.).

Aus dieser Idee der Erkenntnisgewinnung durch Verfremdung entwickelte der österreichische Psychotherapiewissenschaftler Kurt Greiner speziell für den Dialog zwischen Therapieschulen ein Forschungsprogramm, das er ursprünglich ‚Standardisierter Therapieschulendialog' (Greiner 2008, 2009, 2011, 2012; Greiner u. Jandl 2010) nannte. Aus der Grundidee, durch Verfremdung neue Erkenntnisse zu gewinnen, wurde mittlerweile ein Forschungsprogramm, das Greiner (2015: 9) „Experimentalhermeneutische Psychotherapiewissenschaft" nennt. Unter diesem Oberbegriff fällt heute eine Vielfalt von Methoden,[16] die sich zum Teil bereits ausführlich bewährt haben und zum Teil noch einer Erprobung von Psychotherapiewissenschaftlern bedürfen. Der Grundgedanke ist jedoch immer das oben skizzierte Konzept der Verfremdung im Konstruktiven Realismus. Nur die Form variiert je nach Art der psychotherapiewissenschaftlichen Herausforderung. – Im Rahmen der Verfahren der Experimentalhermeneutischen Psychotherapiewissenschaft gibt es bis jetzt noch keine interkulturell orientierte psychotherapiewissenschaftliche Untersuchung. Angesichts dessen, dass Fritz Wallner den Konstruktiven Realismus jedoch auch gerade im Hinblick auf interdisziplinäre und interkulturell orientierte philosophische und wissenschaftliche Fragestellungen konzipierte, bietet es sich für die vorliegende Untersuchung an, sich auf ein Verfahren der Experimentalhermeneutischen Psychotherapiewissenschaft zu beziehen.

Von den verschiedenen Methoden, die bis jetzt im Rahmen dieses Forschungsprogramms entwickelt worden sind, erlaubt der Standardisierte Therapieschulendialog (TSD) via Experimentelle Trans-Kontextualisation (ExTK) die differenzierteste Analyse von Gemeinsamkeiten und Unterschieden von Konzepten. Angesichts der Forschungsfrage, in der die Therapeuteneinstellungen in der personzentrierten Psy-

16 Experimentalhermeneutische Verfahren kann man zwei großen Gruppen zuordnen: *(1) Experimentalhermeneutische Verfahren für die dialogische Begegnung mit anderen Psychotherapieschulen:* Experimentelle Trans-Kontextualisation im Standardisierten Therapieschulendialog (ExTK/TSD), Intertherapeutisches Text-Puzzle (ITTP), Intertherapeutischer Bildprozess (ITBP) und Intertherapeutische Medien-Spiele (ITMS). *(2) Experimentalhermeneutische Verfahren für die systematische Konfrontation mit künstlerischen und anderen Medien:* Psycho-Text-Puzzle (P-T-P), Psycho-Bild-Prozess (PBP) und Psycho-Medien-Spiele (PMS) (Greiner 2012: 2015).

chotherapie und die in *cittabhāvanā* (Meditation) entwickelten Geistesfaktoren auf Gemeinsamkeiten und Unterschiede hin untersucht werden, ist die Experimentelle Trans-Kontextualisation somit am besten geeignet, diese Frage differenziert zu beantworten. Deshalb stelle ich sie kurz vor – in einer Zusammenfassung der Psychotherapiewissenschaftlerin und Psychotherapeutin Gabriela Breindl.

4 Kurzschema des Therapieschulendialogs nach Kurt Greiner – in der Zusammenfassung von Gabriela Breindl[17]

4.1 Definition

Der Therapieschulendialog (TSD) ist ein innovativer Forschungsansatz in der Psychotherapiewissenschaft, der von Kurt Greiner entwickelt wurde und eine reflexionswissenschaftliche Alternative zu den üblichen quantitativ-empirischen Forschungsansätzen darstellt.

> *„Ich bezeichne meinen speziellen therapieschulen-interdisziplinären bzw. inter-therapeutischen Grundlagenforschungsansatz als Therapieschulendialog (TSD) und definiere diesen als (Definition) eine konstruktivistisch fundierte, dialogexperimentelle Forschungspraxis auf theorienanalytischer Verfahrensgrundlage, die im Zeichen der Förderung, des Ausbaus und der Weiterentwicklung des interdisziplinären Reflexionsdialogs der psychotherapeutischen Systeme (Mikro-Realitäten) steht. Das Ziel des TSD ist die Schaffung konstruktiver Begegnungsmöglichkeiten zwischen sämtlichen psychotherapeutischen Ansätzen und Richtungen durch systematische Ausgestaltung wissenschaftlicher Diskussions- und Kommunikationsformen innerhalb des disziplinären Gesamtrahmens der Psychotherapie (Therapieschulen-Interdisziplinarität)." (Greiner 2012: 29f.)*

Der Forschungsansatz im TSD spannt das *intertherapeutische Feld* auf und schafft einen *neutralen Boden* zwischen den einzelnen Therapiemethoden, von wo aus dialogische Begegnungen stattfinden können. Bisher wurde akademische Psychotherapieforschung größtenteils von therapiefremden Positionen aus betrieben und zwar fast ausschließlich innerhalb der institutionellen Rahmenbedingungen der fest etablierten sozial- und naturwissenschaftlichen Disziplinen wie der Medizin oder der Psychologie. Es handelte sich dabei um Psychotherapieforschung *von außen*. Im TSD kann nun eine Psychotherapieforschung *von innen* stattfinden, also

17 Dieses Kapitel ist eine leichte Modifizierung von: Breindl, Gabriela (2013): Kurzschema des Therapieschulendialogs (TSD) nach Kurt Greiner – zusammengefasst von Gabriela Breindl. – Zur Modifizierung: Ich habe keine Änderungen im Inhalt, sondern nur in der Form vorgenommen. Diese formalen Änderungen sind: (1.) Ich weise den drei Unterkapiteln eine Nummerierung zu: 4.1, 4.2,4.3 und 4.4; (2.) Anpassung an die Zitierweise dieser Untersuchung; (3.) Einfügen einer Überleitung zur Grafik über die ‚Zirkelbewegung des reflexiven Wissen-Schaffens im dialogexperimentellen Forschungsansatz' (TSD); (4.) Herauslösen etwaiger Quellenangaben in Überschriften, diese stehen jetzt in Fußnoten.

„Psychotherapieforschung von und für Psychotherapeut/Innen, wodurch nicht zuletzt Sigmund Freuds psychoanalytisches Postulat des ‚Junktims von Forschen und Heilen' zu einer psychotherapiewissenschaftlichen Maxime avanciert." (ebd.: 32)[18]

Mithilfe des verfremdungstechnischen Zuganges der Experimentellen Trans-Kontextualisation (ExTK) ist es möglich, tiefere Einblicke in die impliziten Strukturen der eigenen Therapieschule zu erlangen sowie neue Blickwinkel, die eigene therapeutische Methode betreffend, zu öffnen.

4.2 Die Experimentelle Trans-Kontextualisation im Therapieschulendialog

Die theorienanalytische Technik der Experimentellen Trans-Kontextualisation (ExTK) stellt die methodische Verfahrensgrundlage im TSD dar.

„Der formale Ablauf der Experimentellen Transkontextualisations-Handlung, welche auch als Zirkelbewegung des reflexiven Wissen-Schaffens bezeichnet werden kann und aus zwei Teilbewegungen (1./2.) besteht, lässt sich aus der konstruktiv-realistischen Idee des ‚Verfremdens' herleiten [...]." (ebd.: 169)

Die Idee des Verfremdens basiert auf dem Gedanken, dass, wer sich ausschließlich in eigenen Denk- und Handlungsgefügen aufhält, eine eingeschränkte Sichtweise auf die eigenen Strukturen und Abläufe hat. Es bedarf einer gewissen Distanz, um den Blickwinkel zu erweitern und ‚von außen' auf das eigene System schauen zu können. Diese Distanz wird dadurch erreicht, dass eine Teilstruktur des eigenen wissenschaftlichen Vorgehens aus ihrem genuinen Zusammenhang herausgelöst und in fremdartige Rahmenbedingungen eingegliedert wird, um dann von außen betrachtet werden zu können. „Nur wenn Vertrautes *fremd* gemacht wird, lässt es sich nämlich erst *bestaunen* und folglich auch potentiell *verändern*" (ebd.: 128). Die Experimentelle Trans-Kontextualisation lässt sich somit auch als *„standardisierte Taktik der reflexionswissenschaftlichen Perspektivenverschiebung*" umschreiben (ebd.: 30).

Das formale Handlungsschema des ExTK-Prozesses besteht aus zwei Teilbewegungen:

„Im Zuge der ‚Verfremdungsbewegung' (1.), bei der es sich um den so genannten Akt der Perspektivenverschiebung *handelt, wird zunächst eine spezifische Begriffsfigur oder Aussage* (Transponat) *aus dem eigenen Therapiesystem* (Herkunftskontext) *herausgenommen und in ein heteromorphes Therapiesystem* (Verfremdungskontext) *gestellt. Konkret betrachtet untergliedert sich dieser erste Bewegungsabschnitt in einen extrahierenden und einen implantierenden Teilvorgang, wobei im* Prozess der Extraktion *versucht wird, ein Transponat aus seinem originalen Gebrauchszusammenhang herauszulösen, um es in ein anderes Sinngefüge verlagern zu können. Im* Prozess der Implantation *wird dieses Transponat sodann in den fremden Kontext* experimentell integriert,

18 Hervorh. i. Orig.

d. h. versuchsweise in einen neuen Zusammenhang eingearbeitet und angewandt. In der ‚Aneignungsbewegung' (2.), dem so genannten Akt der technischen Verwertung, *werden die relevanten Erkenntnisse, die im Verfremdungsterrain infolge von* heterokontextuellen Konfrontationen *(Irritationen, Widersprüche, Absurditäten) gewonnen wurden, sodann für das eigene professionelle Therapiehandeln fruchtbar gemacht." (ebd.: 169ff.)*[19]

Graphisch kann man dieses formale Handlungsschema wie auf der folgenden Seite abgebildet darstellen:

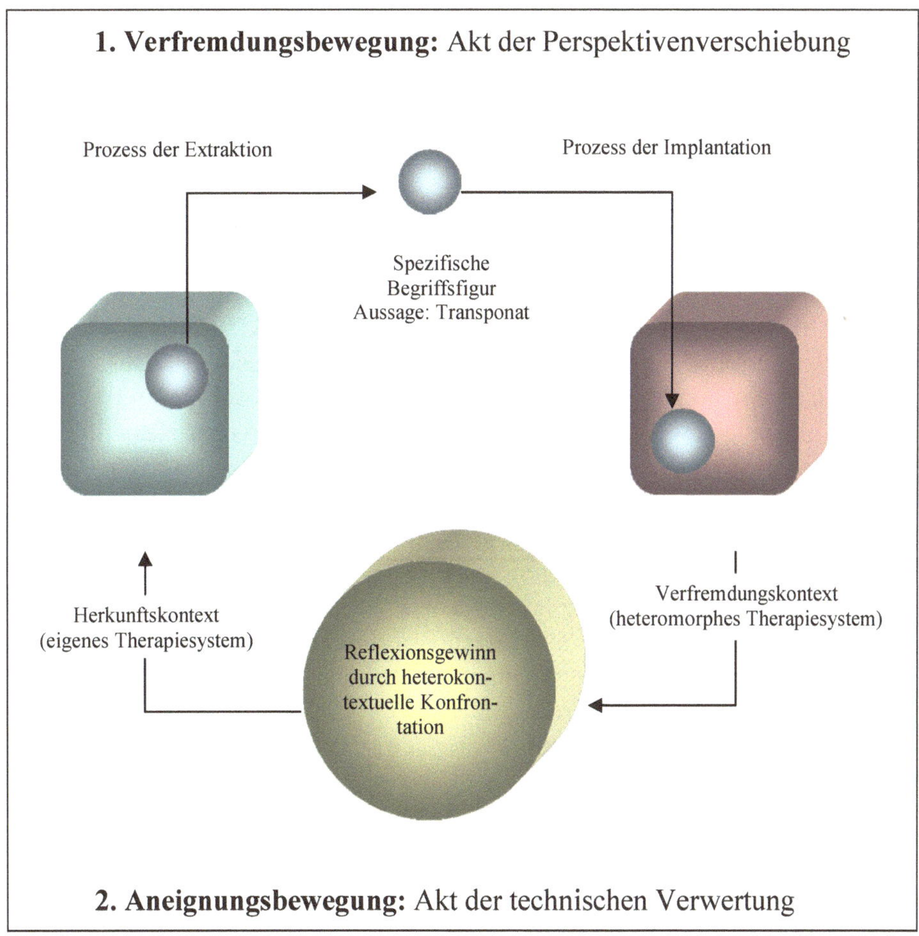

Abb. 1: Die Zirkelbewegung des reflexiven Wissen-Schaffens im dialogexperimentellen Forschungsansatz (TSD). ExTK – allgemeines Schema (Greiner, 2012, 170)

19 Hervorh. i. Orig.

4.3 Bestimmungen einiger dialogexperimenteller Grundbegriffe im Therapieschulendialog[20]

- *Dialogdimension (Dd):* Intensität, Ausmaß bzw. Umfang der trans-kontextuellen Dialogexperimente.
- *Herkunftskontext (HK):* Das (eigene) Therapiesystem, in dem der Anwender des Therapieschulendialogs praxiswissenschaftlich sozialisiert wurde bzw. wird.
- *Verfremdungskontext (VK):* Jenes heteromorphe Therapiesystem, in dessen Strukturgefüge eine Experimentelle Trans-Kontextualisation (ExTK) durchgeführt werden soll. (Notabene: Je größer der Strukturunterschied zwischen den beiden Dialogpartnern bzw. Therapiesystemen, desto vorteilhafter für die ExTK!)
- *Diskursfeld (Df):* Jener thematische bzw. theoretische Grundlagenbereich des Herkunftskontexts (HK), aus dem ein „Transponat" (T) entnommen wird (z. B. anthropologische, wissenschaftsphilosopische, sozialisationstheoretische, ethische, sexualtheoretische, persönlichkeitstheoretische, psychopathologische, therapietechnische etc. Grundannahmen und Auffassungen).
- *Transponat (T):* Jene typische Begriffsfigur oder charakteristische Aussage bzw. jenes spezifische Satzsystem des Herkunftskontexts (HK), welche/s in den gewählten Verfremdungskontext (VK) experimentell trans-kontextualisiert (d. h. versuchsweise übertragen, provisorisch übersetzt) werden soll. Jedes Transponat muss prinzipiell zwei differente „Transponatsaspekte" (TA) enthalten.
- *Integrationsfreundlich-anmutender Transponatsaspekt (ifa TA):* Ein solcher Aspekt des Transponats (T), der eine hohe heterokontextuelle Integrationswahrscheinlichkeit verspricht bzw. eine große Übertragungseignung in Relation zum Verfremdungskontext (VK) vermuten lässt.
- *Integrationsfraglicher Transponatsaspekt (if TA):* Jener Aspekt des Transponats (T), dessen heterokontextuelle Integrationswahrscheinlichkeit mehr als fraglich ist bzw. dessen Übertragungseignung in Relation zum Verfremdungskontext (VK) stark bezweifelt wird.

4.4 Die methodische Detailstruktur der Experimentellen Trans-Kontextualisation im Therapieschulendialog[21]

I Dialogpräparation: Die literaturbasierte Dialoggrundlage – Selektion und Eingrenzung des für die Analyse relevanten Textmaterials
Dieser prozessuale Hauptpunkt I gliedert sich in drei Unterpunkte (I.1/I.2/I.3).
I.1 Festlegung der Dialogdimension (Dd) für die textanalytische Untersuchung
I.2 Dialogrelevante Datenbasis aus dem Herkunftskontext (HK): Das für den geplanten Dialog bestimmte Diskursfeld (Df) 1 aus dem eigenen Therapiesystem A (HK) wird vorgestellt (Textpräsentation über Literaturrecherche).

20 Diese Zusammenfassung folgt dem Schema von Greiner (2012: 171 f.).
21 Diese Zusammenfassung folgt dem Schema von Greiner (2012: 172–183).

Dementsprechend werden auch alle möglichen weiteren Diskursfelder (2, 3, 4 etc.) präsentiert.

I.3 Dialogrelevante Datenbasis aus dem Verfremdungskontext (VK): Das entsprechende Diskursfeld (Df) 1 aus dem fremden Therapiesystem B (VK) wird vorgestellt (Textpräsentation über Literaturrecherche). Ebenso werden auch hier alle möglichen weiteren Diskursfelder (2, 3, 4 etc.) präsentiert.

II. Dialogoperation: Fünf dialogoperative Phasen und Dialogresümee
Dieser prozessuale Hauptpunkt II gliedert sich in fünf prozessuale Unterpunkte (II.1–II.5), einige Detailschritte sowie einen zusammengefassten Unterpunkt (II.6).

II.1 Auswahl und Bestimmung des Transponats (T): In der ersten dialogoperativen Phase werden das Transponat (T), dessen integrationsfreundlich-anmutender Aspekt (ifa TA) sowie dessen integrationsfraglicher Aspekt (if TA) vorgestellt.

II.2 Kurzexplikation des integrationsfreundlich-anmutenden Transponatsaspekts (ifa TA) in seinem originalen Strukturzusammenhang: In der zweiten dialogoperativen Phase wird der eigentliche Gebrauchs- und Verwendungszusammenhang des *ifa TA* im Herkunftskontext (HK) skizzenhaft präsentiert.

II.3 Übersetzung und Einbau: Die dritte dialogoperative Phase gliedert sich ihrerseits in drei prozessuale Detailschritte (II.3.1/II.3.2/II.3.3).

II.3.1 Auffinden und Vorstellen einer Heterokontextuellen Kopplung für den ifa TA: Im ersten Detailschritt der dritten Phase wird nach einer *Heterokontextuellen Kopplung* gesucht, welche es sodann zu präsentieren gilt. Dabei handelt es sich um eine Integrationschance bzw. um eine entsprechende Anknüpfungs- oder Anbindungsmöglichkeit für den *ifa TA* im Verfremdungskontext (VK).

II.3.2 Kurzexplikation der Heterokontextuellen Kopplung in ihrem originalen Strukturzusammenhang: Im zweiten Detailschritt der dritten Phase wird der eigentliche Gebrauchs- und Verwendungszusammenhang der aufgefundenen Heterokontextuellen Kopplung im Verfremdungskontext (VK) skizzenhaft präsentiert.

II.3.3 Demonstration der Schnittmenge im Diskursfeld (Df): Im dritten Detailschritt der dritten Phase erfolgt die Darstellung jener ausfindig gemachten Menge an Überzeugungs-, Auffassungs- und Verständniselementen, welche die beiden Dialogpartner bzw. Therapiesysteme (HK und VK) im Diskursfeld (Df) gemeinsam haben.

II.4 Kritische Testung des Heterokontextuellen Integrationsversuchs: Wie die dritte, so gliedert sich auch die vierte dialogoperative Phase ihrerseits in drei prozessuale Detailschritte (II.4.1/II.4.2/II.4.3).

II.4.1 Fokus auf den integrationsfraglichen Transponatsaspekt (if TA): Im ersten Detailschritt der vierten Phase wird die Aufmerksamkeit nun auf den *if Ta* im Kontext seines originalen Strukturzusammenhangs gelenkt.

II.4.2 Überprüfung der Heterokontextuellen Übertragungseignung angesichts des if TA: Im zweiten Detailschritt der vierten Phase muss die kritische Testung an einer bestimmten Stelle an ein *Kontradikt* stoßen. Dabei handelt es sich um jenen „Ort des Widerspruchs" bzw. um jenen Absurditätspunkt im Verfremdungskontext (VK), an dem der Übersetzungsversuch definitiv scheitert. Unter dem Titel *Präsentation des extrahierten Kontradikts* wird dieser Absurditätspunkt (Ort des Widerspruchs) schließlich ausgewiesen.

II.4.3 Heterokontextueller Übertragungsbruch am Kontradikt: Im dritten Detailschritt der vierten Phase wird aus Plausibilitätsgründen bzw. zum Zwecke der besseren Nachvollziehbarkeit die Integrationsverfehlung in einem resümierenden Abrundungsargument nochmals kurz diskutiert.

II.5 Reflexionsprofit: In der fünften und letzten dialogoperativen Phase eröffnet die ernsthafte und intensive Auseinandersetzung mit dem Kontradikt, welches die heterokontextuelle Integrationsbemühung misslingen ließ, schließlich Einblicksmöglichkeiten in das implizite Bedingungs- und Verbindlichkeitsgefüge, d. h. in unartikulierte Voraussetzungsstrukturen, welche dem Transponat (T) im Herkunftskontext (HK) zugrunde liegen müssen (kontextspezifische Logik), damit es dort – im Unterschied zum Verfremdungskontext (VK) – nicht zu Absurditäten und Widersprüchen kommt. Reflexive Erkenntnisse dieser Art haben inspirierende und kreativitätsfördernde Wirkung und können so potenziell zu theoretischen, methodologischen und verfahrensbezogenen Modifikationen im eigenen Therapiesystem (Herkunftskontext/HK) anregen.

II.6 Zusammenfassung der Dialogresultate: In diesem zusammenfassenden Unterpunkt des zweiten prozessualen Hauptpunktes gilt es in drei einzelnen Schritten (II.6.1/II.6.2/II.6.3) zu rekapitulieren: Ergebnisse der dialogischen Konfrontation zwischen Therapiesystem A (HK) und Therapiesystem B (VK) im Diskursfeld (Df) 1 am Transponat (T) x gemäß der verwendeten Datenbasis

II.6.1 Transponats-relative Schnittmenge im Diskursfeld (Df) 1 gemäß der verwendeten Datenbasis

II.6.2 Transponats-relative Differenz im Diskursfeld (Df) 1 gemäß der verwendeten Datenbasis

II.6.3 Transponats-relativer Reflexionsprofit für Therapiesystem A (HK)

III Dialogevaluation: Persönliche Einschätzung der Relevanz des Dialogresultats für die eigene Therapiepraxis

Der letzte prozessuale Hauptpunkt (2.3.3) bietet Raum für umfassende individuelle Stellungnahme mittels begründeter (praxiserfahrungsbasierter sowie literatur-gestützter) Argumentation.

Literaturnachweis: Greiner, Kurt (2012): Standardisierter Therapieschulendialog (TSD). Therapieschulen-Interdisziplinäre Grundlagenforschung an der Sigmund-Freud-Privatuniversität Wien/Paris (SFU). Wien: Sigmund-Freud-Privatuniveritätsverlag.

5 Modifikationen

Im Unterschied zum Dialog zwischen zwei modernen Psychotherapieschulen wird in dieser Untersuchung ein Dialog zwischen einer modernen Therapieschule – dem personzentrierten Ansatz Carl Rogers' – und einem Entwicklungskonzept angestrebt, das (1.) dem spirituell/religiösen Umfeld entstammt, (2.) vor etwa zweieinhalbtausend Jahren und (3.) örtlich in einem anderen Kulturraum entstanden ist. – Gerade hier zeigt sich eine potenzielle Stärke des Therapieschulendialogs via Experimentelle Trans-Kontextualisation, die in ihrer wissenschaftsphilosophischen Einbettung im Konstruktivismus gründet und bis jetzt nur noch nicht für interkulturell orientierte psychotherapiewissenschaftliche Fragestellungen genutzt worden ist.

Im Umfeld des Konstruktiven Realismus gibt es jedoch bereits eine Fülle interkulturell orientierter Untersuchungen, vor allem Dialogversuche mit der chinesischen Philosophie und ihrer Medizin.[22] Dabei wurden bereits wertvolle Erfahrungen reflektiert, die in die Methodik der vorliegenden Untersuchung konstruktiv einbezogen werden können. Handelt es sich bei der vorliegenden Untersuchung um einen ‚*Therapieschulen*dialog'? Sicher nicht im konventionellen Sinn. Die buddhistische Lehre selbst als eine Form der ‚Psychotherapie' zu verstehen, käme einer unzulässigen Begriffsverengung gleich, die heute in der populärwissenschaftlichen Literatur zwar gelegentlich anzutreffen ist, sie jedoch bereits im Ansatz verfehlt.[23] Allerdings verstand Buddha selbst sich sowohl als Lehrer wie auch als Arzt, der eine Krankheit heilt. Zu reflektieren ist in diesem Zusammenhang somit der Begriff der ‚Krankheit' selbst. Und das ist bereits ein Teil der vorliegenden Untersuchung. Denn Buddha geht es nicht um das Heilen spezifischer Krankheiten, sondern um das Heilen eines gleichsam existenziellen Leidens oder Ungenügens, das er mit *dukkha* bezeichnet.[24]

22 In vielen Beiträgen in Werken, die Fritz Wallner herausgab, war die interkulturelle Dimension ein wichtiges Thema. Exemplarisch seien als Herausgeberwerke genannt: Greiner, Jandl, Wallner (2010); Wallner, Lan, Schulz (2012); Lan, Wallner, Schulz (2013).

23 Vgl. z. B. die Interpretation der buddhistischen Lehre von Ennenbach, Matthias (2014): Buddhistische Psychotherapie. Ein Leitfaden für heilsame Veränderungen. – In diesem Buch wird die Lehre Buddhas schlicht als Psychotherapie – im modernen Sinn – interpretiert.

24 Hier zeigt sich eine grundlegende Entsprechung zwischen Buddhas Lehre (nach den Lehrreden des Pāli-Kanons) und dem personzentrierten Ansatz Rogers': Rogers geht es explizit um ‚Persönlichkeitsentwicklung' – und damit implizit um das Überwinden von ‚Entfremdung'.

Ebenso verhält es sich mit dem Begriff ‚Schule'. Begrifflich – so die Übersetzung Nyānatilokas (1999: 209) – handelt es sich beim Beschreiten – respektive Entfaltens – des ‚therapeutischen' buddhistischen Heilsweges um das Ausbilden dreier ‚Schulungen' [*sikkhā*]. – Wenn man folglich bereit ist, die Begriffe ‚Therapeutik', ‚Krankheit' und ‚Schule' umfassender zu verstehen, könnte man sehr wohl *im übertragenen Sinn* von einem ‚Therapieschulendialog' sprechen.

Es liegt in der Sache von interkulturell orientierten Forschungsprojekten, dass es schwierig bis unmöglich ist, *im Detail* anzugeben, wie eine Methode[25] – im vorliegenden Fall der Therapieschulendialog via Experimentelle Trans-Kontextualisation – für ein derartiges *konkretes* Vorhaben zu modifizieren ist.[26] Die nachfolgenden Überlegungen differenziere ich deshalb in folgende Gedankenschritte:

1. Zuerst fasse ich erprobte und bewährte Grundsätze für interkulturell orientierte Forschungsvorhaben von jenen Autoren zusammen, die im Rahmen des CR bereits diesbezügliche Erfahrungen sammeln konnten.
2. Dann reflektiere ich, inwieweit diese Überlegungen für meine eigene Untersuchung relevant sind und biete Lösungsvorschläge an.
3. Schließlich thematisiere ich jene über den zweiten Punkt hinausgehenden ganz spezifischen Besonderheiten, die mit der vorliegenden Untersuchung einhergehen, und biete erneut Lösungsvorschläge an.

5.1 Erprobte und bewährte Grundsätze für interkulturell orientierte Untersuchungen im wissenschaftsphilosophischen Kontext des Konstruktiven Realismus

Der grundsätzlichste gedankliche Fehler, der Wallner zufolge im Rahmen interkultureller Philosophie häufig gemacht wird, ist, verschiedene Philosophien zu *vergleichen* (Wallner 2010a: 13 ff.). Denn woher könnte – wenn verschiedenen Kulturen entstammende Philosophien ins Spiel kommen – ein *allgemein* gültiger Maßstab für derartige Vergleiche genommen werden? Diesen Maßstab gibt es nicht.

Am Beispiel von Verfremdungsexperimenten, die die chinesische Heilkunde adressieren, weist Wallner die Unsinnigkeit eines Vergleiches von ‚westlichem' und ‚östlichem' Denken auf. Denn sobald der eigene Denkstil (das ‚westliche' Denken) als Maßstab für ‚östliches' Denken herangezogen wird, verfehlt man dieses in seiner Eigenheit, missversteht es und wertet es implizit oder explizit ab. Ein konkretes Beispiel wäre in diesem Zusammenhang das Anliegen in der abendländischen Philosophie, zirkuläres Denken zu vermeiden, welches in der chinesischen Philosophie jedoch einen zentralen Platz einnimmt, gerade weil durch diese Querbezüge, Ver-

25 Siehe Fürlinger, Ernst (2006): Verstehen durch Berühren. Innsbruck: Tyrolia.

26 Für den deutschen Psychologen und Mitbegründer der ‚qualitativen Inhaltsanalyse' Philipp Mayring (2016) ist eine derartige Adaption ein Gütekriterium qualitativer Forschung.

netzungen und Wechselwirkungen, die dem Leben in seiner komplexen Dynamik innewohnen, als solche leichter aufgewiesen werden (Wallner u. Lan 2010: 172 f.). Sinngemäß könnte man aus dieser Beobachtung die vielleicht grundsätzlichste Richtlinie ableiten: *Unterlasse Bewertungen anderer Denkstile, auch wenn sie Grundprinzipien des eigenen Denkstils in Frage stellen.*

Aus der Überlegung, dass Vergleiche in der interkulturellen Philosophie mehr über das eigene Selbstverständnis als das (Kultur-)Fremde aussagen, leitet Wallner vier Richtlinien für interkulturelle Verfremdungsexperimente ab (Wallner 2010a: 19):

- *Vermeide Ähnlichkeiten, Gemeinsamkeiten!*
- *Vermeide Materialien bzw. Fachwerke, die in ihrer Anwendung den Gedanken nahelegen, das Kulturfremde könne mit einem System kultureigener Begriffe verstanden werden!* (Auch hier würde es sich letztlich um einen ‚Vergleich' handeln.)
- *Entwickle absurde Schlussfolgerungen* – auch wenn dies zunächst frustriert! Eine Möglichkeit, absurden Schlussfolgerungen auszuweichen, liegt im expliziten Aufweisen, dass manche etablierten Übersetzungen schlicht und einfach schlecht sind. Für das Entwickeln besserer Übersetzungen bedarf es allerdings der nächsten Richtlinie.
- *Betrachte den Grund der Absurdität!* Für Verfremdungen, die wirklich neue Sichtweisen eröffnen, bedarf es gerade dieses Gedankenschrittes.

Die Verfremdungsexperimente, mit denen Fritz Wallner und seine chinesische Kollegin Fengli Lan den Dialog mit der chinesischen Philosophie und Heilkunde gesucht haben, lassen einen wichtigen Punkt der Verfremdung erkennen, der vor allem in der interkulturellen Philosophie bedeutsam ist: Wallner und Lan konzentrieren sich in ihren Verfremdungen jeweils auf einen einzelnen Begriff bzw. ein einzelnes Ideogramm. Weil hier aufgrund der bei interkulturell orientierten Untersuchungen stets gegebene Faktor der Übersetzung – und damit Interpretation – ins Spiel kommt, wird damit jedoch stets zwingend ein ganzes Begriffs*feld* ausgebreitet. Nachdem bei interkulturellen Untersuchungen keine der beiden Philosophien einen allgemeinen Maßstab vorgeben kann, interagieren hier genau genommen zwei Begriffsfelder. – Als Richtlinie für interkulturelle Untersuchungen könnte man somit postulieren: *Reduziere den Fokus deiner Untersuchung so weit als möglich auf einzelne Begriffe und reflektiere, dass sich hier zwei verschiedenen Kulturen entstammende Begriffsfelder begegnen.*

Bisherige Erfahrungen mit Verfremdungsexperimenten im Rahmen des Konstruktiven Realismus, bei denen der Dialog mit dem chinesischen Denken gesucht wurde, haben auch gezeigt, wie wertvoll es ist, zentrale fremdsprachigen Begriffe – im konkreten Fall genau genommen Ideogramme – unübersetzt zu lassen und das sie implizierende Bedeutungsfeld zu explizieren (etwa in Lan u. Wallner 2013: 16 ff.). Dies erschwert zwar den eigenen Reflexionsprozess und auch das Lesen solcher Untersuchungen, minimiert jedoch unbeabsichtigte und nicht bewusste Fixierungen auf Einverleibungen des ‚ganz Anderen' in das eigene Verständnis, das althergebracht Vertraute.

Von alters her ist es das Anliegen der (abendländischen) Philosophie, *allgemein* gültige Aussagen zu entwickeln. Aus der Perspektive einer interkulturellen Philosophie, die von Vergleichen im obigen Sinn absieht, erweist sich dieses Anliegen als absurd. Als Alternative dazu bietet sich begrifflich wie existenziell das Konzept des ‚Dialogs' an. Der interkulturell orientierte Wiener Philosoph Franz Martin Wimmer weist jedoch auf die Begrenzung auch dieses Konzeptes hin und führt den noch umfassenderen Begriff des ‚Polylogs' ein (Wimmer 2010: 38). Dass wissenschaftliche Erkenntnisse von heute die Fehler von morgen sind, ist bekannt. Unter diesem Gesichtspunkt sind Ergebnisse jeglichen wissenschaftlichen Forschens definitionsgemäß vorläufig. Mit dem Einführen des Polylog-Begriffs weist Wimmer jedoch auf einen darüber hinausgehenden Aspekt dieser Vorläufigkeit hin: Philosophisch bzw. wissenschaftlich reflektiertes Wissen bedarf für das Aufdecken und Überwinden seiner Begrenzungen nicht nur zukünftiger Generationen, denen es möglich ist, die Mythen von heute als solche zu erkennen. Gerade in der *Vielstimmigkeit* der Reden und Antworten in einem *interkulturellen* Gespräch eröffnet sich ein Prozess, der nicht nur aus ethischer, sondern auch aus erkenntnistheoretischer Sicht weiter als jeder einzelne Dialog führt. Vereinfacht ausgedrückt: Eine Gruppe von Menschen aus verschiedenen Kulturen, die sich auf ein echtes Gespräch einlässt, kann mehr erkennen als jede Kombination aus zwei Menschen dieser Gruppe. Es ist Teil dieses Konzepts, kulturell bedingte Verengungen der Sichtweise leichter in den Blick zu bekommen – und diesen so zu erweitern.

5.2 Reflexion der Relevanz dieser Grundsätze für die vorliegende Untersuchung und Lösungsvorschläge

(1) Unterlasse Bewertungen anderer Denkstile, auch wenn sie Grundprinzipien des eigenen Denkstils in Frage stellen.

Was Lan und Wallner als Charakteristikum des chinesischen Denkens erkennen – seine Zirkularität –, gilt auch für die überlieferten Lehrreden Buddhas im Pāli-Kanon: Das Denken Buddhas, wie es im Pāli-Kanon überliefert ist, ist in hohem Ausmaß zirkulär. Der Vorteil dieser Art von Logik liegt auch hier darin, dass sie der Komplexität von Zusammenhängen leichter gerecht wird, als lineare Gedankengänge dies erlauben. Der US-amerikanische Mönchsgelehrte Ṭhānissaro (1996a: vii) vertritt in diesem Zusammenhang die Ansicht, dass das Begriffsinventar der Chaostheorie sich ausgezeichnet dafür eignet, komplexe Bedingungszusammenhänge in der buddhistischen Lehre zu reflektieren. Wenn jedoch gerade Argumentationsweisen erfasst werden sollen, kann zirkuläres Denken eine große Herausforderung sein. Es dauert eine Zeit lang, bis diese Art des Denkens gleichsam zu einem zu sprechen beginnt, und bis dahin braucht es viel Geduld. Für die vorliegende Untersuchung impliziert dies das explizite Kenntlichmachen rekursiver Gedankenstrukturen, sodass der Überblick leichter gewahrt werden kann.

(2) Vermeide Ähnlichkeiten, Gemeinsamkeiten

So wichtig dieser Grundsatz ist, ist er doch zugleich auch zu relativieren. Wallners und Lans Verfremdungen sind ein gutes Beispiel dafür, wie unverzichtbar wichtig es ist, den Fokus auf Differenzen zu legen. Wenn man diesen Grundsatz jedoch absolut setzen würde, wäre gar keine Kommunikation und somit auch kein Erkenntnisgewinn mehr möglich.

Aus konstruktivistischer Perspektive zeigt sich dabei folgender Zusammenhang: Eventuell identifizierbare Ähnlichkeiten oder Gemeinsamkeiten lassen sich tendenziell eher in der Oberflächenstruktur von Sinnelementen (grundsätzlich sinnverwandter) Aussagesysteme postulieren (und argumentieren). Umso mehr der Blick jedoch auf die Tiefenstruktur gerichtet wird, desto mehr zeigen sich Verschiedenheiten und Widersprüche. Praktisch gesehen bestimmt folglich die Forschungsfrage einer Untersuchung, wie tief gleichsam geschürft werden soll. Wenn beispielsweise eine interkulturelle Untersuchung zwischen der personzentrierten Psychotherapie und der buddhistischen Lehre beabsichtigen würde, erkenntnistheoretische Eigenheiten beider Aussagesysteme zu adressieren, so würden hier sehr bald Verschiedenheiten und Widersprüche offenbar werden, die dementsprechend erkenntnistheoretische Prämissen beider Systeme erkennen ließen. Das Forschungsvorhaben der vorliegenden Untersuchung ist jedoch bescheidener, ja in seiner Grundstruktur sogar ein ganz anderes: Mir geht es um die Frage, ob – und wenn ja: inwiefern – man bei der angestrebten Haltung eines Psychotherapeuten nach Carl Rogers ein meditatives Moment erkennen kann und welche Unterschiede sich hier zeigen.

Die aus dem Konstruktiven Realismus entwickelte Methode der Experimentellen Trans-Kontextualisation berücksichtigt dies auch von Anfang an durch das Aufweisen zweier für ein jedes Verfremdungsexperiment notwendiger Aspekte: den ‚integrationsfreundlich-anmutenden' und den ‚integrationsfraglichen' Aspekt eines jeden Transponats. Ohne das Aufweisen *beider* Aspekte ist Verfremdung mittels der Experimentellen Trans-Kontextualisation nicht möglich.

(3) Vermeide Materialien bzw. Fachwerke, die in ihrer Anwendung den Gedanken nahe legen, das Kulturfremde könne mit einem System kultureigener Begriffe verstanden werden

Die moderne Rezeption der Praxis von *Satipaṭṭhāna* (Grundlagen der Achtsamkeit) ist ein gutes Beispiel dafür, dass die alleinige (!) Einordnung des Pāli-Begriffs *sati* (Achtsamkeit) unter die Kategorie ‚Aufmerksamkeit' mehr über das moderne psychologische Denken des Westens (und seiner Prämissen) aussagt, als über den Begriff *sati* in seinem Herkunftskontext. *Sati* bedeutet grundsätzlich ‚Erinnerung' und weist mit dieser Konnotation darauf hin, sich daran zu erinnern, das gegenwärtig Erlebte im Kontext eines bestimmten (von Buddha angebotenen) Bezugsrahmens zu verstehen.[27] Dieser zentrale Aspekt von *sati* (Achtsamkeit) ist nicht mehr erkennbar, wenn man *sati* ausschließlich als spezifische ‚Aufmerksamkeit' versteht.

Für die vorliegende Untersuchung impliziert dies – bei aller Wertschätzung – eine große Vorsicht hinsichtlich der Rezeption von *sati* im Kontext jener psychologischen und psychotherapeutischen Fachliteratur, die mittlerweile auch als ‚Mindfulness-Bewegung' bezeichnet wird.

(4) Entwickle absurde Schlussfolgerungen

Diese Richtlinie adressiert das Wesentlichste von Verfremdungsexperimenten und ist damit unverzichtbar, völlig unabhängig davon, ob ein Verfremdungsexperiment binnen- oder interkulturell orientiert ist.

(5) Betrachte den Grund der Absurdität

Gerade das Erkennen, warum bei einer ExTK eine Schlussfolgerung im Kontext eines Aussagesystems absurd ist, weitet den Blick für neue Denkmöglichkeiten.

(6) Reduziere den Fokus deiner Untersuchung so weit als möglich auf einzelne Begriffe und reflektiere, dass sich hier zwei verschiedenen Kulturen entstammende Begriffsfelder begegnen

In der buddhistischen Lehre nach den Lehrreden des Pāli-Kanons gibt es für den abendländischen Begriff ‚Meditation' folgendes Begriffsfeld:

- *cittabhāvanā* (Kultivierung, Entfaltung, Übung des Herzens/Geistes) – Anzumerken ist hier, dass der Begriff *samatha-vipassanā*, den man mit ‚Gemütsruhe' und ‚Hellblick' übersetzen könnte, eine spezifische Ausformung von *cittabhāvanā* darstellt.
- *sati* (Achtsamkeit, Gewahrsein, achtsames Gewahrsein, Wahrheitsgegenwart)
- *samādhi* (Einigung, Herzenseinigung, Sammlung, Friede) – Hier ist anzumerken, dass *ekaggatā* (Einsgerichtetheit, Einspitzigkeit, Einswerdung des Herzens) ein in den Lehrreden häufig anzutreffendes Synonym von *samādhi* ist.
- *jhāna* (Versenkung, Vertiefung)
- *satipaṭṭhāna* (Errichtung der Achtsamkeit, Grundlagen der Achtsamkeit, Bezugsrahmen der Achtsamkeit)
- *Brahmāvihāra* (Strahlungen): *mettā* (Güte), *karuṇā* (Mitgefühl), *muditā* (würdigende Freude) und *upekkhā* (Gleichmut)
- *anussati* (Eingedenksein, Achtsamkeit, Betrachtung)

---

27 Vgl. dazu auch die entsprechenden Überlegungen von Ṭhānissaro (2012: 1–7).

In diesem Zusammenhang ist auch hervorzuheben, dass in der heutigen globalen Welt auch zeitgenössische ‚östliche' buddhistische Meditationsmeister mittlerweile mit völliger Selbstverständlichkeit den im christlichen Abendland geprägten Begriff ‚Meditation' in den eigenen Sprachgebrauch aufgenommen haben, womit sich – begrifflich – das eigene buddhistische Selbstverständnis verändert. Genau genommen gibt es hier also eine wechselseitige Bespiegelung, wechselseitig miteinander interagierende Konstruktionsprozesse. Methodisch verlangt das – theoretisch – nach einer unbegrenzten Abfolge von infinitesimalen Verfremdungsexperimenten, was praktisch natürlich nicht durchführbar ist.

(7) Zentrale Pāli-Begriffe bleiben im Fließtext im Original

Von den bereits ausgearbeiteten interkulturellen Dialogexperimenten im Rahmen des Konstruktiven Realismus übernehme ich die Vorgehensweise, zentrale fremdsprachige Begriffe in den meisten Fällen unübersetzt zu lassen. – Welche Begriffe im Rahmen der vorliegenden Untersuchung hier für ‚zentral' erachtet werden und welche nicht, ist immer eine Frage der persönlichen Entscheidung. Die Grenzen sind in jedem Fall fließend. Im Zweifelsfall entscheide ich mich durchgehend dafür, den jeweiligen Pāli-Begriff unübersetzt in den Fließtext einzubeziehen. Um einer leichteren Lesbarkeit willen führe ich jedoch deutsche und gelegentlich auch englische Übersetzungsmöglichkeiten an. Die einzige Ausnahme von dieser Regel ist der Pāli-Begriff *sati*. Seine Übersetzung mit ‚Achtsamkeit' führe ich zu Beginn eines Kapitels in Klammern an, später nicht mehr.

(8) Polylog über ein meditatives Moment im Haltungsverständnis Carl Rogers'

Martin Wimmers Überlegungen, einen ‚Polylog' anzustreben, können in der vorliegenden Untersuchung leider noch nicht einbezogen werden, weil diese Untersuchung die erste ihrer Art ist. – Anzustreben wäre hier ein Polylog, bei dem von Seiten der personzentrierten Psychotherapie der Dialog mit einer Vielzahl verschiedener ‚meditativer' Traditionen initiiert wird. Unter diesem Gesichtspunkt würde die vorliegende Untersuchung einen Teil eines derart umfassenden Forschungsprojektes darstellen, die diesen Polylog initiiert und erste Teilergebnisse liefert.

5.3 Spezifische Besonderheiten dieser Untersuchung

Über obige allgemeine methodische Grundsätze bei interkulturell orientierten Verfremdungsexperimenten hinausgehend gibt es in der vorliegenden Untersuchung auch spezifische Besonderheiten. Diese rühren einerseits daher, dass als ‚Dialogpartner' der personzentrierten Psychotherapie die Lehrreden des Pāli-Kanons gewählt werden und andererseits, dass die von Kurt Greiner entwickelte Methode der Experimentellen Trans-Kontextualisation hier erstmals für einen interkulturellen Dialog methodisch herangezogen wird und dementsprechend zu modifizieren ist.

5.3.1 Besonderheiten aufgrund des Verfremdungskontextes der Pāli-Lehrreden

Eine Besonderheit der für diese Untersuchung herangezogenen Pāli-Texte ist ihr literarischer Stil. Hier gibt es regelmäßig scheinbar endlose Wiederholungen, die das Lesen dieser Lehrreden sehr mühsam machen können. Dies kommt daher, dass diese Texte zuerst mündlich memoriert wurden und ihre Verschriftlichung ein Projekt mehrerer Jahrhunderte war. Im Unterschied dazu beziehen sich die bisher ausgearbeiteten Dialogexperimente im Rahmen der Experimentellen Trans-Kontextualisation definitionsgemäß auf moderne Texte, weil Psychotherapie ein Phänomen der (Post-) Moderne ist. Wiederholungen sind in diesen modernen Texten nur da ein Teil des Sprachstils, wo es einem Autor sinnvoll erscheint, bewusst redundant zu sein, damit das Mitgeteilte leichter begriffen und erinnert werden kann. Für die vorliegende Untersuchung impliziert dies immer wieder die Notwendigkeit einer Straffung der Pāli-Texte, in der wortidente Passagen durch das Kennzeichnen eckiger Klammern meist ausgelassen werden. Dies erleichtert beim Lesen der Texte, dass ihr Kerngedanke ohne redundante Wiederholungen klarer hervortritt.

Stilistisch eng mit der gerade angesprochenen Schwierigkeit verwandt ist die für das moderne Denken ungewohnte Häufigkeit von Listen. (Auch dies diente wohl ursprünglich einem leichteren Memorieren.) So gibt es in den buddhistischen Lehrreden etwa regelmäßig Auflistungen verschiedener Geisteseigenschaften – allerdings ohne diese näher zu definieren oder zu erläutern. Die entsprechenden Definitionen stehen anderswo, oder genauer gesagt: In verschiedenen Lehrreden des Pāli-Kanons findet man einander ergänzende Aspekte für jeweils vollständige Definitionen. Für das Arbeiten mit der Experimentellen Trans-Kontextualisation erfordern diese sich aus dem literarischen Stil der Lehrreden im Pāli-Kanon ergebenden *immanenten* Probleme eine spezifische Annäherung an diese Texte. Für das ‚Andocken' der ausgewählten Texte Rogers' über die drei Therapeuteneinstellungen (die Transponate) an das Meditationsverständnis in den Lehrreden des Pāli-Kanons gilt es, einen Text in den Lehrreden ausfindig zu machen, der *idealerweise* folgende Bedingungen erfüllt:

1. Dieser Text soll optimal zwei einander diametral entgegen gesetzte Kriterien ausbalancieren: Zum einen soll dieser Text so prägnant wie möglich sein, sodass die Aufmerksamkeit auf das Wesentliche gelenkt wird. Andererseits soll dieser Text jedoch auch so differenziert sein, dass die Komplexität des Begriffsfeldes ‚Meditation' – also seine integrale Einbettung in die buddhistische Lehre – transparent ist.

2. Dieser Text soll Pāli-Begriffe enthalten, die einen möglichst nahen Bezug zu jeder der drei Therapeuteneinstellungen Rogers' – Echtheit, unbedingte Wertschätzung und Empathie – erkennen lassen.

Aufgrund des oben beschriebenen Umstands, dass differenzierte Definitionen bzw. Erläuterungen von in der Meditation zu entwickelnden Geisteseigenschaften über den gesamten Korpus der Lehrreden verteilt sind, gilt es dann im nächsten Schritt prägnante Lehrreden ausfindig zu machen, die diese Geisteseigenschaften näher beschreiben. So ergibt sich eine Sammlung von Texten, die wechselseitig aufeinander referieren. Diese Vorgehensweise erinnert an eine berühmte Metapher Gregory Batesons: ‚Das Muster, das verbindet' (Bateson 1987).

5.3.2 Modifikationen der klassischen Experimentellen Trans-Kontextualisation aufgrund der Interkulturalität der Untersuchung

5.3.2.1 Modifikation der Dialogpräparation

Angesichts der grundlegenden Verschiedenheiten zwischen personzentrierter Psychotherapie und buddhistischer Lehre entfällt die Festlegung einer Dialogdimension.

5.3.2.2 Modifikation der Dialogoperation

Die Methode der Experimentellen Trans-Kontextualisation in ihrer etablierten intrakulturellen Variante sieht vor, für das Aufweisen des integrationsfraglichen Transponataspekts eines Transponats ‚Orte des Widerspruchs' zu identifizieren, weil an diesen Orten das Absurde der Verfremdung offensichtlich wird. Es steht außer Frage, dass Widersprüche von hoher Aussagekräftigkeit für das nachfolgende Aufdecken bislang unerkannter Prämissen im eigenen Aussagesystem, dem Herkunftskontext, sind. Allerdings ist zu hinterfragen, ob es notwendig ‚Widersprüche' sein müssen, die solche Prämissen erkennen lassen.

Beispielsweise wäre im Kontext der personzentrierten Psychotherapie eine größere ‚Gelöstheit' Ausdruck einer stärker ausgeprägten ‚Kongruenz'. In der buddhistischen Lehre gibt es ein explizites Verständnis darüber, dass es für eine größere ‚Gelöstheit' – eine der Konnotationen von *samādhi* (Herzenseinung) – einer ‚entsagenden' [*nekkhama*] Gesinnung bedarf. – Bei Rogers wird ‚Entsagung' schlicht nicht thematisiert. Hier handelt es sich also weniger bis gar nicht um einen Widerspruch oder eine (grundsätzliche) Unvereinbarkeit, sondern vielleicht eher um eine Art kultur- bzw. gesellschaftsbedingten ‚blinden Fleck' aufgrund der hedonistischen Orientierung unserer modernen Konsumgesellschaft und der ihr entsprechenden Glückskonzeption. An diesem Beispiel soll veranschaulicht werden, dass es für das Erkennen bislang unentdeckter Prämissen im Herkunftssystem (hier also der personzentrierten Psychotherapie) nicht *notwendigerweise* des Aufweisens von ‚Widersprüchen' bedarf. Für das Erkennen von unentdeckten Prämissen im eigenen Bezugssystem reicht das Aufweisen von *Differenzen.*

Weiters sieht die standardisierte Form der Experimentellen Trans-Kontextualisation vor, die Aussage einer Therapieschule (das Transponat) in Form eines Satzes in Teile zu differenzieren, die entsprechend des jeweils eingenommenen eigenen Standpunkts dann einem ‚integrationsfreundlich-anmutenden' und einen ‚integrationsfraglichen' Aspekt zugeordnet werden. Für eine interkulturelle Untersuchung ist hier jedoch zu bedenken, dass die Schnittlinie zwischen etwaigen integrationsfreundlich-anmutenden und integrationsfraglichen Aspekten *mitten durch die in ihm enthaltenen Begriffe selbst und deren Konfiguration zu Sprachbildern* verläuft. Bislang wurde diese Dimension, die sich besonders deutlich bei *interkulturellen* Dialogen zeigt, allerdings noch nicht in die Methodik der Experimentellen Transkontextualisation eingearbeitet, denn im Kontext eines Dialogs zwischen Therapieschulen spielt sie eine vergleichsweise untergeordnete Rolle. In der vorliegenden Untersuchung ist diese Überlegung allerdings unerlässlich.

Diese Überlegungen haben direkte Auswirkungen auf das Verständnis des ‚integrationsfreundlich-anmutenden' und des ‚integrationsfraglichen' Transponataspekts. Beide Aspekte definiere ich deshalb für die vorliegende Untersuchung neu:

- *Integrationsfreundlich-anmutender Aspekt:* Das Transponat – betrachtet unter dem Vorzeichen von hypothetisch angenommenen Gemeinsamkeiten zwischen Rogers' Konzept der Therapeuteneinstellungen und in *cittabhāvanā* (Meditation) zu entwickelnden Geisteseigenschaften
- *Integrationsfraglicher Aspekt:* Das Transponat – betrachtet unter dem Vorzeichen von hypothetisch angenommenen Verschiedenheiten zwischen Rogers' Konzept der Therapeuteneinstellungen und in *cittabhāvanā* (Meditation) zu entwickelnden Geisteseigenschaften

Aus dieser Modifikation ergibt sich in der Dialogoperation zwingend eine weitere Modifikation in der Logik der Arbeitsschritte: Weil das Transponat und seine beiden Aspekte im originalen Strukturzusammenhang des Herkunftssystems (hier also der personzentrierten Psychotherapie) textident sind, bedarf es für ihr Verständnis nur *einer* Kurzdarstellung.

Schließlich verlagere ich den Gedankenschritt II.4.3 (Heterokontextueller Übertragungsbruch am Kontradikt) – ohne ihn extra auszuweisen – in das große nachfolgende Kapitel des Reflexionsgewinns und *beginne* dieses Kapitel mit einer Reflexion der Prämissen Rogers'. Diese Verlagerung ist nicht zwingend. Allerdings erleichtert sie in meinem Dafürhalten den Lesefluss, weil im direkten Anschluss an das Herausarbeiten von Rogers' Prämissen der Reflexionsgewinn leichter nachvollziehbar ist.

5.3.2.3 Modifikation der Dialogevaluation

In der etablierten Form der Experimentellen Trans-Kontextualisation werden am Ende jeder Dialogoperation ihre Resultate zusammengefasst. Angesichts des inneren Zusammenhangs der drei Dialogoperationen dieser Untersuchung und meiner Absicht, aus diesen Dialogresultaten erste Konturen einer Theorie der Meditation im personzentrierten Ansatz in ihren Grundzügen aufzuweisen, verschiebe ich diese Zusammenfassung in die Dialogevaluation.

Teil 1 – Dialogpräparation

III Personzentrierter Ansatz als Herkunftskontext: Rogers' Präsenz-Erfahrung

1 Annäherungen

> *„The person-centered approach, then, is primarily a way of being which finds its expression in attitudes and behaviours which create a growth-promoting climate. It is a basic philosophy rather than simply a technique or a method. When this philosophy is lived, it helps the person to expand the development of his or her own capacities. When it is lived, it also stimulates constructive change in others. It empowers the individual, and when this personal power is sensed, experience shows that it tends to be used for personal and social transformation."*
>
> *– Carl Rogers über den PZA aus der Perspektive seines Erlebens von Präsenz (1986h: 198f.)*

Anfang seines letzten Lebensjahrzehnts berichtete Carl Rogers', dass er, wenn er sich in besonders direkter Beziehung mit anderen in Encounter-Gruppen erlebte, immer wieder unwillkürlich und spontan eine Erfahrung der Präsenz machte, die sein Erleben und Handeln in einer, wie er es wahrnahm, zutiefst heilsamen Weise veränderte. Er bezeichnete sie als ‚veränderten Bewusstseinszustand', ‚spirituell' und ‚mystisch' – womit er sich Schwierigkeiten im wissenschaftlichen Establishment einhandelte. – Für diese Erfahrung möchte ich in der vorliegenden Untersuchung eine neue Sichtweise anbieten. Wie in der Einleitung dargelegt, vertrete ich die These, dass es sich hier um ein meditatives Phänomen handelt.

Als Gründungsdatum seines Therapieansatzes gibt Rogers das Jahr 1940 an. In Rogers' sich entfaltender Theorie können wir bereits in ihrer frühen Phase die Bedeutung der *Beziehung* zwischen Therapeut und Klient erkennen und auch den Grundgedanken, dass es ganz bestimmte Einstellungen des Therapeuten sind, die es dem Klienten ermöglichen, sich selbst zu explorieren. Über Präsenz publizierte Rogers erstmals 1979. – Wenn man Rogers' beständiges Manifestieren der drei Einstellungen – Kongruenz, Wertschätzung und Empathie – als jahrzehntelange regelmäßige Meditationspraxis interpretiert, kann man den Zustand der Präsenz als Wirkung dieser Praxis verstehen.

Rogers ist in der Welt der Psychotherapie für das Bestimmen der drei Therapeuteneinstellungen – Echtheit, bedingungslose Wertschätzung und empathisches Verstehen – bekannt. Diese drei Einstellungen sind weitgehend in das allgemeine Verständnis von Psychotherapie eingeflossen. In diesem Zusammenhang werden sie üblicherweise so verstanden, dass ein Psychotherapeut seinem Klienten gegenüber echt, bedingungslos wertschätzend und empathisch sein soll, damit er aufbauend auf einer guten therapeutischen Beziehung seine jeweilige fachspezifische Methode anwendet. – Carl Rogers' eigenes Verständnis dieser drei Einstellungen war indes ein ganz anderes:

Durchgehend wies Rogers immer wieder aufs Neue darauf hin, dass es das zwischenmenschliche *Klima*, die *Atmosphäre* sei, die eine Persönlichkeitsentwicklung des Klienten ermögliche – und dass es das *Beziehungsangebot des Therapeuten* sei, welches maßgeblich zum Entfalten dieser Atmosphäre beitragen würde:

> *„The basic hypothesis is that if the therapist can provide a facilitative, growth-producing psychological climate the person himself can move toward greater self-understanding, toward more significant choices toward changing behavior or a change in self-concept. All of the outcomes that we think of in regard to psychotherapy will gradually come about if the therapist can provide an affirmative facilitative climate which permits the actualizing tendency to take over and to begin to develop.*[28]
>
> *One of the most important contributions we have made is trying to define what sort of a climate that is which enables the client to search within himself to develop better insight, to develop better understanding, to bring forth a constructive change in his way of coping with life." (Rogers 2013: 25)*

Die zwischenmenschliche Beziehung – und damit ihre Atmosphäre – entfaltet sich im *Miteinander* von Therapeut und Klient. Doch es gehört zur Professionalität eines Therapeuten, durch seine ganz persönliche Weise, authentisch, bedingungslos wertschätzend und empathisch mit dem Klienten zu sein, zum Entfalten dieser Atmosphäre beizutragen. Wie Rogers oben feststellt: Einer seiner wichtigsten Beiträge zur Psychotherapie – oder allgemeiner formuliert: zur Theorie und Praxis der Persönlichkeitsentwicklung durch Begegnung – besteht im Definieren, im Qualifizieren dieser ganz besonderen Atmosphäre.

Genau das ist auch der Fokus dieser Untersuchung. Seit der differenziertesten Darstellung seiner Psychotherapietheorie (1959a) definierte Rogers diese Atmosphäre durch die drei Einstellungen – oder Qualitäten[29] – eines Therapeuten: Kongruenz, bedingungslose Wertschätzung und empathisches Verstehen. Im Theoriebaustein des Prozesskontinuums (1958b) *variierte* Rogers minimal, indem er die drei Therapeuteneinstellungen (und die drei weiteren Bedingungen für Persönlichkeitsentwicklung) unter der Grundbedingung zusammenfasste, dass sich ein Klient in vollem Umfang [*fully*] eingeladen, empfangen, angenommen [*received*] erlebt. Das änderte jedoch nichts Prinzipielles an seinem Konzept der drei Therapeuteneinstellungen. Erst wenige Monate vor seinem Tod warf Rogers die radikale und völlig neue Denkmöglichkeiten eröffnende Frage auf, ob er nicht vielleicht das Wichtigste beim Konzeptualisieren der drei Therapeuteneinstellungen übersehen hatte, nämlich wirklich *präsent* zu sein. – Wenn ich Rogers' Gedanken, für dessen Darstellung er vorsichtig

---

28 Im Original ist dieses Zitat nicht auf zwei Absätze aufgeteilt. Ich wähle diese Darstellung, um die beiden von Rogers dargestellten Gedanken optisch leichter zu unterscheiden.

29 Diese beiden Begriffe gebraucht Rogers austauschbar.

die Form einer Frage wählte, als These formuliere, lautet diese: *Das Wichtigste beim Manifestieren der drei Einstellungen Authentizität, bedingungslose Wertschätzung und empathisches Verstehen, ist es, präsent zu sein.* Im Status dieser These kommt *Präsent-Sein* eine herausragende Bedeutung in Rogers' Therapietheorie zu. Schließlich geht es hier – in Rogers' eigenen Worten – um das ‚Wichtigste' bei den drei Therapeuteneinstellungen.

In diesem Kapitel stelle ich nur das für diese Untersuchung Maßgebliche vor. D. h., ich reflektiere Rogers' Psychotherapietheorie nur insoweit, als dies für meine weitere Argumentation in den drei Dialogoperationen notwendig ist. – Der unmittelbare theoretische Rahmen der drei Therapeuteneinstellungen in Rogers' Theoriegebäude ist seine Theorie der sechs notwendigen und – für Rogers auch hinreichenden – Bedingungen für Persönlichkeitsentwicklung (1957a, 1959a). Diese stelle ich im nächsten Unterkapitel vor. Danach präsentiere ich im dritten Unterkapitel Aussagen Rogers' über jene außergewöhnlichen Beziehungserfahrungen, die ihn letztlich die Frage aufwerfen ließen, ob er das Wichtigste beim Konzeptualisieren der Therapeuteneinstellungen übersehen hätte. Um diese Erfahrungen Rogers' in ihrem phänomenalen Gehalt reflektieren zu können, stelle ich nachfolgend im vierten Unterkapitel Rogers' Konzept des Prozesskontinuums vor und reflektiere schließlich im fünften Unterkapitel die Nähe des PZA zum religiösen Feld.

2 Rogers' Theorie der sechs notwendigen Bedingungen für Persönlichkeitsentwicklung

> *„Personally, I like much better the approach of an agriculturist or a farmer or a gardener: I can't make corn grow, but I can provide the right soil and plant it in the right area and see that it gets enough water; I can nurture it so that exciting things happen. I think that's the nature of therapy."*
> *– Carl Rogers*[30]

2.1 Rogers' Verständnis der sechs Bedingungen

Zu Rogers' Theorie der sechs notwendigen Bedingungen für Persönlichkeitsentwicklung sind zwei Punkte hervorzuheben:

- Von ihrem Status her ist diese Theorie eine Metatheorie für Psychotherapie. Rogers hatte das Anliegen, einen ganz neuen Blick darauf zu werfen, was Psychotherapie überhaupt *ist* und wie sie *funktioniert*.
- Rogers geht es in seinem Verständnis von Psychotherapie um das *Entwickeln der gesamten Persönlichkeit eines Menschen* – dezidiert also nicht um Symptombekämpfung. Das theoretische Ziel dieser Persönlichkeitsentwicklung ist Rogers'

30 Rogers u. Russel (2002: 259).

Konzept der ‚voll funktionsfähigen Person‘ [*fully functioning person*], das ich im vierten Unterkapitel erläutere.

Rogers' Theorie zufolge kann ein Klient seine Persönlichkeit in einer zwischenmenschlichen Beziehung weiterentwickeln, wenn sechs Bedingungen gegeben sind. Drei dieser Bedingungen beziehen sich auf die erwähnten Therapeuteneinstellungen Kongruenz, bedingungslose Wertschätzung und empathisches Verstehen. Für die Persönlichkeitsentwicklung des Klienten bedarf es über diese drei Therapeuteneinstellungen hinaus jedoch noch drei weitere Bedingungen. Als differenzierteste Darstellung seiner Therapietheorie gilt Rogers' theoretisches Hauptwerk „A theory of therapy, personality, and interpersonal relationship as developed in the client-centered framework" (1959a: 213). Hier definierte Rogers die sechs Bedingungen folgendermaßen:

> *„For therapy to occur it is necessary that these conditions exist.*
> 1. *That two persons are in contact.*
> 2. *That the first person, whom we shall term the client, is in a state of incongruence, being vulnerable, or anxious.*
> 3. *That the second person, whom we shall term the therapist, is congruent in the relationship.*
> 4. *That the therapist is experiencing unconditional positive regard toward the client.*
> 5. *That the therapist is experiencing an empathic understanding of the client's internal frame of reference.*
> 6. *That the client perceives, at least to a minimal degree, conditions 4 and 5, the unconditional positive regard of the therapist for him, and the empathic understanding of the therapist."*

Fortan nahm Rogers bis zu seinem Lebensende immer wieder Bezug auf diese theoretische Darstellung aus dem Jahr 1959, – auch als er im Gespräch mit Michelle Baldwin 1986 die Frage aufwarf, ob er beim Konzeptualisieren der drei Therapeuteneinstellungen vielleicht das Wichtigste übersehen hätte (Rogers 1987k). Zwei Jahre vor der Publikation von Rogers' theoretischem Hauptwerk 1959a veröffentlichte Rogers (1957a) den Artikel „The Necessary and Sufficient Conditions of Therapeutic Personality Change", in dem er die sechs notwendigen Bedingungen auch für ‚hinreichend‘ erachtete. In den sich auf Rogers beziehenden Therapieschulen gibt es eine Uneinigkeit darüber, ob die sechs notwendigen Bedingungen auch hinreichend sind. Meine Überlegungen in der vorliegenden Untersuchung über Präsenz sind von der Beantwortung dieser Frage allerdings unabhängig. In jedem Fall sind Rogers' sechs Bedingungen für Persönlichkeitsentwicklung eingebunden in den Kontext der gesamten Psychotherapietheorie, wie Rogers sie in 1959a darstellte. – Die nachfolgende Zusammenfassung der sechs notwendigen Bedingungen für Persönlichkeitsentwicklung basiert auf den Texten Rogers' (1957a, 1959a, 1980b) und Rogers/Wood (1974).

Grundbedingung ist, dass sich (mindestens) zwei Personen in einem psychologischen ‚Kontakt‘ befinden. D.h., es besteht ein Minimum an Beziehung zwischen

Therapeut und Klient. Mit dieser Bedingung definiert Rogers zugleich die Beziehung als Grundlage des Entwicklungsprozesses. Rogers und seine Mitarbeiter hatten es eine Zeit lang vorgezogen, hier von ‚Beziehung' zu sprechen, waren aufgrund der zu weit reichenden Konnotationen dieses Begriffs jedoch wieder davon abgekommen. – Es ist im Besonderen diese Bedingung, die sehr verschieden ausgelegt werden kann: Rogers selbst interpretierte sie seit den 1960er-Jahren zunehmend dahingehend, dass es gelte, als Therapeut eine Ich-Du-Beziehung im Sinne Bubers mit seinen Klienten anzustreben.

Als *zweite Bedingung* führt Rogers an, dass sich der Klient in einem Zustand der Inkongruenz befindet, die verschiedene Grade aufweisen kann. Dieser Bedingung zufolge ist es dem Klienten nicht möglich, bestimmte organismische Erfahrungen ungehindert zuzulassen, was in seinem subjektiven Erleben zu unterschiedlichen Problemen führen kann. Er erlebt sich als verletzlich oder voller Angst.

Die nächsten drei Bedingungen adressieren die drei ‚klassischen' Therapeuteneinstellungen, für die Rogers weithin bekannt wurde: Kongruenz, bedingungslose Wertschätzung und empathisches Verstehen. Indem ein Therapeut sie verkörpert, trägt er zum Entfalten einer Beziehungsatmosphäre bei, in deren Wesen es liegt, sich selbst und einander direkter zu erleben und neu zu verstehen. Aus diesem Grund bezeichnete Rogers den Therapeuten auch gelegentlich als ‚Katalysator' (Rogers 1946c: 417) oder verglich seine Funktion mit der einer ‚Hebamme' (Rogers 1951a: xi).

Als *dritte Bedingung* nennt Rogers die *Kongruenz* des Therapeuten. Im englischen Original gebraucht Rogers den Begriff *congruence*. Synonyme sind *genuineness*, *transparent realness*. Ebenso gebraucht Rogers die Ausdrücke *genuine, integrated person* und *real person*.[31] Im Deutschen haben sich neben ‚Kongruenz' die Begriffe ‚Echtheit', ‚Authentizität' und ‚Wahrhaftigkeit' eingebürgert.

Als Bedingung bedeutet Kongruenz, dass sich der Therapeut in der aktuellen Beziehung seiner eigenen organismischen Erfahrungen bewusst ist und sie gegebenenfalls zum Ausdruck bringt. Mit fortschreitendem Alter erachtete Rogers die Kongruenz des Therapeuten für zunehmend wichtig, weil erst durch sie eine Ich-Du-Beziehung und damit Entfaltung möglich sei. Dabei ist anzumerken, dass die Echtheit des Therapeuten nicht impliziert, jede impulsive Regung des Therapeuten auszuagieren. Wohl bedeutet sie jedoch – und das kann für den Therapeuten gegebenenfalls eine beträchtliche persönliche Herausforderung sein – *anhaltende* Gefühle, die er *in der Beziehung* empfindet, ehrlich zu äußern. Dann ist es allerdings wichtig, dass der Therapeut über *sich* und *seine* Gefühle spricht, also etwa sagt, *er* langweile sich – anstatt zu sagen, der *Klient* sei langweilig.

Die *vierte Bedingung* betrifft die Fähigkeit des Therapeuten, seinem Klienten eine *bedingungslose Wertschätzung* entgegenzubringen. Rogers gebraucht die Ausdrücke *unconditional positive regard, acceptance, nonpossessive warmth, emotional warmth, liking, prizing, to love, to like, to regard, to respect*.[32] In die deutsche Spra-

31 Vgl. Rogers (1942a, 1951a, 1961a, 1983a).

32 Vgl. Rogers (1942a, 1951a, 1961a, 1983a).

che werden diese Begriffe wiedergegeben mit ‚Wertschätzung', ‚bedingungslose' oder ‚unbedingte Wertschätzung', ‚wertschätzende Anteilnahme', ‚bedingungslose positive Beachtung', ‚Akzeptanz', ‚bedingungsfreies Akzeptieren', ‚positive Wertschätzung und emotionale Wärme'.

Mit dieser Einstellung gibt der Therapeut dem Klient gleichsam den Raum, *alle* gegenwärtigen Gefühle zuzulassen und auszudrücken. Und er gibt ihm die Möglichkeit, sich auch mit Gefühlen akzeptiert zu fühlen, die entsprechend der eigenen verinnerlichten Bewertung seines Selbstes bis dahin unerwünscht waren. Das wiederum gibt ihm Mut, sich in verstärktem Ausmaß seinem organismischen Erleben zu öffnen und abgewehrte Erfahrungen zu integrieren. – Diese Bedingung bedeutet nicht, jedes Verhalten und jede Äußerung eines Klienten gutzuheißen, sondern ihn – soweit möglich – als Person wertzuschätzen. Das hat zur Voraussetzung, zwischen dem *Wert einer Person*, der ihr durch ihr Dasein in der Welt zukommt, und der *Bewertung einer bestimmten Handlung* dieser Person zu unterscheiden.

Die *fünfte Bedingung* beschreibt Rogers als *empathisches Verstehen*. Er gebraucht dafür die Begriffe *empathic understanding*, *accurate empathic understanding*, *empathy*, *accurate empathy*.[33] Im Deutschen wird das meist wiedergegeben mit ‚Empathie', ‚empathisches Verstehen' und ‚einfühlendes Verständnis'.

Empathisches Verstehen bedeutet für Rogers nicht nur, dass sich der Therapeut empathisch in den inneren Bezugsrahmen seines Gegenübers einfühlt, sondern auch, dass er sein empathisches Verständnis ausdrückt. Dabei geht es darum, dass sich der Therapeut in den Klienten hineinversetzt und versucht, ihn von innen gefühlsmäßig zu verstehen, ohne dabei die eigene Person aus dem Blick zu verlieren. Es gilt, das auszudrücken, was gerade dabei ist, sich am Rande des Bewusstseins des Klienten zu zeigen und nicht mehr, da ein Zuviel an Offenlegen eine Abwehr des Klienten hervorrufen könnte.

Die *letzte der sechs Bedingungen* besagt, dass der Klient wenigstens in einem Mindestausmaß die bedingungsfreie Wertschätzung und das empathische Verstehen des Therapeuten ihm gegenüber wahrnimmt. – Diese Bedingung weist darauf hin, dass es irrelevant ist, wie kongruent, wertschätzend, oder empathisch ein Therapeut auch immer sein mag, wenn der Klient ihn nicht als wertschätzend und empathisch erlebt.

2.2 Andere Konzepte von Bedingungen

Mit seiner Formulierung der sechs notwendigen Bedingungen für Persönlichkeitsentwicklung regte Rogers Kollegen an, ihr eigenes Verständnis solcher Bedingungen zu artikulieren. In der folgenden Darstellung orientiere ich mich zunächst an der entsprechenden Zusammenschau von Keith Tudor und Mike Worrall in ihrem Werk „Person-Centred Therapy. A Clinical Philosophy" (Tudor u. Worrall 2006: 210 ff.):

33 Vgl. Rogers (1942a, 1951a, 1961a, 1983a).

Tudor und Worrall führen als ersten Kollegen Brian Thorne an. Thorne ist international seit Jahrzehnten dafür bekannt, dass er unabhängig von Rogers über eine persönliche Erfahrung schreibt, die Rogers' Präsenz-Phänomen ähnlich ist. Er bezeichnet sie als ‚Zärtlichkeit' [*tenderness*]. Thorne (1991: 74) schlägt vor, ‚Zärtlichkeit' weniger als eine Erweiterung der etablierten Bedingungen Rogers' zu verstehen, als vielmehr etwas, das eine qualitative Vertiefung der drei Therapeuteneinstellungen ermöglicht. – Diese Sicht korreliert mit meiner eigenen in der vorliegenden Untersuchung: Ich verstehe sowohl Rogers' Präsenz als auch Thornes Zärtlichkeit als leicht veränderte Bewusstseinszustände, in denen die drei Therapeuteneinstellungen vertieft gelebt und erlebt werden können.

Peggy Natiello (1987: 204) schließt aus Rogers' drei Therapeuteneinstellungen: „the concept of therapists personal power underlying the approach is so integral to its successful practice that it might be considered a fourth condition." Dave Mearns (1990) erachtet „sufficiency of therapeutic context" als notwendige Bedingung einer effektiven Therapie.

In seiner Rogers-Biographie regt Brian Thorne behutsam an, ‚Präsenz' als zusätzliche ‚vierte Bedingung' zu verstehen (Thorne 1998: 39). Diese Sichtweise lehnen Tudor u. Worrall (2006: 211) ab: „[…] we don't see how presence, as Rogers describes it, however desirable, can be a *condition* of therapy […]." Meines Wissens hat Thorne auf diese Kritik in keinem Artikel geantwortet. – In meinem Verständnis ist diese Kritik allerdings nicht berechtigt. Im gleichnamigen Kaptitel „A Fourth Condition" definiert Thorne (1998: 39) nicht, in welchem Verhältnis er diese ‚vierte Bedingung' zu den drei Therapeuteneinstellungen versteht. Unter der Annahme einer theoretischen Konsistenz zwischen seinem Verständnis im oben zitierten Text 1991 und seiner Sicht von Präsenz als vierter Bedingung würde er die ‚vierte Bedingung' als eine gewissermaßen ‚außergewöhnliche' Bedingung verstehen, die, wenn sie zu den drei Therapeuteneinstellungen hinzukommt, diese vertieft. Tudor und Worrall wiederum verstehe ich so, dass sie Rogers' drei Therapeuteneinstellungen nicht gemeinsam mit einem veränderten Bewusstseinszustand auf gleicher logischer Ebene wissen wollen. Und hier stimme ich ihnen selbstverständlich zu. *In der vorliegenden Untersuchung, in der ich erste Konturen einer Theorie der Meditation im PZA andenke, konzeptualisiere ich deshalb ‚Präsenz' – im Unterschied zu ‚Präsent-Sein' – auch nicht als* Bedingung, *sondern als ganz spezifische* Wirkung *von Rogers' jahrzehntelanger Praxis des Manifestierens der drei Therapeuteneinstellungen!*

Als letzten Beitrag für eine alternative Konzeptualisierung der Therapeuteneinstellungen führen Tudor und Worrall Doug Land (1996: 73) an:

> *„I have decided that there is only one necessary and sufficient attitude or predisposition or condition which I can intentionally and rather consistently bring to therapy. Everything else unfolds along the way. (The only efficient cause of therapy, of course, is the client's own ability and choice to change for the better, although clients and therapists clearly need each other.) That one attitude which I can intentionally bring and which I know the client surely needs from me is my sustained and generous interest."*

Diesen Gedanken bringen Tudor und Worrall in einen Zusammenhang mit den Untersuchungen Bozarths (1998), denen zufolge die *Aktivität des Klienten* eine der wichtigsten Bedingungen einer erfolgreichen Therapie darstellt. – In dieser Prägnanz finden wir diese Aussage meines Wissens nirgends im Werk Rogers'. Indirekt war das Rogers jedoch vielleicht bereits klar, als er seinen Gedanken der Nichtdirektivität des Therapeuten konzipierte. Dieser Sicht zufolge gilt es, als Therapeut dem Klienten eine Beziehung anzubieten, in der er ihn so wenig als möglich ‚von außen' lenkt, damit der Klient seine Entwicklung *in Beziehung*, doch so weit als möglich *autonom* initiiert. Es liegt auf der Hand, dass sich manche Klienten mit so viel Freiraum, der ihnen gewährt wird, schwer tun. Das muss im therapeutischen Prozess kein Problem sein. Wenn der Therapeut das beim Klienten empathisch wahrnimmt, hat er die Möglichkeit, das auch empathisch anzusprechen. Und aus dieser Interaktion kann sich ein weiterführender Prozess gestalten.

Zu Lands Verständnis, seinen Klienten eine Einstellung entgegenzubringen, die sich durch ein ‚aufrechterhaltenes und großzügiges Interesse' [*sustained and generous interest*] (Land 1996: 73) ausdrückt, noch eine Anmerkung: Ich erachte ebenso ein echtes Interesse des Therapeuten für den Klienten als hilfreich und notwendig. Doch ungeachtet meines Interesses für meine Klienten kenne ich es, dass es auch immer wieder recht schwierig ist, die *Kontinuität* der Aufmerksamkeit in den Therapiestunden *aufrechtzuerhalten*. Wenn Land also schreibt, dass er seinen Klienten die Einstellung eines ‚aufrechterhaltenen [*sustained*] Interesses' entgegenbringt, frage ich mich, wie er es bewerkstelligt, die Aufmerksamkeit dafür *aufrecht*zuerhalten. Im von Tudor und Worrall zitierten Artikel bietet Land eine Definition von Interesse an, wie er es versteht:

> „Interest *is a feeling of curiosity or attentiveness. It is also the ability to inspire or elicit curiosity or attentiveness. To have an interest in something or somebody is to be involved or invested or concerned, that is, sharing an interest.* Curiosity *as a feeling is the eager desire for knowledge, especially of the novel or unusual. Another meaning of curiosity is an interest in the private affairs of others.* Attentiveness *is giving or showing attention, being observant; thoughtfulness.* Attention *is the concentrated direction of the mental powers; close or earnest attending. To* attend *is to be present, to minister to, to accompany, to listen to. Originally* to attend *meant to await; to expect." (Land 1996: 73)*

Der gedankliche Zusammenhang, den Land zwischen Interesse und Aufmerksamkeit zieht, ist fraglos gegeben. In meiner Erfahrung ist es, wie oben bereits beschrieben, immer wieder schwierig, die *Kontinuität* meiner Aufmerksamkeit aufrechtzuerhalten. Ungeachtet dessen, dass es mir glücklicherweise sehr leicht fällt, mich für andere Menschen zu interessieren. Meinem Verständnis von Meditation zufolge, wie ich es im vierten Kapitel darstelle, weist das Phänomen einer Aufmerksamkeit, die mit einer gewissen Kontinuität aufrechterhalten werden kann, bereits auf einen leicht veränderten Bewusstseinszustand hin. – Möglicherweise gebrauchen Land und ich in diesem Zusammenhang den Begriff ‚aufrechterhalten' verschieden. Ich meine mit ihm jedenfalls ein wirklich *kontinuierliches* Aufrechterhalten meines Interesses, meiner Aufmerksamkeit, ohne mich im Geringsten von dem ablenken zu lassen, wohin ich die Aufmerksamkeit lenke.

Ergänzen möchte ich Tudors u. Worralls (2006) Zusammenfassung von Konzepten weiterer Bedingungen, die über Rogers sechs notwendige Bedingungen für konstruktive Persönlichkeitsentwicklung hinausgehen, um zwei Beiträge: Jan I. Harmans (1990) konzeptualisiert „unconditional confidence“ vor dem Hintergrund seines tibetisch-buddhistischen Verständnisses als „facilitative precondition“. – Rogers selbst wies immer wieder darauf hin, dass der PZA in einem Vertrauen in die Aktualisierungstendenz – und damit in die konstruktiven Entwicklungsmöglichkeiten des Menschen – gründet. Implizit ist das eine Bedingung, und wie Harman in meinem Dafürhalten zurecht feststellt, eine Vorbedingung.

Shari M. Geller, eine kanadische, experienziell orientierte Psychotherapeutin, langjährige Praktizierende und auch Lehrende der modernen Achtsamkeitsmeditation, forschte empirisch über Präsenz. Sie befragte Psychotherapeuten, die Präsenz (zumeist aus ihrer Meditationspraxis) in einem gewissen Ausmaß aus eigener Erfahrung kennen, über ihr Erleben davon und darüber, welche Bedeutung ihrer Präsenz in ihrer Arbeit als Therapeut zukommt. Die Auswertung mehrer Untersuchungen zu diesem Thema – Geller (2003, 2004, 2013a, 2013b, 2017), Geller u. Greenberg (2002, 2012, 2013), Geller, Greenberg, Watson, Cherry (2010) – ergaben unter anderem, dass Präsenz eine Vorbedingung der drei Therapeuteneinstellungen ist (Geller u. Greenberg 2012: 255). – Geller und ihr ebenfalls experienziell orientierter Kollege Leslie S. Greenberg, mit dem sie gemeinsam das Buch „Therapeutic Presence. A Mindful Approach to effective Therapy“ (2012) verfasste, *unterscheiden begrifflich nicht zwischen ‚präsent‘ und ‚Präsenz‘* – und so ist es schwierig, zu diesem Forschungsergebnis Stellung zu nehmen. So wie ich Geller und Greenberg verstehe, meinen sie mit ihrem Forschungsergebnis nicht, dass Therapeuten für das Manifestieren der drei Therapeuteneinstellungen einen veränderten Bewusstseinszustand der Präsenz bräuchten (was auch absurd wäre), sondern dass Präsenz – so wie *sie* den Begriff verstehen – eine Vertiefung der Kongruenz, bedingungslosen Wertschätzung und Empathie des Therapeuten ermöglicht:

> *„What therapeutic presence appears to add to empathy, congruence and unconditional regard is the preliminary necessity of receptively being clear and open to receiving the totality of the client's and one's own experience (Geller & Greenberg, 2012).“ (ebd.: 211)*

Geller und Greenberg scheinen Präsenz hier als Faktor zu verstehen, der, wenn er zu den drei Therapeuteneinstellungen hinzukommt, eine Klarheit und Offenheit ermöglicht, in der der geteilten Erfahrung aus einer tiefen Empfänglichkeit heraus begegnet werden kann.

Vor dem Hintergrund der bisherigen Ausführungen ist nun ein theoretischer Rahmen abgesteckt, in dem Rogers' Präsenz-Erfahrung im Kontext seiner Psychotherapietheorie reflektiert werden kann. Wenden wir uns deshalb nun Rogers' Erfahrungen zu, die ihn letztlich die Frage aufwerfen ließen, ob Präsent-Sein vielleicht das Wichtigste beim Einnehmen der drei Therapeuteneinstellungen sein könne. Als solche erachte ich nicht nur Rogers' Präsenz-Erfahrung, wie er sie 1979 darstellt. Bereits 1955 beschrieb Rogers Beziehungserfahrungen, die eine große Ähnlichkeit mit dem als ‚Präsenz' bezeichneten Phänomen erkennen lassen. Deshalb fasse ich im nächsten Unterkapitel beide Erfahrungen unter dem Überbegriff ‚außergewöhnliche' Beziehungserfahrungen zusammen.

3 Außergewöhnliche Beziehungserfahrungen

Für meine Interpretation von Präsenz als meditatives Phänomen ziehe ich drei Quellen Rogers' heran: (1) Rogers' Hauptaussage über Präsenz, mit der er erstmals 1979 an die Öffentlichkeit trat, (2) ein Interview, das Antonio Santos 1981 mit Rogers führte, und (3) das letzte Interview, das Michelle Baldwin mit Rogers wenige Monate vor seinem Tod führte. Ergänzend zu diesen drei Quellen führe ich (4) noch einen Text Rogers' aus „Person or Science? A Philosophical Question" (1955a) an, in dem Rogers über eine sich wiederholende Erfahrung einer Einheit des Erlebens schreibt, der er eine ‚außerirdische Qualität' zuspricht.

3.1 Rogers' Hauptaussage über Präsenz

Ich bezeichne die nachfolgend zitierte Textpassage als Rogers' Hauptaussage über Präsenz, weil sie Rogers' längster kohärenter Text über sie ist, den er selbst schrieb. (Im Unterschied zu Rogers' Aussagen in den beiden nachfolgend dargelegten Interviews.) Rogers publizierte diese Textpassage in genau dieser Form oder leicht gekürzt insgesamt fünf mal (1979a, 1980a, 1984f, 1986e und 1986h). Daraus können wir schließen, dass Rogers sie für die bestgelungene Darstellung seiner Präsenz-Erfahrung hielt, die er nicht noch besser ausführen konnte. Ich zitiere diese Passage hier ungekürzt:

> *„When I am at my best, as a group facilitator or a therapist, I discover another characteristic. I find that when I am closest to my inner, intuitive self, when I am somehow in touch with the unknown in me, when perhaps I am in a slightly altered state of consciousness in the relationship, then whatever I do seem to be full of healing. Then simply my presence is releasing and helpful. There is nothing I can do to force this experience, but when I can relax and be close to the transcendental core of me, then I may behave in strange and impulsive ways in the relationship, ways which I cannot justify rationally, which have nothing to do with my thought process. But these strange behaviours turn out to be right, in some odd way. At those moments it seems that my inner spirit has reached out and touched the inner spirit of the other. Our relationship transcends itself, and has become a part of something larger. Profound growth and healing and energy are present. This kind of transcendent phenomenon is certainly experienced at times in groups in which I have worked, changing the lives of some of those involved. One participant in a workshop puts it eloquently. 'I found it to be a profound spiritual experience. I felt the oneness of spirit in the community. We breathed together, felt together, even spoke for*

one another. I felt the power of the 'life force' that infuses each of us – whatever this is. I felt its presence without the usual barricades of 'me-ness' or 'you-ness' – it was like a meditative experience when I feel myself as a center of consciousness. And yet with that extraordinary sense of oneness, the separateness of each person present has never been more clearly preserved.

I realize that this account partakes of the mystical. Our experience, it is clear, involved the transcendent, the indescribable, the spiritual. I am compelled to believe that I, like many others, have underestimated the importance of this mystical, spiritual dimension.

The person-centered approach, then, is primarily a way of being which finds its expression in attitudes and behaviours which create a growth-promoting climate. It is a basic philosophy rather than simply a technique or a method. When this philosophy is lived, it helps the person to expand the development of his or her own capacities. When it is lived, it also stimulates constructive change in others. It empowers the individual, and when this personal power is sensed, experience shows that it tends to be used for personal and social transformation.

When this person-centered way of being is lived in psychotherapy, it leads to a process of self-exploration and self-discovery on the part of the client, and eventually to constructive changes in personality and behaviour. As the therapist lives these conditions in the relationship, he or she becomes a companion to the client in this journey toward the core of self." (Rogers 1986h, 198f.)

3.2 Das Gespräch mit Antonio Santos

Im März 1981, also zwei Jahre nach der Erstpublikation obigen Haupttextes Rogers' über Präsenz, führte der brasilianische Psychologe Antonio Monteiro dos Santos, gegenwärtiger Co-Direktor des Center for Studies of the Person in La Jolla, ein Interview mit Rogers, das erstmals in seinem Buch ‚Momentos Mágicos – A Natureza do Processo energético Humano' 1985 auf Portugiesisch erschien. 2003 wurde die englische Übersetzung des Buches unter dem Titel „Miracle Moments – The Nature of the Mind's Power in Relationships and Psychotherapy" publiziert. — Santos interessierte sich bereits damals für Yoga und östliche Mystik und fragte Rogers angesichts seines Vorverständnisses unter anderem über sein Fokussiert-Sein im Zustand der Präsenz und wie er es angehe, in diese Erfahrung hineinzugelangen. Angesichts solch direkter Fragen gab Rogers auch direkte Antworten. Diese Antworten sind einzigartig und stellen deshalb eine wertvolle Bereicherung des Quellenmaterials für diese Untersuchung dar.

Zu meiner Verwunderung konnte ich keinen einzigen Artikel finden, in dem dieses Interview mit Rogers rezipiert wurde. Das finde ich sehr erstaunlich. So wäre hier denkbar, dass Santos' Interview kollektiv ausgeblendet wurde, weil Rogers in ihm erneut einen expliziten Bezug zur ‚Mystik' herstellte. Dieser Gedanke scheint allerdings wenig plausibel, wenn wir uns vergegenwärtigen, dass es eine Reihe weiterer internationaler Kollegen gibt, die sich ebenso wie ich für den Zusammenhang zwischen Rogers' Präsenz-Erfahrung und Meditation interessieren, wie ich im Forschungsstand aufgezeigt habe. Es ist also anzunehmen, dass dieses Interview bis jetzt einfach übersehen wurde. – Für die vorliegende Untersuchung sind vor allem

Rogers' Aussagen wichtig, wie er es angeht, in den Zustand der Präsenz zu gelangen, und über die Intensität seines Fokussiert-Seins in dieser Bewusstseinsverfassung. Doch auch Rogers' Aussagen über das Erleben von Präsenz in seinem Alltag sind für diese Untersuchung relevant. Deshalb führe ich auch diese hier an. Der Übersichtlichkeit halber unterteile ich nachfolgende Auszüge des Interviews in drei Teile.

(1) Im ersten ausgewählten Teil des Interviews spricht Rogers darüber, wie er es angeht, in die Erfahrung der Präsenz hineinzugelangen und wie es sich für ihn anspürt in dieser Bewusstseinsverfassung zu sein:

„*Santos: How do you bring about these moments [your best moments]*[34] *in therapy?*
Rogers: I don't think it can be done by conscious trying. I let myself 'settle into it'. (Pause) With some clients it might come very quickly and with others it might take quite a while. But tell me again, what was your question. How do I prepare for it?
Santos: Yes, how do you bring about them about?
Rogers: (long pause) The only answer I can give is that it starts by settling into this attitude of 'I want to understand every single thing that you are saying, I want to really sense what it means to you'. And that gets conveyed in my eyes, in my inflection, in the words I say and so on. That helps to build up to these moments that I regard as best moments.
Santos: Like right now? (Laughter)
Rogers: I thought you experienced that. I did too.
Santos: Yes, (Laughter). How do you feel inside when you experience these moments?
Rogers: I feel all in one piece and as though I am all focussed. Yet in ordinary life, I think, 'God, how am I going to get everything done, before I leave for Europe?' It is pretty well fragmented. One thing I like about therapy, or being a facilitator in a group that is fairly deep, is that I feel focused on just one thing. I am all in one piece at that moment.
Santos: What thought do you have in those moments?
Rogers: There isn't very much in the way of thought, not even memory. It is a very existential moment because, when I finish a really good interview, my memory for that interview is often very bad. Later when I think about it, some parts of it will come back. I am in this moment all focused with no intent on thinking about it, with no intent of trying to remember it. And all my abilities are there, I think, but they are there in this moment with no thought of preserving that into the future or forming theory about it.
Santos: Do you lose a sense of time? Like in experiences, you had as a child?
Rogers: Yes, I think the best periods in therapy are timeless moments and I am not aware of time. Unless I have another appointment at such and such time, then there is some background awareness of that.
Santos: If you described yourself as a metaphor, what would you be? A tree, an animal, a bird ...
Rogers: Myself in general?
Santos: No, in those moments.
Rogers: (Long pause) One metaphor that comes to mind is a stream where the banks are getting narrower and, consequently, the whole stream is focused in a deeper, smaller,

34 Einf. v. Verf.

swifter form. It's that rapidly flowing deep part of the stream that would be the best moment in therapy. (Pause) It is interesting I picked something inanimate.

Santos: (Laughter)

Rogers: (Long pause) I get some other images too, but I don't like them. A hawk circling in the sky, and then you see it plunge. All focused ... it is not the capture of the prey that is a good analogy, but all of a sudden from just searching, searching, he becomes focused completely on one purpose, that would be analogous.

Santos: When he gets the focus, what happens?

Rogers: That's where the analogy fails. In a sense he does capture the meaning, the essence of the person, but he does not capture it to destroy it. That is where the analogy falls down.

Santos: Are you in touch with your essence in those moments?

Rogers: Yes. I feel in those best moments that there is something deep in me that is really connected with something very deep in the other person. (Long pause) The intuitive essence of the me is connected with the intuitive essence of the other person.

Santos: I feel right now, as if I am in a trance with you. In those moments you describe, I wonder if there is some kind of trance.

Rogers: Well, that's why I call it somehow of an altered state of consciousness. I certainly never used that term before in regard to it, but it could approach that. Even in an interview in front of a group, pretty soon the group disappears completely. They are not there. It is just the two of us." (Santos 2003: 9–11)

(2) Im zweiten ausgewählten Teil des Interviews berichtet Rogers von seiner seit wenigen Jahren geänderten Einstellung zur ‚Mystik'. Aufschlussreich ist Rogers' Aussage, dass er Begriffe wie ‚Mystik' oder ‚veränderter Bewusstseinszustand' zwar erst seit kurzem gebrauche, doch dass er mit der *Erfahrung* dieses Zustands bereits seit langem vertraut sei. Diese Erfahrung hätte sich auch nicht plötzlich eingestellt, sondern sei Ausdruck einer über die Jahre allmählich entwickelten Fähigkeit, eines Könnens [*ability*]. Dass es anderen ungleich schwerer falle, in diese Erfahrung zu gelangen, hätte er lange nicht erkannt:

„Santos: I think what we are discussing comes from the 'hidden mind,' which is intuitive, non-rational, mystic. I don't think you recognize it as mystical ...

Rogers: A number of years ago I would have been almost offended by that. But in recent years I realize there is something mystical and even transcendent about the best parts of therapy, or the best parts of group experience ... (pause). Though, I seem very far from being a mystic.

Santos: Some mystics from the East have described this experience, this moment of 'oneness' with nature, being 'one' with a tree, for example. There are similarities between what you describe and what they say. When the apparent mind continually uses information from the hidden mind, uses it in everyday life, there is nothing mystical about the experience. We take it for granted.

Rogers: That's right. It comes as a shock to find myself saying I am in an altered state of consciousness because that has been my experience for a long, long time. I wouldn't have used the term. It just seems so natural; anybody could do it. One of the things that made me realize it is a different state is that I realize how difficult it is for most people to even approach this experience. So it is not as simple as I felt.

Santos: But you have taken many years to bring this about. This ability to connect did not develop from one moment to another. It required a lot of experience.

Rogers: Yes. It was also very gradual because I don't think these qualities were there at first. I think of myself as being a much wooden therapist when I started out. (Pause) And I am gradually becoming deeper and different and more mystical." (ebd.: 11f.)

(3) Gegen Ende des Interviews kommt Rogers darauf zu sprechen, in welchen Alltagssituationen er das Erleben dieses veränderten Bewusstseinszustands kenne:

Santos: Can you see the wide view that I am trying to get from this? It is not only about the miracle moments in therapy but also about them happening in your everyday life.

Rogers: It's in my writings; It's in my therapy; it's in my groups. It's in the best of my relationships, but ... it isn't always present.

Santos: Perhaps in the garden.

Rogers: It was present in my gardening. I really have almost deserted gardening, and it is a chaos now. (Pause) But I still take a lot of interest in things that are growing.

Santos: You told us in a group some time ago at your home that you have a special connection with your children.

Rogers: Yes. I have some very deep relationships at times with my children, and especially, with some of my grandchildren, where it has partaken of this deep encounter of persons. This quality we are talking about does pervade a number of aspects of my life but not in all the aspects. Part of the time I am a very fragmented, unmystical, harassed individual.

Santos: Well, we have two sides. The one, which represents our intellect, our logical mind, I call the apparent state. The hidden state is what I call your mystical side. We are going constantly from one side to the other.

Rogers: Perhaps so. I am glad you recognized, just as I do, that you had one moment of this kind of experience right here." (ebd.: 13)

Ist es nicht schade, dass weder Antonio Santos noch Carl Rogers die Gelegenheit nutzten, sich ausführlicher darüber auszutauschen, dass sie diese Erfahrung der Präsenz miteinander teilten? Gerade hier haben beide es meines Erachtens verabsäumt, das Potenzial für das gemeinsame Aufrechterhalten von Präsenz zu nutzen, das in solch kostbaren Situationen liegt. Doch *dass* diese Aussagen Rogers' überhaupt dokumentiert wurden, erachte ich vor dem Hintergrund meiner Überlegungen in dieser Untersuchung als ein großes Geschenk für die Nachwelt.

3.3 Michelle Baldwins letztes Interview mit Rogers

Rogers' letztes Interview, wenige Monate vor seinem Tod mit Michelle Baldwin, ist weithin bekannt. In ihm warf Rogers jene grundlegende Frage auf, die einen Stein ins Rollen brachte:

„I am inclined to think that in my writings perhaps I have stressed too much the three basic conditions (congruence, unconditional positive regard, and empathic understanding). Perhaps it is something around the edges of those conditions that is really the most

important element of therapy – when my self is very clearly, obviously present. (Rogers 1987k:81)

Das ist eine starke Aussage. „I am inclined" (ebd.) drückt eine deutliche Geneigtheit aus. Seit 1959 hatte Rogers keine grundlegenden Änderungen an seiner Therapietheorie vorgenommen. – Man kann diese Theorie unterschiedlich interpretieren. So ist etwa bekannt, dass der ‚späte' Rogers der Therapeuteneinstellung ‚Kongruenz' mehr Gewicht gab und den Fokus verstärkt auf das Ideal authentischer Ich-Du-Beziehungen im Sinne Bubers legte. Doch Rogers hatte in den letzten dreißig Jahren nie eine Veranlassung gesehen, seine Therapietheorie grundlegend zu modifizieren. Insofern rüttelt die Frage, die Rogers hier aufwirft, an einer Grundfeste.

Sollte es sich herausstellen, dass Rogers hier tatsächlich das ‚wichtigste Element in der Therapie' („the most important element of therapy", ebd.) übersehen hätte, würde das eine Modifikation oder eine Erweiterung seiner Theorie nach sich ziehen. Ich denke, dessen war Rogers sich sehr bewusst, als er obige Aussage machte.

3.4 Rogers über die „Fülle des Erlebens"

Rogers dürfte einen vergleichsweise leichten Zugang zu veränderten Bewusstseinszuständen gehabt haben. Zumindest entsteht dieser Eindruck beim Lesen seines Artikel „Person or Science? A Philosophical Question" (1955a). Hier möchte ich hervorheben: Das ist drei Jahre vor der Erstpublikation seines Artikels über das Prozesskontinuum (1958), vier Jahre vor seinem theoretischen Hauptwerk „A theory of therapy, personality, and interpersonal relationship as developed in the client-centered framework" (1959) und 24 Jahre vor der Erstpublikation seines Textes über Präsenz (1979). – Rogers beschreibt in diesem Artikel sein Erleben einer Kluft zwischen zwei ganz verschiedenen Bewusstseinsformen: Als Wissenschaftler erlebt Rogers sich äußerst nüchtern und distanziert, als Therapeut jedoch durch und durch subjektiv:

„The better therapist I have become (as I believe I have) the more I have been vaguely aware of my complete subjectivity when I am at my best in this function. And as I have become a better investigator, more 'heard-headed' and more scientific (as I believe I have) I have felt an increasing discomfort at the distance between the rigorous objectivity of myself as a scientist and the almost mystical subjectivity of myself as therapist." (Rogers 1955a [zitiert nach Rogers 1961a: 200])

Es ist diese Erfahrung einer Rogers offenbar recht leicht zugänglichen, ‚fast mystischen Subjektivität', auf die ich hier die Aufmerksamkeit lenken möchte. Wie beschreibt Rogers sie? – Ich halte auch diese Darstellung Rogers' für die gegenwärtigen Überlegungen für so wichtig, dass ich sie ungekürzt wiedergebe:

„I launch myself into the relationship having a hypothesis, or a faith, that my liking, my confidence, and my understanding of the other person's inner world will lead to a significant process of becoming. I enter the relationship not as physician who can accurately

diagnose and cure, but as a person, entering into a personal relationship. Insofar as I see him only as an object, the client will tend to become only an object.

I risk myself, because if, as the relationship deepens, what develops is a failure, a regression, a repudiation of me and the relationship by the client, then I sense that I will lose myself, or a part of myself. At times this risk is very real, and is very keenly experienced.

I let myself go into the immediacy of the relationship where it is my total organism which takes over and is sensitive to the relationship, not simply my consciousness. I am not consciously responding in a planful or analytic way, but simply react in an unreflective way to the other individual, my reaction being based, (but not consciously) on my total organismic sensitivity to this other person. I live the relationship on this basis.

The essence of some of the deepest parts of therapy seems to be a unity of experiencing. The client is freely able to experience his feeling in its complete intensity, as a 'pure culture', without intellectual inhibitions or cautions, without having it bounded by knowledge of contradictory feelings; and I am able with equal freedom to experience my understanding of this feeling, without any conscious thought about it, without any apprehension or concern as to where this will lead, without any type of diagnostic or analytic thinking, without any cognitive or emotional barriers to a complete 'letting go' in understanding. When there is this complete unity, singleness, fullness of experiencing in the relationship, then it acquires the 'out-of-this world' quality which many therapists have remarked upon, a sort of trance-like feeling in the relationship from which both the client and I emerge at the end of the hour, as if from a deep well or tunnel. In these moments there is, to borrow Buber's phrase, a real 'I-Thou' relationship, a timeless living in the experience which is between the client and me. It is the opposite pole from seeing the client or myself, as an object. It is the height of personal subjectivity.

I am often aware of the fact that I do not know, cognitively, where this immediate relationship is leading. It is as though both I and the client, often fearfully, let ourselves slip into the stream of becoming, a stream or process which carries us along. It is the fact that the therapist has let himself float in this stream of experience or life previously, and found it rewarding, that makes him each time less fearful of taking the plunge. It is my confidence that makes it easier for the client to embark also, a little bit at a time. It often seems as though this stream of experiencing leads to some goal. Probably the truer statement however, is that its rewarding character lies within the process itself, and that its major reward is that it enables both the client and me, later, independently, to let ourselves go in the process of becoming." (Rogers 1955a [zitiert nach Rogers 1961a: 201ff.])[35]

Wenn man diese Zeilen liest, entsteht leicht der Eindruck, dass Rogers hier eine ähnliche Erfahrung wie Präsenz beschreibt – nur 24 Jahre früher. Rogers selbst stellte meines Wissens nie eine Verbindung zwischen beiden Phänomenen her. 1955 gab es auch noch nicht die Begrifflichkeit des ‚veränderten Bewusstseinszustands' als selbstverständlich gebrauchten Fachbegriff. Dieser wurde erst mit dem Entste-

35 Rogers beschreibt dann den Entwicklungsprozess des Klienten, was man als extrem geraffte Darstellung dieses Prozesses im späteren Artikel über das Prozesskontinuums betrachten könnte – nur ohne das Konzept der ‚fully functioning person' und ohne die sechs Stufen, die zu diesem Ideal hinführen.

hen der Transpersonalen Psychologie, etwa eineinhalb Jahrzehnte später, populär. Rogers hätte vielleicht im Nachhinein seine Einheitserfahrung von 1955 als ‚leicht veränderten Bewusstseinszustand' einordnen können. Doch das tat er nicht. Er bezeichnete nur Präsenz als solchen. – Wie können wir das verstehen?

Es könnte darauf hinweisen, dass die ‚außerirdische Qualität', die Rogers' seiner Einheitserfahrung 1955 zuschreibt, in seinem Erleben zwar deutlich erkennbar gewesen war, aber nicht so stark ausgeprägt, dass er sich im Nachhinein veranlasst sah, sie als veränderten Bewusstseinszustand einzuordnen. Diese Interpretation würde jedenfalls folgende Aussage Rogers' im Interview mit Santos verständlich machen, die ansonsten unklar bleibt: In dem Teil des Gesprächs, in dem Santos anspricht, dass er sich in einer Art Trance mit Rogers erleben würde, erwidert dieser: „Well, that's why I call it somehow of an altered state of consciousness. I certainly never used that term before in regard to it, but it could approach that." (Rogers in Santos 2003: 11) Die offenen Frage ist hier: Worauf bezieht sich das „*it*" in „I certainly never used that term before in regard to *it*"[36] (ebd.)? – Wenn Rogers diese ganz spezifische Erfahrung der Präsenz schon früher gemacht hatte, ohne sie als ‚veränderten Bewusstseinszustand' zu kategorisieren, weil sie nicht so stark ausgeprägt gewesen war, würde das seinen Sprachgebrauch verständlich machen.

Insgesamt fällt auf, dass Rogers beim Beschreiben seiner Präsenz-Erfahrung vorsichtig ist, indem er den ‚veränderten Bewusstseinszustand' als ‚leicht' charakterisiert. So ist es ihm möglich, die Stoßrichtung seines Gedankens beizubehalten (Präsenz ist ein veränderter Bewusstseinszustand), aber die Wucht seiner Aussage zu mildern (der Zustand ist nur leicht verändert). Angesichts der Ähnlichkeiten in Rogers' Beschreibungen der beiden Erfahrungen aus den Jahren 1955 und 1979 stelle ich einen Zusammenhang zwischen ihnen her.[37] Wenn man Rogers' Präsenz-Erfahrung als meditatives Phänomen interpretiert, macht es Sinn, auch seine Einheitserfahrung von 1955 als solches zu verstehen. – Wie ich im vierten Kapitel über das Meditationsverständnis in den Pāli-Lehrreden näher ausführen werde, umfasst *samādhi* (Herzenseinigung) ein breites Spektrum von Ausprägungen. Aus dieser Perspektive wäre es konsistent, Rogers' Erfahrung von 1955 als Vorerfahrung von Präsenz zu interpretieren. Wie dieser Zusammenhang im Detail denkbar ist, reflektiere ich im siebenten Kapitel dieser Arbeit, also in der dritten Dialogoperation.

Der unmittelbare Bezugsrahmen in der Theorie des PZA für die Frage nach der Bedeutung von Rogers' Präsenz-Phänomen ist, wie weiter oben dargelegt wurde, sein Konzept der Therapeuteneinstellungen. *Dieses* ist gegebenenfalls zu modifizieren bzw. zu erweitern, falls sich die These als gültig erweisen sollte: *Das Wichtigste beim Manifestieren der drei Einstellungen Authentizität, bedingungsloses Wertschätzung und empathisches Verstehen, ist es, präsent zu sein.*

Doch wo lassen sich in Rogers' Psychotherapietheorie ganz grundsätzlich Erfahrungen leicht veränderter Bewusstseinszustände wie Rogers' *presence* oder Thornes *tenderness* verorten und damit im Weiteren in ihrem Gehalt reflektieren? – Zur Refle-

36 Hervorh. d. Verf.

37 Diese Verbindung reflektiert auch Peter F. Schmid (1994: 233).

xion des Entwicklungsprozesses von Klienten in einer idealiter optimal verlaufenden Therapie publizierte Rogers 1958 seinen Theoriebaustein des Prozesskontinuums. Dieses Konzept ist so umfassend, dass in ihm auch veränderte Bewusstseinszustände reflektiert werden können.

4 Das Prozesskontinuum

Die Grundannahme, dass es im PZA um das Zulassen, Ausdrücken und Verstehen *gegenwärtiger* Erfahrungen geht, führte Rogers zum Gedanken eines hypothetisch angenommenen Prozesskontinuums, bei dem der Bezug zur Gegenwart gewissermaßen die Variable darstellt. Gemäß dieser Theorie korrespondiert die Persönlichkeitsentwicklung eines Menschen mit einer schwerpunktmäßigen Verlagerung von rigideren zu fließenderen Weisen des Erlebens. Zwischen diesen beiden Polen spannt Rogers ein Spektrum aus: Am unteren Ende des Spektrums ist das Erleben durch ein Maximum an Rigidität, Undifferenziertheit und Gefühllosigkeit gekennzeichnet. Am oberen Ende zeichnet sich das Erleben durch ein Höchstausmaß von Fluidität, Offenheit für Erfahrung und Differenzierungsfähigkeit aus. Rogers unterteilt dieses Kontinuum in sieben Stufen. Die oberste Stufe symbolisiert Rogers als ‚voll funktionsfähige Person' [*fully functioning person*]. Mit diesem Begriff kennzeichnet Rogers den *Telos*, das Ziel des von ihm reflektierten Entwicklungsprozesses.

Im Zusammenhang der vorliegenden Untersuchung ist vor allem der obere Bereich dieses Kontinuums relevant, also Rogers' phänomenologische Differenzierung von Erlebnisweisen, die sich durch ein hohes Ausmaß an Offenheit für Erfahrung auszeichnen, die Stufen sechs und sieben.

In der folgenden Darlegung des Prozesskontinuums orientiere ich mich am Artikel „Client-centered psychotherapy" (1980b) und integriere Gedanken, die Rogers im gemeinsam verfassten Artikel mit John Keith Wood, „The changing theory of client-centered therapy" (1974), differenzierter ausgearbeitet hat.

Rogers beschreibt eine Person auf den Stufen eins und zwei dieses Kontinuums als fern vom unmittelbaren Erleben. Die gedanklichen Konstrukte sind starr und werden für Fakten gehalten. Auf Stufe drei kommt es zwar zu einem vergleichsweise freieren Ausdruck seiner selbst. Aber es werden Gefühle ausgedrückt, die gegenwärtig nicht aktuell sind. Im Unterschied zu Stufe zwei beginnt eine Person auf dieser Stufe jedoch, Konstrukte als solche zu erkennen und sie nicht mehr für Fakten zu halten. Auf der vierten Stufe werden Gefühle als Objekte der Gegenwart beschrieben und gelegentlich sogar in der Gegenwart ausgedrückt:

> *„There is at this stage a beginning sense of self-responsibility for problems. Close relationships are still seen as dangerous, but occasionally the client risks relating herself to some extent on a feeling basis.*
>
> *Much of therapy probably in any type of therapy exists about the stage 4 level. The client is exploring; she is beginning to sense herself as a feeling, experiencing creature; she is frightened and disorganized by elements she dimly senses or occasionally blurts out." (Rogers 1980b: 2159)*

Auf Stufe fünf werden Gefühle und Gedanken, die vormals dem Bewusstsein gegenüber verleugnet wurden, mehr in der Gegenwart erlebt. Sie werden vollständiger zugelassen, also direkter erlebt, freier ausgedrückt. Und die unmittelbare Gegenwart wird zunehmend mehr Bezugspunkt des organismischen Erlebens. Über das Erkennen von Konstrukten auf Stufe vier hinausgehend entwickelt eine Person auf Stufe fünf die Fähigkeit, in den eigenen Körper hineinzuspüren und beginnt, das auf diese Weise Erkannte als verlässlicher als die Denkleistung des Verstandes einzuschätzen:

> *„There is an increasing recognition of and facing of the disparities between the actual experiencing of the self as it has been built up. Often, this is an internal dialogue, of the form, 'My mind tells me I'm like this or have this feeling, but I don't believe it.'*
>
> *By stage 5 the client is far more fluid than in stage 1 or 2. She is much closer to her organic, visceral being, which is always in process. She is far more aware of herself and is beginning to sense that the self she exhibits or wears can be checked for accuracy against the organic flow going on within." (ebd.: 2159f.)*

Auf Stufe sechs kommt es im therapeutischen Prozess zu entscheidenden – und häufig dramatischen – Veränderungen. Das wesentlichste Merkmal, das Rogers für das Erleben einer Person in diesem Stadium anführt, ist ihre Offenheit gegenüber der Gegenwart mit all ihren Facetten:

> *„Perhaps its most compelling element is the full and accepted experiencing in the immediate present of feelings previously denied to awareness. Often the client is hit by such an experiencing, and such physiological concomitants as sighs, tears, and muscular relaxation are frequent." (ebd.: 2160)*

Differenziert beschreiben Rogers und Wood die Veränderungen im Erleben und der Selbstwahrnehmung auf dieser Stufe in ihrem Artikel „The changing theory of client-centered therapy" (1974), wobei sie sich implizit auf das von Gendlin entwickelte Konzept des ‚Experiencing' beziehen:

> *„She [the client][38] is acceptantly being in her experiencing. She recognizes that if she can symbolize what is going on in her at the moment, it will provide meaning, will serve as a useful guide. As another client put it, 'You must even let your own experience tell you its own meaning; the minute* you *tell it what it means, you are at war with yourself.'" (Rogers u. Wood 1974: 223)*

Die Fähigkeit, sich von seinem Erleben dessen eigene Bedeutung sagen zu lassen, setzt eine tiefe Empfänglichkeit für sie voraus. In dieser Direktheit des Erlebens wird auch ein gänzlich neuer Umgang mit Konstrukten möglich:

> *„At the upper end of the continuum experience is never given more than a tentative construction. The constructs by which the individual has been guiding his life dissolve in an immediacy of experiencing. Construing comes to be recognized as something the person*

38 Einf. v. Verf.

does, not the quality inherent in the situation. Constructs are easily created and easily discarded. Meaning is something given to an experience, it is not inevitably attached to the experiencing." (ebd.)

In dieser Erlebnisweise verändert sich auch die Wahrnehmung der eigenen Identität. Indem sich eine Person der Unmittelbarkeit ihres organismischen Erlebens öffnet, lässt sie gleichsam die Fixierung auf ihr Selbstkonzept hinter sich und wird eins mit ihrem Erleben (ebd.: 224).

„At the upper end there is no longer any particular awareness of self as an object. The self is *the experiencing, the ongoing process, changing from moment to moment. The individual loses consciousness of self. The 'I' fades into the perceptual field." (ebd.: 224)*

Eine dermaßen tiefe Offenheit löst zunächst große Unsicherheit aus, weil damit zugleich auch das alte Bezugssystem verlassen wird:

„The constructs by which the person has been living as though they were solid guides dissolve in this immediacy of experiencing and are seen for what they are, construings that have taken place within. Consequently, the person sometimes feels shaky or cut loose from her foundations." (Rogers 1980b: 2160)

Rogers' Beobachtungen zufolge kommt es auf dieser Stufe zu entscheidenden Neustrukturierungen des Selbst, weil die Person aufgrund ihrer tieferen Offenheit sich selbst und anderen gegenüber nun Erfahrungen zulassen kann, die sie vorher abwehren musste:

„It appears propable that these vivid experiences – becoming new elements of the self, accompanied by such physiological aspects – are irreversible phenomena of change. The client may again deny them to awareness temporarily, but it is doubtful that she can hold them out of consciousness for any great length of time. She is changed. She is in process. Her firm world of structure has become something that she has built, and its tentativeness is clear to her. She is in open communication with herself. She has risked both being herself in flow and sharing that fluidity with another person. She cannot go back." (ebd.)

Die siebente Stufe in Rogers' Prozesskontinuum ist ident mit seinem Konzept der ‚fully functioning person', die sich durch vollkommene Kongruenz im organismischen Erleben auszeichnet. Mit ihr beschreibt Rogers ein Ziel des Entwicklungsprozesses. – In seinen Darstellungen, ob die ‚fully functioning person' ein rein *hypothetisches* Entwicklungsideal ist oder verwirklicht werden kann, ist Rogers inkonsistent. So schreibt Rogers beispielsweise:

„In those areas in which the sixth stage has been reached, it is no longer necessary that the client be fully received by the therapist, though this still seems helpful. However, because of the tendency for the sixth stage to be irreversible, the client often seems to go on into the seventh and final stage without much need of the therapist's help." (Rogers 1958b [zitiert nach Rogers 1961a: 151])

Rogers relativiert allerdings: „It is not easy to find examples by which to illustrate this seventh stage, because relatively few clients fully achieve this point." (ebd.: 154) – In anderen Artikeln begreift Rogers das Ideal der ‚fully functioning person' als Tendenz:

> *„This stage is mere of a trend or goal, rather than something fully achieved. It is a description of the fully functioning person (Rogers 1961). Here, the person is no longer fearful of experiencing feelings with immediacy and richness of detail. This occurs not only in therapy but in outside relationships as well. This welling up of experiencing in the moment constitutes a referent by which the person is able to know who she is, what she wants, and what her attitudes are – both the positive and the negative attitudes. She is acceptant toward herself, has a trust in her own organismic process, which is wiser than her mind alone. Each experience determines its own meaning and is not interpreted as a past structure. Self is the subjective awareness of what she is experiencing. She has become congruent, with her experiencing matched by the symbols given to it in her awareness and her communications able to convey this unity." (Rogers 1980b: 2160)*

Wie Rogers sich dieses ‚im Augenblick hervorquellende Erleben' [this welling up of experiencing] (ebd.) vorstellt, geht aus einem anderen späten Artikel hervor, in dem Rogers die gleiche Metapher zur Veranschaulichung des organismischen Bewusstseins heranzieht:

> *„The ability to focus conscious attention seems to be one of the latest evolutionary developments in our species. It is a tiny peak of awareness, of symbolizing capacity, topping a vast pyramid of nonconscious organismic functioning. Perhaps a better analogy, more indicative of the continual change going on, is to think of the individual's functioning as a large pyramidal fountain. The very tip of the fountain is intermittently illuminates with the flickering light of consciousness, but the constant flow of life goes on in the darkness as well, in nonconscious as well as conscious ways." (Rogers 1977a: 244)*

Es fällt auf, dass in den verschiedenen Darstellungen des Prozesskontinuums die Beziehung zwischen Therapeut und Klient – im Vergleich zu späteren Formulierungen Rogers' – nur eine sekundäre Rolle spielt. Aus dem Kontext geht jedoch eindeutig hervor, dass es sich jeweils um das unmittelbar gegenwärtige Erleben in einer ganz konkreten Beziehung handelt. – Von Beginn an, seitdem Rogers 1979 über seine Erfahrung der Präsenz publizierte, war es für viele Therapeuten, die mit seinem Ansatz arbeiten, problematisch, dass Rogers' sie als ‚spirituell' bezeichnete. – Ist Präsenz eine ‚spirituelle' Erfahrung?

5 Die Nähe des personzentrierten Ansatzes zum religiösen Feld

Das Verhältnis des PZA zur Religion ist ambivalent: Zum einen entwickelte Rogers sein psychologisches Verständnis hilfreicher Beziehungen im säkularen, wissenschaftlich orientierten Reflexionskontext. Rogers distanzierte sich ausdrücklich von

Religion. – In diesem Zusammenhang meinte er Religion in ihrer institutionellen Form, wobei er sich im Besonderen auf das Christentum bezog.

Zum anderen flossen Gedanken, die sich ideengeschichtlich dem religiösen Feld zuordnen lassen, in sein psychologisches Verständnis ein. – So ist neben biographisch bedingten christlichen Einflüssen bekannt, dass Rogers sich für Daoismus, Buddhismus und Zen interessierte. Darüber hinaus suchte er den Dialog mit explizit ‚religiös' orientierten Menschen wie z.B. dem christlichen Theologen Paul Tillich oder dem jüdischen Begegnungsphilosophen Martin Buber, an dessen Denken er sich nachweislich orientierte.[39]

Die hier angesprochene Ambivalenz setzt sich auch in der Rezeption des PZA und der ihr entgegengebrachten Kritik fort. Während der PZA für die meisten, die praktisch und/oder theoretisch mit ihm arbeiten, fraglos ein wissenschaftlich fundierter psychologischer Ansatz ist, der nichts mit Religion zu tun hat, stellen einige wenige eine – von ihnen als konstruktiv erlebte – Beziehung zu Religion bzw. Spiritualität her.[40] Wo dies der Fall ist, berufen Autoren sich im Allgemeinen auf den ‚späten' Rogers, der seine Erfahrung von Präsenz – im überkonfessionellen Sinn – als ‚spirituell' deklarierte.

Häufig wird die Ausdifferenzierung von Rogers' Therapiekonzeption in drei Phasen unterteilt: die ‚nichtdirektive', die ‚klientenzentrierte' und die ‚personzentrierte'. In zeitlicher Hinsicht fällt Rogers' Wahrnehmung und Reflexion von Präsenz in die dritte dieser Phasen, in der er – vor allem infolge seines zunehmend persönlichen Engagements in Gruppen – begann, Psychotherapie und Selbsterfahrung als Begegnung [*encounter*] zu reflektieren. Ideengeschichtlich gesehen ist es auch diese Phase, in der er noch mehr seine Auffassung einer entwicklungsförderlichen Beziehung an der Existenzphilosophie Søren Kierkegaards und der dialogischen Philosophie Martin Bubers orientierte. In der Auffassung, dass der Mensch nicht viele Probleme, sondern letztlich nur ein einziges hat, nämlich nicht zu wissen, wer er in Wahrheit ist – ein von seinem Ursprung her religiöser Gedanke, der sich im säkularen Sprachkontext des Existentialismus als ‚existenzieller' zeigt –, orientierte Rogers sich an Kierkegaard. Im Grundgedanken, dass authentischen zwischenmenschlichen Begegnungen ein heilendes Moment innewohnt, auch dies ursprünglich ein religiöser Gedanke, erkannte Rogers seine Nähe zu Buber. – Es fällt auf, dass Rogers die Erfahrung von Präsenz in einer Lebensphase machte, in der er sich tiefer existenzialistischen Gedanken zuwandte.

---

39 Vgl. Korunka (2001b, 35–38).

40 Über die im Forschungsstand in der Einleitung hinausgehenden Belege wären hierfür weitere Beispiele:

- *PZA und Christentum*: Bäumer u. Plattig (1998), Fennes (2001), Schmid (1994, 1998a, 1998b), Thorne (1991, 1998).
- *PZA und Sufismus*: MacMillan (1999).
- *PZA und Daoismus*: Hayashi u.a. (1994), Moore (2000), Morotomi (1997, 1998).
- *PZA und Religion/Spiritualität (allgemein)*: Ellingham (2002, 2006), Lottaz (2013), O'Hara (1995, 1997, 2002, 2016), Van Kalmthout (1995, 1998b, 2002, 2006, 2013), Kass (2014).

Ist Präsenz (deshalb?) eine ‚spirituelle' Erfahrung? – Welche Position auch immer man hier spontan einnehmen mag, offen bleibt zunächst weitgehend, was mit ‚spirituell' eigentlich gemeint ist, da dies ein Begriff ist, dem mittlerweile – je nach Kontext – unterschiedliche, gelegentlich sogar konträre Bedeutungen unterlegt werden. ‚Spiritualität' leitet sich vom lateinischen *spiritualis*[41] *her. Im 19. Jahrhun-*

41 Die nachfolgende Skizzierung zur Geschichte des Begriffs „*spiritualis*" folgt den entsprechenden Überlegungen der Religionsphilosophin Ursula Baatz (1994: 324–343): Etymologisch leitet sich „Spiritualität" vom lateinischen „*spiritualis*" ab. Das war jenes Wort, welches der Kirchenvater Tertullian im 2. Jahrhundert verwendete, um das griechische „*pneumatikos*" in den Briefen des Apostels Paulus ins Lateinische zu übersetzen, wobei „*pneuma*" jener Begriff ist, mit dem zuvor das hebräische „*ruah*" – „die Geistin Gottes" (in der hebräischen Grammatik ist „Geist" meist ein Femininum) – übersetzt wurde. Wesentlich ist hier, dass ungeachtet der verschiedenen Akzente, die mit *ruah, pneuma* und *spiritualis* einhergehen, für die frühen Christen noch ein lebendiger Bezug zur eigenen Leiblichkeit und die Gewissheit eines sich leiblich-geistig in ihnen vollziehenden göttlichen Wirkens gegeben ist. Mit „*spiritualis*", dem Hauptwort zu Spiritualität, welches das erste Mal im 5. Jahrhundert im Zusammenhang mit Ermahnungen an Neugetaufte nachweisbar ist, ist dies nicht mehr gegeben, denn nun wird es als im Gegensatz zu Worten wie „Fleischlichkeit" [*carnalitas*] oder „Triebhaftigkeit" [*animalitas*] begriffen. Ab dem 12. Jahrhundert wird es auch im juridischen Sinn gebraucht, wenn mit „*spiritualia*" kirchliche Funktionen, Verwaltung der Sakramente und Kultobjekte – im Gegensatz zu „zeitlichen Gütern" [*temporalia*] – verstanden werden. Zur selben Zeit wird es – mit dem Gegenwort „Körperlichkeit" [*corporalitas*] – auch ein philosophischer Begriff. „Ein entscheidender Einschnitt ist die Philosophie von René Descartes (1596–1650). [...] Paracelsus – und das ganze Mittelalter – sieht die Welt noch als eine Entsprechung von Makro- und Mikrokosmos; der Mensch ist zugleich irdischer, sichtbarer Leib und himmlischer, astralischer Leib, in dem der *spiritus* wirkt. Bei René Descartes ist dieses System der Entsprechungen von Mikro- und Makrokosmos zerbrochen. In seiner Suche nach Gewissheit findet er die einzige Sicherheit im Faktum ‚ich denke'. Wenn man ihn einen Spiritualisten nennt, dann deswegen, weil das Geistige den Vorrang hat vor dem Materiellen. Doch es ist ein intellektuelles ‚Geistiges': die *esprits animaux*, die Lebensgeister, sind bei ihm nur die Vehikel der Emotionen und gehören dem Körperlichen an. Der Geistintellekt ist unkörperlich und läuft mit dem Körperlichen nur parallel. Damit ist der ‚Spiritus' seiner Mittlerfunktion beraubt; er wird ortlos, weil er nicht zum handfest Materiellen gehört, aber auch nicht zum Geistig-Intellektuellen. Die Einbildungskraft, also das Vermögen, geistige Bilder zu schaffen, die auf Körperliches wirken können, das ist das letzte Residuum der Lehre vom *spiritus*." (Baatz 1994: 331) Mit Kants „Kritik der reinen Vernunft" kommt es Ende des 18. Jahrhunderts schließlich zu jener grundlegenden Veränderung, in der Erkenntnis zu einem rein intellektuellen, von allem Leiblichen losgelösten Prozess wird. „Bis zum 18. Jahrhundert konnten ‚geistlich' und ‚geistig' einander vertreten, nun werden daraus zwei Worte mit verschiedenen Bedeutungen. Das ‚Geistliche' im religiösen Sinn wird vom ‚Geistigen' im intellektuellen Sinn getrennt. Die Sphäre der Sinne und der Sinnlichkeit, in welcher der *spiritus* spielt, wird dem Materiellen zugeschlagen. Der Zwischenbereich von Träumen und anderen unkörperlichen Wahrnehmungen wird in einen ‚Innenraum' verbannt. Da man an Phänomenen dieses Innenraums keine physika-

dert nannten protestantische Theologen ‚Spiritualismus' eine Lebensform, in der jene, die sich zu keiner festen christlichen Gemeinschaft zählen wollten, aber das Evangelium für sich als wichtig erachteten, die eigene Erfahrung des Geistes Gottes suchten. Diesbezüglich lässt sich Spiritualismus als eine auf der eigenen – christlich orientierten – Erfahrung beruhende Erkenntnisweise auffassen, welche die Wirklichkeit – im Gegensatz zum ‚Materialismus' – als geistig bzw. als Erscheinungsweise des Geistigen versteht. Im Laufe des 20. Jahrhunderts kam es dann zur Bevorzugung des Begriffs ‚Spiritualität', der nach und nach – basierend auf einem erfahrungsorientierten im Unterschied zum institutionell vorgegebenen Religionsverständnis – von Theologen, Religionswissenschaftlern, Psychologen und Soziologen in einem überkonfessionellen Sinn verwendet wurde. Über diese seriöse Anwendung hinaus ist ‚Spiritualität' im Zug der Vermarktung des New Age auch ein Marketingbegriff geworden, mit dem sich Produkte leichter verkaufen lassen.

Religion – konkret die legitimen Erben traditioneller religiöser Wege – hat ihr intaktes, jeweils lokales Definitionsmonopol im Zuge der Säkularisierung eingebüßt. Wissenschaft, genauer: Naturwissenschaft, hat vielfach die Position einer Legitimationswissenschaft übernommen und eine Weile lang schien es, als ob Religion(en) im Verschwinden begriffen seien. Doch in den letzten zwei Jahrzehnten sind die Religionen auf die Bühne des öffentlichen Diskurses zurückgekehrt. Zugleich ist eine „Spiritualisierung der Gesellschaft" (Knoblauch 2009) zu beobachten, die ebenfalls Teil des Diskurses wird. Spiritualität und organisierte traditionelle Religion werden heute oft als unterschiedliche Dimensionen behandelt. Doch der Ausdruck ‚Spiritualität' ist vieldeutig und wird ebenso im Kontext traditioneller Religiosität verwendet.

Auch im PZA wird der Begriff in einer Weise gebraucht, die zum Teil in hohem Ausmaß offen lässt, was mit ihm konkret bezeichnet wird. – In diesem Zusammenhang fallen zwei Gebrauchsweisen des Begriffs auf: In der ersten ist aufgrund des Kontextes eines traditionellen religiösen Bezugssystems eindeutig, wie er gemeint ist. Beispiele hierfür wären etwa Brian Thornes (1994) Gedanken zu einer ‚spirituellen' Disziplin oder Peter F. Schmids (2006) Überlegungen über die Implikationen und Herausforderungen für den PZA durch den Gemeinschaftsgedanken im Konzept des dreieinigen Gottes. In beiden Fällen sind die Bezüge explizit christlich. Die zweite Gebrauchsweise des Begriffs ‚Spiritualität' in der Fachliteratur des PZA erfolgt in einem überkonfessionellen oder postkonfessionellen Sinn. An erster Stelle wäre hier Carl Rogers selbst zu nennen, der den Begriff ‚spirituell' anfänglich in den Diskurs des PZA einführte. Ein aktuelles Beispiel wäre etwa Martin van Kalmthout (2013b), der den Begriff ‚Spiritualität' ganz bewusst überkonfessionell zur Bezeichnung einer Dimension „Jenseits von Mythos und Ritual" verwendet.

---

lischen und anderen Daten ablesen kann, sind sie nicht objektiv – also nur ‚eingebildet'. Ab Mitte des 19. Jahrhunderts werden die letzten Spuren von ‚Lebensgeistern' und ‚Lebenskraft' aus der Medizin ausgeschlossen. Der ‚Zwischenbereich' findet seinen Platz nun im Okkulten, im Spiritismus, der gegen Ende des 19. Jahrhunderts blüht. Erst die Psychoanalyse hat dem Bereich, der früher den ‚Lebensgeistern' gehörte, wieder Aufmerksamkeit geschenkt." (ebd.: 331 f.)

Neue Begriffe entstehen nicht grundlos. Sie ermöglichen es, auf etwas hinzuweisen, das gerade dabei ist, sich artikulieren zu lassen und wofür es zuvor noch gar keinen eigenen Ausdruck gab. Dass es einem neuen Begriff eine Zeit lang an Trennschärfe fehlt, ist deshalb weder verwunderlich noch unbedingt problematisch. Immerhin ist es genau der Begriff ‚Spiritualität', der es Rogers, van Kalmthout und unzähligen anderen erlaubt, ihre neuen Gedanken auszudrücken. Ohne diesen Begriff wäre das viel schwieriger. Aus dieser Perspektive ist die Ungenauigkeit des Begriffs ‚Spiritualität' wiederum seine Stärke. – In der vorliegenden Untersuchung klammere ich ihn dennoch bewusst aus, weil er für das Entwickeln meiner Argumentation nicht unbedingt notwendig ist und leicht missverstanden werden kann. Daher bevorzuge ich den allgemeinen Begriff einer ‚Tiefendimension' des PZA, die in der Meditation erlebt werden kann. Von ‚Tiefe' spricht auch Rogers – sowohl im Zusammenhang seiner Einheitserfahrung 1955 als auch der als ‚Präsenz' symbolisierten Erfahrung 1979. Hier übernehme ich Rogers' Sprachgebrauch.

Ebenso ziehe ich es vor, von Meditation – wie ich sie in dieser Untersuchung im PZA reflektiere – nicht als einer ‚spirituellen', sondern einer *‚autonomen inneren'* Disziplin zu sprechen. Mit diesem Begriff lasse ich den Kontext bewusst offen. Das erlaubt leichtere Anbindungsmöglichkeiten der sich hier in ihren ersten Anfängen zeigenden Theorie der Meditation im PZA mit Rogers-Rezeptionen, die sich in ihrem Eigenverständnis nicht als ‚spirituell' deklarieren oder verstehen:

Im Besonderen denke ich dabei an zwei dialogphilosophische Rezeptionsweisen Rogers': Peter F. Schmids Rogers-Interpretation aus der Perspektive der Dialogphilosophie und Dave Mearns Konzept der *‚relational depth'*. Letzteres weist seiner Idee nach auf eine Tiefe der Beziehung zwischen Therapeut und Klient, auf eine Ich-Du-Beziehung im Sinne Martin Bubers hin, die entstehen kann, wenn ein Therapeut die drei Therapeuteneinstellungen besonders intensiv manifestiert. Seitdem Mearns 1997 erstmals über dieses Konzept publizierte und 2005 gemeinsam mit Mick Cooper weiter ausdifferenzierte, gibt es eine Fülle weiterer Rezeptionen, wie beispielsweise Knox u. a. (2013) zusammenfassten.

Der österreichische personzentrierte Psychotherapeut und Theologe Peter F. Schmid interpretiert das Gesamtwerk Rogers' aus der Perspektive der beiden Dialogphilosophen Martin Buber und Emmanuel Lévinas. Entsprechend steht im Zentrum seiner Rezeption der Gedanke der *Begegnung* [*encounter*]. – Beide Rezeptionen orientieren sich somit auf je eigene Weise an Rogers' Gedanken, das Manifestieren einer kongruenten, bedingungslos wertschätzenden und empathischen Haltung als unmittelbare Ich-Du-Beziehung im Sinne Bubers – im Unterschied zu einer den anderen versachlichenden Ich-Es-Beziehung – zu interpretieren.

Bei beiden Rezeptionen stellt sich mir die Frage, welche Bedingungen wir entdecken können, die ein *beständiges* Manifestieren einer Ich-Du-Beziehung, wie Rogers das in der Darstellung seiner Präsenz-Erfahrung reflektiert, ermöglichen. Diese Frage hat Peter F. Schmid bereits 1991 aufgeworfen:

„Wenn es stimmt, dass gerade im Augenblick besonderer Präsenz am ehesten eine Transzendenz erlebbar wird, hat das ebenfalls Konsequenzen für die Erkenntnistheo-

> *rie. Die besonders geeigneten Bedingungen zur Erlangung solcher Momente intuitiver Einsichten wären zu erforschen; die Intuition wäre solcherart möglicherweise in neuer Art zugänglich; was jetzt noch als unter besonders geglückten Umständen und nicht näher verständlichen Bedingungen erfahren wird, könnte bei besserem Verständnis zu einer neuen Qualität personaler Begegnung und damit von Persönlichkeitsentwicklung werden – jenseits pseudospiritueller und pseudomystischer irrationaler Praktiken und Heilslehren." (Schmid in Rogers u. Schmid 1991: 149f.)*

Die vorliegende Untersuchung ist ein Beitrag, diese „besonders geeigneten Bedingungen zur Erlangung solcher Momente [...] zu erforschen" (ebd.). Wie ich in den drei Dialogoperationen, also den Kapiteln fünf, sechs und sieben näher ausweise und im neunten Kapitel evaluiere, *können* wir mithilfe der sich hier abzeichnenden Meditationstheorie im PZA diese Bedingungen näher definieren. Und auf Bedingungen, die wir kennen, können wir in einem gewissen Umfang durch Übung Einfluss nehmen. – Mit diesem Ausblick auf die drei Dialogoperationen verlasse ich nun den Herkunftskontext dieses Dialogexperiments, also den PZA Carl Rogers', und wende mich dem Verfremdungskontext zu, mit dem ich den PZA ins Gespräch bringe: dem Verständnis von *cittabhāvanā* (Meditation) in den Lehrreden des Pāli-Kanons.

IV Buddhismus als Verfremdungskontext: *Cittabhāvanā* (Meditation) in den Pāli-Suttas

Das Thema dieser Untersuchung ist das Interpretieren von Rogers' Präsenz-Erfahrung aus der Perspektive der buddhistischen Psychologie mit dem Erkenntnisinteresse, erste Ansätze einer Theorie der Meditation im PZA zu entwickeln. Darüberhinausgehend nutze ich die Gelegenheit, vor dem Hintergrund des Meditationsverständnisses in den Pāli-Suttas, das ich zur Dialogpräparation in diesem Kapitel vorstelle, auf einen in meinem Verständnis weitgehend blinden Fleck in der Achtsamkeitsbewegung[42] hinzuweisen. Seit rund zwanzig Jahren wird die moderne, gerade einmal etwa hundert Jahre alte ‚Achtsamkeits'- oder ‚Vipassanā-Meditation', wie sie in ihren Grundzügen Anfang des 20. Jahrhunderts in Burma entwickelt wurde (Braun 2013; Brazier 2016a; Gethin 2015; King 2016; McMahan 2008), verstärkt in der Psychiatrie und der Psychotherapie als Methode in der Behandlung von Klienten bzw. Patienten eingesetzt. Dabei orientieren sich Ärzte, Psychologen und Psychotherapeuten an einem Meditationsverständnis, in dem es weder *samādhi* (Einigung), noch *samatha* (Gemütsruhe) oder *sukha* (tiefes Wohlgefühl) als Fachbegriffe gibt. Deshalb beziehe ich mich in dieser Untersuchung auf die Pāli-Suttas, arbeite die zentrale Bedeutung dieser Begriffe für die Meditation heraus und vertrete die These:

Gerade im medizinischen/psychiatrischen/psychotherapeutischen Kontext, in dem Patienten und Klienten angeleitet werden, zu meditieren, ist das Integrieren von samatha *(Gemütsruhe) als Orientierung in der Meditation besonders wichtig. Dieser Orientierung zufolge gilt es, auf der Basis einer achtsamen Zuwendung* [sati]

42 Den Begriff ‚Achtsamkeitsbewegung' übernehme ich als deutsche Übersetzung des Begriffs „mindfulness movement", wie Purser, Forbes und Burke (2016: v) den Ausdruck in ihrem „Handbook for Mindfulness" gebrauchen. ‚Achtsamkeitsbewegung' ist ein Begriff, der immer wieder in den Artikeln dieses Herausgeberwerks zu finden ist. Er wird sowohl neutral (z.B.: Bodhi 2016: 5) zur Benennung einer modernen Bewegung herangezogen, die ihren Anfang nahm, als US-Amerikaner wie Joseph Goldstein, Sharon Salzberg oder Jack Kornfield in den 1960er-Jahren nach Indien und Burma reisten, dort *Insight Meditation* lernten und diese dann in den USA unterrichteten. (Historisch wird diese Entwicklung dargestellt in McMahan (2008): „The Making of Buddhist Modernism", und Wilson (2014): „Mindful America. The Mutual Transformation of Buddhist Meditation and American Culture". Der Begriff wird auch zum Hervorheben kritischer Anteile dieser Bewegung herangezogen (z.B.: Brown 2016; Purser/Forbes/Burke 2016: v; Titmus 2016). In meinem Sprachgebrauch hat der Begriff beide Konnotationen. Historisch geht die Achtsamkeitsbewegung auf eine burmesische Reformbewegung Anfang des 20. Jahrhunderts zurück (Braun 2013: 6). Für diese Reformbewegung werden in der Fachliteratur zwei synonym gebrauchte Begriffe herangezogen: „*vipassana*-only movement" (z.B. in King 2016: 27) und „mindfulness-only movement" (z.B. ebd.: 36). Das Entstehen dieser Bewegung hat Erik Braun (2013) in seiner historischen Untersuchung „The Birth of Insight. Meditation, Modern Buddhism, and the Burmese Monk Ledi Sayadaw" nachgezeichnet. Vgl. dazu auch Valerio (2016).

eine Sensibilität für sukha *(tiefes Wohlgefühl) zu entwickeln, diese zu verfeinern und im Zuge dieses Verfeinerungsprozesses* samādhi *(Herzenseinigung) zu kultivieren.* Samādhi *impliziert psychische Stabilität, also das subjektive Erleben psychischer Festigkeit und Kohärenz. Menschen, die medizinische oder psychotherapeutische Hilfe aufsuchen, bedürfen oft gerade dieser beiden Eigenschaften. Außerdem wirkt das bewusste Erleben von* sukha *(Wohlbefinden) dem Leidensdruck entgegen.*

Meditation kann eine unschätzbare Hilfe sein, was sie in der Regel auch ist, wenn sie unter kompetenter Leitung erlernt und geübt wird. Doch Meditation birgt auch Gefahren, wie der Psychiater Christian Scharfetter in seinem Klassiker „Der spirituelle Weg und seine Gefahren" (1997) differenziert darstellt. Es gibt noch nicht viele empirische Untersuchungen, in denen Meditierer über ‚negative Nebenwirkungen' in ihrer Meditationspraxis befragt wurden. Pionierarbeit leistet hier seit Jahren die auf ‚*Contemplative Science*' spezialisierte, an der Brown-University (USA) lehrende Neurowissenschaftlerin Willoughby Britton.[43] Vor Kurzem wurde die erste differenzierte umfassende empirische Untersuchung zu dieser Schattenseite der Meditation veröffentlicht (Lindahl, Fisher, Cooper, Rosen, Britton 2017).

In allen großen Traditionen gibt es ein Wissen davon, dass es auf einem religiösen/spirituellen Weg Phasen geben kann, in denen Menschen zutiefst leiden. Und das ist ein Teil des Wegs. Das vielleicht bekannteste christliche Werk ist „Die dunkle Nacht der Seele" des spanischen Mystikers Johannes vom Kreuz. *Dass* sogenannte ‚psychische Störungen' bzw. ‚spirituelle Krisen' auf einem Weg der Meditation auftreten *können*, ist wohl kaum völlig vermeidbar. Doch es liegt im Wesen der Sache, dass eine Meditationstheorie, in der *samatha* (Gemütsruhe) *und vipassanā* (Hellblick) aufeinander bezogen kultiviert werden, das Entfalten einer größeren psychischen Stabilität erlaubt, als die Meditationstheorie der vor etwa hundert Jahren konzipierten Vipassanā-Meditation, in die zentrale Prinzipien beim Entwickeln von samatha (Gemütsruhe) nie aufgenommen wurden. Damit betrifft das in dieser Untersuchung vorgestellte Meditationsverständnis nicht nur das Entwickeln einer Theorie im PZA, sondern auch die Art und Weise, wie wir gegebenenfalls selbst Meditation praktizieren und sie lehren. Diese Implikation der vorliegenden Untersuchung geht weit über den in ihr untersuchten Gegenstand hinaus und betrifft alle psychotherapeutischen Prozesse in allen Psychotherapieschulen, in denen buddhistische Meditation integriert wird!

Was ‚Meditation' ist, wird in den großen sich auf Buddha berufenden Traditionen – Theravāda, tibetischer Buddhismus und Ch'an/Zen – zum Teil recht verschieden gesehen. Darüber hinaus gibt es im Detail auch erhebliche Unterschiede

---

43 Vor kurzem publizierten Lindahl, Fisher, Cooper, Rosen, Britton (2017) die bisher umfassendste Untersuchung über die Art, das Ausmaß und den Verlauf von psychischen Schwierigkeiten, in die 73 westliche Meditierer – darunter 60 Praktizierende aus den buddhistischen Traditionen Theravāda, Zen und Tibetischer Buddhismus – durch Meditation geraten waren bzw. sind. Diese Untersuchung ist im Internet frei zugänglich: http://journals.plos.org/plosone/article?id=10.1371/journal.pone.0176239#abstract0. Vgl. dazu auch Samuel (2016: 48 ff.), Lindahl (2015).

im Meditationsverständnis innerhalb dieser Traditionen. Die Einführung des zusammenfassenden Begriffs ‚Buddhismus' für diese Vielfalt von Wegen erfolgte erst in den 30er-Jahren des 19. Jahrhunderts durch westliche Religionswissenschaftler und Philosophen. Insofern ist anzunehmen, dass etliche der auf Buddha zurückgehenden Traditionen vorher einander gar nicht kannten.

Buddha, der etwa im 5. Jahrhundert v. u. Z. lebte, lehrte in einem nordindischen Dialekt – vermutlich Maghadi – und hinterließ selbst keine Schriften. Erst etwa ab dem 3. Jahrhundert v. u. Z. wurde das memorierte Buddha-Wort in Sri Lanka in eine andere Sprache übersetzt und niedergeschrieben, das dem Sanskrit verwandte Pāli. Die Schlussredaktion der Kompilation der kanonischen Pāli-Literatur als Tripiṭaka (Dreikorb), dem Pāli-Kanon, erfolgte erst Anfang des 5. Jahrhunderts (Schlieter 2001: 169). Überliefert wurde der Tripiṭaka in der Tradition des Theravāda. Das bedeutet wörtlich ‚Lehre der Älteren'. Sie ist heute vor allem in den Ländern Sri Lanka, Myanmar (Burma), Thailand, Kambodscha und Laos beheimatet. Der Tripiṭaka gliedert sich in drei große Teile:

- *Vinaya*: Ordensregeln
- *Suttas*: Lehrreden Buddhas, in kleinerem Ausmaß auch Lehrreden anderer ‚Erwachter', die in die kanonische Literatur aufgenommen worden sind.
- *Abhidhamma*: Systematisierung der in den Suttas dargelegten Lehre Buddhas in hoch abstrakter Form.

Die im Pāli-Kanon überlieferten Lehrreden gehören neben ihren Übersetzungen ins Sanskrit, ins Tibetische und ins Chinesische zu den ältesten überlieferten Aufzeichnungen von Buddhas Lehre. Religionswissenschaftlich gesehen können wir aus ihnen keinen authentischen ‚Urbuddhismus' destillieren. Doch sie sind die ältesten schriftlich erhaltenen Quellen des Buddha-Worts, auf die wir uns hermeneutisch beziehen können.

1 Das Begriffsfeld ‚Meditation' in den Pāli-Suttas

> *„Recht gerichteten Geistes ... gewinnt der edle Jünger Begeisterung für das Ziel, Begeisterung für die Lehre, gewinnt er Freude an der Lehre. Im Freudigen ... erhebt sich Verzückung; verzückten Geistes beruhigt sich das Innere; im Inneren gestillt, empfindet er Glück, und des Glücklichen Geist sammelt sich."*
> *– Buddha (AN 6:10.2)*[44]

Es gibt im Pāli keine direkte Entsprechung zum abendländischen Begriff ‚Meditation'. Als Ausgangspunkt der Überlegungen, welche Begriffe in den Lehrreden des Pāli-Kanons, den sogenannten Suttas, als ‚Meditation' übersetzt werden, beziehe ich mich auf den deutschen Indologen Peter Gäng (2002: 90):

44 Übers. in AN-d III: 171.

„Meditation ist eine Sammelbezeichnung für mehrere geistige Disziplinen, die im Buddhismus eine zentrale Position einnehmen. Im engeren Sinne bezeichnet Meditation die vier Vertiefungen, *die Siddharta am Anfang des Erwachens zum Buddha durchlief. Im weiteren Sinne gehören zur Meditation auch die* Übungen *zur* Errichtung der Achtsamkeit *und die* Entfaltung *der in der buddhistischen Ethik beschriebenen* Grundstimmungen Freundlichkeit, Mitgefühl, Mitfreude *und* Gleichmut. *"*[45]

Zu vervollständigen ist dieses Begriffsfeld aus meiner Sicht durch *samādhi* (Herzenseinigung, Einigung). Damit beinhaltet das Begriffsfeld ‚Meditation' folgende zentrale Begriffe:

1) *cittabhāvanā* (Kultivierung, Übung des Herzens/Geistes)
2) *sati* (Achtsamkeit)
3) *samādhi* (Herzenseinigung, Einigung, Sammlung, Friede)
4) *jhāna* (Vertiefung, Versenkung)
5) *satipaṭṭhāna* (Errichtung der Achtsamkeit)
6) *Brahmāvihāra*[46] (vier ‚Grundstimmungen' in der Übersetzung Gängs; ich übersetzte den Begriff mit ‚Strahlungen'). Diese sind *mettā* (Güte), *karuṇā* (Mitgefühl), *muditā* (würdigende Freude)[47] und *upekkhā* (Gleichmut).

Von diesen sechs Begriffen ist *cittabhāvanā* (Kultivierung des Herzens/Geistes) der umfassendste Begriff. Deshalb beziehe ich mich auf ihn als Übersetzung des abendländischen Begriffs ‚Meditation'.

In den Suttas wird *cittabhāvanā* (Meditation) als intentionales und kontinuierliches Hinwenden des Geistes, des Herzens [*citta*] zu einem Thema, einem Phänomen oder einer Geisteseigenschaft verstanden, das im Dienst eines Kultivierens des Heilsamen steht. Themen für diese Betrachtung [*anussati*] sind etwa die drei Kleinode – der Buddha, die Lehre [*dhamma*] und die Gemeinschaft [*sangha*] – oder die Betrachtung der Tugend [*sīla*] oder der Freigiebigkeit [*dāna*]. Aus dieser Vielzahl von Themen ragen Betrachtungen heraus, denen eine besondere Bedeutung gegeben wird: das Kultivieren von *satipaṭṭhāna* (Grundlagen der Achtsamkeit) in seiner Verschränkung mit dem Üben von *ānāpānasati* (Achtsamkeit während des Ein- und Ausatmens) und das Kultivieren der *Brahmāvihāra* (Strahlungen): *mettā* (Güte), *karuṇā* (Mitgefühl), *muditā* (würdigende Freude) und *upekkhā* (Gleichmut).

Zwei Geisteseigenschaften spielen in der Meditation [*cittabhāvanā*] eine spezielle Rolle: *sati* (Achtsamkeit) und *samādhi* (Herzenseinigung). Beide Begriffe sind hochkomplex und werden später näher entfaltet. Zum Vorverständnis sei hier angemerkt:

- *Sati* (Achtsamkeit) ist eine ganz bestimmte *Qualität* von *manasikāra* (Aufmerksamkeit). *Sati* ist eine Fähigkeit, die wir alle schon in einem gewissen Grad besitzen

45 Hervorh. d. Verf.

46 Vgl. Ṭhānissaro (2014a).

47 Vgl. Zeng, Chan, Oei, Leung, Liu (2017): Appreciative Joy in Buddhism and Positive Empathy in Psychology. How Do They Differ?

und die wir bewusst stärken können. *Sati* bedeutet ein Innehalten, ein Gewahrsein, das es erlaubt, zu *wissen*, was die gegenwärtige Erfahrung ist, ohne sich in ihre kognitiv-affektiven Eigendynamiken zu verstricken.[48] Insofern enthält *sati* immer auch eine gewisse emotionale – und damit auch körperliche – Gelöstheit. *Sati* vereint im Erleben Nähe und Distanz: Einerseits bedeutet *sati*, ganz nah mit der Aufmerksamkeit gleichsam zum Gegenstand der Meditation – etwa zum Erleben des Atmens – hinzugehen und so das Atmen ganz nah, deutlich und differenziert zu spüren. Andererseits gibt es in diesem Erleben auch Weite, Raum – und damit Abstand. Dadurch wird es möglich, die gegenwärtige Erfahrung in einer gewissen *Perspektive* wahrzunehmen, sie in einem *Bezugsrahmen* zu erleben. Wenn das beispielsweise eine schwierige Emotion wie Zorn ist, ermöglicht *sati* es, diesen Zorn ganz direkt und nah zu erleben. Gleichzeitig gibt es ein Bewusstsein von Weite. In einem weiten Bewusstseinsfeld hat das Spüren dieses Zorns einen Kontext, einen Bezugsrahmen. Das Gewahrsein des ganzen atmenden Körpers kann im Erleben einer schwierigen Emotion ein Bezugsrahmen für diese sein. Das nimmt ihr viel, wenn wir sehr achtsam sind, sogar alles von ihrer Macht über uns.

- *Samādhi* (Herzenseinigung, Einigung, Sammlung, Friede) bedeutet wörtlich ‚Fest-zusammengefügt-Sein' (BWN: 191). *Samādhi* ist die Bezeichnung dafür, wenn bzw. dass *sati kontinuierlich* wird. Vielleicht klingt es ganz leicht, kontinuierlich achtsam zu sein. Tatsächlich ist das allerdings eine hohe Kunst. Kontinuierliche *sati* spürt sich deutlich verschieden im Vergleich zu momentaner *sati* an. Wenn *sati* kontinuierlicher wird, betreten wir einen Bewusstseinsraum, den wir, weil er infolge der Kontinuität andauert, in aller Ruhe kennenlernen und erkunden können. Wir können mit ihm vertraut werden. Das Erleben von *samādhi* (Herzenseinigung, Sammlung, Frieden) ist affektiv ausnahmslos positiv gestimmt. Tatsächlich geht sein Erleben mit einem tiefen Wohlgefühl einher [*sukha*]. Es hat sich eingebürgert, *samādhi* mit ‚Konzentration' ins Deutsche und mit ‚concentration' ins Englische zu übersetzen. Von dieser Übersetzung distanziere ich mich, weil sie in meinem Verständnis falsche Assoziationen weckt. Mit ‚Konzentration' beschreiben wir im Allgemeinen eine geistige Verfassung, in der wir die Aufmerksamkeit willentlich auf etwas Bestimmtes fokussieren, während wir das, was außerhalb dieses Fokus liegt, ausblenden. Genau das ist bei *samādhi* aber nicht der Fall. *Samādhi* ist nicht wie Konzentration willentlich verfügbar (so, wie ich mich z. B. auf die Zeilen dieses Blatts konzentriere), sondern beschreibt eine Qualität der Bewusstheit, die sich natürlich entfaltet, wenn sie in eine tugendhafte Lebensführung [*sīla*] und ein Verständnis [*paññā*] integral eingebunden ist. „Die im Deutschen wohl am zweithäufigsten anzutreffende Übersetzung von *samādhi* ist ‚Sammlung'. Diese Übersetzung finde ich grundsätzlich gut und deshalb führe ich sie in dieser Arbeit auch immer wieder an. Meine Erfahrung zeigt mir allerdings, dass ‚Sammlung' sehr leicht mit ‚Konzentration' assoziiert wird. Um diese irreführende Assoziation bewusst zu unterbrechen, ziehe ich es deshalb in dieser Untersuchung vor, *samādhi* hauptsächlich mit dem weniger bekannten,

48 Zur Abgrenzung von *sati* zum Phänomen ‚Flow' siehe Sheldon, Prentice, Halusic (2015).

doch in meinem Verständnis besseren Begriff ‚Herzenseinigung' oder ‚Einigung' zu übersetzen." Die Übersetzungen ‚Herzenseinigung', ‚Einigung', ‚Frieden' und ‚Friede' übernehme ich von Hellmuth Hecker (2012: 97). Vor allem in der Übersetzung von *samādhi* mit ‚Frieden' ist offensichtlich, dass *samādhi* nichts willentlich direkt Verfügbares ist.

Satipaṭṭhāna (das Errichten der Achtsamkeit) und *Brahmāvihāra* (die vier ‚Strahlungen', wie Fritz Schäfer und Hellmuth Hecker diesen Begriff übersetzen), sind im frühbuddhistischen Verständnis zwei einander ergänzende meditative Übungen:

- In *satipaṭṭhāna* werden *sati* und *samādhi* (Herzenseinigung, Friede) – im Zusammenspiel mit weiteren heilsamen Geisteseigenschaften – geübt, um das Herz [*citta*] zu beruhigen [*samatha*] und darauf basierend klar zu erkennen [*vipassanā*].
- Auch beim Üben der *Brahmāvihāra* werden *sati* und *samādhi* systematisch kultiviert. Hier liegt der Fokus bei der Absicht, *sati* einhergehend mit ganz spezifischen affektiven Tönungen zu kultivieren: mit *mettā* (Güte), *karuṇā* (Mitgefühl), *muditā* (würdigende Freude) und *upekkhā* (Gleichmut).

Wir haben noch nicht reflektiert, *wofür* diese Geisteseigenschaften in der Meditation kultiviert werden: Das letzte Ziel jeglichen absichtsvollen Handelns und damit auch das letzte Ziel in der Meditation [*cittabhāvanā*] ist das Verwirklichen von *nibbāna* (das Heilsziel; definiert als das Enden von Ungenügen und Leid).

Die zentrale Bedingung für das Verwirklichen von *nibbāna* ist MN 117 (‚Die große Vierzigerrede') zufolge das Verwirklichen von *(ariya) sammā samādhi*, was man mit ‚heilender rechter Einigung' übersetzen könnte. In dieser Lehrrede definiert Buddha das oberste Glied des edlen achtgliedrigen Weges: ‚rechte Herzenseinigung' [*sammā samādhi*] – bzw. genauer: ‚edle rechte Herzenseinigung' [*ariya sammā samādhi*]. Zur Übersetzung dieser Definition beziehe ich mich auf den deutschen buddhistischen Gelehrten Fritz Schäfer (1923–2017) (2008: 44):

> *„Was aber, ihr Mönche, ist die heilende rechte Herzenseinigung* [ariya samma samadhi] *mit ihrer Voraussetzung* [sa-upanisa], *mit ihrer Ausrüstung* [sa-parihara], *nämlich: rechte Anschauung, rechte Gemütseinstellung, rechte Rede, rechtes Handeln, rechte Lebensführung, rechtes Mühen, rechte Wahrheitsgegenwart? Die mit diesen sieben Gliedern ausgerüstete Einswerdung des Herzens*[49] [cittassa ekaggata], *das, Mönche, ist die heilende rechte Herzenseinigung* [ariya samma samadhi] *mit ihrer Voraussetzung, mit ihrer Ausrüstung genannt."*

Ekaggatā ist ein in den Lehrreden häufig anzutreffendes Synonym von *samādhi*. *Eka* kann man mit ‚eins' und ‚einzig', *agga* mit ‚Ziel' und ‚Gipfel' übersetzen (Hecker

49 Im Originalzitat übersetzt Schäfer *cittassa ekaggata* mit „Herzensgang zum Einen" (Schäfer 2008: 44) – eine Übersetzung, die leicht missverständlich sein kann. In seinem Kommentar zur Lehrrede bietet er „Einswerdung des Herzens" als weitere Übersetzungsvariante an (ebd.: 53), die ich bevorzuge und deshalb in seiner Übersetzung von MN 117 austausche.

2010: 225). *Ekaggatā* bedeutet somit, dass das Herz/der Geist [*citta*] auf ein einziges Thema gerichtet ist und diese Gerichtetheit zu einer Vorzüglichkeit, einer Erhabenheit, einem Gipfel bringt. Meist wird *ekaggatā* mit ‚Einspitzigkeit' ins Deutsche und mit ‚onepointedness' ins Englische übersetzt. ‚Einspitzigkeit' erweckt jedoch – ähnlich wie ‚Konzentration' – leicht den Eindruck von „angestrengter Zugespitztheit" und „mühsamer Unterdrückung" (Schäfer 2008: 53). Deshalb übernehme ich auch hier Schäfers Übersetzung und übersetze mit ‚Einswerdung des Herzens' [*citta-ekaggatā*].

Vor dem Hintergrund dieser Darlegungen können wir nun für die vorliegende Untersuchung ‚Meditation' im Kontext der Pāli-Suttas folgendermaßen definieren.

2 Arbeitsdefinition von ‚Meditation'

Zum leichteren Lesen führe ich diese Definition zuerst ohne Bezugnahme auf die ihr zugrunde liegenden Pāli-Begriffe an, und erst dann mit diesen:

- ‚Meditation' ist eine Kultivierung des Herzens/Geistes für das letztliche Verwirklichen der heilenden rechten Herzenseinigung.
- ‚Meditation' ist eine Kultivierung [*bhāvanā*] des Herzens/Geistes [*citta*] für [*attha*] das letztliche Verwirklichen [*sacchikaroti*] der heilenden rechten Herzenseinigung [*ariya sammā samādhi*].

Die Pāli-Begriffe in dieser Definition haben folgende Bedeutung: *Citta* wird meist mit ‚Geist' ins Deutsche und mit ‚*mind*' ins Englische übersetzt. Wörtlich bedeutet *citta* ‚Herz' (PED: 299). Mylius übersetzt den Begriff mit „Denken, Vernunft, Geist" (BMW: 162). Um assoziative Bezüge zum modernen westlichen Verständnis von ‚Geist' bewusst zu unterbrechen und um beide Bedeutungen zu betonen, übersetze ich in dieser Untersuchung *citta* sowohl mit ‚Herz' als auch mit ‚Geist'. Rhys Davids beschreibt *citta* als „the centre & focus of man's emotional nature as well as that intellectual element which inheres in & accompanies its manifestations; i. e. thought." (PED: 299) In diesem Sinn kann man *citta* als ‚gefühltes Zentrum unseres Wesens' verstehen.[50] *Bhāvanā* bedeutet wörtlich ‚ins Dasein bringen'. Meist wird dieser Begriff mit Kultivierung, Übung oder Entfaltung wiedergegeben.

Cittabhāvanā kann man folglich als das ‚Entfalten, das Kultivieren des gefühlten Zentrums unseres Erlebens' übersetzen, als ‚Geistesschulung', als ‚Herzensbildung' – oder eben als ‚Meditation'. *Cittabhāvanā* ist den Suttas zufolge ein intentionales und kontinuierliches Hinwenden des Herzens [*citta*] zu einem Thema, einem Phänomen oder einer Geisteseigenschaft, das im Dienst eines Kultivierens des Heilsamen steht. Dieser *Zweck*, dass die Hinwendung des Herzens [*citta*] im Dienst eines Kultivierens des Heilsamen steht, ist hier hervorzuheben. Der Pāli-Begriff dafür ist *attha*:

Attha ist ein komplexer und vielschichtiger Begriff, der in den Lehrreden häufig – sowohl allein wie auch als Kompositum – verwendet wird. Diese Häufigkeit steht

50 Für diese Übersetzung danke ich Christoph Köck.

in auffälligem Kontrast zu seiner Unterbelichtung in der westlichen Buddhismusrezeption.[51] Rhys Davids (PED: 29 f.) übersetzt *attha* mit „1. interest, advantage, gain; (moral) good, blessing, welfare; profit, prosperity, well-being [...] 2. need, want [...], use [...] 3. sense, meaning, import (of a word), denotation, signification“, Mylius (1997: 28) mit „1. (materieller und geistiger) Nutzen, Lohn, Vermögen; 2. [...] Bedarf (an), Wunsch (nach); [...] Sinn, Bedeutung, Zweck [...]; 4. Angelegenheit, Sache“. Die Hauptbedeutung von *attha* im Sprachgebrauch der Lehrreden, die Rhys Davids als Belege im PED (29 f.) anführt, erschließt sich durch die Frage, *wofür* bzw. *wozu* etwas ist: Was ist sein Zweck? Was ist sein Nutzen? Wofür ist es gut? Zu welchem Vorteil gereicht es? Was ist sein Ziel?

Im Sprachgebrauch der Lehrreden sind vor allem drei Bedeutungen von *attha* hervorzuheben (PED: 29 f.):

1) Das Begriffpaar *dhamma* – *attha* (‚Gesetzmäßigkeit‘ – ‚Bedeutung für das Handeln‘): In diesem Zusammenhang weist *dhamma* auf den Gedanken der Gesetzmäßigkeit. Mit *attha* wird die Frage nach der Bedeutung dieser Gesetzmäßigkeit für das konkrete Handeln aufgeworfen.[52] So können wir etwa allgemein die Lehre Buddhas als Hinweis auf im menschlichen Dasein erkennbare ‚Gesetzmäßigkeiten‘ [*dhamma*] verstehen. Die Bedeutung [*attha*] dieser Gesetzmäßigkeiten ist es, Menschen einen Weg aufzuweisen, *dukkha* (Ungenügen und Leiden) zu beenden. Ein konkretes Beispiel für das Zusammenspiel von *dhamma* (Gesetzmäßigkeit) und *attha* (Bedeutung für das Handeln) wäre der *dhamma* (die Gesetzmäßigkeit) von *anicca* (die Unbeständigkeit aller Phänomene). Für das Handeln bedeutet das, diese Gesetzmäßigkeit anzuerkennen und dem letztlich fruchtlosen Anhaften und Anhängen [*upadāna*] an Phänomenen entgegenzuwirken.
2) Der Nutzen für die Gegenwart, die Zukunft und der höchste Nutzen: Im Sprachgebrauch der Lehrreden wird der Begriff *attha* im Hinblick auf die Gegenwart (dieses Leben), die Zukunft (im Weltbild, das die Suttas widerspiegeln, sind zukünftige Leben gemeint) und den höchsten Nutzen, *nibbāna*, das Enden von Ungenügen und Leid, verwendet. Häufig denken Menschen – generell und ebenso in ihrer Praxis – nur an den augenblicklichen Nutzen, den Vorteil einer Handlung in der Gegenwart. *Attha* eröffnet über das Reflektieren des Vorteils in der Gegenwart (die momentane Befriedigung) hinausgehend jedoch auch eine Perspektive auf den Vorteil einer Handlung in der Zukunft und ganz spezifisch im Hinblick auf den höchsten Nutzen: auf *nibbana*, das Enden von Ungenügen und Leid.
3) Nutzen für alle: *Attha* als ‚Nutzen‘ oder ‚Zweck‘ meint keinen Eigennutzen oder gruppenegoistische Interessen. Explizit heißt es in den Lehrreden des Pāli-Kanons, einen Vorteil für sich selbst, für andere und für beide anzustreben.

---

51 Ebenso danke ich Christoph Köck für das Kennen-Lernen des Begriffs *attha* und das Vertraut-Werden mit seiner Bedeutungsvielfalt.

52 Diesen Gedanken entfaltet der international hochrenommierte thailändische Mönchsgelehrte Payutto (1998: 14) im Kontext einer Reflexion, in der er zwischen einem *dhammannuta* (einem, der *dhamma* kennt) und einem *atthannuta* (einem, der *attha* kennt) unterscheidet.

Sacchikaroti: Rhys Davids übersetzt den Begriff mit „to see with one's eyes, to realize, to experience for oneself" (PED: 741), Mylius mit „mit eigenen Augen sehen, leibhaftig sehen, selbst erkennen" (BWM: 338), Payutto mit „to attain; realize; reach; achieve; experience for oneself" (DBP: 333). Der Mönchsgelehrte Sucitto Bhikkhu (2010: 123) postuliert eine etymologische Verwandtschaft von *sacchi* mit *sacca*. Das bedeutet „wahr, echt" (BWM: 338). *Karoti* bedeutet „machen, tun, bewirken, in Gang setzen" (BWM: 133). Dieser Herleitung zufolge würde *sacchikaroti* wörtlich ‚etwas wahr machen' bedeuten. – In jedem Fall kann man den Begriff mit ‚Verwirklichen' übersetzen. *Sacchikaroti* ist auch beispielsweise die mit der dritten edlen Wahrheit Buddhas einhergehende Aufgabe: *nibbāna* (das Enden von Ungenügen und Leid) zu ‚verwirklichen', Sucitto zufolge also ‚wahr zu machen'.

Ariya sammā samādhi: Der Begriff *samādhi* ist in diesem Kompositum ident mit dem weiter oben eingeführten Begriff, den ich mit ‚Einigung', ‚Herzenseinigung', ‚Sammlung', ‚Friede' übersetze. Hier ist jedoch eine ganz spezifische Art der Herzenseinigung gemeint. *Sammā* bedeutet „connected in one [...] thoroughly, properly, rightly; in the right way, as it ought to be, best, perfectly" (PED; 770). Damit weist *sammā* auf die Eingliederung eines Pfadglieds in das Gesamt des ‚edlen achtgliedrigen Weges' [*ariya-aṭṭhangika magga*] (Anālayo 2010a: 89). In einem gewissen Sinn ist der wichtigste Faktor des achtgliedrigen Weges sein erster: *sammā diṭṭhi* (rechte Erkenntnis): Denn nur, wenn die Erkenntnis ‚recht' ist, ist – neben allen weiteren sechs Pfadgliedern – auch *samādhi* (Herzenseinigung) ‚recht' und damit in das Gesamt des achtgliedrigen Weges eingegliedert. – Der Begriff *ariya* in *ariya sammā samādhi* weist auf eine spezifische Wirkung hin, die mit dem Verwirklichen von *sammā samādhi* (rechter Einigung) einhergeht: Wer aufgrund von *sammā diṭṭhi* (rechte Erkenntnis) alle weiteren Pfadglieder ‚richtig' stellt, ist von nun an nicht länger ein ‚Weltling' [*puthujjana*], sondern ein *ariya*, ein Edler, dessen Lebensdynamik aufgrund seiner gewonnenen Autonomie unwiderruflich auf *nibbāna*, das Enden von Ungenügen und Leid hin orientiert ist.

3 Buddhistische Psychologie – Eine Positionierung

> *„Der Buddha nennt dies einen guten Weg, weil er am Anfang, in der Mitte und am Ende rein und heilsam ist. Es ist auch deshalb ein guter Weg, weil man, je weiter man darauf voranschreitet, desto mehr Freude, Glück und Frieden erlebt."*
>
> *– Bhikkhu Bodhi*[53]

‚Buddhist Psychology' ist ein Ausdruck, der bereits von Thomas W. Rhys Davids (1843–1922) und Caroline A. F. Rhys Davids (1857–1942) gebraucht wurde.

53 Bodhi (2002b: 61 f.).

„Their influence in establishing a standard interpretation of early Buddhism was immense, not only in the West but in Asia as well. Both presented Buddhism as an ethical psychology, deemphasizing ritual and religious elements. Impressed by the sophisticated analysis of mind in the Abhidharma, they were among the first to refer to Buddhism as a 'science of mind,' a term that became widespread among Buddhist modernists." (McMahan 2008: 52)

Mit dieser Sicht auf den Buddhadhamma, die Lehre Buddhas, wurde das Tor zu einer demythologisierenden Interpretation geöffnet, die sich zum Haupttrend seiner Rezeption im Westen ausgestaltete. Sie war die Voraussetzung für Carl Gustav Jungs Vorwort zu W. Y. Evans-Wentzs erster Übersetzung des *Bar do thos grol*, des „Tibetischen Totenbuchs", ins Englische. Jung interpretierte die *bar dos* – im tibetischen Bezugsrahmen Zwischenreiche und -räume, die ein Verstorbener auf dem Weg zu seiner nächsten Wiedergeburt durchquert – tiefenpsychologisch als Stufen des Unbewussten und die friedlichen und zornigen Gottheiten des tibetischen Buddhismus als universale Archetypen des kollektiven Unbewussten. Auch das Geleitwort Jungs zu Daisetsu Teitaro Suzukis Buch „Die Große Befreiung" (1939) und das gemeinsam mit Erich Fromm und Richard De Martino verfasste „Psychoanalysis and Zen-Buddhism" (1960) ebnete den Weg für eine psychologisierende Interpretation der Lehre Buddhas.

Mittlerweile wird der Begriff ‚buddhistische Psychologie' häufig und mit einem breiten Spektrum von Bedeutungen verwendet. Exemplarisch führe ich hierfür an: Anālayo (2010b), Bowen, Parks, Coumar, Marlatt (2010), De Silva (2014), Gethin (2015) Goleman (2010), Kalupahana (1987), Kristeller, James (2010), Sahdra (2013), Tori, Nauriyal (2010), Virtbauer (2008), Welwood (2000). Was jeder dieser Autoren unter ‚buddhistischer Psychologie' versteht, variiert zum Teil erheblich. So fassen etwa der an der Universität Hamburg lehrende Mönchsgelehrte Anālayo (2010b) und der derzeitige Präsident der Pāli Text Society, Rupert Gethin, unter dem Ausdruck ‚buddhistische Psychologie' schlicht die Inhalte von Buddhas Lehre zusammen, wie sie uns im Pāli-Kanon begegnen. Der vor wenigen Jahren verstorbene singhalesische buddhistische Gelehrte David Kalupahana (1936–2014) hingegen interpretiert die Lehre Buddhas, bezugnehmend auf die Psychologie William James', als empirische und positivistische Psychologie. Der Begriff ‚buddhistische Psychologie' wurde auch schon zur inhaltlichen Kennzeichnung des dritten ‚Korbes' des Pāli-Kanons, des Abhidhamma, herangezogen (Govinda 1980). Angesichts dieses breiten Bedeutungsspektrums ist es notwendig darzulegen, was ich unter ‚buddhistischer Psychologie' in der vorliegenden Arbeit verstehe:

1) Ich kennzeichne mit diesem Begriff die psychologische Dimension des Buddhadhamma (der buddhistischen Lehre), wie wir sie in den Pāli-Suttas erkennen können, und entwickle *von hier aus* ein Verständnis für das Grundgerüst von Buddhas Meditationstheorie und ihren weiteren geschichtlich daraus hervorgegangenen Ausformungen.

2) Die buddhistische Psychologie betont Aktivität und Initiative. Sie empfiehlt, *aktiv* zu *handeln* – körperlich, sprachlich und geistig.
3) Angesichts dieser Betonung des Handelns lautet die Kernfrage in der buddhistischen Psychologie nicht ‚Wer bin ich?', sondern ‚Wie handle ich?'[54]
4) Dieser Grundgedanke hat unmittelbare Konsequenzen für das Verständnis von Meditation: Wie handle ich geistig?

Konkret bedeutet das: Wohin und wie lenke ich meine Aufmerksamkeit? Wie viel von dem, wohin und wie ich meine Aufmerksamkeit lenke, geschieht automatisch, blind (als Gewohnheit aufgrund meiner bisherigen Handlungen)? Und wie viel davon geschieht infolge meines aktiven Eingreifens? Und: Wenn ich eingreife, wie tue ich das? War ich mir dessen bereits bewusst, dass ich diesbezüglich überhaupt etwas tue? Oder ist das neu für mich?

Manchmal wird Meditation so aufgefasst, als gelte es, möglichst wenig in das Erleben einzugreifen. Das schlichte Beobachten der Phänomene, das manchmal auch als ‚achtsam' bezeichnet wird, würde eine heilsame Veränderung mit sich bringen. Im Verständnis buddhistischer Psychologie hingegen gilt es, eine *Geschicklichkeit* im *Navigieren* der Aufmerksamkeit zu entwickeln, etwa so wie ein Töpfer eine bestimmte handwerkliche Geschicklichkeit entwickelt – und diese Geschicklichkeit durch beständiges Üben verfeinert. Das wird als Tun verstanden, das zu einem Sein führt.
5) Unter diesem Gesichtspunkt ist das Praktizieren buddhistischer Psychologie das Kultivieren einer Lebensform.
6) In dieser Lebensform kommt der zwischenmenschlichen Dimension große Bedeutung zu. Das kann man etwa daran erkennen, dass es buddhistischer Psychologie zufolge für das Entstehen von ‚rechter Erkenntnis' zwei Bedingungen braucht: eine äußere und eine innere. Die äußere Bedingung ist die Stimme eines anderen, eines Du. Gemeint ist ein *kalyāṇamitta* (guter Freund), der durch sein Beispiel einer tugendhaften, weisen Lebensweise und durch sein Verständnis inspiriert, sich für die buddhistische Psychologie zu interessieren und sie sich selbst anzueignen. (Buddha verstand sich selbst als *kalyāṇamitta*, als guter Freund.) Diese ‚Stimme eines anderen' kann einen ebenso in geschriebener Form berühren. Entscheidend ist, dass ein *kalyāṇamitta* (guter Freund) für das Entstehen von rechter Erkenntnis unverzichtbar ist. Der Mensch *ist* immer schon ein dialogisches Wesen.
7) Buddhistische Psychologie impliziert eine Verbindung von Theorie und Praxis. Ihr umfassendes Verstehen, *vijjā* (Wissen; etymologisch verwandt mit dem Lateinischen *video*, also mit *Sehen*) ist gekoppelt an eine ethisch orientierte Lebensweise [*sīla*] und an das meditative Kultivieren [*cittabhāvanā*] von *sati*, *samādhi*

54 Für das Differenzieren dieser beiden Fragen in Buddhas Psychologie danke ich Christoph Köck.

(Herzenseinigung) und weiteren heilsamen Geisteseigenschaften, die *sati* unterstützen und begleiten.

8) In diesem Zusammenhang kommt *samādhi* (Einigung) eine zentrale Bedeutung zu. *Samādhi* wird heute jedoch oft nicht verstanden, weil dieser Begriff als Fachbegriff nie in das Inventar der Meditationstheorie von MBSR, MBCT, und damit auch nicht in die Meditationstheorie aller daraus abgeleiteten Verfahren, aufgenommen wurde. Im Unterschied dazu spielt im psychologischen Verständnis der Suttas *samādhi* (Herzenseinigung) eine zentrale Rolle. Durch *samādhi* (Herzenseinigung) wird *samatha* (Gemütsruhe) kultiviert. *Samatha* (Gemütsruhe) ist im Verständnis der Suttas eine *Orientierung* in der Meditation, nicht wie in der modernen burmesischen Reformbewegung verzerrend interpretiert wird, eine eigene – eben komplementär zu *vipassanā* begriffene – Meditations*technik.*[55]

4 Die vier edlen Wahrheiten [*ariyasacca*]

> *„‚Ein Weiser, ein Weiser, so sagt man, Freund. Worauf bezieht es sich, wenn man von einem Weisen spricht?'*
> *‚Er versteht, er versteht, Freund, deshalb spricht man von einem Weisen.' Was versteht er? Er versteht: ‚Dies ist Dukkha'; er versteht: ‚Dies ist der Ursprung von Dukkha'; er versteht: ‚Dies ist das Aufhören von Dukkha'; er versteht: ‚Dies ist der Weg, der zum Aufhören von Dukkha führt.' ‚Er versteht, er versteht', Freund, deshalb spricht man von einem Weisen'."*
> *– Buddha (MN 43.3)*[56]

Die vier *ariyasacca* (edle Wahrheiten) sind ein Bezugsrahmen für ein geschicktes [*kusala*] Sich-Beziehen auf die gegenwärtige Erfahrung. Die etablierte Übersetzung des Pāli-Begriffs *ariyasacca* ist jedoch zu hinterfragen: Mylius übersetzt *sacca* mit: „I. *Adj* wahr, echt, wirklich; II. *n* Wahrheit, Wirklichkeit" (BWM: 338). Etabliert hat sich die Übersetzung mit ‚Wahrheit'. Diese ist insofern problematisch, weil hier leicht der Eindruck entsteht, als ob mit *sacca* das Absolutsetzen einer metaphysischen Position gemeint sei. Doch:

> *„Der erste Schritt zu richtiger Ansicht ist, dass man aufhört, im Erleben, in der Welt nach etwas zu suchen, das von unbeständigen Bedingungen/Gestaltungen unabhängig ist, nach etwas Losgelöstem oder Absoluten. Es ist keine absolute Wesenheit oder Seele/ Selbst zu finden, keine absolute Schicksalsmacht, nicht einmal eine absolute Wahrheit. Der Buddha sprach nie von absoluter Wahrheit (parammattha sacca) – das taten erst spätere buddhistische Autoren –, sondern ‚der Wirklichkeit entsprechend'." (Zumwinkel 2002: 139)*

---

55 Vgl. Mc Mahan (2009), King (2016).

56 Übersetzung in MN I: 475. Der Pāli-Begriff *dukkha* bedeutet ‚Ungenügen, Leiden'.

Kenneth Roy Norman, der frühere Präsident der Pāli Text Society, bevor Rupert Gethin dieses Amt annahm, erachtet ‚Wahrheit" [*truth*] für die unwichtigste aller Übersetzungsmöglichkeiten (Norman 1990: 174) und führt dazu aus:

> „*[...] those persons who first translated the compound* ariyasaccāni *into English could have translated 'the noble's truths', or 'the truths for nobles', or 'the nobilising truths', or 'the noble truths', but they could have only one of them. The one they chose was perfectly correct, but it was only part of the translation. The word* ariyasaccāni *has all these various meanings simultaneously, and probably more besides." (ebd.)*[57]

Dabei bezieht Norman sich auf einen früher (1982) publizierten Artikel über die vier *ariyasacca*. Dieser ist insofern radikal, als Norman anhand von Anomalien im Gebrauch der Pāli-Grammatik in den Suttas aufzeigt, dass der Begriff *ariyasacca* wahrscheinlich später in die Nikāyas eingefügt wurde:[58]

> „*The correct form of the NTs*[59] *in Pāli is*: idam dukkham, ayam dukkha-samudayo, ayam dukkha-nirodho, ayam dukkha-nirodha-gāminī patipadā – *'This is pain, this is the origin of pain, this is the cessation of pain, this is the path leading to the cessation of pain'. When the word ariyasacca*m *is included in the statement, we should translate: 'The NT (that) 'This is pain', etc.'"*[60] *(Norman 2003: 222f.)*

Indirekt weist Normans gänzlich neue Sicht auf Buddhas vier ‚edle Wahrheiten' auf etwas Essenzielles: Natürlich macht es einen Unterschied, ob der Begriff *ariyasacca* erst im Nachhinein in ungefähr zwanzig Pāli-Suttas eingefügt wurde oder nicht. Und ebenso macht es einen Unterschied, ob wir *ariyasacca* als „noble truths", „the truths for nobles", „nobilising truths" (Norman 1990: 174) oder „True Realities for the Spiritually Ennobled" (Harvey 2013) interpretieren. Doch eines bleibt davon unberührt, nämlich *dass* es diese vier Punkte in den Suttas gibt: „Es geht also nicht um ‚wahre' Postulate, sondern um eine Beschreibung dessen, was ist, wie man die Welt (einschließlich seiner selbst) vorfindet, wenn man gemäß der Achtsamkeitsübungen genau hinsieht." (Gäng, 2002: 76 f.)

Was *ist*? Wie *finden* wir die Welt vor (einschließlich unserer selbst), wenn wir gemäß der ‚Achtsamkeitsübungen' genau hinsehen?

---

57 Hervorh. im Orig.

58 Mit dieser neuen Sichtweise der ‚edlen Wahrheiten' beeinflusst Norman eine ganze Reihe buddhistischer Gelehrter: Anālayo (2006) etwa vergleicht relevante Pāli-Suttas mit ihren chinesischen Übersetzungen, die Normans Ergebnisse zu bestätigen scheinen. Peter Harvey (2013) übersetzt *ariyasacca* mit „The Four True Realities for the Spiritually Ennobled". Eviatar Shulman (2014) knüpft an Norman in seiner Interpretation der frühbuddhistischen Philosophie als meditative Wahrnehmung an. Und für Stephen Batchelor (2010, 2016) ist Normans Sicht eine Untermauerung seiner säkularen Interpretation von Buddhas Lehre.

59 Mit NT kürzt Norman ‚Noble Truths' ab.

60 Hervorh. im Orig.

Aus der Sicht der buddhistischen Psychologie können wir ab einem gewissen Grad an Bewusstheit nicht mehr davon absehen, dass dem Leben eine gewisse Unzulänglichkeit, ein Ungenügen innewohnt: Alle Phänomene sind unbeständig [*anicca*]. Deshalb können wir letztlich nichts festhalten, auf dem wir ein dauerhaftes Glück aufbauen könnten. Was uns vielleicht am meisten beunruhigt, ist Freuds Beobachtung, dass das Ich nicht Herr im eigenen Haus ist: Wir haben keine direkte Kontrolle über unser Leben. Wir können nicht bestimmen, welchen Gedanken wir als nächstes denken. Wir können nicht bestimmen, welche Emotion wir als nächstes fühlen. Wir tun Dinge nicht, die wir tun wollen. Und immer wieder handeln wir auf eine Weise, wie wir das gar nicht wollen. Dies ist *dukkha*.

„‚*Quaestio mihi sum*, ich bin mir selber zur Frage geworden‘, sagt der große Afrikaner Augustinus." (Panikkar 1990: 100) Das Erleben dieser Betroffenheit ist die unverzichtbare Ausgangsposition für die vier *ariyasacca*. In den Worten K. R. Normans (2003: 222 f.):[61]

1. Dies ist *dukkha* (Ungenügen, Leiden).
2. Dies ist die Herkunft von *dukkha*.
3. Dies ist das Enden von *dukkha*.
4. Dies ist der Weg, der zum Enden von *dukkha* führt.

In dieser Formulierung fallen zwei fixe Größen auf, die allen vier Aussagen gemeinsam sind: die Begriffe *ayam* (dies) und *dukkha* (Ungenügen, Leiden). *Dukkha* erläutere ich im nachfolgenden Unterkapitel. Wie können wir den Begriff *ayam* (dies) verstehen?

> „*The Pāli-English dictionary defines* ayam *thus:* ‘ayam *refers to* what is immediately in front *of the speaker (the subject in question) or before his eyes or his present time and situation, thus often to be translated as 'before our eyes', 'the present', 'this here', 'just this'' [...]. The Critical Pāli Dictionary, too, provides 'this (here), just this, the present'. Thus, when a text says, for instance,* ‘idam dukkham’ – ‘this *is suffering' – it is describing a concrete, present event, which is 'immediately in front of the speaker', as painful." (Shulman 2014: 146)*

Idam dukkham. Dies ist Ungenügen. Diese Aussage bezieht sich auf eine ganz konkrete Situation: auf *diese* Situation.

In der Formulierung ‚Dies ist *dukkha*. Dies ist die Herkunft von *dukkha*. Dies ist das Enden von *dukkha*. Dies ist der Weg, der zum Enden von *dukkha* führt.‘ fällt etwas Weiteres auf: Wer dies so formuliert, ist nicht in das Leiden von *dukkha* verstrickt, sondern betrachtet das Leben – ‚dieses‘ [*idam/ayam*] Leben – aus überlegener Perspektive unter vier Gesichtspunkten. Die Lösung [*nibbāna*] eines Problems liegt auf einer anderen Ebene als der, auf der wir unter diesem Problem leiden [*dukkha*]. Das impliziert: Indem wir Schwierigkeiten, Herausforderungen und Leiden im Leben auf diese Weise reflektieren – ‚Dies ist *dukkha*. Dies ist die Herkunft

61 Übers. ins Deutsche v. Verf.

von *dukkha.* Dies ist das Enden von *dukkha.* Dies ist der Weg, der zum Enden von *dukkha* führt.' –, nehmen wir bereits einen souveränen Standpunkt ein. Die Herausforderung besteht darin, sich an den Bezugsrahmen der vier *ariyasacca* (edle Wahrheiten) zu *erinnern.* Dafür bedarf es *sati.*

Jede der vier *ariyasacca* (edlen Wahrheiten) korrespondiert mit einer spezifischen Aufgabe:

1. *Dukkha* (Ungenügen, Leiden) ist zu durchschauen [*parijānāti*].
2. Vom Grund für *dukkha*, das ist *taṇhā* (Begehren; wörtlich: Durst), ist loszulassen.
3. *Nibbāna* (das Verlöschen, Enden) von *dukkha* (Ungenügen) ist zu erfahren, zu verwirklichen [*sacchikaroti*].
4. Und *magga* (der Weg) zum Enden von *dukkha* (Ungenügen) ist zu kultivieren [*bhāvanā*].[62] (SN 56.11)

Es heißt, die *ariyasacca* (edlen Wahrheiten) seien analog zu einem vierfältigen Diagnose- und Interventionsschema in der altindischen Medizin: Dieser Struktur zufolge wird (1.) die Krankheit diagnostiziert, (2.) nach ihrer Bedingung gefragt, (3.) postuliert, dass ein Mensch gesund wird, wenn die Bedingung der Erkrankung wegfällt, und (4.) eine Methode zum Aufheben dieser Bedingung verschrieben (Anālayo 2010a: 274). Diese Interpretation wäre im Einklang mit etlichen Lehrreden, in denen Buddha sich mit einem Arzt vergleicht, der eine Medizin – seinen Dhamma (seine Lehre) – gegen die Krankheit *dukkha* (Ungenügen, Leid) anbietet (z. B. Theragata 830).

In der nachfolgenden Darstellung bediene ich mich aus didaktischen Gründen eines verbreiteten Kunstgriffs. In den Suttas werden zwei zentrale Bedingungen für das Entstehen von *dukkha* (Ungenügen, Leiden) genannt: Im Kontext der vier edlen Wahrheiten *taṇhā* (Begehren) und im Zusammenhang von *paṭiccasamuppāda* (bedingtes Entstehen) *avijjā* (Nichtwissen). Weil beide Sichtweisen einander ergänzen, integriere ich den Bedingungszusammenhang aus *paṭiccasamuppāda* (bedingtes Entstehen) in die nachfolgende Darstellung der vier *ariyasacca* (edle Wahrheiten).

4.1 Die erste Wahrheit: *dukkha* (Ungenügen)

Der gedankliche Bezugspunkt für alle vier ‚Wahrheiten' [*sacca*] ist der Pāli-Begriff *dukkha.* Dieser ist schwer zu übersetzen. Seit Schopenhauer, der in seiner Buddhismusrezeption *dukkha* mit ‚Leiden' übersetzte, haftet der Lehre Buddhas ein pessimistischer Unterton an. Schopenhauers Übersetzung der ersten der vier edlen Wahrheiten zufolge wäre alles Leben Leiden. Dass dies schwer gemeint sein kann, geht bereits daraus hervor, dass die dritte edle Wahrheit die Auflösung von *dukkha* postuliert. Dazu Anālayo (2010a: 271 f.):

62 Diese Zusammenstellung von vier Aufgaben/Verpflichtungen ist eine Verkürzung des Originaltextes in SN 56.11.

*„*Dukkha *wird oft mit ‚Leiden' übersetzt. Leiden steht jedoch nur für einen der Aspekte von* dukkha *– es handelt sich hierbei um einen Begriff, dessen Bedeutungsspielraum mit einem einzigen deutschen oder englischen Wort nur schwer wiederzugeben ist. Man kann* dukkha *von dem Sanskrit-Wort* kha *ableiten, das unter anderem ‚Achsloch eines Rades' bedeutet, und von der antithetischen Vorsilbe* duh *(=* dus*), deren Entsprechung im Pāli, du, für ‚Schwierigkeit' oder ‚Schlechtheit' steht. Der ganze Begriff beschwört also die Vorstellung einer Radachse herauf, die in Bezug auf ihr Achsloch verrutscht ist. Auf der Grundlage dieses Bildes deutet dukkha auf ‚Disharmonie' oder ‚Reibung' hin. Alternativ kann man dukkha zu dem Sanskrit-Wort* stha, *‚stehend' oder ‚befindlich', in Bezug setzen, in Kombination mit derselben antithetischen Vorsilbe* duh. Dukkha *im Sinne von ‚schlecht stehend' drückt dann Nuancen von ‚Unbehagen' oder ‚Unbequemlichkeit' aus. Um die zahlreichen Bedeutungsnuancen wiederzugeben, ist es am besten, mit ‚Unzulänglichkeit' zu übersetzen, obwohl es vielleicht noch besser ist, den Begriff unübersetzt zu lassen.“*[63]

In der vorliegenden Untersuchung übersetze ich *dukkha* primär mit „Ungenügen“ (Baatz 2002a: 45) und sekundär mit „Leiden“. Im Zusammenhang der vier edlen Wahrheiten heißt es:

„Geburt ist Leiden, Altern ist Leiden, Krankheit ist Leiden, Sterben ist Leiden, Kummer, Jammer, Leiden, Gram, Verzweiflung sind Leiden, mit Unliebem vereint sein ist Leiden, von Liebem getrennt sein ist Leiden, Erwünschtes nicht zu erlangen ist Leiden; zusammengefasst: Die fünf Komponenten des Anhangens sind Leiden.“ (DN 22:357) (Übers. Gäng 2002: 77)

Zuerst werden in dieser Definition von *dukkha* Themen aufgezählt, die vertraut sind: Das Leiden, das mit dem Geburtsprozess, mit dem Altern, mit dem Sterben einhergeht; unliebsame Emotionen, von denen man sich wünscht, sie würden enden; oder das Leiden, etwas Ersehntes nicht zu bekommen. Die entscheidende Aussage liegt jedoch in der ‚Zusammenfassung': „Die fünf Komponenten des Anhangens sind Leiden“ (ebd.).

Gäng übersetzt mit ‚fünf Komponenten des Anhangens' die fünf *khandhas* (wörtlich: Gruppen). Damit sind fünf Komponenten der Erfahrung gemeint: *rupa* (Körper), *vedanā* (Gefühl, Gefühlston), *saññā* (Wahrnehmung), *sankhāra* (Gestaltungen) und *viññāna* (Bewusstsein). Üblicherweise identifizieren wir uns mit diesen fünf Komponenten der Erfahrung. Und genau durch dieses Anhaften, Festhalten [*upadāna*] der Aufmerksamkeit an ihnen wird aus *einer* Erfahrung *unsere* Erfahrung, aus einer Unliebsamkeit *unsere* Unliebsamkeit – und damit *unser* Leiden. *Dies* ist *dukkha.*

4.2 Die zweite Wahrheit: *taṇhā* (Begehren)

In der zweiten ‚Wahrheit' wird die zentrale Bedingung für *dukkha* (Ungenügen) reflektiert:

63 Hervorh. im Orig.

*„Es ist dieser Durst (*taṇhā*) der Wieder-Werden erzeugende, der mit Vergnügen und Lustverlangen verbundene, der sich hier und dort ringsum erfreuende, nämlich: der Durst nach Sinnlichkeit (kama), der Durst nach Werden (bhava), der Durst nach Entwerden (vibhava).“[64] (DN 22:360) (Übers. Gäng 2002: 79)*

Gäng behält für den Begriff *taṇhā* den bildhaften Begriff ‚Durst‘ bei und übersetzt damit wörtlich. Die etablierte Übersetzung ist die von Nyānatiloka, der mit „Begehren“ übersetzt (BWN: 217). Dieser Durst, dieses Begehren äußert sich auf drei Weisen:

- Wir begehren nach *kama* (angenehmen sinnlichen Wahrnehmungen). Ein Großteil des uns bewussten Begehrens fällt in diese Kategorie.
- Wir begehren auch nach *bhava* (Werden). Damit ist gemeint, wir begehren danach, dass etwas Angenehmes sich entfalten möge. Wir begehren danach, auf eine bestimmte, gewünschte Weise zu sein (z. B.: gesund, schön, beliebt, intelligent …)
- In Situationen, die wir als unangenehm erleben, begehren wir danach, ‚zu entwerden‘ (*vibhava*). Das reicht vom Wunsch, dass etwas Unangenehmes enden möge, über Situationen, in denen wir vielleicht, wie das Sprichwort sagt, vor lauter Scham am liebsten in den Boden versinken würden, bis zur extremsten Form dieses Begehrens, dem Wunsch, zu sterben (Gäng 2002: 80).

Mit dem Aufweisen dieses dreifältigen Begehrens [*taṇhā*] wird Buddhas Definition in der ersten Wahrheit verständlicher: Es geht hier beispielsweise nicht um das Altern oder alles andere im Rahmen der ersten Wahrheit Aufgezählte, worunter wir leiden können, sondern um das Leiden als solches (Gäng 2002: 79):

„Und das liegt nicht in den erwähnten Erscheinungen selbst beschlossen, sondern entsteht aus dem Durst. Alter und Tod werden zum Leiden, wenn man danach dürstet, ewig jung und unsterblich zu sein; Krankheit ist Leiden angesichts des Durstes nach Gesundheit; Gram, Kummer, Trauer sind Leiden, solange der Durst nach Glück besteht; das Getrenntsein von Liebem und das Vereinigtsein mit Unliebem sind Leiden, wenn sich der Durst auf das Gegenteil richtet.“

Mit anderen Worten: Hier geht es um unsere *Beziehung* zu unserer Erfahrung. Wenn wir ihr mit *taṇhā* (Durst) begegnen, ist *dukkha* (Ungenügen, Leid) – jetzt oder aufgrund der Unbeständigkeit einer angenehmen Erfahrung in unbekannter Zukunft – die unvermeidliche Folge. Allerdings war es auch Begehren [*taṇhā*], das Buddha dazu veranlasste, das Enden von Leid zu ersehnen und anzustreben (Morrison 1997). Es hängt also davon ab, *wohin* wir unser Begehren lenken, ob wir uns von *dukkha* lösen, oder uns noch mehr verstricken. Der thailändische Mönchsgelehrte Payutto (1995: 132) versteht das als „using craving to get rid of craving“. In den Suttas

64 Hervorh. im Orig.

werden zwei zentrale Bedingungen für das Entstehen von *dukkha* (Ungenügen) angeführt:

- Im Kontext der *ariyasacca* (edle Wahrheiten) wird *taṇhā* (Durst) als Bedingung genannt.
- Im Zusammenhang eines anderen zentralen Konzeptes, des zwölffältigen Bedingungsnexus *paṭiccasamuppāda* (bedingtes Entstehen), wird *avijjā* (wörtlich: Nicht-Sehen; Nichtwissen, Missverständnis,[65] Verblendung) als zentrale Bedingung für *dukkha* (Ungenügen) angegeben.

Der Schweizer Indologe und auf Buddhismus spezialisierte Religionswissenschafter Jens Schlieter zieht zwischen beiden Konzepten folgende Verbindung:

> *„Frauwallner[66] hat nun die richtungsweisende Deutung vorgetragen, dass innerhalb der Lehren Buddhas wahrscheinlich eine Weiterentwicklung stattfand, in der die einfachere Lehre des Durstes durch die Theorie des Nichtwissens ergänzt wurde, wobei dann in der Kausalkette des ‚abhängigen Entstehens' beide Lehren miteinander verschmolzen wurden." (Schlieter 2001: 29f.)*

Die Zuschreibungen, worin jeweils die zentrale Bedingung für *dukkha* (Ungenügen) erkannt wird – *taṇhā* (Begehren) und *avijjā* (Nichtwissen) –, ergänzen einander. In beiden Fällen ist die grundlegende Frage: *Wie beziehe ich mich auf diese gegenwärtige Erfahrung?* Begegne ich ihr weise? Oder reagiere ich auf sie mit Unwissenheit [*avijjā*] und ‚blindem' Begehren [*taṇhā*]? Wenn wir uns achtsam diese Frage stellen und dann behutsam in den vorsprachlichen Bereich des Erlebens hineinlauschen, in dem wir gewahr sind, können wir erkennen: *Dies – taṇhā* (Begehren) und *avijjā* (Missverständnis) – ist die Herkunft von *dukkha* (Ungenügen, Leiden).

4.3 Die dritte Wahrheit: *nibbāna* (das Enden von Ungenügen)

Es wäre ein Missverständnis [*avijjā*], zu meinen, dass einem vom Durst [*taṇhā*] Befreiten nichts mehr weh tun könne. Doch es heißt, dass ohne Durst *dukkha* (Ungenügen) keinen Bestand mehr habe: „Es ist dieses Durstes restlose Auflösung bis hin zur Abwesenheit von Lustverlangen, das Loslassen, das völlige Auswerfen, die Loslösung, das ohne Grundlage ist." (DN 22:362) (Übers. Gäng 2002: 80 f.)

Der US-amerikanische Mönchsgelehrte Ṭhānissaro (2010: 362) übersetzt den Pāli-Begriff *nibbāna* mit ‚unbinding'.

---

65 Die Übersetzung von *avijjā* mit ‚Missverständnis' ist unüblich im Deutschen, gibt die Bedeutung des Begriffs jedoch genau wieder. Im Englischen findet man gelegentlich die Übersetzung „improper understanding" (und für *vijjā* „understanding"), so etwa in Payutto (1995: 196). Für diese zeitgemäße Übersetzungsmöglichkeit danke ich Christoph Köck.

66 Erich Frauwallner (1898–1974) war ein in Wien lehrender, auf Buddhismus spezialisierter Indologe.

„Because nibbāna is used to denote not only the Buddhist goal but also the extinguishing of a fire, it is usually rendered as 'extinguishing' or, even worse, 'extinction.' However, a study of ancient Indian views of the workings of fire [...] will reveal that people of the Buddha's time felt that a fire, in going out, did not go out of existence but was simply freed from its agitation and attachment to its fuel. Thus, when applied to the Buddhist goal, the primary connotation of nibbāna is one of release and liberation. According to the commentaries, the literal meaning of the word nibbāna is 'unbinding,' and as this is a rare case where the literal and contextual meanings of a term coincide, this seems to be the ideal English equivalent."

So elegant, wie die englische Sprache es erlaubt, das im Infinitiv auszudrücken, geht das im Deutschen leider nicht. Das ändert nichts daran, dass Ṭhānissaros Grundgedanke, *nibbāna* (1.) als Verb und (2.) im Infinitiv zu übersetzen, einen wichtigen Punkt trifft: *Nibbāna* ist das *Enden*, das *Verlöschen* von *dukkha* (Ungenügen, Leid). Das lässt sich zutreffender als Prozess denn als etwas Dinglich-Substanzielles symbolisieren.

Entsprechend den beiden zuvor dargelegten Kontexten für das Entstehen von *dukkha* (Ungenügen) – also *ariyasacca* (edle Wahrheiten) und *paṭiccasamuppāda* (bedingtes Entstehen) – werden in den Suttas zwei verschiedene – einander ergänzende – Lösungen für das Enden von *dukkha* aufgezeigt (Schlieter 2001: 30):

- Im Kontext der *ariyasacca* (edlen Wahrheiten) wird *dukkha* (Ungenügen) durch ‚Aufhebung' [*nirodha*] des Durstes [*taṇhā*] beendet. Das geschieht durch das Beschreiten des achtgliedrigen Weges [*aṭṭhangika magga*], der in *samma samādhi* (rechte Herzenseinigung) kulminiert.
- Im Zusammenhang des zwölffältigen Bedingungsnexus *paṭiccasamuppāda* (bedingtes Entstehen) wird *dukkha* (Ungenügen) durch *vijjā* (Wissen, Weisheit) aufgehoben. Praktisch bedeutet das, dass ein Meditierender aufhört, sich auf seine gegenwärtige Erfahrung zu fixieren und an ihr festzuhalten [*uppadāna*], weil er *weiß*, *während* er diese Erfahrung macht, dass dieses Bemühen fruchtlos ist.

Ein Gleichnis aus SN 36.6 zeigt anschaulich den Unterschied zwischen zwei Möglichkeiten, mit einer unangenehmen Situation umzugehen: Ein Mann wird geschildert, auf den ein Pfeil geschossen wurde. Wie man sich leicht vorstellen kann: Es bleibt nicht bei dem ursprünglichen Schmerz, den dieser Pfeil auslöst, sondern der Mann *reagiert* auf den Schmerz. Er ist „traurig, beklommen, er jammert, schlägt sich stöhnend an die Brust, gerät in Verwirrung" (SN-d IV: 123). Alle Reaktionen werden in diesem Gleichnis als weitere Pfeile interpretiert, die dieser Mann nun gegen sich selbst schießt – wodurch sein *dukkha*, sein Leiden überhaupt erst entsteht. Das Gleichnis will einerseits nahelegen, dass niemand, auch kein Buddha, vor einem derartigen ersten Pfeil, der die Widrigkeiten des Lebens symbolisiert, gewappnet ist. Potenzielle Freiheit liegt allerdings darin, auf diesen ersten Pfeil nicht länger automatisch zu reagieren. Unangenehme Gefühle sind ein Teil des Lebens. Wenn es jedoch möglich ist, auf sie nicht länger in der althergebrachten Weise zu reagieren, bleibt es beim ursprünglichen Erleben und es kommt gewissermaßen kein Extraleiden hinzu.

In diesem Zusammenhang plädiert der thailändische Meditationsmeister und Mönchsgelehrte Buddhadāsa (1906–1993) dafür, zwei Begriffe zu unterscheiden: *nibbāna* und *nibbuto*:

- *Nibbāna* bedeutet Kühle (bzw. Abkühlen) und bezeichnet das Heilsziel des buddhistischen Weges: das endgültige und unwiderrufliche Enden, Lösen, Entbinden von *dukkha* (Ungenügen). „Es ist kein Ort, denn *nibbāna* ist jenseits von Zeit und Raum, jenseits von Existenz und Nichtexistenz. Es ist auch kein Zustand, denn *nibbāna* ist weder geistig noch körperlich, sondern ein *dhamma*, das der Geist verwirklichen und erfahren kann."[67] (Buddhadāsa o. J.: 157)
- *Nibbuto* ist Kühle als Erlebnisqualität. Diese Kühle taucht auf, wenn die drei grundsätzlichsten Geistestrübungen [*kilesa*] – Gier, Aversion und Nichtwissen [*lobha*, *dosa* und *moha*] – so aufgehoben sind, dass daraus kein als leidvoll erlebtes Gefühl [*dukkha-vedanā*] erwächst. „*Nibbuto* hat eine gewisse Dauer, ist aber zeitlich begrenzt. *Nibbuto* kann entweder durch Zufall oder durch Meditation entstehen. Ein jedes Mal, wenn es möglich ist, der gegenwärtigen Erfahrungen achtsam zu begegnen, ohne sich auf sie zu fixieren, ist das *nibbuto*."[68] (ebd.: 158)

Nibbāna als völliges Enden von *dukkha* (Ungenügen, Leiden) bedeutet vollkommenes Erwachen [*bodhi*]. Das ist das Ziel, die Frucht [*phala*] des Wegs [*magga*]. Doch auch, wenn wir noch nicht gänzlich erwacht sind, können wir mit der Erlebnisqualität einer wohltuenden Kühle [*nibbuto*] vertraut werden, die die Folge von *cittabhāvanā* ist. In einem jeden Moment, in dem wir achtsam sind, reagieren wir nicht blind auf unsere gegenwärtige Erfahrung, sondern haben die Chance, weise auf sie zu antworten.

Buddhadāsa (2001: 105) zufolge können wir Erfahrungen von *nibbuto* (Kühle) wie eine Probe von *nibbāna* (dem endgültigen Enden von Ungenügen und Leiden) verstehen, die uns einen authentischen Vorgeschmack darauf gibt. Nachdem wir diese Erfahrungsqualität kennengelernt haben, gilt es ihre Dauer zu verlängern und auszuweiten, zu vertiefen (hier kommt also *samādhi* (Einigung) ins Spiel), bis daraus vollkommenes *nibbāna* (endgültiges Enden von Ungenügen und Leiden) wird. *Dies* ist das Enden von *dukkha* (Ungenügen, Leiden).

4.4 Die vierte Wahrheit: *aṭṭhangika magga* (der achtgliedrige Weg)

Welche Bedingungen sind besonders förderlich für das Aufheben von *taṇhā* (Begehren) und *avijjā* (Missverständnis), also für das Kultivieren von *nibbuto* (Kühle), sodass *dukkha* (Ungenügen) schließlich endgültig enden kann [*nibbāna*]? Der Weg, den Buddha als Heilmittel für das Aufheben von *dukkha* (Ungenügen) aufzeigt, wird

67 Hervorh. im Orig.

68 Hervorh. im Orig.

als ‚mittlerer Weg' [*majjhima paṭipadā*] bezeichnet, weil er zwei Extreme meidet, die nicht zum Enden von Ungenügen und Leid führen: ein Sichgehenlassen in sinnlichem Genuss und asketische Selbstquälerei.[69]

> *„Es ist dieser edle achtgliedrige Weg, der den zur Leidensauflösung führenden Pfad bildet. Nämlich: rechte Sichtweise, rechte Absicht/Gesinnung, rechte Rede, rechtes Handeln, rechter Lebenswandel, rechte Bemühung, rechte Achtsamkeit, rechte Sammlung." (DN 22: 364) (Übers. Gäng 2002: 82)*

Bei diesem Weg handelt es sich nicht um einen Weg von aufeinander folgenden Etappen. Eher kann man sich diese Faktoren als integrale Aspekte eines Weges vorstellen, die zum Teil linear aufeinander aufbauen und zum Teil synchron miteinander wirken. Eine differenzierte Darstellung dieses Weges würde die Möglichkeiten dieser Untersuchung weit übersteigen. Deshalb stelle ich die acht Pfadglieder nur kurz vor und reflektiere in den beiden nachfolgenden Kapiteln ausführlicher die beiden letzten Pfadglieder – *sammā sati* (rechte Achtsamkeit) und *sammā samādhi* (rechte Herzenseinigung). In der folgenden Kurzdarstellung beziehe ich mich auf die Zusammenfassungen von Peter Gäng (2002: 82–89) und Bhikkhu Bodhi (2002a: 61–72). Einer vermutlich erst später eingeführten Kategorisierung zufolge werden die acht Pfadglieder in drei Kategorien unterteilt: (A) *paññā* (Weisheit), (B) sīla (Tugend) und (C) *samādhi* (Herzenseinigung):

A) *paññā* (Weisheit)

1) *Sammā diṭṭhi* (rechte Sichtweise) ist in einem gewissen Sinn das Fundament des gesamten Weges, denn unsere Sichtweise bestimmt immer unser Verständnis, was wir für richtig halten. Dementsprechend *handeln* wir. Die *fundierende rechte Sichtweise* bezieht sich vor allem auf ein richtiges Verständnis von *kamma* [Tat, Handlung], nämlich, dass die Auswirkungen unseres Handelns über die gegenwärtige Situation hinaus in die Zukunft hineinreichen. Wir ernten, was wir säen. Wenn wir verstehen, dass unser Handeln zählt, beginnen wir bewusst auf eine Weise zu handeln, in der wir das Heilsame stärken. Die *höhere rechte Sichtweise* bezieht sich auf ein Verstehen der vier edlen Wahrheiten.
2) *Sammā sankappa* (rechte Gesinnung) baut auf unserer ‚rechten Sichtweise' auf und umfasst drei Aspekte: eine entsagende Gesinnung, eine wohlwollende Gesinnung und eine friedfertige Gesinnung. Je nach Gesinnung handeln wir körperlich, sprachlich oder geistig geschickt [*kusala*] oder ungeschickt [*akusala*]. Deshalb nimmt rechte Gesinnung eine wichtige Position zwischen unserem Verständnis einer rechten Sichtweise und dem nachfolgenden dreifältigen Tugend-Teil des achtgliedrigen Weges ein.

69 Vgl. dazu Ṭhānissaro (2015a).

B) *sīla* (Tugend)

3) *Sammā vācā* (rechte Rede) bedeutet (a) sich von Lügen zu enthalten und die Wahrheit zu sprechen, (b) von verletzender Rede abzustehen und stattdessen Worte zu wählen, die zu sozialer Harmonie beitragen, (c) nicht mit harten Worten, sondern sanft zu sprechen und (d) sich vom Austausch über Unwesentliches zu enthalten und das zu sagen, was in einer Situation sinnvoll und hilfreich ist.
4) *Sammā kammanta* (rechtes Handeln) meint ein Handeln, bei dem wir (a) uns des Tötens enthalten und stattdessen mitfühlend handeln, (b) nicht stehlen, sondern ehrlich sind und (c) von sexuellem Missbrauch abstehen und verantwortlich mit unserer Sexualität umgehen. Für nicht ordinierte Laien bedeutet das ein Respektieren der jeweiligen kulturell unterschiedlichen ehelichen Rechte, für Mönche und Nonnen Zölibat.
5) *Sammā ājīva* (rechter Lebenserwerb) bedeutet, unseren Lebensunterhalt auf ehrliche Weise zu verdienen, ohne anderen zu schaden oder sie zu bekümmern. Bestimmte Erwerbstätigkeiten sollten grundsätzlich gemieden werden: Waffenhandel, Handel mit Lebewesen (Sklaven), Fleisch und berauschenden Mitteln.

C) *samādhi* (Herzenseinigung, Sammlung, Friede)

6) *Sammā vāyāma* (rechte Anstrengung) ist das Engagement, (a) noch nicht entstandene unheilsame Geisteszustände von vornherein gar nicht aufsteigen zu lassen, (b) bereits aufgestiegene unheilsame Geisteszustände zu überwinden, (c) noch nicht entstandene heilsame Geisteszustände zu kultivieren und (d) bereits entstandene heilsame Geisteszustände zu erhalten und zu festigen.
7) *Sammā sati* (rechte Achtsamkeit) ist ident mit *sati* als *indriya* (Fähigkeit, Heilssinn) und wird in SN 48:10 zweifältig definiert (Ṭhānissaro 2012: 9): Diese Definition umfasst zwei Teile: Im ersten Teil wird *sati* als Erinnerungsvermögen charakterisiert. Der zweite Teil ist ident mit der Standarddefinition von *sammā sati* im Kontext des achtgliedrigen Weges als die vier *satipaṭṭhāna* (Errichtung der Achtsamkeit): Hier wird *sati* auf vier Themen gelenkt: auf den Körper [*rūpa*], den Gefühlston [*vedanā*], das Herz, den Geist [*citta*] und die *dhammas*[70].
8) *Sammā samādhi* (rechte Herzenseinigung, rechte Sammlung, rechter Friede) ist die Kulminierung aller vorigen Pfadglieder in einer Ausprägung von *samādhi* (Herzenseinigung), wie sie durch *jhāna* (Vertiefung) gekennzeichnet ist.

Dies ist der Weg, der zum Enden von *dukkha* (Ungenügen, Leiden) führt.

---

70 Schmitthausen (2012: 294) übersetzt den äußerst komplexen Begriff *dhamma* in diesem Kontext mit „spirituell relevanten psychischen Faktoren".

5 „After Mindfulness“ … comes *samādhi*

„There are five detrimental things, that lead to the decay and disappearance of the true Dhamma. What are the five? Here the bhikkhus [monks], the bhikkhunis [nuns], the male lay followers, and the female lay followers dwell without reverence towards the Teacher ... towards the Dhamma ... towards the Sangha ... towards the training ... without reverence and defence towards samādhi. These are the five detrimental things that lead to the decay and disappearance of the true Dhamma.“

– Buddha (SN 16.15)[71]

„After Mindfulness“ ist der kritisch-ironische Titel eines Buchs von Manu Bazzano (2014a), einem Zen praktizierenden, experienziell orientierten Psychotherapeuten. Seit 2009 wurden meines Wissens sieben Fachbücher mit dem Titel „Handbook for Mindfulness“ publiziert.[72] Das Handbuch von Purser, Forbes und Burke (2016) mit dem Untertitel „Culture, Context, and Social Engagement“ ist das erste seiner Art, in dem in seiner Gesamtkonzeption ein hochkritischer Blick auf die Rezeption von Achtsamkeit in seiner Rekontextualisierung in den MBI (Mindfulness-Based Interventions) geworfen wird. In den USA kann man mittlerweile bereits von einem Massenphänomen sprechen, wie Jeff Wilson (2014) in seinem Buch „Mindful America“ aufzeigt und differenziert belegt.

Unter diesem Gesichtspunkt, so verstehe ich Bazzano, weist sein Grundgedanke ‚After Mindfulness‘ auf die kritischen Aspekte von Achtsamkeit hin und auf die damit verbundene Frage, was nun kommt. Woran Bazzano vermutlich nicht dachte – und das ist die Bedeutung, die ich diesem geliehenen Titel gebe –, ist, dass in der Reihenfolge der acht Pfadglieder nach *sammā sati* (rechte Achtsamkeit) *sammā samādhi* (rechte Herzenseinigung) kommt. Auf den Punkt gebracht: Der achtgliedrige Weg kulminiert nicht in *sammā sati*. Er kulminiert in *sammā samādhi* (rechte Herzenseinigung, rechte Sammlung, rechter Friede).

Buddhas Voraussicht im obigen Zitat, mit dem ich dieses Kapitel einleite, ist bemerkenswert: Buddha zählt fünf Dinge auf, die – wenn sie nicht länger hochgehalten werden – den Verfall seiner Weisheitslehre ankündigen. Dass Buddha in diesem Zusammenhang die drei Kleinode – Buddha, Dhamma (die Lehre) und Sangha (die Gemeinschaft) – und das Training nennt, ist gut nachvollziehbar. Dass er explizit *samādhi* (Herzenseinigung) nennt, ist jedoch wahrlich vorausblickend und weist darauf hin, dass Buddha im richtigen Verständnis von *samādhi* (Herzenseinigung) gewissermaßen das Herz von *cittabhāvanā* (Meditation) sah.

71 Zitiert aus Shankman (2008: 3). Um die Bedeutung dieser Aussage für *samādhi* hervorzuheben, habe ich den Begriff ‚concentration‘ im englischen Original durch den Pāli-Begriff *samādhi* ersetzt.

72 In chronologischer Reihenfolge: Didonna (2009), Ie, Ngnoumen, Langer (2014), Ostafin, Meier, Robinson (2015), Brown, Creswell, Ryan (2015b), Schonert-Reichl, Kimberly, Roeser (2016), Purser, Forbes, Burke (2016) und Masuda u. O'Donohue (2016).

5.1 *Sati* (Achtsamkeit)

Sati nimmt in einigen bedeutenden Kategorien der buddhistischen Psychologie einen zentralen Platz ein: Über seine Position als siebentes Pfadglied ‚rechte Achtsamkeit' [*sammā sati*] hinaus ist *sati* eine der fünf ‚Fähigkeiten' [*sati-indriya*] bzw. ‚Kräfte' [*sati-bala*] (hier kommt *sati* eine ausbalancierende Funktion zu) und das erste ‚Erwachungsglied' [*sati-bojjhanga*] (Anālayo 2010a: 62 f.).

Zunächst zur Übersetzung: Karl Eugen Neumann (1865–1915) übersetzt *sati* mit „Wachsamkeit" (SN-d), Rudolf Otto Franke (1862–1928) mit „Sichbesinnen", Erich Frauwallner (1898–1974) mit „Wachsamkeit" (Schlieter 2001: 32). Fritz Schäfer (1912–1973) übersetzt *sati* mit „Wahrheitsgegenwart" (Schäfer 2008: 45), Nyānatiloka (1878–1957) mit „Eingedenksein, Besinnung, Sich-ins-Gedächtnis-Zurückrufen, Erinnerung, Im-Gedächtnis-Bewahren, Gründlichkeit, Nichtvergesslichkeit, Achtsamkeit" (BWN: 203). Der Klassiker „Geistestraining durch Achtsamkeit" (erste deutschsprachige Auflage 1969) von Nyānaponika (1901–1994) trug dazu bei, dass ‚Achtsamkeit' heute die etablierte Übersetzung im Deutschen ist. Praktisch findet man daneben auch die Übersetzungen „Geistesgegenwart" (Anālayo 2007: 3) und „Gewahrsein" (ebd.: 23). Die englische Übersetzung von *sati* mit ‚mindfulness' geht auf den bedeutenden Gelehrten und Gründer der Pāli Text Society, Thomas William Rhys-Davis (1843–1922), zurück.

Weder die deutsche Übersetzung von *sati* mit ‚Achtsamkeit' noch die englische mit *‚mindfulness'* ist selbstverständlich, wenn wir uns ihre Bedeutung in den Veden vergegenwärtigen, also jenen autoritativen heiligen Schriften, die Buddha zu seiner Zeit vorfand. In den Veden bedeutet *sati* schlicht ‚Erinnern' (Gethin 2015: 10 f.).[73] Diese Bedeutung kommt *sati* auch in den Suttas zu. Gemeint ist hier nicht Erinnerung im Allgemeinen, sondern das Sich-Erinnern an ein Wissen, das uns dabei hilft, *dukkha* (Ungenügen und Leiden) zu beenden.[74]

Ṭhānissaro (2015b: 42) zufolge bedeutet *Erinnern* hier auf grundsätzlichster Ebene, sich daran zu *erinnern*, sich ins Bewusstsein zu *rufen* und es im Bewusstsein zu *behalten*, dass wir geschickte, heilsame [*kusala*] Qualitäten entwickeln und ungeschickte [*akusala*] Qualitäten vermeiden wollen. Im Hinblick auf unser Erinnern an

73 „Auch negativ taucht der Begriff in dieser Bedeutung auf: *mutthasati* heißt ‚vergesslich' […] und *asatiyā* wird öfter im Sinne von ‚aufgrund von Vergesslichkeit' verwendet […]." (Weber 2009: 72).

74 „Die Art von Bewusstseinszustand, in dem Erinnerung gut funktioniert, kann durch einen gewissen Grad von Weite beschrieben werden, im Gegensatz zu einem eng begrenzten Fokus. Es ist diese Weite, durch die der Geist befähigt wird, die nötigen Verknüpfungen zwischen der im gegenwärtigen Augenblick und der Information aus der Vergangenheit, an die man sich erinnern soll, herzustellen. Diese Eigenschaft offenbart sich, wenn jemand versucht, sich an ein bestimmtes Beispiel oder eine bestimmte Tatsache zu erinnern, sich jedoch umso weniger erinnert, je mehr er oder sie sich anstrengt. Wird jedoch das fragliche Problem für eine Weile beiseite gelassen, sodass sich der Geist in einem Zustand entspannter Empfänglichkeit befindet, kann man sich an die Information, die gesucht wird, plötzlich wie von selbst erinnern." (Anālayo 2010a: 61 f.)

den achtgliedrigen Weg betrachten wir also alles, was im Bewusstsein auftaucht, mit einer klaren Präferenz: Wir *erinnern* uns daran und *behalten* es im Bewusstsein, dass wir rechte Erkenntnis entwickeln wollen, rechte Gesinnung, und alle Pfadglieder bis zu rechtem *Erinnern* [*sammā sati*] und rechter Herzenseinigung. Das ist die eine Bedeutung von *sati* in den Suttas.

Die zweite Bedeutung von *sati* ist ein Gewahrsein für die gegenwärtige Erfahrung. In den Suttas werden die Erfahrungsqualitäten von *sati* häufig in Gleichnissen beschrieben: Etwa ein Mensch, der auf einer Anhöhe steht und von hier aus einen weiten Überblick über die Situation hat (Thag. 765). Dieses Gleichnis betont die Weite und Geräumigkeit im Erleben von *sati*. Oder ein Gleichnis aus der Medizin: Ein Mann wurde von einem vergifteten Pfeil getroffen. Ein geschickter Arzt schneidet zuerst mit einem Messer die Wunde um den Pfeil auf und sucht dann mit einer Sonde die Pfeilspitze, um sie entfernen und das Gift extrahieren zu können (MN 105:24). In diesem Gleichnis wird *sati* durch die Sonde symbolisiert. Mit dieser ist es dem Arzt möglich, ganz nah hinzuspüren und sich Informationen für die weitere Behandlung zu verschaffen. In diesem Gleichnis werden Erfahrungseigenschaften von *sati* wie direkte Zugewandtheit, Nähe, Schützen, kontinuierliches Dranbleiben an der Erfahrung, Ergründen ausgedrückt. Ein wichtiges Gleichnis ist das des Türstehers: Am Eingangstor einer Stadt steht ein Türsteher. Es ist seine Aufgabe, nur die Menschen passieren zu lassen, die für die Einwohner der Stadt keine Gefahr darstellen und allen anderen den Zutritt zu verwehren. Ebenso kommt *sati* die Aufgabe zu, zunächst ohne jede Wertung in eine Erfahrung hineinzuspüren, um dann zu unterscheiden: Ist es geschickt [*kusala*], mit der Aufmerksamkeit bei dieser Erfahrung zu bleiben, oder ist es ungeschickt [*akusala*]? (AN 7:63) Auch dieses Gleichnis betont die Eigenschaften Schutz, Sorgsamkeit, Unterscheiden, Prüfen. Akincano Marc Weber (2009: 75) fasst die wichtigsten Aspekte der Gleichnisse für *sati* in psychologischen Begriffen zusammen: *Sati* hat die Qualitäten:

- *„Kontinuität von Gewahrsein für sich verändernde Erfahrungsinhalte (zeitlich)*
- *Nicht-Zerstreutheit, unverwandtes Gewahrbleiben*
- *Kontinuierliches Augenmerk auf einen Bereich der Aufmerksamkeit (räumlich)*
- *Fähigkeit des losgelösten Erkennens und Gewahrwerdens*
- *Offenheit, Geräumigkeit, Perspektive, Weitsicht*
- *Hüten, Schützen, Unterscheiden, Umsicht*
- *Eifer und Effizienz*
- *Ergründend*
- *Fähigkeit zu Einstimmung und Ausgewogenheit im Bemühen*
- *Stabilität und Stille"*

Eine der bekanntesten Suttas, die die Doppelbedeutung von *sati* als Erinnerungsvermögen und Geistesgegenwart belegt, ist SN 48, in der *sati* als *indriya* (Fähigkeit, Heilssinn, Kompetenz), einer Entsprechung von *sammā sati* (rechter Achtsamkeit) in MN 10 (Ṭhānissaro 2012: 9) definiert wird:

„Da ist, ihr Mönche, der edle Jünger achtsam, ist mit höchster Geistesgegenwart begabt: Was da einst getan, einst gesagt wurde, daran denkt er, daran erinnert er sich. So wacht er beim Körper über den Körper, bei den Gefühlen über die Gefühle, beim Herzen über das Herz, bei den Erscheinungen über die Erscheinungen, unermüdlich, klar bewusst, achtsam, nach Verwindung weltlichen Begehrens und Trübsinns. Das nennt man, ihr Mönche, die Fähigkeit der Achtsamkeit." (SN-d V: 314) --- SN 48:10

Diese Definition hat zwei Teile. Im ersten Teil wird *sati* als Erinnerungsvermögen beschrieben, als Fähigkeit, sich etwas ins Bewusstsein zu rufen. In den Suttas genannte Beispiele hierfür wären etwa die Betrachtung [*anussati*] der drei Kleinode – der Buddha, die Lehre [*dhamma*] und die Gemeinschaft [*sangha*] – oder die Betrachtung der Tugend [*sīla*]. Der zweite Teil der Definition – also das ‚Wachen' „beim Körper über den Körper, bei den Gefühlen über die Gefühle, beim Herzen über das Herz, bei den Erscheinungen über die Erscheinungen" (ebd.) – ist das systematische Kultivieren von *sati* durch die vier *satipaṭṭhāna.* (Auch dafür bedarf es, dass wir uns unsere diesbezügliche Absicht in Erinnerung rufen.) *Satipaṭṭhāna* ist ein komplexer Begriff:

„The four frames of reference (satipaṭṭhāna) *are a set of teachings that show where a meditator should focus attention and how. This dual role – the 'where' and the 'how' – is reflected in the fact that the term* satipaṭṭhāna *can be explained etymologically in two ways. On the one hand, it can be regarded as a compound of* sati *(mindfulness, reference, the ability to keep something in mind) and* paṭṭhāna *(foundation, condition, source), thus referring to the* object *kept in mind as a frame of reference for giving context to one's experience. Alternatively,* satipaṭṭhāna *can be seen as a compound of* sati *and* upaṭṭhāna *(establishing near, setting near), thus referring to the* approach *(the* how*) of keeping something closely in mind, of establishing and maintaining a solid frame of reference. Scholars are divided as to which interpretation is right, but for all practical purposes they both are. The Buddha was more a poet than a strict etymologist, and he may have deliberately chosen an ambiguous term that would have fruitful meanings on more than one level. In the practice of the frames of reference, both the proper object and the proper approach are crucial for getting the proper results. In fact, [...] the taking of a proper object entails the beginning of the proper approach, and the approach ends by taking as its objects the qualities of mind developed in the course of pursuing the approach itself. In other words [...], the 'what' merges with the 'how' as the 'how' of the investigation ultimately becomes what gets investigated."*[75] *(Ṭhānissaro 2010: 88)*

Den beiden angeführten Übersetzungsmöglichkeiten entsprechend übersetzt Nyānatiloka *satipaṭṭhāna* mit „4 ‚Grundlagen' (Ausgangspunkte der Achtsamkeit (*sati* + *paṭṭhāna*), oder besser, die ‚Gewärtighaltungen' der Achtsamkeit (*sati* + *upaṭṭhāna*)" (BWN: 203). Gäng (2002: 90) übersetzt *satipaṭṭhāna* – beide Bedeutungen zusammenfassend – mit (Übungen zur) „Errichtung der Achtsamkeit". In praktischer Hinsicht kommt Ṭhānissaros Übersetzung von *satipaṭṭhāna* mit ‚Bezugsrahmen' große Bedeutung zu:

75 Hervorh. im Orig.

Es gilt, sich darin zu üben, der gegenwärtigen Erfahrung achtsam zu begegnen *und* dabei einen bestimmten Bezugsrahmen zu wählen und zu wahren. Die vier Bezugsrahmen sind der Körper [*rūpa*], der Gefühlston [*vedanā*], der Geist bzw. das Herz [*citta*] und die „spirituell relevanten psychischen Faktoren" [*dhamma*] (Schmitthausen 2010: 294). Wenn wir beispielsweise den ersten Bezugsrahmen, also den Körper [*rūpa*], wählen, bedeutet das, dass wir beim achtsamen Hinspüren auf unsere gegenwärtige Erfahrung darauf achten, wo und wie wir sie in unserem Körper erleben – und stellen andere (sich sicher aufdrängende) Bezugsrahmen dieser Erfahrung für den Augenblick bewusst auf die Seite. Das Gleiche gilt für die Bezugsrahmen des Gefühlstons [*vedanā*] oder des Geistes [*citta*] und auch für die ‚spirituell relevanten psychischen Faktoren' [*dhamma*]. Ein Beispiel hierfür wäre etwa, alles unter dem Gesichtspunkt der vier edlen Wahrheiten zu betrachten: Was ist diese gegenwärtige Erfahrung? Geht mit ihr ein Erleben von *dukkha* (Ungenügen, Leid) einher? Wenn ja, wodurch ist das bedingt? Wie kann es enden? Und letztlich die entscheidende Frage: Was kann ich nun dafür *tun*, um dieses Leiden zu beenden?

Das willentliche Aufrechterhalten eines selbstgewählten Bezugsrahmens ermöglicht es, die gegenwärtige Erfahrung in einer gewissen Perspektive zu erleben – und so ihre kognitiv-affektive Eigendynamik zu minimieren. Im Umgang mit schwierigen Emotionen kann es beispielsweise äußerst hilfreich sein, achtsam in eine Emotion hineinzuspüren und die mit ihr verbundene Geschichte, die wir uns in unseren Gedanken dazu erzählen, ganz bewusst auf die Seite zu stellen, sodass wir aufhören, uns weiter in sie hinein zu verstricken.

Damit das möglich ist, muss *sati* ganz bestimmte Eigenschaften erfüllen. Hier kommt die Unterscheidung zwischen *sati* und *sammā sati* (rechte Achtsamkeit) ins Spiel: So, wie der Begriff *sati* in den Suttas gebraucht wird, ist er für sich allein ethisch neutral. Je nachdem, *wofür* [*attha*] *sati* eingesetzt wird, bestimmt, ob es sich um *sammā* (rechte, angemessene) oder *micchā* (falsche, unangemessene) *sati* handelt (MN 117, MN 126, AN 10:108). Es ist *sati*, die es uns erlaubt, unserer gegenwärtigen Erfahrung annehmend, wach und gegebenenfalls hoch fokussiert zu begegnen. Ebenso ist es *sati*, die es etwa einem Scharfschützen ermöglicht, mit besonderer Präzision einen Menschen zu töten (Ṭhānissaro 2015b: 42). Was zeichnet also *sammā sati* (rechte Achtsamkeit) aus?

Auf allgemeiner Ebene können wir diese Frage leicht allgemein beantworten: Damit *sati* (Achtsamkeit) *sammā*, also recht, angemessen, eingegliedert in das Gesamt des achtgliedrigen Weges ist, braucht es *sammā diṭṭhi* (rechte Sichtweise), das erste Pfadglied. Wenn dieses ‚recht, angemessen' ist, sind es alle anderen auch, denn unser Verständnis einer Situation bestimmt unser Handeln.

Darüber hinaus können wir die Frage auch konkret beantworten: Im zweiten Teil der Definition von *sati* als *indriya* (Fähigkeit, Heilssinn, Kompetenz) in SN 48, also jenem Teil der wortident mit der Defintion von *sammā sati* (rechte Achtsamkeit) in MN 10 ist, wird näher ausgeführt, was *sammā sati* kennzeichnet: Da ist zunächst von einem Verweilen beim Betrachten die Rede. Dann wird eine ungewöhnliche Form der Zuwendung beschrieben und schließlich werden drei Eigenschaften von *sammā sati* (rechte Achtsamkeit) genannt. So heißt es da etwa am Beispiel von *rūpa* (Körper):

> *„Hier, ihr Mönche, verweilt ein Mönch hinsichtlich des Körpers den Körper betrachtend, unermüdlich, wissensklar und achtsam, frei von Verlangen und Betrübnis hinsichtlich der Welt.“*[76] *(MN 10.3; zitiert nach: Anālayo 2010a: 43)*

- *‚Verweilen‘* [viharati] weist im Erleben auf Dauer, also eine Zuwendung, die mit einer gewissen Kontinuität einhergeht.
- *‚Betrachten‘* [*anupassati*] setzt sich aus dem Verb ‚Sehen‘ [*passati*] und der verstärkenden Vorsilbe *anu* zusammen, meint also ein wiederholtes Ansehen, ein ganz genaues Beobachten (Anālayo 2010a: 43).
- *‚Hinsichtlich des Körpers den Körper betrachtend‘* [*kāye kāyānupassī*] ist eine im Deutschen ungewöhnliche Redewendung. Gemeint ist mit ihr eine besonders unmittelbare Erfahrung (Anālayo 2010a: 46).
- *‚Unermüdlich‘* [*atāpi*] meint einen anhaltenden Krafteinsatz (Anālayo (2010a: 50).
- *‚Achtsam und wissensklar‘* [*sati sampajañña*]: *Sati* ist das Wissen von der gegenwärtigen Erfahrung. *Sampajañña* erlaubt es zu wissen, was gerade geschieht, und sich dabei zugleich des Kontextes der augenblicklichen Situationen klar bewusst zu sein (Anālayo 2010a: 52 f.).
- *‚Frei von Verlangen und Betrübnis hinsichtlich der Welt‘* [*vineyya loke abhijjhādomanassaṃ*] weist auf das Kultivieren einer inneren Ausgeglichenheit in der Meditation (Anālayo 2010a: 81).

5.2 *Samādhi* (Herzenseinigung)

Wir brauchen uns nur zu vergegenwärtigen, wie häufig der Begriff *samādhi* (Herzenseinigung) in den Suttas und überhaupt im Pāli-Kanon auftaucht, um seine Bedeutung zu erahnen: *Samādhi* (Herzenseinigung) ist das achte, ‚krönende‘ Pfadglied [*sammā samādhi*]. Es ist der Überbegriff für den dritten Übungsbereich [*sikkhā*] des Weges – also seine Glieder ‚rechte Anstrengung‘ [*sammā vāyāma*], ‚rechte Achtsamkeit‘ [*sammā sati*] und ‚rechte Herzenseinigung‘ [*sammā samādhi*] –, eine der fünf ‚Fähigkeiten‘ [*samādhi-indriya*] bzw. ‚Kräfte‘ [*samādhi-bala*]; und es ist ein ‚Erwachungsglied‘ [*samādhi-bojjhanga*] (Shankman 2008: 6).

> *„Samadhi is the mind concentrated and unified. Ordinary concentration alone does not lead to liberating understanding, merely suppressing the hindrances and leading to temporary experiences of deep peace and well-being lasting as long as the concentration is maintained. Of the many forms of concentration, it is 'right concentration' (Pāli: sammā samādhi) of the Noble Eightfold Path that is of importance in Buddhist meditation. Right*

---

76 *„Idha, bhikkhave, bhikkhu kāye kāyānupassī viharati ātāpī sampajāno satimā, vineyya loke abhijjhādomanassaṃ“ (MN 10.3).*

concentration is a special kind of concentration, incorporating and supported by other factors, including mindfulness. Unless clearly stated otherwise, we should assume that when the suttas refer to concentration, they are referring to right concentration. It is right concentration that is essential for the deeper attainments in meditation and that, in and of itself, is a cause and condition for liberating insight. " (Shankman 2008: 6)

Samādhi bedeutet wörtlich „Fest-zusammengefügt-Sein" (BWN: 191). Nyānatiloka (ebd.) übersetzt den Begriff mit „Sammlung, Konzentration", Mylius mit „Versenkung, Konzentration, Andacht, Meditation" (BWM: 348), Rhys Davids schlicht mit „concentration" (PED: 759). Etabliert hat sich als Übersetzung ‚Konzentration' bzw. *concentration*.

Diese Übersetzung führt in meinem Verständnis allerdings leicht in die Irre: Unter ‚Konzentration' verstehen wir im Allgemeinen eine Verfassung, in der wir die Aufmerksamkeit auf etwas Bestimmtes fokussieren, während wir das, was außerhalb dieses Fokus liegt, ausblenden. Es gibt zwar eine bestimmte Qualität von *samādhi*, die man so beschreiben könnte. Doch im Grunde genommen zeichnet sich das Erleben von *samādhi* durch Weite und Geräumigkeit aus. Außerdem verstehen wir unter Konzentration etwas willentlich Verfügbares. Und das ist *samādhi* – in den Suttas – eindeutig nicht. Ähnlich problematisch ist meines Erachtens die Übersetzung von *ekaggatā*, einem Synonym von *samādhi*, mit ‚Einspitzigkeit'. Zur Übersetzung beider Begriffe merkt Schäfer (2008: 53 f.) an:

„*Ekaggatā ist mit ‚Einspitzigkeit' ebenso missverständlich übersetzt wie* samādhi *mit ‚Konzentration'. Beides erweckt den Eindruck von angestrengter Zugespitztheit und Schärfe (‚mühsamer Unterdrückung'). Das ist das Gegenteil des Wohls des von der Enge und Vielfalt gelösten, sanft, weit und eins gewordenen Herzens.*"

Aus diesem Grund übersetze ich *samādhi* mit „Herzenseinigung" (ebd.) und „Friede" (Hecker) und *ekaggatā* mit „Einswerdung des Herzens" (Schäfer 2008: 53).

Ein Werk, das großen Einfluss auf das Meditationsverständnis im Theravāda und auf die Meditationstheorie in den MBI hatte und hat, ist der Visuddhimagga (Weg zur Reinheit). Das ist ein nachkanonisches Werk, das von Buddhaghosa im 5. Jahrhundert verfasst wurde. *Samādhi* (Herzenseinigung) wird in den Suttas und im Visuddhimagga sehr verschieden, zum Teil konträr, verstanden.

Ein kurzer historischer Überblick: Buddha lehrte im 5. Jahrhundert v. u. Z. Nachdem seine Lehrreden mündlich überliefert wurden, wurden sie in den Suttas niedergeschrieben und in Nikāyas zusammengefasst (4.–2. Jahrhundert v. u. Z.). Diese wurden später im Abhidhamma in hochabstrakter Form interpretiert und systematisiert (2. Jahrhundert v. u. Z.–5. Jahrhundert). Sowohl die Suttas als auch der Abhidhamma wiederum wurden in den sogenannten ‚Kommentaren' ausgelegt.

Der Visuddhimagga selbst gehört nicht zu diesen ‚Kommentaren', beeinflusste jedoch in großem Ausmaß die später verfassten ‚Unterkommentare' zu den ‚Kommentaren' (Shankman 2008: 53). Für die vorliegende Untersuchung ist hervorzuheben, dass der Visuddhimagga großen Einfluss auf Ledi Sayadaw (1846–1923) hatte, jenen burmesischen Mönchsgelehrten, dessen Werk die moderne burmesische ‚Only Mindfulness'-Rezeption begründete (Braun 2013: 137–144).[77]

Zwischen Buddhas Lehrtätigkeit und Buddhaghosas Visuddhimagga liegt etwa ein Jahrtausend. Worin bestehen die Unterschiede im Verständnis von *samādhi* (Herzenseinigung)? Zunächst zur Gemeinsamkeit: In beiden Kontexten wird *samādhi* als Bewusstseinsqualität definiert, in der die fünf *nīvaraṇa* [Hemmnisse, Hindernisse] überwunden bzw. aufgehoben sind. Die *nīvaraṇa* kann man sich als schwierige Geisteszustände vorstellen, die uns in der Meditation immer wieder ablenken und die Aufmerksamkeit auf sich ziehen. Sie sind: *kāmachanda* (Sinneslust), *vyāpāda* (Aversion), *thīnamiddha* (Stumpfheit und Mattheit), *uddhaccakukkucca* (Aufgeregtheit und Gewissensunruhe) und *vicikicchā* (Zweifel).

Ein zentraler Unterschied im Verständnis von *samādhi* (Herzenseinigung) in den Suttas und dem Visuddhimagga liegt in der *Interpretation*, wie das Überwinden bzw. Aufheben der fünf *nīvaraṇa* [Hemmnisse] aufgefasst wird: In den Suttas beschreibt *samādhi* (Herzenseinigung) ein Bewusstsein, das mit einer gewissen Dauer einhergeht (AN 5:51). Dieser Zustand wird als *Wirkung* richtiger Meditationspraxis verstanden. Wenn dieser Zustand *ganz* stabil ist, wird er als *jhāna* (Versenkung) bezeichnet. Im Visuddhimagga unterscheidet Buddhaghosa drei Ausprägungen von *samādhi* (Herzenseinigung): *khanika-samādhi* (momentanes *samādhi*), *upacāra-samādhi* (angrenzendes *samādhi*) und *appanā-samādhi* (*jhāna*/Versenkung). Dabei bezeichnet *khanika-samādhi* (momentanes *samādhi*) ein Bewusstsein, in dem das Herz bzw. der Geist [*citta*] *momentan* gesammelt ist, wie im Alltag eines in Meditation nicht geschulten Menschen (Shankman 2008: 56). *Appanā-samādhi* wird mit *jhāna* (Versenkung) gleichgesetzt. Und *upacāra-samādhi* (an *jhāna* (Versenkung) angrenzendes – *samādhi*) bezeichnet den Übergangsbereich zwischen diesen beiden Ausprägungen von *samādhi* (ebd.: 56 f.).

Jhāna (Versenkung) – also *vollkommen* stabiles *samādhi* (Herzenseingung) – manifestiert sich nicht sofort in voller Ausprägung. Wenn wir uns beispielsweise darum bemühen, unser Atmen kontinuierlich achtsam zu erleben, gibt es Bewusstseinsbereiche, in denen *sati* ziemlich, doch nicht vollkommen stabil ist. In dieser Verfassung ist das Erleben dermaßen unmittelbar, dass es mit einem direkten Wissen einhergeht, was wir gerade tun. Und wir verfügen über die Entscheidungsfreiheit, ob wir einen im Bewusstsein auftauchenden Gedankenimpuls sich entfalten lassen wollen oder nicht. Im Vergleich zum Alltagsbewusstsein ist das folglich bereits ein deutlich veränderter Bewusstseinszustand, der sich durch Stille, Klarheit, Gelöst-

77 Zur Überlieferung: Ledi Sayadaw beeinflusste U Nārada (1911–1993), bekannt als Mingun Sayadaw. U Nārada war der Lehrer von Mahasi Sayadaw (1904–1982) (Braun 2013: 6), der in Rangoon jene Methode des Benennens lehrte, die Joseph Goldstein und Sharon Salzberg bei ihm, seinem in Bodhgaya/Indien lehrenden Schüler Munindraji und seinem Sukzessor U Pandita lernten. Joseph Goldstein schließlich ist jener Meditationslehrer, der Jon Kabat-Zinn (den Begründer von MBSR), und Zindel V. Segal, Mark G. Williams und John D. Teasdale (die Begründer von MBCT), ‚Achtsamkeitsmeditation' lehrte.

heit und ein tiefes Wohlgefühl auszeichnet. Auch in dieser Verfassung gibt es viele Abstufungen. Für diese Ausprägung von *samādhi* (Herzenseingung) einen Begriff einzuführen – *upacāra-samādhi* (an *jhāna* (Versenkung) angrenzende Einigung) –, verstehe ich als sinnvolle terminologische Erweiterung des Begriffsspektrums von *samādhi* in den Suttas.

Doch Buddhaghosas Einführung des Begriffs *khanika-samādhi* (momentanes *samādhi*) ist – aus Sicht der Suttas – fragwürdig. Im Meditationsverständnis der Suttas verfügen wir nicht über ein augenblickliches „Fest-zusammengefügt-Sein" (BWN: 191). Was in unserem Einflussbereich liegt, ist die *Intention* [*cetanā*], auf eine geschickte [*kusala*] Weise achtsam zu sein [*sati*] – und nicht mehr. Wenn es uns möglich ist, diese Intention umzusetzen, sind wir *momentan* achtsam, und das geht für *diesen* Augenblick mit einer gewissen Unabgelenktheit einher. Diese bereits als eine Form von *samādhi* (Herzenseingung) zu kategorisieren, weicht somit die begriffliche Unterscheidung zwischen *sati* und *samādhi* (Herzenseinigung) auf.

Ein weiterer Unterschied im Verständnis von *samādhi* (Herzenseinigung) in den Suttas und dem Visuddhimagga ist die verschiedene Interpretation von *ekaggatā* (Einswerdung des Herzens): Gemeinsam ist beiden Sichtweisen die Auffassung, dass *ekaggatā* (Einswerdung des Herzens) eine gewisse Unabgelenktheit bezeichnet:

> *„This key feature of samādhi, an undistracted singleness of mind, is understood in at least a couple of different ways. Some view it as an exclusive focus on a single object, while others as a broader state of awareness in which the mind remains steady and unmoving, yet aware of a wide range of phenomena around the meditation object. The Pāli term usually rendered as 'one-pointedness of mind,'* cittass ekaggatā, *can be alternatively translated as 'unification of mind.' These two terms, 'one-pointedness' and 'unification of mind,' are often used synonymously, but can also have different connotations. A one-pointed mind rests firmly and steadily fixed on the object of its attention. [...] Concentration can ultimately be strengthened so that it will not waver from the object of its attention at all, to the point that no awareness of any other experience can arise. A mind concentrated in this way is called 'one-pointed' because it is totally focussed and fixed at one point on a single object.*
>
> *A unified mind is also settled and undistracted, although not necessarily firmly focussed on a single point. Rather than fixing the attention solely on one object or experience, the mind itself becomes still. All its faculties are brought together and integrated, remaining settled, unwavering, and clearly aware as a wide range of changing experiences unfold. In this case the mind itself is unmoving, but not the flow of experience." (Shankman 2008: 4)*

Es macht einen grundlegenden Unterschied, ob wir *ekaggatā* als „one-pointedness of mind" oder als „unified mind" übersetzen (ebd.):[78] *Ekaggatā* als ‚geeintes' Herz [*citta*] – Schäfer (2008: 53) übersetzt das mit „Einswerdung des Herzens" – umfasst auch die Bedeutung von *ekaggatā* als ‚one-pointedness' (Einspitzigkeit), kann jedoch auch andere Konnotationen beinhalten (Shankman 2008: 42). Am Beispiel

78 Vgl. dazu: Ṭhānissaro Bhikkhu (Geoffrey DeGraff) (o. J.): How Pointy is One-pointedness?

der Ānāpānasati-Meditation, dem Kultivieren von *sati* während des Ein- und Ausatmens, kann das gut veranschaulicht werden: Wenn wir *sati* mit ‚Einspitzigkeit' auf das Atmen lenken, erleben wir das Atmen in einem ganz kleinen Teil des Körpers, beispielsweise in den Nasenflügeln. Wir stabilisieren die Aufmerksamkeit an dieser Stelle und sind uns hier der Atemempfindungen gewahr, während die Luft vorbeizieht. Wenn wir das Ein- und Ausatmen mit einem ‚geeinten Herz', einem ‚eins werdenden Herz' achtsam erleben, kann das jedoch auch bedeuten, dass wir uns beim Atmen unseres ganzen Körpers gewahr sind. Dass *ekaggatā* besser mit ‚Einswerdung' übersetzt werden sollte, geht in meinem Dafürhalten etwa aus der Ānāpānasati-Sutta hervor, in der es in der dritten Stufe der Anweisung heißt: „Man übt sich darin: ‚Indem ich des ganzen Körpers gewahr bin, atme ich ein. Indem ich des ganzen Körpers gewahr bin, atme ich aus.'" (MN 118: 18; in Rosenberg 2002: 277)

In der Ānāpānasati-Sutta wird explizit der ganze Körper erwähnt. Manchmal kann es jedoch auch hilfreich sein, die Aufmerksamkeit tatsächlich wie einen Laserstrahl zu bündeln, entweder um sich angesichts einer schwierigen Emotion wieder zu zentrieren oder ein bestimmtes Phänomen ganz genau zu untersuchen. Es hängt immer vom Kontext ab, welche Qualität von *ekaggatā* (Einswerdung) in einer bestimmten Situation hilfreicher ist. Dennoch kann man hier etwas verallgemeinern. Dazu Ṭhānissaro:

> *„One of the drawbacks of concentration that's too one-pointed is that you're blocking out many areas of your experience, which means that a lot of things can hide away in the areas you're blocking out. If, however, you develop more of a 360-degree awareness of the body, you're more likely to be conscious of the more peripheral events in the mind. Also, if the awareness is a whole-body awareness, it's a lot easier to maintain the state of concentration as you open your eyes and move around. […] If you have only one point that you're totally focussed on, then as soon as you move from that one point, your concentration is destroyed. But if you've got the whole body as your framework, and you're constantly mindful of this framework, events can come through and go out, leaving the framework undisturbed." (Ṭhānissaro in Shankman 2008: 124)*

Unabhängig davon, welche Form von *ekaggatā* (Einswerdung) in einer konkreten Situation am hilfreichsten ist – *samādhi* (Herzenseinigung) entsteht, wenn die fünf *nīvaraṇa* [Hemmnisse] überwunden bzw. aufgehoben werden. In diesem Zusammenhang gibt es einen wichtigen Zusammenhang, der in den Suttas ein regelmäßiges Thema ist: Ein tiefes Wohlgefühl [*sukha*] ist eine unverzichtbare Bedingung für *samādhi* (Herzenseinigung):[79]

---

79 Exemplarisch führe ich hier vier weitere Bedingungszusammenhänge an, in denen immer *sukha* (Wohlgefühl) die Bedingung für *samādhi* (Herzenseinigung) ist: 1) Vertrauen [*saddhā*] → Freude [*pāmojja*] → Verzückung [*pīti*] → Seelenfrieden, Gestilltheit [*passaddhi*] → Wohlbefinden, Glück [*sukha*] → geistige Sammlung [*samādhi*] → Wissen und Schauen der (Dinge in ihrer) Wirklichkeit [*yathābhūtañāṇadassana*] → Entzauberung [*nibbidā*] → Verschwinden [*virāga*] → Erlösung [*vimutti*] → Wissen von der

„Weltliche Begierde hat er verworfen; mit einem von Begierde freien Geiste verweilt er, von Begierde läutert er seinen Geist. Zorneserregung hat er verworfen, haßlosen Geistes verweilt er; zu allen lebenden Wesen und Geschöpfen von Wohlwollen und Mitgefühl erfüllt, läutert er seinen Geist von Zorneserregung. Stumpfheit und Mattheit hat er verworfen, frei von Stumpfheit und Mattheit verweilt er; lichten Geistes, achtsam, klarbewusst läutert er seinen Geist von Stumpfheit und Mattheit. Aufgeregtheit und Gewissensunruhe hat er verworfen, ohne Aufregung verweilt er, innerlich im Geiste gestillt, läutert er seinen Geist von Aufgeregtheit und Gewissensunruhe. Den Zweifel hat er verworfen, dem Zweifel entronnen verweilt er, ohne Schwanken im Guten läutert er seinen Geist vom Zweifel. Während er so diese fünf Hemmungen (nīvaraṇa) in sich aufgehoben erkennt, wird er freudig bewegt. Freudig bewegt wird er heiter. Heiteren Herzens wird der Körper beschwichtigt. Körperbeschwichtigt fühlt er sich wohl. Sich wohl fühlend wird sein Geist einig. So gewinnt er, gar fern von Begierden, fern von unheilsamen Dingen, in sinnend gedenkender ruhegeborener seliger Verzückung, die Weihe der ersten Schauung." (DN 1:6; DN-d: 112)

Die stets hier wiederkehrende Bedingungsabfolge ist: Überwinden der fünf *nīvaraṇa*[80] *[Hemmnisse]* → *pāmojja* (Freude) → *pīti* (Heiterkeit) → *sukha* (Wohlgefühl) → *samādhi* (Herzenseinigung) → erstes *jhāna* (Versenkung).

Pāmojja (Freude), *pīti* (Entzücken, Heiterkeit) und *sukha* (Wohlgefühl) sind demzufolge drei spezifische, zutiefst angenehme Emotionen, die erstens eine *Folge* des Überwindens der fünf *nīvaraṇa* (Hemmnisse) sind – das sagt etwas über ihr Wesen aus – und zweitens eine *Bedingung* für *samādhi* (Herzenseinigung) sind: Ohne *sukha* (Wohlgefühl) kein *samādhi* (Herzenseinigung). Weil *sukha* die unmittelbare Bedingung für *samādhi* ist, gilt es dieses besondere Wohlgefühl zu verstehen.

Dafür bedarf es einer kurzen Erläuterung der Bedeutung von Glück [*sukha*] in der buddhistischen Psychologie: Glück ist das, was explizit angestrebt wird. So wird etwa der edle achtgliedrige Weg auch als der zum Glück führende Weg [*sukhasamvattanikā patipadā*] bezeichnet (Anālayo 2012b: 98). Anālayo (ebd.) zufolge können wir in Anlehnung an „die Unterscheidung angenehmer Gefühle in ‚weltliche', *sāmisa,* und ‚überweltliche', *nirāmisa* […] (MN I 59)" zwischen drei Formen des Glücks differenzieren:

Vernichtung (der weltlichen Einflüsse) [*asavakkhaye ñana*] (SN 12.23). 2) Eingedenksein [*anussati*] → weder von Gier, Hass oder Verblendung umsponnen [*rāgapariyuṭṭhitaṃ (dosapariyuṭṭhitaṃ, mohapariyuṭṭhitaṃ) cittaṃ hoti*] → recht gerichteter Geist [*ujugatamevassa tasmiṃ samaye cittaṃ*] → Begeisterung (für das Ziel und die Lehre) → Freude [*pāmojja*] → Verzückung [*pīti*] → Seelenfrieden, Gestilltheit [*passaddhi*] → Wohlbefinden, Glück [*sukha*] → Herzenseinigung [*samādhi*] (AN 6:10). 3) heilsame Sitten [*kusala sīla*] → Freiheit von Reue [*avippaṭisāra*] → Freude [*pāmojja*] → Verzückung [*pīti*] → Seelenfrieden, Gestilltheit [*passaddhi*] → Wohlbefinden, Glück [*sukha*] → Herzenseinigung [*samādhi*] (AN 10.1). 4) gründliches Erwägen [*yoniso manasikāra*] → Freude [*pāmojja*] → Verzückung [*pīti*] → körperbeschwichtigt [*kāyo passambhati*] → Wohlbefinden, Glück [*sukha*] → Herzenseinigung [*samādhi*] (DN 34.9).

80 Diese sind: weltliche Begierde, Zorneserregung, Stumpfheit und Mattheit, Aufgeregtheit und Gewissensunruhe, Zweifel.

„Weltliche Manifestationen des Glücks sāmisa sukha, *entstehen in Bezug auf Sinnesvergnügen. Überweltliche Manifestationen des Glücks,* nirāmisa sukha, *entstehen während der meditativen Sammlung. Die Arten von Glück, welche noch überweltlicher als die überweltlichen sind,* nirāmisā niramisatara sukha, *repräsentieren die von den* Arahants *erlebte Freude, wenn sie auf ihre geistige Freiheit von den Verunreinigungen zurückblicken (SM IV 235).“ (ebd.)*

Die erste Art von Glück, weltliche Freude, ist das Glück, das wir schon unzählige Male fühlten, wenn wir unserem auf Sinnesfreuden orientierten Begehren folgten und in größerem oder kleinerem, kürzerem oder längerem Ausmaß, eine Erleichterung erlebten. In der buddhistischen Psychologie wird der relative Wert sinnlicher Freuden anerkannt (MN 75.12). Und es werden Möglichkeiten aufgezeigt, auf eine weise und mitfühlende Weise in dieser Welt der Sinne glücklich zu leben. Doch der Stress, der dem letztlich vergeblichen Festhalten unbeständiger Freuden innewohnt, wird in aller Deutlichkeit hervorgekehrt: „Freund, der Erhabene hat gesagt, dass sinnliche Vergnügen kaum Befriedigung bringen, aber voll Stress, Verzweiflung und großen Nachteilen sind.“ (AN 5:75.3; ANA: 194) Das ist der Grund, warum Buddha seinen Weg als mittleren Weg bezeichnet: Nicht nur selbstquälerische Askese gilt es zu meiden, auch ein Sichgehenlassen in Sinnesfreuden:

„Das eine Extrem ist das Sichgehenlassen in den Sinnesfreuden und der Versuch, die Qual der Enttäuschung im Befriedigen der Sehnsüchte zu vergessen. Dieser Ansatz bringt zwar Vergnügen, aber die dadurch erlebten Freuden sind grob, vergänglich und mit wahrer Zufriedenheit nicht zu vergleichen.“ (Bodhi 2002b: 20)

Das Problem, das dem sinnlichen Glück innewohnt, ist sein Suchtcharakter. Was wir als Sucht begreifen, ist eine Frage der Perspektive. Einem psychiatrischen Manual zufolge mögen wir nur statistisch relevante Abweichungen von der Norm als ‚suchtkrank‘ klassifizieren. Aus der Perspektive der buddhistischen Psychologie hingegen ist die Norm[81] selbst suchtkrank – und zwar nach angenehmen sinnlichen Erfahrungen: In MN 75.15–17 vergleicht Buddha einen in sinnlichen Freuden Glück suchenden Menschen mit einem Leprakranken, der seine Wunden über dem Feuer verätzt und dadurch kurz Linderung erfährt. Doch das Ausätzen führt dazu, dass sich die Wunden weiter entzünden und seine Lage verschlimmern.

Im Vergleich zu dieser Art eines kurzfristigen Wohlgefühls [*sukha*], das aufgrund des Erfüllens sinnlichen Begehrens entsteht, ist das Glück von *samādhi* (Herzenseinigung) ein gänzlich anderes, weil es (negativ formuliert) seine Herkunft dem Loslassen der Fixierung auf dieses Begehren verdankt bzw. (positiv formuliert) einer Zunahme an „Fest-zusammengefügt-Sein“ (BWN: 191). In der buddhistischen Psychologie, wie sie uns in den Suttas begegnet, ist das Kultivieren von *samādhi* (Herzenseinigung) kein Luxus, sondern unverzichtbar:

81 Gemeint ist die Norm im Sinne der Mitte der Gauß'schen Verteilungskurve.

„The Buddha once said that even though you may have a right understanding about the drawbacks of sensuality, if you don't have access to the kind of pleasure and rapture that jhana can provide, you're always going to be tempted to go back. So mere insight on its own isn't enough to pull you away from those temptations. You need something else – something stronger and more visceral – to provide the mind with a sense of wellbeing. This is what right concentration provides." (Ṭhānissaro 2015b: 73)

Der entscheidende Punkt im vorliegenden Zusammenhang ist:

- Diese Qualität eines tiefen Wohlgefühls [*sukha*] entsteht nicht erst, *nachdem* unser Geist besser gesammelt ist. Sie entsteht *zuvor* und ist sogar seine unmittelbare Bedingung.
- Diese Qualität eines tiefen Wohlgefühls [*sukha*] ist in einem gewissen Sinn direkt vor unseren Augen. Doch wir übersehen sie so leicht, weil sich die Aufmerksamkeit immer wieder in den fünf *nīvaraṇa* (Hemmnisse) verliert und wir das so gewohnt sind. Insofern können wir es so verstehen, dass die Hemmungen etwas Heilsames am Entstehen hindern, das sich ganz natürlich entfaltet, wenn sie wegfallen.

Tatsächlich ist es so, dass wir dieses Wohlgefühl [*sukha*] jedes Mal bewusst spüren *und genießen* können, wenn wir uns von einer Fixierung lösen, wie der thailändische Meditationsmeister und Mönchsgelehrte Ajahn Buddhadāsa (2001: 105) immer wieder betonte.[82]

6 *Samatha* (Gemütsruhe) und *vipassanā* (Hellblick)

> *„Für eine Person, die Wohlgefühl empfindet, gibt es keine Notwendigkeit für den Willensakt: ‚Möge sich mein Geist sammeln.' Es liegt in der Natur der Dinge, dass sich der Geist einer Person, die Wohlgefühl empfindet, sammelt."*
> *– Buddha (AN 11:2; in ANA: 467)*

Sowohl nach den Suttas als auch dem Abhidhamma, den Kommentaren und seinen Subkommentaren, spielen *sati* (Achtsamkeit) und *samādhi* (Herzenseinigung) eine zentrale Rolle beim Kultivieren von *vipassanā* (Hellblick) und *samatha* (Gemütsruhe). Allerdings gibt es verschiedene Auffassungen darüber, was das konkret

82 Hecker (2010: 14) zitiert in diesem Zusammenhang eine brieflich mitgeteilte Erfahrung Paul Debes' von einem „Sammetgefühl", das er der „angrenzenden Sammlung" zuordnet: „Wir müssen beim Wohl unterscheiden zwischen der Ursache, durch die das Wohl kommt, und der Stätte, wo wir das Wohl empfinden. Das körperliche Sammetgefühl bei der angrenzenden Sammlung hat zwar seine Stätte im Körper, aber hat keine sinnliche Ursache. Es ist nicht aus Begehren entstanden. Es ist, wie die Einführungsreihe des Erwachten zu den Schauungen zeigt, aus der Heiterkeit des Herzens entstanden. Von da her wird der Körper beschwichtigt und entsteht das Wohlgefühl."

bedeutet: In den Suttas sind *samatha* (Gemütsruhe) und *vipassanā* (Hellblick) *Orientierungen* in der Meditation (Sujato 2010: 34–43). In der Visuddhimagga werden sie als *hintereinander* praktizierte Meditations*wege* interpretiert. D. h., zuerst wird ein hohes Ausmaß an *samādhi* (Herzenseinigung) im Meditationsweg von *samatha* (Gemütsruhe) entwickelt und dann der Meditationsweg *vipassanā* (Hellblick) eingeschlagen, auf dem *samādhi* (Herzenseinigung) eine Nebenrolle spielt (Shankman 2008: 55). Im „*vipassana*-only movement" (King 2016: 27), wie es uns beispielsweise bei Mahasi Sayadaw (1904–1982) begegnet, wird *samatha* (Gemütsruhe) auf das Kultivieren von *khanika-samādhi* (momentanes *samādhi*) und *upacāra-samādhi* (angrenzendes *samādhi*) beschränkt (Nyānaponika 1979: 74 f.). *Im sich hier zeigenden Meditationsverständnis – und das ist ein Merkmal der ‚Nur-Achtsamkeits-Bewegung' – spielt eine bewusste Sensibilisierung und Verfeinerung des Fühlens von* sukha *(tiefes Wohlgefühl) keine Rolle (mehr).* Meditierende werden instruiert, nachdem sie ein Mindestausmaß an *samatha* (Gemütsruhe, psychischer Stabilität) entwickelt haben, sofort *vipassanā* (Hellblick) zu kultivieren. Das geschieht durch das achtsame Betrachten aller Phänomene als *anicca* (unbeständig), *dukkha* (letztlich unverlässlich) und *anattā* (ohne substanziellen Kern). Demgegenüber wird in den Suttas das Zusammenspiel von *samatha* (Gemütsruhe) und *vipassanā* (Hellblick) folgendermaßen aufgefasst (Sujato 2010: 34–43):

- Die Orientierung auf *samatha* (Gemütsruhe) bedeutet, bewusst innere Ruhe, Balance und Stabilität anzustreben. Dies geschieht durch das Nähren eines tiefen heilsamen Wohlgefühls [*sukha*], das nicht durch einen äußeren Anlass ausgelöst wird, sondern in der Meditation natürlich-organisch durch ein achtsames Zuwenden und dem damit einhergehenden Loslassen von einschränkenden Fixierungen entsteht.
- Die Orientierung auf *vipassanā* (Hellblick) bedeutet, die Intention [*cetanā*] aufrechtzuerhalten, alle Phänomene in ihrer Unbeständigkeit [*anicca*], ihrem Ungenügen [*dukkha*] und ihrer Wesenskernlosigkeit [*anatta*] zu erkennen. Es ist diese sich schrittweise entfaltende Erkenntnis [*vipassanā*], die es nach und nach ermöglicht, ein befreiendes Verständnis [*paññā*] der vier *ariyasacca* (edle Wahrheiten) zu entwickeln und *nibbāna* (das vollkommene Enden von Leiden) zu verwirklichen.

> *„The Buddha never told people to 'do' vipassanā. He said do jhāna, and he describes vipassanā and samatha not as two separate techniques but as two qualities of mind that you bring to the practice so you can get into jhāna. Once you've mastered jhāna, the jhāna will make your samatha and vipassanā stronger, more precise. There's no clear line between a mindfulness practice, a concentration practice, and an insight practice. Some people go more naturally toward samatha or vipassanā, but you need both." (Ṭhānissaro in Shankman 2008: 123)*

Beide Orientierungen unterstützen einander in der Meditation wechselseitig. Ein bekanntes Gleichnis dafür ist das Gleichnis von der Axt (Sujato 2010: 38):[83] Eine brauchbare Axt sollte zwei Eigenschaften erfüllen: Sie sollte scharf sein. Ebenso sollte sie Masse und damit Wucht haben. Wenn eine dieser beiden Eigenschaften fehlt, ist es nicht möglich, mit dieser Axt einen Baum zu fällen. Im einen Extremfall mag die Axt scharf wie ein Rasiermesser sein, im anderen schwer wie ein Hammer. Doch eine gute Axt hat beide Eigenschaften. In diesem Gleichnis wird die Schärfe der Axt der Schärfe der Erkenntnis gleichgesetzt – genau genommen dem Weisheit [*paññā*] ermöglichenden Hellblick [*vipassanā*]. Das Gewicht der Axt symbolisiert den Aspekt der Ruhe und Stabilität [*samatha*]. Ebenso braucht es beim Meditieren beide Eigenschaften: Umso ruhiger und stabiler unser Herz/Geist [*citta*] wird, desto leichter bewahren wir auch in herausfordernden Situationen die Balance. Ebenso gilt: Umso klarer wir (letztlich die vier edlen Wahrheiten) erkennen [*vipassanā*], desto leichter fällt uns das Loslassen von Fixierungen, was wiederum *samatha* (die Gemütsruhe) vertieft.

Wie im letzten Unterkapitel bereits dargelegt, ist die unmittelbare Bedingung für das Entstehen von *samādhi* (Herzenseinigung) ein tiefes Wohlgefühl [*sukha*]. *Dieses entsteht nicht durch eine sinnliche Befriedigung, sondern durch das Loslassen von Fixierungen aufgrund einer achtsamen Zuwendung zur gegenwärtigen Erfahrung.* Wenn wir dieses Wohlgefühl spüren, erleben wir es deutlich *körperlich*. Außerdem spüren wir ein geradezu instinktives Begehren [*taṇhā*] nach ihm und erkennen, dass wir mit der Aufmerksamkeit gern bei ihm bleiben und es auskosten wollen. Hier kann leicht der Eindruck entstehen, es würde sich um ein ‚weltliches Glück' [*sāmisa sukha*] handeln, das wir besser meiden sollten. Doch das wäre ein großer Irrtum. Ich beziehe mich auf DN 2.3, um das zu verdeutlichen:

> *„Während er so diese fünf Hemmungen (nivarana) in sich aufgehoben erkennt, wird er freudig bewegt. Freudig bewegt wird er heiter. Heiteren Herzens wird der Körper beschwichtigt. Körperbeschwichtigt fühlt er sich wohl. Sich wohlfühlend wird sein Geist einig. So gewinnt er, gar fern von Begierden, fern von unheilsamen Dingen, in sinnend gedenkender ruhegeborener seliger Heiterkeit, die Weihe der ersten Schauung. Diesen Leib da durchdringt und durchtränkt er nun, erfüllt ihn und sättigt ihn mit ruhegeborener seliger Heiterkeit, so dass nicht der kleinste Teil seines Körpers von ruhegeborener seliger Heiterkeit ungesättigt bleibt." (DN-d: 49f.)*

In der hier genannten Bedingungsreihe können wir wieder die in den Suttas häufig auftauchende Abfolge von fünf „Kerngliedern" erkennen, die zu *samādhi* (Herzenseinigung) hinführt (Hecker 2010: 265): *pāmojja* (Freude) → *pīti* (Verzückung) → *passaddhi* (Gestilltheit) → *sukha* (Wohlgefühl) → *samādhi* (Herzens-einigung).[84]

83 Es war mir nicht möglich, herauszufinden, wer der Urheber dieses Gleichnisses ist. Mit Sicherheit entstammt es nicht den Suttas.

84 Hecker (2010: 265) merkt an: „Es ist schlechthin unbegreiflich, dass diese ‚Himmelsleiter', deren Kernglieder *pāmojja, pīti, passaddhi, sukha, samādhi* (PPPSS) 30-mal im Kanon vorkommen, von der Orthodoxie so völlig ignoriert wird – mit katastrophalen

Das zuletzt genannte Glied – *samādhi* (Herzenseinigung) – ist in obiger Sequenz von DN2.3 die Bedingung für das erste *jhāna* (Versenkung), dem anderenorts fünf Merkmale zugesprochen werden: *vitakka* (gelenktes Denken), *vicāra* (Bewertung), *pīti* (Verzückung), *sukha* (Wohlgefühl) und *citta-ekaggatā* (Einswerdung des Herzens) (AN 5:76).[85] Praktisch bedeutet das, dass beide heilsamen Emotionen, die als *Aspekte* der ersten Stufe der Versenkung [*jhāna*] angeführt werden – *pīti* (Verzückung) und *sukha* (Wohlgefühl) –, in dieser Sequenz (Hecker zufolge in dreißig Suttas) auch Bedingungen für *samādhi* (Herzenseinigung) sind. Damit verbinden diese beiden Emotionen in unserem Erleben gefühlsmäßig die Bewusstheit von *upacāra-samādhi* (an *jhāna* (Versenkung) angrenzendes *samādhi*) mit der Bewusstheit des ersten *jhāna*. Immer verstärken wir im Erleben das, wohin wir die Aufmerksamkeit lenken. Weil die Aufmerksamkeit ohnehin leicht beim Erleben freudvoller Gefühle bleibt, ist es geschickt [*kusala*], die Aufmerksamkeit achtsam beim Erleben dieses heilsamen Wohlgefühls zu lassen, ja sie sogar wieder behutsam hinzuführen, wenn sie abgeglitten ist. Das wiederum verstärkt die Intensität des ohnehin bereits zutiefst angenehmen Erlebens usw.

Funktional ist das eine Feedbackloop: Worauf wir unsere Aufmerksamkeit hinlenken, das wird im Erleben größer, stärker, intensiver. Weil das Erleben von *sukha* (Wohlgefühl) so angenehm ist, *bleibt* die Aufmerksamkeit bei diesem Gefühl. Weil die Aufmerksamkeit dort bleibt, dauert es an. Unsere *sati* wird kontinuierlich, wenn wir uns diesem Wohlgefühl hingeben, es genießen und auskosten. Indem wir dieses Wohlgefühl, das seine Herkunft einem *Lassen* verdankt, mit voller Absicht achtsam genießen, tragen wir *aktiv* zu seiner Verfeinerung bei. So wird unser achtsames Erleben immer freudvoller, und es fällt immer leichter, *kontinuierlich* achtsam zu *sein*. Das Entwickeln dieser Balance von Aktivität und Lassen, in deren Wesen es liegt, unser *samādhi* (Herzenseinigung) zu verfeinern, erfordert große Geschicklichkeit. Wenn wir das als Spiel auffassen (das ist ein Rat, den Buddhadāsa gerne gab), bringen wir genau die Leichtigkeit in unser *upacāra-samādhi* (unser an *jhāna* angrenzendes *samādhi*), die es für unser geschicktes [*kusala*] Genießen braucht. So erwerben wir nach und nach – auf die Art und Weise, wie wir Geschicklichkeiten immer entwickeln, nämlich durch Versuch und Irrtum – ein Erfahrungswissen, das eine wertvolle Kompetenz darstellt. Das Erfüllende, ja das Nährende bei dieser Übung ist, dass wir für jeden Erfolg, also für jedes Mal, wenn wir das Lenken unserer Aufmerksamkeit

Folgen für die Entwicklung des persönlichen Heils. Immerhin haben auch wir im Buddhistischen Seminar erst 18 Jahre nach seiner Gründung diese Entwicklung in seiner entscheidenden Bedeutung erkannt und später noch eingehender in Wissen und Wandel (WW 1978) behandelt."

85 In der deutschen Übersetzung der Pāli-Begriffe übernehme ich für *vitakka* (gelenktes Denken) und *vicāra* (Bewertung) die Übersetzung Thanissaros: „Nachdem er diese fünf Hemmnisse, Erkenntnis schwächende Verunreinigungen der Bewusstheit, aufgegeben hat, tritt er dann, von Sinnlichkeit zurückgezogen, von ungeschickten Qualitäten zurückgezogen, in das erste Jhāna ein und verweilt darin: Verzückung und Wohlgefühl, die aus Zurückgezogenheit entstanden sind und von gelenkten Gedanken und Bewertung begleitet werden." (AN 5:76.5; ANA: 196)

‚richtig' angehen, auf der Stelle ‚belohnt' werden. Auch das ist ein Zusammenhang, den Buddhadāsa immer wieder betonte.

Es würde den Rahmen dieser Darstellung bei Weitem übersteigen, die Ānāpānasati-Meditation, auf die Buddhadāsa sich bezieht, in ihrer Verbindung mit der Satipaṭṭhāna-Meditation (das Kultivieren von vier Bezugsrahmen für *sati*) hier ausführlicher darzustellen. Mit *jhāna* (Versenkung) beginnt eine Bewusstheit, der ganz neue Möglichkeiten einer Verfeinerung von *samādhi* (Herzenseinigung) offen stehen. Das Grundprinzip des Verfeinerns von *jhāna* liegt im achtsamen Genießen zunehmend subtilerer Glücksgefühle und dem Erkennen ihrer jeweiligen Begrenzungen. Ṭhānissaro hat das prägnant auf den Punkt gebracht, womit ich dieses Kapitel ausklingen lasse:

> *„The jhāna actually creates physiological changes in the body – changes in the breath, changes in the blood flow – and those remain even as you pull the mind slightly up from its object. You can then apply the Four Noble Truths to your experience of the jhāna – comprehending even the most subtle levels of stress and abandoning their cause. This is how you get from one jhāna to the next, but there will also come a point where you finally drop the last remaining bit of intention in the jhāna. When it's not replaced by any new intention, that's when the mind opens up into the deathless." (Ṭhānissaro in Shankman 2008: 122)*

Teil 2 – Dialogoperation

V Erste Dialogoperation: Rogers' Gedanke *kontinuierlicher* und *optimaler* Therapeuteneinstellungen im Dialog mit den Konzepten *viharati* (verweilen) und *sammā* (recht) beim Kultivieren von *sati* (Achtsamkeit)

> *„Associated with [...] openness [...] is the ability to play spontaneously with ideas, colors, shapes, relationships – to juggle elements into impossible juxtapositions, to shape wild hypotheses, to make the given problematic, to express the ridiculous, to translate from one form to another, to transform into improbable equivalents. It is from this spontaneous toying and exploration that there arises the hunch, the creative seeing of life in a new and significant way."*
>
> *– Carl Rogers über Kreativität (1961a: 354f.)*

Im buddhistischen Verständnis von *cittabhāvanā* (Meditation) spielt das Kultivieren einer *kontinuierlichen sati* (Achtsamkeit), eingebettet in ein *harmonisches* Zusammenspiel mit Faktoren, die *sati* unterstützen und begleiten, eine wichtige Rolle. Deshalb bringe ich diese beiden Aspekte in Beziehung zu den beiden Vorbedingungen *kontinuierlich* und *optimal* beim Aktualisieren der drei Therapeuteneinstellungen Kongruenz, bedingungslose Wertschätzung und Empathie in einer therapeutischen Beziehung.

Dafür beziehe ich mich auf einen Artikel Rogers' über sein Konzept des Prozesskontinuums: „A Process Conception of Psychotherapy" (Rogers 1958b). In diesem Artikel konzeptualisiert Rogers die beiden Bedingungen *kontinuierlich* und *optimal* als Rahmenbedingungen seiner sechs notwendigen Bedingungen („set of conditions") für Persönlichkeitsentwicklung. Weil die drei Therapeuteneinstellungen Kongruenz, bedingungslose Wertschätzung und Empathie Teil der sechs Bedingungen für Persönlichkeitsentwicklung sind, gelten die beiden Vorbedingungen auch für sie: „[...] in conceptualizing the process of personality change in psychotherapy, I shall assume a constant and optimal set of conditions for facilitating this change." (Rogers 1958b [zitiert nach Rogers 1961a: 130])

Das Prozesskontinuum ist ein Konzept Rogers', das er zur Reflexion der Persönlichkeitsentwicklung von Klienten in einem therapeutischen Prozess – und nicht von Therapeuten – entwickelte. Deshalb bedarf es vorher einer Begründung, warum ich Rogers' Annahme *kontinuierlicher* und *optimaler* Bedingungen für sein Set von sechs notwendigen Bedingungen für die Persönlichkeitsentwicklung *eines Klienten* zur Interpretation des Erlebens *eines Psychotherapeuten* heranziehe. Meines Erachtens sprechen zwei Gründe dafür, Rogers' Konzept des Prozesskontinuums zur Auslegung seines Verständnisses der Therapeuteneinstellungen heranzuziehen:

1) Rogers berichtet von seiner Präsenz-Erfahrung, dass sie sich dann einstelle, wenn er in Bestform sei: „When I am at my best, ...“ (Rogers 1986h: 198). Im Kontext seiner Therapietheorie bedeutet ‚Bestform‘ ein Optimum von Kongruenz, bedingungsfreier Beachtung und empathischem Verstehen. Daraus kann man schließen, dass Rogers in seiner Beschreibung von Präsenz eine Erlebnisweise reflektiert, die im oberen Bereich des Prozesskontinuums verortet werden kann.[86] Folglich können Rogers' Darlegungen über das Erleben im oberen Bereich des Prozesskontinuums auch generell zur Reflexion ‚bester‘ Verfassungen von Psychotherapeuten herangezogen werden. – Dieser Gedanke bietet sich für mich zwar unmittelbar an, ich habe ihn jedoch nirgends in der Literatur zum personzentrierten Ansatz wiedergefunden. Das ist für mich schwer verständlich, weil es mir theoretisch sehr lohnenswert erscheint. Rogers' Beschreibungen der beiden obersten Stufen dieses Kontinuums eignen sich in meinem Verständnis ausgezeichnet zum Interpretieren starker Ausprägungen der drei Therapeuteneinstellungen. Wie ich in der dritten Dialogoperation darlegen werde, eignen sie sich auch hervorragend zum Reflektieren von Rogers' Präsenz-Erfahrung.
2) In der Darstellung der sechs notwendigen Bedingungen für Persönlichkeitsentwicklung – und folglich der drei Therapeuteneinstellungen – gibt es einen Unterschied zwischen Rogers' Artikel über das Prozesskontinuum (Rogers 1958b) und Rogers' differenziertester theoretischer Darstellung seiner Psychotherapietheorie in „A Theory of Therapy, Personality and Interpersonal Relationships, as developed in the Client-Centered Framework“ (Rogers 1959a), auf den meines Wissens noch niemand hingewiesen hat: In seiner Theorie vom Prozesskontinuum konzeptualisiert Rogers (1958b [zitiert nach Rogers 1961a: 130]) die sechs notwendigen Bedingungen für konstruktive Persönlichkeitsentwicklung explizit als *kontinuierlich, konstant* [*constant*] und *optimal* [*optimal*], um die Entwicklungsmöglichkeiten eines Klienten unter den bestmöglichen Rahmenbedingungen zu reflektieren. Nachdem die drei Therapeuteneinstellungen – Kongruenz, bedingungslose Wertschätzung und Empathie – drei dieser sechs Bedingungen sind, erlaubt diese Voraussetzung oder Vorannahme einen Rückschluss auf die drei Therapeuteneinstellungen: Wenn die beiden Rahmenbedingungen *kontinu-*

86 Rogers ist hinsichtlich der Verwirklichungsmöglichkeit des Ideals der *‚fully functioning person‘* (also der siebenten Stufe des Kontinuums) inkonsistent: Einerseits schreibt er, dass dieses Ideal rein hypothetisch ist (Rogers 1959a: 234). Andererseits berichtet er, dass sich diese Stufe ebenso häufig außerhalb wie innerhalb einer therapeutischen Beziehung ereignet (Rogers 1958b [zitiert nach Rogers 1961a: 151]) und dass es nicht leicht ist, diese Stufe zu veranschaulichen, weil es nur relativ wenige (also implizit doch einige) Klienten sind, die sie erleben (ebd.: 154). Mit dieser Aussage rückt Rogers diese Stufe wiederum in den Bereich des Faktischen. – Ich halte es für wichtig, auf diese Inkonsistenz hinzuweisen. Für meine Überlegungen ist sie allerdings unerheblich. D. h., ich klammere hier bewusst die Frage nach der vollkommenen Verwirklichungsmöglichkeit des Ideals der *‚fully functioning person‘* aus und betrachte Rogers' Ausführungen zu ihr als Reflexionen über sein Konzept eines menschlichen Entwicklungsideals.

ierlich und *optimal* für alle sechs notwendigen Bedingungen gelten, gelten sie auch für die drei Therapeuteneinstellungen.

1 Auswahl und Bestimmung des Transponats

- Transponat: „[...] in conceptualizing the process of personality change in psychotherapy, I shall assume a constant and optimal set of conditions for facilitating this change." (Rogers 1958b [zitiert nach Rogers 1961a: 130])
- Integrationsfreundlich-anmutender Aspekt: Das Transponat – betrachtet unter dem Vorzeichen von hypothetischen Gemeinsamkeiten zwischen Rogers' Konzept der Therapeuteneinstellungen und in *cittabhāvanā* (Meditation) zu entwickelnden Geisteseigenschaften.
- Integrationsfraglicher Aspekt: Das Transponat – betrachtet unter dem Vorzeichen von hypothetischen Verschiedenheiten zwischen Rogers' Konzept der Therapeuteneinstellungen und in *cittabhāvanā* (Meditation) zu entwickelnden Geisteseigenschaften.

2. Kurzexplikation der beiden Transponatsaspekte in deren originalem Strukturzusammenhang

In der zweiten dialogoperativen Phase wird der eigentliche Gebrauchs- und Verwendungszusammenhang des integrationsfreundlich-anmutenden und des integrationsfraglichen Transponatsaspekts im Herkunftskontext, also dem Kontext der personzentrierten Psychotherapie, skizzenhaft dargestellt. Der integrationsfreundlich-anmutende und der integrationsfragliche Transponatsaspekt ist in seinem originalen Strukturzusammenhang ident mit dem Transponat – nur jeweils unter dem Vorzeichen angenommener Gemeinsamkeiten und Verschiedenheiten zwischen Rogers' Konzept der Therapeuteneinstellungen und in *cittabhāvanā* (Meditation) zu entwickelnden Geisteseigenschaften betrachtet. Insofern ist eine Kurzexplikation der beiden Transponatsaspekte ident mit einer Explikation des Transponats. – Was sagt Rogers nun im Transponat aus?

Das Transponat entstammt Rogers' Metaüberlegungen zum Konzept des Prozesskontinuums, eines zentralen Theoriebausteins seiner Psychotherapietheorie: Gemäß der Entwicklungstheorie der personzentrierten Psychotherapie kommt es im Zuge der Persönlichkeitsentwicklung eines Klienten zu einer schwerpunktmäßigen Verlagerung von rigideren zu gleichsam fließenderen Weisen des Erlebens auf einem von Rogers' hypothetisch angenommenen Prozesskontinuum. Besonders im oberen Bereich dieses Kontinuums werden Erfahrungen direkter und differenzierter zugelassen und symbolisiert, die Person wird kongruenter bzw. echter. Dieses Kontinuum ist ausgespannt zwischen den idealen Polen größtmöglicher Starre und größtmöglicher Fluidität. Letzterer ist für Rogers ident mit dem Ideal vollkommener Kongruenz bzw. dem Ideal vollkommenen In-Prozess-Seins. Eine Person, die vollkommen kongruent lebt, bezeichnet er auch als ‚*fully functioning person*' (vollkommen funktionsfähige Person). Rogers' Beschreibungen dieser vollkommenen Kongruenz weisen zwar auf ein Ideal, doch sie basieren auf Erfahrungen:

> *„Die Charakteristika der voll funktionierenden Persönlichkeit sind eine Extrapolation von konkreten Beobachtungen seiner individuellen Klienten und stellen die gemeinsamen Merkmale dieser Klienten dar, die einen Fortschritt in der Therapie zeigten. Diese Merkmale sind Richtungsangaben und nicht Beschreibungen eines fixen Endzustandes" (Hutterer 1998: 343)*

Im Transponat legt Rogers nun dar, dass es ihm darum geht, Bedingungen zur Persönlichkeitsentwicklung eines Klienten in einer therapeutischen Beziehung als ‚kontinuierlich' [*constant*] und ‚optimal' [*optimal*] anzunehmen. Die Bedingungen, auf die Rogers sich hier bezieht, sind jene notwendigen Bedingungen für Persönlichkeitsentwicklung, die er in seinem theoretischen Hauptwerk „A theory of therapy, personality, and interpersonal relationship as developed in the client-centered framework" (1959a: 213) auflistet:

> *„For therapy to occur it is necessary that these conditions exist.*
> 1. *That two persons are in contact.*
> 2. *That the first person, whom we shall term the client, is in a state of incongruence, being vulnerable, or anxious.*
> 3. *That the second person, whom we shall term the therapist, is congruent in the relationship.*
> 4. *That the therapist is experiencing unconditional positive regard toward the client.*
> 5. *That the therapist is experiencing an empathic understanding of the client's internal frame of reference.*
> 6. *That the client perceives, at least to a minimal degree, conditions 4 and 5, the unconditional positive regard of the therapist for him, and the empathic understanding of the therapist."*

Hier ist anzumerken, dass Rogers' Gedanke, *alle* sechs Bedingungen als kontinuierlich und optimal zu konzeptualisieren, fragwürdig ist. Die Beziehung zwischen Klient und Therapeut kann (zumindest theoretisch) optimal sein. Die drei Therapeuteneinstellungen können (theoretisch) optimal manifestiert werden. (Das wäre bereits eine Implikation.) Und ein Klient kann das (theoretisch) auch optimal erleben. Doch wäre ein Klient, der die Wertschätzung und die Empathie seines Therapeuten *optimal* erleben würde, überhaupt noch in einer Verfassung der Inkongruenz (zweite Bedingung)? Es macht auch keinen Sinn, dass ein Klient optimal und kontinuierlich *inkongruent*, *verletzlich* oder *ängstlich* ist. Das wäre absurd.

Sehr wohl macht es indes Sinn, den Begriff des ‚Einladens' [*receiving*] in einen Zusammenhang mit den drei Therapeuteneinstellungen Echtheit, bedingungslose positive Beachtung und empathisches Verstehen zu bringen. Das sieht man sofort, wenn man bei Rogers' einleitenden Worten zur fünften Stufe des Prozesskontinuums an die drei Therapeuteneinstellungen denkt: „If the client feels himself received in his expressions, behaviors, and experiences at the fourth stage then this sets in motion still further loosenings, and the freedom of organismic flow is increased." (Rogers 1958b [zitiert nach Rogers 1961a: 139]) Das kann man sofort umformulieren, ohne dass dadurch der Grundton in Rogers' Aussage ein anderer würde: ,Wenn ein Klient sich in seinen Ausdrucks- und Verhaltensweisen akzeptiert und empathisch verstanden erlebt, wirkt das noch weiter lösend.'

Dadurch, dass Rogers nun *das Erleben des Klienten in einer optimalen therapeutischen Beziehung* beschreibt – nämlich sich in vollem Umfang [*fully*] eingeladen, angenommen, empfangen [*received*] zu erleben –, macht er zugleich klar, dass es unerheblich ist, wie echt, wertschätzend und empathisch ein Therapeut auch sein mag, wenn ein Klient ihn nicht als wertschätzend und empathisch *erlebt*. Daraus folgt, wie wichtig es ist, dass sich ein Psychotherapeut der Erlebnisperspektive seines Klienten bewusst ist, anstatt ,nur' auf die eigene Kongruenz, bedingungslose Wertschätzung und Empathie zu achten. – Hervorzuheben ist im vorliegenden Kontext auch die Differenz der Konnotationen zwischen Rogers' originaler englischer Wendung „being fully *received*" (ebd.) und seiner etablierten deutschen Übersetzung: „ohne Abstriche *anerkannt*[87] *zu sein" (Rogers 1958b [zitiert nach Rogers 1961a: 135]). Bei dieser Übersetzung geht einiges von der ursprünglichen Bedeutungsfülle verloren. Darüber hinaus setzt sie neue Akzente.*

In Rogers Symbolisierung *,(being) fully received'* schwingt die Bedeutung eines vollständigen, völligen, ganzen [*fully*] Angenommen-, Empfangen-, Eingeladen-Werdens mit. Wie aus Rogers' Aussage hervorgeht, ist dieses ,Eingeladen-Werden' nicht als etwas Einmaliges (wie etwa bei einer Begrüßungssituation), sondern als etwas *Kontinuierliches* zu verstehen. Dieses vollkommene, fortdauernde Eingeladen-Werden des Klienten findet seine Entsprechung im vollständigen, fortdauernden Einladen, Annehmen, Empfangen, Akzeptieren, Anerkennen, Willkommen-Heißen – im allerweitesten Sinn vielleicht sogar Geborgenheit-Geben – des Therapeuten.

Indem Rogers diese sechs notwendigen Bedingungen für Persönlichkeitsentwicklung im Kontext seines Konzepts des Prozesskontinuums (1958b) unter das Vorzeichen der beiden – auf ein Ideal hinweisenden – Eigenschaften ,kontinuierlich' und ,optimal' stellt, lagert er sie diesen formallogisch vor. Angewandt auf die drei Therapeuteneinstellungen – also die Bedingungen drei, vier und fünf – bedeutet das: Rogers reflektiert hier *kontinuierliche und optimale* Kongruenz, *kontinuierliche und optimale* positive bedingungslose Beachtung und *kontinuierliches und optimales* empathisches Verstehen.

Bedauerlicherweise definiert Rogers die Begriffe ,kontinuierlich' und ,optimal' nicht näher. – Meines Erachtens ist es allerdings schlüssig, ,optimal' in diesem Begriffszusammenhang als Überbegriff und ,kontinuierlich' als (einzige in diesem Artikel explizit genannte) Qualifizierung von ,optimal' zu verstehen.

Was bedeutet der Begriff ,optimal' in der Alltagssprache? Dem Merriam Webster-Dictionary zufolge bedeutet *optimum*: „1. the amount or degree of something that is most favourable to some end; especially: the most favourable condition for the growth and reproduction of an organism 2. greatest degree attained or attain-

87 Hervorh. v. Verf.

able under implied or specified conditions“[88]. Im Duden findet man bei ‚Optimum‘ den Eintrag: „1. (unter den gegebenen Voraussetzungen, im Hinblick auf ein Ziel) höchstes erreichbares Maß, höchster erreichbarer Wert 2. (Biologie) günstigste Umweltbedingungen für ein Lebewesen“.[89] ‚Optimal‘ ist folglich, was ein *Optimum* in diesem Sinn ermöglicht. Und indem Rogers die drei Therapeuteneinstellungen Kongruenz, bedingungslose positive Beachtung und empathisches Verstehen als ‚optimal‘ konzeptualisiert, weist er in eben diesem Sinn auf ihren bestmöglichen Ausdruck. Welche Rückschlüsse kann man nun aus sinngemäßen Aussagen in Rogers' Werk über sein allgemeines Verständnis *optimaler* Therapeuteneinstellungen ziehen? – Zuallererst ist hier Rogers' Aussage (1959a: 212) zu nennen, dass die sechs notwendigen Bedingungen für Persönlichkeitsentwicklung – und damit auch die drei Therapeuteneinstellungen – immer als Einheit zu verstehen sind. Außerdem weist Rogers wiederholt im Zusammenhang von Kongruenz (etwa in 1980b: 2157 f.) darauf hin, dass die drei Therapeuteneinstellungen als aufeinander bezogen zu verstehen sind, also gleichsam zusammenspielen.

Wie kann man es verstehen, dass Rogers in seiner Konzeption des Prozesskontinuums die beiden Bedingungen *kontinuierlich* und *optimal* den sechs notwendigen Bedingungen für Persönlichkeitsentwicklung vorlagert? – Rogers' (1959a: 213) sechs notwendigen Bedingungen für Persönlichkeitsentwicklung zufolge bedarf es zur Persönlichkeitsentwicklung eines Klienten, dass der Therapeut in der therapeutischen Beziehung kongruenter ist als der Klient. Für die theoretische Möglichkeit, dass ein Klient sich in der therapeutischen Beziehung zur *voll funktionsfähigen Person* entfaltet, bedarf es folglich (neben den drei weiteren notwendigen Bedingungen für Persönlichkeitsentwicklung: eins, zwei und sechs) eines Therapeuten, der Kongruenz, bedingungslose positive Beachtung und empathisches Verstehen *optimal* verkörpert. Formallogisch ist die Rahmenbedingung *optimal* (und damit auch *kontinuierlich*) für die sechs notwendigen Bedingungen für Persönlichkeitsentwicklung in Rogers' Konzept des Prozesskontinuums also nicht beliebig, sondern logisch konsistent mit dem Konstrukt der voll funktionsfähigen Person und folglich zwingend.

Zuletzt sei in dieser Kurzexplikation des Transponats, und damit auch der beiden Transponatsaspekte, noch auf ein grundlegendes Element in Rogers' Denkweise hingewiesen, zu dem es in der buddhistischen Psychologie – wie ich weiter unten darlegen werde – eine direkte Entsprechung gibt: Rogers denkt in Wenn-dann-Relationen: *Wenn* alle sechs notwendigen Bedingungen für Persönlichkeitsentwicklung gegeben sind, *dann* kommt es zu dieser.

88 http://www.merriam-webster.com/dictionary/optimum; 24.10.2016.

89 http://www.duden.de/rechtschreibung/Optimum; 24.10.2016.

3 Übersetzung und Einbau

Auch in den Lehrreden des Pāli-Kanons gibt es im Kontext von *cittabhāvanā*, also jener Kultivierung oder Entwicklung des Geistes/Herzens, die meist mit dem westlichen Begriff ‚Meditation' übersetzt wird, eine differenzierte Reflexion über empfindsames, bewusstes Erleben. Aus der Fülle von Geisteseigenschaften, die in und durch *cittabhāvanā* (Meditation) entwickelt werden, ragt eine Eigenschaft hervor, der in der buddhistischen Psychologie eine zentrale Rolle zugesprochen wird: *sati* (Achtsamkeit). Das ist die Fähigkeit, innezuhalten, behutsam hinzuspüren und der gegenwärtigen Erfahrung bewusst und offen zu begegnen. Dabei wird *sati* in der Kultivierung des Geistes (*cittabhāvanā*) stets von einer Vielzahl heilsamer Geisteseigenschaften begleitet und unterstützt, die es hier mit zu berücksichtigen gilt.

3.1 Auffinden und Vorstellen einer Heterokontextuellen Kopplung für den integrationsfreundlich anmutenden Transponatsaspekt

Im ersten Detailschritt der dritten dialogoperativen Phase wird nach einer Heterokontextuellen Kopplung gesucht. Dabei handelt es sich um eine Integrationschance bzw. um eine entsprechende Anknüpfungs- oder Anbindungsmöglichkeit für den integrationsfreundlich anmutenden Transponatsaspekt im Verfremdungskontext. Sinngemäß könnte man auch von einer Andock-Chance der Aussage Rogers' im Transponat in den Verfremdungskontext der Lehrreden des Pāli-Kanons sprechen.

Im Transponat konzeptualisiert Rogers zwei Metabedingungen für das Aktualisieren der sechs notwendigen Bedingungen für Persönlichkeitswachstum: *kontinuierlich* und *optimal*. – Auch im buddhistischen Verständnis von Meditation (*cittabhāvanā*) wird die Bedeutung dieser beiden Eigenschaften beim Kultivieren von *sati* (Achtsamkeit) und der *sati* begleitenden und unterstützenden Geisteseigenschaften hervorgehoben:

- Den Gedanken der Kontinuität von *sati* (Achtsamkeit) findet man in einer Standarddefinition von *sati*, wie sie beispielsweise in einem Haupttext zur Meditation, der Satipaṭṭhāna-Sutta, MN 10 (Lehrrede von den vier Grundlagen der Achtsamkeit), aufscheint, in der das systematische Kultivieren von *sati* thematisiert wird.
- Den Gedanken des Bestmöglichen findet man im Konzept des achtgliedrigen Heilsweges [*aṭṭhangika magga*] im Begriff *sammā*, der jedem Pfadglied vorangestellt ist – etwa in der wohl besten Standardbeschreibung des Weges in der Saccavibhanga-Sutta, MN 141 (Lehrrede von der Darlegung der vier edlen Wahrheiten).

3.2 Kurzexplikation der Heterokontextuellen Kopplung in ihrem originalen Strukturzusammenhang

Im zweiten Detailschritt der dritten Phase dieser Dialogoperation reflektiere ich den eigentlichen Gebrauchs- und Verwendungszusammenhang der aufgefundenen Heterokontextuellen Kopplung im Verfremdungskontext der Lehrreden des Pāli-Kanons.

Zunächst zu jenem Pāli-Begriff, bei dem es Überschneidungen mit Rogers' Begriff *optimal* gibt: Der Gedanke des *bestmöglichen* Kultivierens aller Pfadglieder des achtgliedrigen Heilsweges [*aṭṭhangika magga*] – und damit auch des bestmöglichen Kultivierens von *sati* (Achtsamkeit) – ist im Begriff *sammā* enthalten, der jedem Pfadglied vorangestellt ist (MN 141).

Die etablierte Übersetzung von *sammā* ist ‚recht', bzw. im Englischen ‚right'. Doch das Bedeutungsspektrum von *sammā* ist weit umfassender. Rhys Davids (PED: 770) übersetzt *sammā* mit: „connected in one […] thoroughly, properly, rightly; in the right way, as it ought to be, best, perfectly", Mylius (BWM: 355) mit „recht. richtig, ordentlich". Anālayo (2010a: 88) weist darauf hin, dass *sammā* „wörtlich ‚Zusammengehörigkeit' oder ‚in Einem vereint' bedeutet". Der Begriff sagt somit aus, dass man nur dann von einem Pfadglied sagen kann, dass es *sammā* sei, wenn es mit allen sieben anderen Pfadgliedern ‚in Einem vereint' ist. Damit weist *sammā* Anālayo (2010a: 89) zufolge auf die Notwendigkeit hin, das Entwickeln eines jeden Pfadgliedes eng mit dem Kultivieren des gesamten achtgliedrigen Pfades zu verbinden. Eine weitere Konnotation von *sammā* ergibt sich aus dem etymologischen Zusammenhang mit *sama*. *Sama* bedeutet ‚stimmig', womit ein Bezug zur altindischen Musiktheorie erkennbar wird (Thanissaro 2010: 42 f.).[90] Im Zusammenhang mit den acht Pfadgliedern impliziert *sammā* folglich, dass man sich auf den Weg *einstimmt* und die acht Pfadglieder aufeinander *abstimmt*.

Nun zum Gedanken der Kontinuität im Etablieren und Aufrechterhalten von *sati* (Achtsamkeit). – In der Satipaṭṭhāna-Sutta wird eine vierfache Zuwendung von *sati* beschrieben: auf den Körper, die Gefühlstönungen, den Geist und die *dhammas*[91]:

> *„Hier, ihr Mönche, verweilt ein Mönch hinsichtlich des Körpers den Körper betrachtend, unermüdlich, wissensklar und achtsam, frei von Verlangen und Betrübnis hinsichtlich der Welt.*
> *Hinsichtlich der Gefühle verweilt er die Gefühle betrachtend, unermüdlich, wissensklar und achtsam, frei von Verlangen und Betrübnis hinsichtlich der Welt.*

---

90 *Sama* ist auch im Begriff *samaṇa* enthalten. (*Samaṇa* ist im alten Indien die Bezeichnung für einen Wanderer auf der Suche nach Befreiung (PED: 756). So wird den Pāli-Lehrreden zufolge etwa auch Buddha von Angehörigen anderer Lehren als *samaṇa* bezeichnet.) Deshalb kann man *samaṇas*, also die wandernden Praktizierenden einer Lehre, auch als ‚Eingestimmte' verstehen. Nebenbei sei angemerkt, dass der Pāli-Begriff *samaṇa* und der Begriff *Schamane* etymologisch miteinander verwandt sind.

91 Schmitthausen (2012: 294) übersetzt den äußerst komplexen Begriff *dhamma* in diesem Kontext mit „spirituell relevanten psychischen Faktoren".

Hinsichtlich des Geistes verweilt er den Geist betrachtend, unermüdlich, wissensklar und achtsam, frei von Verlangen und Betrübnis hinsichtlich der Welt.
Hinsichtlich der dhammas *verweilt er* dhammas *betrachtend, unermüdlich, wissensklar und achtsam, frei von Verlangen und Betrübnis hinsichtlich der Welt.*"[92]
(MN 10.3; zitiert nach: Anālayo 2010a: 43)

In jeder dieser vier Zuwendungen von *sati* (Achtsamkeit) werden dieselben Begriffe für die Beschreibung ‚rechter' *sati* [*sammā sati*] aufgezählt: *viharati* (verweilen), *anupassati* (betrachten), *ātāpī sampajāno satimā* (unermüdlich, wissensklar und achtsam) und *vineyya loke abhijjhādomanassaṃ'* (frei von Verlangen und Betrübnis hinsichtlich der Welt). – Für die augenblicklichen Überlegungen interessiert zunächst der erste dieser Begriffe, *viharati*:

Der Begriff des ‚Verweilens' [*viharati*] – der Substantiv ist *vihāra*, also derselbe Begriff, der auch als ‚Kloster' übersetzt wird und dann den Ort des Verweilens von Nonnen oder Mönchen bezeichnet – deutet eine gewisse Dauer an. Hier geht es also nicht um eine momentane Zuwendung der Aufmerksamkeit, sondern um eine Zuwendung, die mit Beständigkeit, Kontinuität einhergeht. Auch ein drastisches Gleichnis für *sati* in den Lehrreden bringt dies zum Ausdruck: Die Schönheit des Landes tanzt auf einem großen Platz in einer von ihr faszinierten Menschenmenge, durch die ein Mann eine bis an den Rand gefüllte Schale mit heißem Öl am Kopf balancierend tragen muss. Hinter ihm geht jemand mit gezogenem Schwert, bereit ihm sofort den Kopf abzuschlagen, wenn er auch nur einen Tropfen Öl vergießt. – So befremdlich dieses Gleichnis auch anmuten mag – wenn jemand tatsächlich vor einer derartigen Aufgabe stünde, bräuchte es zu ihrer Bewältigung das Zusammenspiel einer Reihe von Eigenschaften bzw. Fähigkeiten. Etwa ein hohes Ausmaß an konzentrierter und doch gleichzeitig gelassener Aufmerksamkeit für sich selbst und die Umgebung, körperliche und geistige Balance, Sorgfalt, die feste Entschlossenheit, sich durch nichts aus der Ruhe bringen zu lassen, antizipierendes Denken, Geschicklichkeit etc. Entscheidend im vorliegenden Zusammenhang ist, dass das im Gleichnis thematisierte achtsame Gewahrsein kontinuierlich sein müsste, um die Aufgabe zu bewältigen.

Es gibt in der zitierten Textstelle der Satipaṭṭhāna-Sutta noch einen weiteren Hinweis auf eine *Kontinuität* von *sati*, nämlich in der Wortfolge ‚*ātāpī sampajāno satimā, vineyya loke abhijjhādomanassaṃ'* (unermüdlich, wissensklar und achtsam, frei von Verlangen und Betrübnis hinsichtlich der Welt). Dieselbe Wortfolge findet man in genau dieser Form auch in der Beschreibung von *sati* als Fähigkeit[93]

92 „*Idha, bhikkhave, bhikkhu kāye kāyānupassī viharati ātāpī sampajāno satimā, vineyya loke abhijjhādomanassaṃ; vedanāsu vedanānupassī viharati ātāpī sampajāno satimā, vineyya loke abhijjhādomanassaṃ; citte cittānupassī viharati ātāpī sampajāno satimā, vineyya loke abhijjhādomanassaṃ; dhammesu dhammānupassī viharati ātāpī sampajāno satimā, vineyya loke abhijjhādomanassaṃ.*" (MN 10.3)

93 Der Pāli-Begriff *indriya*, der üblicherweise mit ‚Fähigkeit' (englisch: *faculty*) übersetzt wird, bedeutet etwas Spezifischeres, als der Begriff im Deutschen oder Englischen aussagt. Die Lehrreden sprechen von einem Set von fünf ‚Fähigkeiten' – *saddhā* (Ver-

[*sat'indriya*] (SN 48:10) und *sati* als siebentem Pfadglied des edlen achtgliedrigen Weges [*sammā sati*]. Besonders im letzten Zusammenhang kann man erkennen, welche Bedeutung Buddha diesen vier Eigenschaften in der Zuwendung der Aufmerksamkeit beimisst. – Diese Definition von *sati* ist dermaßen zentral, dass ich auf sie noch etliche Male im Verlauf dieser Untersuchung unter weiteren Gesichtspunkten zurückkommen werde. Für die derzeitigen Überlegungen interessiert jedoch allein der Begriff *atāpi*, der meist mit ‚unermüdlich' übersetzt wird. Anālayo (2010a: 50) zufolge kann *atāpi* „als ausgewogener, aber anhaltender Energieeinsatz verstanden" werden, als „Kontinuität der Betrachtung auf ausgewogene, aber hingebungsvolle Weise, die sofort zum Meditationsobjekt zurückkehrt, wenn es etwa verloren wurde" (ebd.: 51).

Zusammengefasst: Für das Verweilen [*viharati*] bei einem Meditationsgegenstand, wie etwa dem *kontinuierlichen* Erleben des Atmens, bedarf es eines ausgewogenen und zugleich anhaltenden Energieeinsatzes [*atāpi*]. Insofern ist *atāpi* eine Bedingung für *viharati*. Beide Begriffe weisen auf eine gewisse *Kontinuität* von Achtsamkeit [*sati*].

3.3 Demonstration der Gemeinsamkeiten von Rogers' Konzeption *kontinuierlicher* und *optimaler* Therapeuteneinstellungen und den Pāli-Begriffen *viharati* (Verweilen) und *sammā* (recht) beim Kultivieren von *sati* (achtsames Gewahrsein)

Zuerst wende ich mich den Gemeinsamkeiten des von Rogers gebrauchten Begriffs *kontinuierlich* und dem Pāli-Begriff *viharati* (Verweilen) zu, dann den Gemeinsamkeiten des von Rogers gebrauchten Begriffs *optimal* und dem Pāli-Begriff *sammā* (recht).

Mit dem Gedanken, die drei Therapeuteneinstellungen Kongruenz, bedingungslose Wertschätzung und empathisches Verstehen *kontinuierlich* [*constant*] einzunehmen, drückt Rogers das Ideal einer gewissen Dauer und Beständigkeit aus. Als *theoretische* Annahme ist dieser Gedanke leicht nachvollziehbar, geht es Rogers im Konzept des Prozesskontinuums doch um das Reflektieren bestmöglicher Bedingungen in einer therapeutischen Beziehung. – *Im Lebensvollzug* ist dies für einen Psychotherapeuten allerdings etwas ganz anderes als das momentane Aktualisieren dieser Einstellungen. Im Alltagsbewusstsein wird die Aufmerksamkeit immer wieder leicht von starken Reizen abgelenkt, auch wenn man sich darum bemüht, das Bewusstsein zu fokussieren. Immer wieder tauchen in einer Therapiestunde Gedanken und Gefühle im Bewusstsein auf, die von der Absicht, dem anderen echt, bedingungslos wertschätzend und empathisch verstehend zu begegnen, ablenken.

---

trauen), *viriya* (Tatkraft), *sati* (Achtsamkeit), *samādhi*, (Herzenseinigung) und *paññā* (Weisheit) –, die eine Stärke und Balance im Geist/Herz [*citta*] erreichen müssen, sodass Erwachen [*bodhi*] geschehen kann. Siehe auch die Darstellung im VII. Kapitel in 5.1 Die fünf *indriya* (Fähigkeiten).

Wenn Rogers hier also von einer *Kontinuität* des Aufrechterhaltens von Kongruenz, bedingungsloser Wertschätzung und empathischen Verstehen spricht, ist von vornherein festzuhalten, dass es sich hier um eine Kunstfertigkeit handelt, die nicht als selbstverständlich vorausgesetzt werden kann. Diese Überlegung passt zu Rogers' Charakterisierung des personzentrierten Ansatzes als spezifische Seinsweise beim Beschreiben seiner Präsenz-Erfahrung:

> *„The person-centered approach, then, is primarily a way of being which finds its expression in attitudes and behaviours which create a growth-promoting climate. It is a basic philosophy rather than simply a technique or a method." (Rogers 1986h: 198f.)*

Auch in der Satipaṭṭhāna-Sutta findet man den Gedanken der *Kontinuität* – und zwar in der Beschreibung, auf rechte Art und Weise [*sammā*] achtsam zu sein: Zum einen gilt es, bei der Betrachtung des Körpers, der Gefühle, des Geistes und der *dhammas* zu verweilen [*viharati*]. Dieses Verweilen geht mit dem Sich-Niederlassen eines achtsamen Gewahrseins bei einem beabsichtigten Meditationsthema einher, das nach und nach größere Beständigkeit im Aufrechterhalten von *sati* ermöglicht. Zum anderen findet man den Gedanken der *Kontinuität* von *sati* in der Anweisung, bei ihrem Etablieren und Aufrechterhalten *atāpi* (unermüdlich) zu sein. – Beide Gedankenfiguren – Rogers' Begriff *constant* (kontinuierlich, konstant) im Zusammenhang des Aktualisierens der drei Therapeuteneinstellungen in einer therapeutischen Beziehung und der Pāli-Begriff *viharati* (Verweilen) im Kontext des Aufrechterhaltens von *sati* in *cittabhāvanā* (Meditation) – weisen somit auf das Ideal zeitlicher Dauer als etwas Erstrebenswertem im Aufrechterhalten der jeweiligen Einstellung(en).

Auf die Bedeutung der Dauer im kontinuierlichen Aufrechterhalten von *sati* werde ich in der dritten Dialogoperation und der Dialogevaluation ausführlich eingehen. Im Augenblick gilt es schlicht anzumerken: Kontinuität im intentionalen Aufrechterhalten von *sati* gilt in *cittabhāvanā* (Meditation) als unverzichtbar für das Entwickeln von *samādhi* (Einigung) – und damit für das Kultivieren einer durch Ruhe, Klarheit und Stabilität charakterisierbaren Geistesverfassung. In der Dialogevaluation, in der ich Rogers' Präsenz-Erfahrung mit eben dieser als *samādhi* (Einigung) charakterisierbaren Geistesverfassung in Beziehung setze, wird dieser Bedingungszusammenhang und seine Implikationen das Hauptthema sein.

Nun zu den Gemeinsamkeiten im Sprachgebrauch der Begriffe *optimal* (*optimal*) bei Rogers und *sammā* (recht) beim Kultivieren von *sati*: Rogers hat, wie weiter oben dargelegt, den Begriff *optimal* nicht näher definiert. In der Alltagssprache[94] weist *optimal* auf den Gedanken des Bestmöglichen unter jeweils konkreten vorgegebenen Bedingungen. Sinngemäß kann man aus Rogers' differenziertester Darstellung seiner Psychotherapietheorie (1959a) schließen: *Optimal* bedeutet, dass die sechs notwendigen Bedingungen für Persönlichkeitsentwicklung – und damit auch die drei Therapeuteneinstellungen – als Einheit zu verstehen sind (Rogers 1959a: 212). Außerdem bedeutet *optimal*, dass die drei Therapeuteneinstellungen aufei-

94 Siehe http://www.merriam-webster.com/dictionary/optimum; 24.10.2016.

nander bezogen sind, gleichsam zusammenspielen (Rogers 1980b: 2157f.). – In der buddhistischen Psychologie gibt es eine Entsprechung zu diesem Ideal einer bestmöglichen Aufmerksamkeitszuwendung: Im Konzept des achtgliedrigen Heilsweges [*aṭṭhangika magga*] ist jedem Pfadglied – und damit auch *sati* (Achtsamkeit) – der Begriff *sammā* vorangestellt (etwa in MN 141). Dieser Begriff wird meist mit ‚recht' übersetzt. Er bedeutet auch „in Einem vereint" (Anālayo 2010a: 88) und weist im Zusammenhang des achtgliedrigen Weges auf das Zusammenspiel aller acht Pfadglieder hin (ebd.: 89).

Beide Gedankenfiguren – Rogers' Begriff *optimal* im Zusammenhang des Aktualisierens der drei Therapeuteneinstellungen in einer therapeutischen Beziehung und der Pāli-Begriff *sammā* (recht) im Kontext des Aktualisierens aller acht Pfadglieder, dies impliziert auch *sammā sati* (rechte Achtsamkeit) – teilen somit Gemeinsamkeiten: Sie weisen auf eine *bestmögliche* Einstellung hin. Sie implizieren eine *Einheit* der jeweils für relevant erachteten Faktoren. Bei diesen Faktoren geht es darum, dass sie *zusammenspielen.*

4 Kritische Testung des Heterokontextuellen Integrationsversuchs

4.1 Überprüfung der Heterokontextuellen Übertragungseignung von Rogers' Konzeption *kontinuierlicher* und *optimaler* Therapeuteneinstellungen und den Pāli-Begriffen *viharati* (Verweilen) und *sammā* (recht) beim Kultivieren von *sati* (Achtsamkeit)

Der den drei Therapeuteneinstellungen vorangestellte Begriff *optimal* weist ebenso wie der den acht Pfadgliedern vorangestellte Begriff *sammā* auf eine *bestmögliche* Einstellung, auf eine *Einheit* mit den anderen Faktoren und darauf, dass diese Faktoren *zusammenspielen.* Der den drei Therapeuteneinstellungen vorangestellte Begriff Begriff *constant* (konstant, kontinuierlich) weist ebenso wie der Pāli-Begriff *viharati* (Verweilen) im Kontext des Aufrechterhaltens von *sati* (Achtsamkeit) auf eine zeitliche Dauer im Kultivieren der jeweiligen Einstellungen. – Bis hier macht der Übertragungsversuch Sinn, die von Rogers genannten Eigenschaften *constant* und *optimal* beim Aktualisieren der drei Therapeuteneinstellungen gleichsam in den Kontext von *cittabhāvanā* (Meditation) zu verpflanzen. Doch nun zeigen sich Verschiedenheiten.

(1) Die grundsätzlichste Verschiedenheit betrifft den Unterschied zwischen Theorie und Praxis: Für Rogers ist das Annehmen *kontinuierlicher* und *optimaler* Bedingungen für Persönlichkeitsentwicklung im Kontext seines Konzepts des Prozesskontinuums (Rogers 1961a) eine rein *theoretische* Vorannahme. Wie weiter oben dargelegt, muss Rogers diese Vorannahme meines Erachtens treffen, um den Theoriebaustein des Prozesskontinuums in seine Theorie der notwendigen Bedingungen

für Persönlichkeitsentwicklung (1959a) logisch konsistent integrieren zu können. Im vorliegenden Zusammenhang zählt jedoch allein, *dass* die Vorannahme *kontinuierlicher* und *optimaler* Bedingungen für Persönlichkeitsentwicklung rein theoretisch ist: Nirgends findet man im Werk Rogers' explizit *nähere Erläuterungen* dieser beiden Metabedingungen für die sechs Bedingungen für Persönlichkeitsentwicklung. Nirgends reflektiert er, was diese beiden Metabedingungen ganz *praktisch* für das Einnehmen der drei Therapeuteneinstellungen in ihrer Einheit bedeuten könnten. Nirgends fließen die beiden Metabedingungen kontinuierlich und optimal in *inhaltliche Beschreibungen der drei Therapeuteneinstellungen* ein. – Ganz anders in der buddhistischen Psychologie: Der Pāli-Begriff *sammā* weist im Konzept des zu kultivierenden Weges [*aṭṭhangika magga*] (etwa in MN 141) ganz *praktisch* auf das bestmögliche Verwirklichen der acht Pfadglieder – und damit auch auf *sammā sati* (rechter Achtsamkeit). Auch der Begriff *viharati* (Verweilen) weist in der der Satipaṭṭhāna-Sutta (MN 10) auf eine *praktische* Übungsanweisung: „Hier, ihr Mönche, verweilt [*viharati*] ein Mönch hinsichtlich des Körpers den Körper betrachtend, unermüdlich, wissensklar und achtsam, frei von Verlangen und Betrübnis hinsichtlich der Welt." (MN 10.3; zitiert nach: Anālayo 2010a: 43). Ebenso weist der Begriff *atāpi*, der in diesem Zitat mit ‚unermüdlich' übersetzt wird, in der Meditations*praxis* auf eine Kontinuität in der meditativen Betrachtung (ebd.: 51).

(2) Eine weitere Verschiedenheit betrifft unterschiedliche Konnotationen der Begriffe optimal *(beim Einnehmen der Therapeuteneinstellungen) und* sammā *(beim Kultivieren der Pfadglieder)* – und hier kann man sogar von einem ‚Widerspruch' sprechen: Rhys Davids (PED: 770) zufolge bedeutet *sammā* auch „as it ought to be", weist also auf eine ‚Aufgabe'. Von der Sichtweise, ein Therapeut *sollte* kongruent, wertschätzend und empathisch sein, distanziert Rogers sich allerdings vehement:

> *„In talking about these three conditions sometimes people, in reading about them, have turned them about into shoulds: you should be empathic. That is not at all what I am talking about. It is that if in a relationship this kind of empathy or of caring exists, then the relationship will be constructive, but it is not as though you can tell yourself to be empathic and immediately be there. What I am saying is if these three conditions exist, then change is much more probable. But you cannot order yourself to do that." (Rogers 2013: 27)*

Rogers stellt hier eindeutig klar, dass er das Einnehmen einer authentischen, bedingungslos wertschätzenden und empathischen Therapeuteneinstellung nicht als Imperativ, nicht als Aufgabe versteht.[95] Dementsprechend ist es für Rogers auch nicht

95 Diese Aussage Rogers' wird kaum rezipiert! Eine Ausnahme ist Darran Biles: „Just as Rogers prescribes (and proscribes) nothing about what therapists should do outwardly, so he prescribes nothing about what they should do inwardly, in terms of being or becoming empathic, accepting and genuine. We have misunderstood him, he says, if we convert his conditions into prescriptions for how we ought to be: that is a wrong move. It is not our efforts to be empathic or caring which bring change but whether those

die Aufgabe eines Psychotherapeuten, Kongruenz, bedingungslose positive Beachtung und empathisches Verstehen optimal zu verkörpern. Im Unterschied zu Rogers' Auffassung wird in der buddhistischen Psychologie das Kultivieren des *magga* (Weges) – und folglich das Vervollkommnen aller acht Pfadglieder wie etwa *sammā sati* (rechte Achtsamkeit) ausdrücklich – als ‚Aufgabe' verstanden.[96] Wie kann man dieses Konzept der ‚Aufgabe' differenzierter verstehen? Ñāṇavīra (1987, 2007) zufolge haben die vier *ariyasacca* (edlen Wahrheiten) einen ähnlichen Aufforderungscharakter wie die Flasche in „Alice im Wunderland", auf der das Etikett ‚Trink mich' steht.[97] – Ist dieses Etikett nicht eigenartig? Üblicherweise steht auf einem Etikett doch der Inhalt einer Flasche. Lewis Carroll (1832–1898), der britische Autor dieses modernen Märchens, ‚neben' seinem Verfassen von berühmten Kinderbüchern wie „Alice im Wunderland" oder „Alice hinter den Spiegeln" auch Fotograf, Mathematiker und Diakon, hatte, so könnte man meinen, anderes im Sinn. Er gibt Alice, der Held*in* dieses Märchens (und das wäre in einigen Richtungen interpretierbar), einen Auftrag, den man aus religionswissenschaftlicher ebenso wie aus psychotherapeutischer Sicht mühelos in den Kontext eines Initiationsrituals verfremden könnte.

So, wie Alice aufgefordert wird, von der Flasche zu trinken, werden Menschen aufgefordert, die Aufgaben zu erfüllen, die mit jeder der vier ‚Wahrheiten' einhergehen:

1. *Dukkha* (Ungenügen, Leiden) ist zu durchschauen [*parijānāti*].
2. Vom Grund für *dukkha*, das ist *taṇhā* (Begehren; wörtlich: Durst), ist loszulassen.
3. *Nibbāna* (das Verlöschen, Enden) von *dukkha* ist zu erfahren, zu verwirklichen [*sacchikaroti*].
4. Und *magga* (der Weg) zum Enden von *dukkha* ist zu kultivieren [*bhāvanā*].[98] (SN 56.11)

---

conditions exist *independently of our efforts*. The distinction here is subtle and it is easy to slip into a wrong interpretation. To repeat: Rogers is saying that *if* in a relationship empathy, acceptance and genuineness exist, *then* the relationship will be constructive. He is not saying that we *should* be empathic, accepting orgenuine. 'But surely if I want the relationship to be constructive, I should try to be these things …' No – Rogers is not saying that. Notice how easy it is to move from that simple 'if … then …' statement to a prescription for action. Actions of a kind may be important for the conditions to exist – Rogers is not saying we do nothing either. His point is rather that the theory does not tell us what to do. No actions, efforts or intentions are discussed there." (Biles 2016: 328). Für den Hinweis auf diesen Artikel danke ich Christoph Köck.

96 Der Begriff *sammā* ist jedem Pfadglied des edlen achtgliedrigen Weges vorangestellt. Das erste Pfadglied *sammā diṭṭhi* (rechte Sichtweise) bedeutet u.a. das Erkennen der vier *ariyasacca* (edlen Wahrheiten), deren vierte Wahrheit der edle achtgliedrige Weg ist. Weil die vier edlen Wahrheiten und der edle achtgliedrige Weg einander wechselseitig enthalten, weisen auch die Konnotation einer zu erfüllenden Aufgabe im Begriff *sammā* und das Verständnis der mit den vier edlen Wahrheiten einhergehenden Aufgaben wechselseitig aufeinander.

97 Dies ist ein Denkansatz, an dem Jahrzehnte später Stephen Batchelor anknüpft.

98 Diese Zusammenstellung von vier Aufgaben/Verpflichtungen ist eine Verkürzung des Originaltextes in SN 56.11. Für jede der vier edlen Wahrheiten findet man in dieser

Während in der buddhistischen Psychologie also vier Aufgaben, vier Aufträge genannt werden, die ein Mensch erfüllen *soll*, distanziert Rogers sich von der Sicht, ein Therapeut *soll* das – optimale – Aktualisieren der drei Therapeuteneinstellungen als Verpflichtung verstehen. Hier stößt der Versuch, Rogers' auf ein Optimum abzielende Metabedingungen für Persönlichkeitsentwicklung in den Kontext von *cittabhāvanā* (Meditation) zu verpflanzen, auf einen Ort des Widerspruchs, an dem der Übersetzungsversuch definitiv scheitert.

(3) Auch im Zusammenhang mit dem Begriffspaar ‚kontinuierlich (Rogers) – viharati (Verweilen)' stößt man auf einen Ort des Widerspruchs: Im Artikel über das Prozesskontinuum (1958b) erläutert Rogers nicht näher, was er unter *kontinuierlich* [*constant*] versteht. In seinem theoretischen Hauptwerk merkt Rogers allerdings an, dass es unrealistisch sei, von einem Therapeuten zu erwarten, dass er *ständig* völlig kongruent sei:

> *„It is not to be expected that the therapist is a completely congruent person at all times. Indeed if this were a necessary condition there would be no therapy. But it is enough if in this particular moment of this immediate relationship with this specific person he is completely and fully himself, with his experience of the moment being accurately symbolized and integrated into the picture he holds of himself. Thus it is that imperfect human beings can be of therapeutic assistance to other imperfect human beings." (Rogers 1959a: 215)*

Wenn man diese Aussage Rogers' zur Interpretation seiner Voranname *kontinuierlicher* Bedingungen für Persönlichkeitsentwicklung, respektive für die drei Therapeuteneinstellungen, heranzieht, kann man erkennen: Rogers konstatiert lediglich, *dass* es unrealistisch sei, von einem Therapeuten zu erwarten, dass er ständig kongruent sei. Doch er wertet nicht, *ob* es wichtig ist, dass ein Therapeut sich ständig darum bemühen sollte. – In der buddhistischen Psychologie wird das anders reflektiert: Zwar gibt es hier die Unterscheidung zwischen formaler und informaler Praxis. (Formale Praxis bedeutet eine Zeit stiller Einkehr, die speziell der Meditation gewidmet ist. Informale Praxis bedeutet, dass man sich auch im Alltag um eine meditative Haltung

---

Sutta die gleiche Sprachsequenz, die drei Schritte umfasst. Am Beispiel der ersten edlen Wahrheit sei dies dargestellt: *„Idaṃ dukkhaṃ ariyasaccan'ti […] Taṃ kho panidaṃ dukkhaṃ ariyasaccaṃ pariññeyyan'ti […] Taṃ kho panidaṃ dukkhaṃ ariyasaccaṃ pariññātan'ti."* Hecker übersetzt dies: „Dies ist die edle Wahrheit vom Leiden […]. Diese edle Wahrheit ist nun zu durchschauen und habe ich durchschaut" (SN-d: 419). – Bei jeder der vier Wahrheiten wird nun (1.) darauf hingewiesen: So *ist* sie. Dann folgt die Beschreibung. (2.) heißt es: Sie *ist zu* – und dann folgt die Beschreibung der konkreten Aufgabe. Und (3.) heißt es jeweils: Ich *habe* diese Aufgabe erfüllt. In den Suttas gibt es für diese dem Pāli eigene grammatikalische Wendung, die hier ins Deutsche mit ‚ist zu' übersetzt wird, noch keinen expliziten Begriff. Ein eigener Begriff wird von Mönchsgelehrten erst Jahrhunderte später in den Kommentaren zum Abhidhamma eingeführt: *kicca*. – Rhys Davids übersetzt: „Kicca […] 1. (adj.) that which ought to be done, that which is to be performed; (nt.) something to do […] 2. (nt.) (a) duty, obligation, service, attention; ceremony, performance. […] (b) (as philos. term) function." (PED: 240)

bemüht.) Doch es gibt sinngemäß keine Segmentierungen im Leben – etwa in ‚Berufs‘- und ‚Privatleben‘. Immer – im gesamten Leben in allen Lebensbezügen – gilt es, sich der vier *ariyasacca* (edlen Wahrheiten) zu erinnern [*sati*] und sich in Meditation [*cittabhāvanā*] zu üben. Eine Lehrrede bringt dies besonders deutlich zum Ausdruck: In AN (8.73) gibt es eine Betrachtung über den Tod, in der Buddha Mönchen folgende Frage stellt: „Die Betrachtung über den Tod, ihr Mönche, entfaltet und häufig geübt, bringt hohen Lohn und Segen, mündet im Todlosen, endet im Todlosen. Übt ihr wohl, meine Mönche, die Betrachtung über den Tod?“ (AN-d IV: 172) Als Antwort bekommt Buddha zu hören, dass dies sehr wohl geübt wird. Der erste Mönch übt dies, indem er sich die Kostbarkeit, noch einen Tag und eine Nacht zu leben, vergegenwärtigt. Der zweite übt die Betrachtung über den Tod, indem er sich die Kostbarkeit, noch einen Tag zu leben, vergegenwärtigt. Andere Mönche üben, indem sie dabei an noch einen halben Tag zu leben denken; an die Zeit, solange das Essen eines Mahls dauert; solange das Essen eines halben Mahls dauert; solange „das Zusammenballen und Hinunterschlucken von vier oder fünf Bissen Reis dauert“; an die Zeitspanne, „die zwischen einer Ein- und Ausatmung liegt“ (ebd.). – Man ahnt schon die Pointe: Nur ein Mönch, der die Betrachtung des Todes übt, indem er sich bei einer Mahlzeit des gegenwärtigen Bissens oder der Zeitspanne zwischen Ein- und Ausatmen oder Aus- und Einatmen achtsam gewahr ist, übt richtig:

> *„Von einem solchen Mönche sagt man, ihr Mönche, dass er vollen Ernstes lebt und eifrig die Betrachtung über den Tod übt, um der Triebe Versiegung zu erreichen. Darum, ihr Mönche, habt ihr danach zu streben: Vollen Ernstes wollen wir leben und eifrig die Betrachtung über den Tod üben, um der Triebe Versiegung zu erreichen. Das, ihr Mönche, sei euer Streben!“ (AN-d IV: 173)*

4.2 Präsentation des extrahierten Kontradikts

1. Während Rogers' Annahme ‚kontinuierlicher‘ und ‚optimaler‘ Bedingungen für Persönlichkeitsentwicklung – und damit auch für die drei Therapeuteneinstellungen Kongruenz, bedingungslose positive Beachtung und Empathie – eine rein *theoretische Vorannahme* ist, weisen die in der buddhistischen Psychologie gebrauchten Begriffe *sammā* (recht), *viharati* (Verweilen) und *atāpi* (unermüdlich) auf das *praktische Kultivieren* von *sati* (Achtsamkeit) und auf Faktoren, die *sati* unterstützen bzw. begleiten.
2. Während Rogers sich sinngemäß von der Sichtweise distanziert, Therapeuten hätten die *Aufgabe*, in einer therapeutischen Beziehung kongruent (und letztlich auch akzeptierend und empathisch) zu sein, impliziert der Begriff *sammā* (recht) das bestmögliche Verwirklichen aller acht Pfadglieder – und damit auch *sammā sati* (rechte Achtsamkeit) – als *Aufgabe*, als *Auftrag* zu verstehen.
3. Während Rogers es nicht von einem Therapeuten erwartet, *ständig* kongruent zu sein, weisen die Pāli-Begriffe *viharati* (Verweilen) und *atāpi* (unermüdlich) auf eine *Kontinuität* der Aufmerksamkeit im gesamten Leben in allen Lebensbezügen.

5 Reflexionsgewinn

Der trans-kontextuelle Versuch, die von Rogers für das Aktualisieren der drei Therapeuteneinstellungen gewählten Begriffe *kontinuierlich* und *optimal* in den buddhistischen Kontext von *cittabhāvanā* (Meditation) zu übertragen, scheitert an den soeben ausgewiesenen Verschiedenheiten. – Welche Erkenntnisse eröffnen sich nun aus der Auseinandersetzung mit dem Kontradikt, das die heterokontextuelle Integrationsbemühung misslingen lässt? Welche Einsichtsmöglichkeiten in das implizite Bedingungs- und Verbindlichkeitsgefüge, also in unartikulierte Voraussetzungsstrukturen, die dem Transponat im Herkunftskontext des personzentrierten Ansatzes zugrunde liegen müssen, kann man hier transparent machen? (Greiner 2012b: 181)

Bevor ich mich Rogers' Prämissen zuwende, aufgrund derer dieser Übertragungsversuch scheitert, möchte ich auf einen Unterschied aufmerksam machen zwischen Rogers' Therapie*theorie* und seinen *persönlichen Mitteilungen*, von denen seine Schriften durchzogen sind. In Rogers' Werk gibt es eine Spannung zwischen zwei Darstellungsweisen. Wenn man diese explizit macht – so meine These –, eröffnet das eine frische Sicht auf brachliegende Bereiche in Rogers' Therapietheorie: In der Darstellung seiner Psychotherapietheorie[99] wertet Rogers nicht, ob es wichtig ist, dass ein Therapeut sich darum bemüht, Kongruenz, bedingungslose positive Beachtung und Empathie zu kultivieren. Rogers reflektiert auch nicht, ob es für einen Therapeuten relevant ist, einen gewissen *Anspruch an Exzellenz* beim Einnehmen der drei Therapeuteneinstellungen an sich selbst zu stellen. – Im Unterschied dazu geht aus Rogers' persönlichen Mitteilungen (etwa in Rogers 1958a) deutlich sein intrinsisch motiviertes Engagement hervor, anderen *generell* in zwischenmenschlichen Beziehungen Kongruenz, bedingungslose positive Beachtung und Empathie entgegenzubringen. Dieses Engagement reflektiert Rogers jedoch nicht als solches und deshalb ist es auch kein Bestandteil seiner Psychotherapie*theorie*. Rogers zieht keine allgemeinen Schlüsse, ob – und wenn ja, inwiefern – das für das eigene Leben als relevant erkannte Streben eines Psychotherapeuten nach Kongruenz, bedingungsloser positiver Beachtung und empathischem Verstehen einen Einfluss auf das Aktualisieren der drei Therapeuteneinstellungen in seinen therapeutischen Beziehungen hat. Diesbezüglich vertrete ich die These, dass Rogers wesentliche Mitteilungen über sich als Mensch macht, ohne die *allgemeine* Relevanz dieser Mitteilungen für seine Therapie*theorie* zu reflektieren.

Vor dem Hintergrund dieser Überlegungen wende ich mich jetzt den Prämissen von Rogers' Annahme *kontinuierlicher* und *optimaler* Therapeuteneinstellungen zu, aufgrund derer der Übertragungsversuch scheitert: Zunächst sei der als erstes erwähnte Aspekt des extrahierten Kontradikts genannt, nämlich Rogers rein theoretische Annahme kontinuierlicher und optimaler Therapeuteneinstellungen – im Unterschied dazu, dass sich die Pāli-Begriffe *sammā* (recht), *viharati* (Verweilen) und *atāpi* (unermüdlich) auf das Praktizieren von *cittabhāvanā* (Meditation) beziehen.

99 Damit meine ich Rogers' theoretisches Hauptwerk (1959a) und alle Artikel, in denen Rogers Passagen daraus zitiert, paraphrasiert oder weiterentwickelt.

5.1 Rogers' *theoretische* Annahme kontinuierlicher und optimaler Therapeuteneinstellungen

Warum trifft Rogers seine Vorannahme *kontinuierlicher* und *optimaler* Therapeuteneinstellungen nur theoretisch, ohne ihre praktische Relevanz zu reflektieren? In Rogers' Therapietheorie würde die Kompetenz eines Therapeuten, sich einem Klienten *kontinuierlich bestmöglich* kongruent, bedingungslos wertschätzend und empathisch zuzuwenden, auf den oberen Bereich des Prozesskontinuums und damit auf das Konzept der ‚fully functioning person' weisen. Einer ‚fully functioning person' wäre diese Kompetenz *theoretisch* möglich und einem Therapeuten, der einen Zugang zur Weisheit und Empathie einer ‚fully functioning person' hätte, *theoretisch* ebenso. – Im Kontrast mit der buddhistischen Psychologie wird hier offensichtlich, dass Rogers' ausschließlich theoretische Annahme *kontinuierlicher* und *optimaler* Therapeuteneinstellungen etwas mit dem *Umgang mit Idealen* zu tun hat: Das Entwicklungsideal in der buddhistischen Psychologie ist der *arahat* (vollkommen Erwachter). Menschen, die ihre Lebensführung voller Vertrauen und Zuversicht [*saddhā*] an der Lehre Buddhas orientieren, verstehen das Ideal des *arahat* als etwas Anstrebenswertes und kultivieren den achtgliedrigen Heilsweg [*aṭṭhangika magga*]. Im personzentrierten Ansatz hingegen fällt auf, dass das Entwicklungsideal der ‚voll funktionsfähigen Person' *als Ideal* für die (eigene) Lebensführung wenig reflektiert wird. In seinem Artikel „A therapist's view of the good life: The fully functioning person" (1957d) bringt Rogers das Konzept der ‚voll funktionsfähigen Person' mit dem aristotelischen Ideal des ‚guten Lebens' in Zusammenhang. Diesen Gedanken greift er später jedoch nur ansatzweise wieder auf.[100]

Weder im Werk Rogers' noch im Diskurs des personzentrierten Ansatzes spielt die Reflexion über das Entwicklungsideal der ‚fully functioning person' *als anzustrebendes Ideal* für die (eigene) Lebensführung eine nennenswerte Rolle. – Bewusst absurd formuliert: Es ist nicht üblich, dass personzentriert arbeitende Psychotherapeuten, Psychologen, Supervisoren, Lehrer etc. (die definitionsgemäß mit dem Konzept der ‚voll funktionsfähigen Person' theoretisch vertraut sind) mitteilen, sie würden es anstreben, eine ‚fully functioning person' zu werden. Als Antwort auf die Frage ‚Warum nennt Rogers seine Vorannahme *kontinuierlicher* und *optimaler* Therapeuteneinstellungen nur in einem theoretischen Kontext, ohne ihre praktische Relevanz zu reflektieren?' bietet sich folglich an: Das Entwicklungsideal der ‚voll funktionsfähigen Person' wird *als angestrebtes* bzw. *anzustrebendes Ideal* in der persönlichen Lebensorientierung kaum reflektiert. Für viele würde es geradezu absurd erscheinen, es aktiv anzustreben.

100 In seinem Spätwerk führt Rogers neue, verwandte Begriffe wie „emerging person" (Rogers 1977a: 255 ff.) und „person of tomorrow" (Rogers 1980a: 339 ff.) ein, die sich in ihrer Bedeutung mit dem Konzept der ‚fully functioning person' überschneiden, und stellt sie explizit in einen politischen Kontext. Sie drücken Rogers' Vision eines politisch autonomen, verantwortungsbewussten und kreativen Menschen aus, der ansatzweise Eigenschaften der ‚fully functioning person' manifestiert.

Das regt zur Frage an, welche Bedeutung einem Entwicklungsideal auf einem Weg der Selbstkultivierung zukommt, wenn man ihm mehr als nur eine theoretische Bedeutung gibt. Im Kontext buddhistischer Lebensorientierung inspiriert und ermutigt das Ideal des *arahat* (eines vollkommen Erwachten) Menschen, sich auf einen Weg zu begeben, bei dem Gier, Aversion und Verblendung allmählich geschwächt und schließlich – so die Botschaft Buddhas – völlig aufgehoben werden. Positiv formuliert bedeutet die Schwächung von Gier, Aversion und Verblendung eine Zunahme an Bewusstheit, Wahlfreiheit, Sensibilität, Empathie und psychischer Ausgeglichenheit. Im buddhistischen Kontext zeigt sich hier, dass das bewusste Streben nach einem Entwicklungsideal dazu beiträgt, Tugenden zu entwickeln, die sowohl die eigene Persönlichkeit formen als auch in zwischenmenschlichen Beziehungen zum Ausdruck kommen. – Wozu inspiriert und ermutigt das Ideal der ‚fully functioning person'?

Ausgangspunkt der Überlegungen ist: In der Theorie des personzentrierten Ansatzes wurde dem Entwicklungsideal der ‚fully functioning person' als existenziell relevantem Ideal für die eigene Lebensführung wenig Beachtung geschenkt. Ideale dienen der Orientierung. Was zählt, ist das Verständnis des Bedingungszusammenhangs, *dass* das geschickte absichtsgeleitete Anstreben dieses Ideals Energien mobilisiert, fokussiert und es erlaubt, mit diesem Ideal verbundene Tugenden – wie auch Authentizität, bedingungslose Wertschätzung und Empathie – zu kultivieren. Ohne bewusste Orientierung erliegt man alten Gewohnheiten. Sinngemäß sind das im Kontext von Rogers' Psychotherapietheorie Tendenzen, anderen und sich selbst inauthentisch, abwertend und unempathisch zu begegnen. Diese Tendenzen neigen bei ihrem Ausagieren dazu, sich zu verfestigen, implizieren in Rogers' Sprachgebrauch also eine Zunahme von Entfremdung bzw. Inkongruenz. Das Wertschätzen des Ideals der *fully functioning person* für die eigene Lebensgestaltung – und das ist eine ganz persönliche Entscheidung – könnte es erlauben, dieses Ideal im eigenen Leben anzustreben und sich so allmählich die damit verbundenen Tugenden – Authentizität, bedingungslose Wertschätzung und Empathie – als Lebenshaltung anzueignen. Indem man das bewusst anstrebt, bündelt man gleichsam die eigenen Kräfte und nimmt Einfluss auf die Richtung seines Lebens. – Bei Rogers scheint das der Fall gewesen zu sein. Wenn man sich vergegenwärtigt, wie sehr es ihm ein Anliegen gewesen ist, anderen generell authentisch, bedingungslos wertschätzend und empathisch zu begegnen, wundert es nicht, dass Rogers das Kultivieren dieser Begegnungsqualitäten sinngemäß zu einer persönlichen Disziplin gemacht hat. – Dieser Gedanke leitet fließend über zum zweiten Aspekt des extrahierten Kontradikts: Rogers' Distanzierung von der Sichtweise, Therapeuten ‚sollten' in einer therapeutischen Beziehung (optimal) kongruent, bedingungslos wertschätzend und empathisch sein, während *sammā* (recht) im Zusammenhang von *sammā sati* (rechte Achtsamkeit) – auf das Erfüllen einer Aufgabe hinweist.

5.2 Rogers' Aussage, er hätte nie gemeint, Therapeuten ‚sollten' kongruent, wertschätzend und empathisch sein

(1) Aufgrund welcher Prämissen urteilt Rogers so? Wie ist es zu verstehen, dass Rogers sich explizit davon distanziert, ein Therapeut sollte [should] kongruent, wertschätzend und empathisch sein?[101]

Rogers begründet das folgendermaßen:

> *„It is that if in a relationship this kind of empathy or of caring exists, then the relationship will be constructive, but it is not as though you can tell yourself to be empathic and immediately be there. What I am saying is if these three conditions exist, then change is much more probable. But you cannot order yourself to do that." (Rogers 2013: 27)*

Rogers argumentiert hier in zwei Schritten: Zunächst weist er schlicht auf den *Bedingungszusammenhang* in seiner Theorie der sechs notwendigen Bedingungen für Persönlichkeitsentwicklung (Rogers 1959a) hin: *Wenn* Empathie vorhanden ist, *dann* wird die zwischenmenschliche Beziehung konstruktiv sein. *Wenn* die drei Kernbedingungen existieren, *dann* ist Persönlichkeitsveränderung eher wahrscheinlich. Das Denken in Bedingungszusammenhängen ist eine typische Denkweise Rogers'. Im zweiten Gedankenschritt begründet Rogers mit dem Hinweis auf diesen Bedingungszusammenhang, dass man es sich nicht befehlen kann, beispielsweise empathisch zu sein (Rogers 2013: 27). – Rogers scheint also den Gedanken, dass man eine empathische Einstellung einnehmen ‚sollte', als Befehl an sich selbst zu interpretieren, sofort empathisch zu sein. Im Dialog mit der buddhistischen Psychologie wirft das die Frage auf, welche alternative Sichtweise hier denkbar ist. Konkret formuliert: Wie wird in der buddhistischen Psychologie argumentiert, dass man die mit den *ariyasacca* (edlen Wahrheiten) einhergehende vierfältige Aufgabe übernehmen ‚soll'?

(2) Den Gedanken, dass Menschen etwas ‚sollen', findet man in der buddhistischen Psychologie auf zwei Denkebenen: (a) Die grundlegende Ebene ist die der ariyasacca *(edle Wahrheiten). (b) Die darauf aufbauende ist* sīla *(Moral) als integraler Teil des Heilsweges, also der vierten edlen Wahrheit.*

(a) Wenden wir uns zuerst dem Gedanken des ‚Sollens' auf der grundlegenderen Ebene zu: In der buddhistischen Psychologie spielt das Begründen mit Bedingungszusammenhängen eine zentrale Rolle: ‚Wenn dies, dann das. Wenn dies nicht, dann

101 Rogers' Ablehnung eines jeglichen ‚you should!' kann man auch aus seiner Lebensgeschichte heraus verstehen: Rogers wuchs unter strengen, einschränkenden, religiös legitimierten Lebensverhältnissen auf, gegen die er sich im jungen Erwachsenenalter auflehnte. Von da her ist gut nachvollziehbar, dass Rogers jedem ‚Sollte' gegenüber misstrauisch war.

das nicht' [*idappaccayatā*]. Dabei kann man zwei Anwendungen der Begründung unterscheiden: eine theoretische und eine lebenspraktische (SN 56.11):

1. Es gibt z. B. den zentralen *theoretischen Bedingungszusammenhang*: Wenn *taṇhā* (Begehren) schwindet, schwindet *dukkha* (Ungenügen, Leiden). – Das ist eine logische Verknüpfung von drei Elementen: *taṇhā*, *dukkha* und *nibbāna* (Begehren, Ungenügen und das Enden dieses Ungenügens).
2. Und es gibt den ebenso zentralen *lebenspraktischen Bedingungszusammenhang*: Wenn ich (und ich kann hier ein jeder sein) Leiden lindern bzw. beenden will (falls ich das will!), dann ‚sollte' ich etwas dafür tun.

Um was für eine Art von ‚Sollen' handelt es sich hier? Wenn man im „Historischen Wörterbuch der Philosophie" von Ritter, dem in deutscher Sprache nach wie vor maßgeblichen Wörterbuch philosophischer Grundbegriffe, unter ‚Sollen' nachschlägt, findet man auch Kategorisierungen der vielfältigen Verwendungsweisen von ‚Sollen'. Für meine Argumentation beziehe ich mich diesbezüglich auf die Einteilung von B. Vermazen und J. J. C. Smart, die drei Verwendungsweisen des Begriffs ‚Sollen' unterscheiden: eine epistemische, eine ideale und eine praktische: Im epistemischen Sprachgebrauch bedeutet ‚Sollen', „dass es gute Gründe gibt, ein bestimmtes Ereignis zu erwarten, wie z. B. im Satz: ‚Die Suppe sollte bald kochen.'" (Hügli in: HWPh 9. Bd.: 1050). Im idealen Sprachgebrauch bedeutet ‚Sollen' das, „was wir zu tun hätten in einer deontisch vollkommenen Welt, d. h. in einer Welt, in der es keine Räuber gäbe, Versprechen gehalten würden usw. Darum auch die Bezeichnung ‚ideales Sollen'" (ebd.). Für das Formulieren von Sollen-Sätzen, die in einer imperfekten Welt nicht zu Paradoxien führen, führen Vermazen und Smart die Kategorie des ‚praktischen Sollens' ein:

> *„Dieses Sollen ist [...] am besten analysierbar als eine Relation zwischen einem Handelnden, einem Zeitpunkt und einem Set von Prädikaten (als Namen für die auszuführenden Handlungen), dem so genannten Plan: ‚Falls du* x *tun willst, musst du zum Zeitpunkt* t y *tun' [...].*
>
> *Das praktische Sollen umfasst dabei unterschiedslos sowohl das moralische wie das nicht-moralische Sollen; denn das praktische Sollen gelte nur hypothetisch, in Bezug auf die vorausgesetzten Wünsche oder Ziele des Handelnden, gleichgültig, ob diese nun selbstbezogen seien oder dem Wunsch entsprechen, gewisse moralische Prinzipien oder Regeln einzuhalten [...]." (ebd.: 1051)*

Wenn man in diese Formel für *x*, *t* und *y* die konkreten Größen der buddhistischen Psychologie einsetzt, begründet sie den lebenspraktischen Bedingungszusammenhang: ‚Falls du Leiden lindern willst *(x)*, solltest du im Grunde immer *(t)* die vierfältige Aufgabe der *ariyasacca* (edlen Wahrheiten) erfüllen *(y)*.'[102] – Entscheidend im vorliegenden Zusammenhang ist, dass die mit den vier edlen Wahrheiten einher-

102 Es liegt in der Eigenart des ‚praktischen Sollens', dass es zum Tun, zum Handeln auffordert. Das zeigt sich auch deutlich in der buddhistischen Psychologie, in der der Gedanke

gehende Aufgabe sich erst dann stellt, *wenn* man das Problem *dukkha* (Ungenügen) lösen will. Mit anderen Worten: Nur, *wenn* ich, *falls* ich (und ‚ich' kann im vorliegenden Zusammenhang ein jeder sein) daran interessiert bin, *dukkha* zu lindern und schließlich zu beenden, stellt sich mir die vierfältige Aufgabe und ich ‚sollte': 1. *dukkha* (Ungenügen) durchschauen [*parijānāti*]; 2. vom Grund für *dukkha*, also *taṇhā* (Begehren; wörtlich: Durst) loslassen [*pajahati*]; 3. *nibbāna* (das Verlöschen, Enden) von *dukkha* erfahren, verwirklichen [*sacchikaroti*] und *aṭṭhangika magga* (den achtgliedrigen Weg) zum Enden von *dukkha* kultivieren [*bhāvanā*] (SN 56.11).

Auf diesem Verständnis der vierfältigen Aufgabe der *ariyasacca* (edle Wahrheiten) gründet nun *sīla* (Moral) als integraler Teil des Heilsweges, also der vierten edlen Wahrheit: Moral spielt eine zentrale Rolle im buddhistischen Wegverständnis. Die acht Pfadglieder werden drei Übungsbereichen zugeordnet: *paññā* (Weisheit), *sīla* (Moral, Tugend) und *samādhi* (Herzenseinigung). Daran kann man erkennen, dass *sīla* ein integraler Teil des Heilsweges ist. Im Zusammenhang mit *sīla* findet man in den Pāli-Lehrreden allerdings nicht jene sprachliche Wendung, die ins Deutsche mit ‚ist zu' übersetzt wird. Statt dessen gibt es – um eine für die vorliegende Untersuchung wichtige Relation als Beispiel zu nennen – den Bedingungszusammenhang, dass *samādhi* (Herzenseinigung) durch *sīla* (Moral) bedingt ist. (Im Unterschied zu: Wenn du ein geeintes Herz, einen geeinten Geist anstrebst, ‚solltest' du moralisch leben.) Die Begründung dafür, moralisch bzw. tugendhaft leben ‚zu sollen', liegt eine Denkebene voraus, eben auf der Begründungsebene der *ariyasacca* (edlen Wahrheiten). Deshalb ist der Schluss gültig: Falls du Leiden lindern willst *(x)*, solltest du im Grund immer *(t)* die vierfältige Aufgabe der vier edlen Wahrheiten erfüllen *(y)*. Und: *Weil* die vierte edle Wahrheit *sīla* (Tugend, Moral) beinhaltet, ‚solltest' du moralisch, tugendhaft [*sīla*] handeln [*kamma*] bzw. leben.

(b) Von dieser Aufgabe, dieser Aufforderung: ‚Falls du Leiden lindern willst, *solltest* du tugendhaft handeln' (erste Denkebene), ist nun *sīla* (Tugend) selbst zu unterscheiden (zweite Denkebene). Der *Grundgedanke* buddhistischer Moral [*sīla*] ist einfach und gründet in einem tiefen Mitgefühl [*karuṇā*] für alle Lebewesen. Das schließt auch die eigene Person mit ein: *Alle* Lebewesen streben nach Wohlgefühl und vermeiden Wehegefühl. Deshalb vermeide Handlungen, die anderen und dir schaden. Und handle auf eine Weise, die dazu beiträgt, andere und dich selbst wirklich glücklich zu machen. *Im Detail* sind die Begründungszusammenhänge von *sīla* (unter anderem aufgrund der Verwobenheit der beiden Denkebenen) allerdings komplex.

Zwischen *sīla* (Moral) und westlichen Ethiken gibt es keine exakten Entsprechungen. Verwandtheiten wurden aufgezeigt mit so unterschiedlichen ethischen Positionen wie Deontologie, Utilitarismus, Aristotelische Tugendethik (Keown 2010: 346 ff.; Wickramasinghe 2014) und der Begegnungsphilosophie. – In der nachfolgenden Skizzierung dieser Gemeinsamkeiten folge ich zunächst Damien Keown,

intentionalen Tuns [*kamma*] hochgehalten wird. Da wird es so gesehen, dass es ein Tun braucht, um auf eine bestimmte Weise zu sein.

einem emeritierten, auf buddhistische Ethik spezialisierten Professor am Goldsmiths College in London:

„*In common with deontology Buddhism has rules and precepts which approach the status of moral absolutes. Early sources tirelessly repeat that certain acts, such as taking life, are not to be done under any circumstances, and rules of this kind are typical of deontological ethics.*

Perhaps an even closer similarity exists between Buddhism and utilitarism. After the fashion of utilitarism, many scriptural sources advise Buddhists to reflect deeply on the consequences of their moral choices. According to utilitarism, right acts are those which bear good consequences, and in Buddhism the doctrine of karma *teaches that there is a close relationship between good deeds and future happiness.“ (ebd.: 348)*

Die größten Verwandtheiten zwischen einer westlichen Ethik und *sīla* (Moral) erkennt Keown allerdings in der Tugendethik Aristoteles':

„*Virtue ethics offers something of a middle way between the other two and tends to look both to the past and to the future for justification. According to virtue ethics, of which Aristotle (384–322 bce) was a chief exponent, what is of primary importance in ethics are neither pre-existing obligations nor pleasant outcomes, but the development of an individual's character so that he or she becomes habitually and spontaneously good. Virtue ethics seeks a transformation of the personality through the development of correct habits over the course of time so that negative patterns of behavior are gradually replaced with positive and beneficial ones. The way to act rightly, according to virtue ethics, is not simply to follow certain kinds of rules, nor seek pleasant consequences, but first and foremost to* be *or* become *a certain kind of person. As this transformation proceeds, the virtuous person may well find that his or her behavior spontaneously comes increasingly into line with conventional moral norms.* In virtue ethics, *however, in contrast to deontology, these norms are internalized rather than externally imposed. With respect to the consequences of moral conduct, it will not infrequently turn out that a person who adopts a consistent plan of life and lives according to a consciously chosen and integrated set of values will be the happier for it. There is here a similarity with utilitarinism which sees the moral life as geared the production of happiness. Aristotle called the state of well-being which results from living rightly* eudaimonia, *a term often translated as 'happiness' but which really means something like 'thriving' or 'flourishing'. Virtue ethics thus proposes a path of self-transformation in which a person comes gradually to emulate certain ideal standards of behavior disclosed in the conduct of teachers or sages who have already progressed further than us towards the goal of human fulfillment. The behavior of these role-models provides a template on which to shape our own conduct: their positive qualities reveal the virtues we should emulate, and the actions they systematically avoid become codified in the form of precepts which serve to guide their followers.“ (ebd.: 346)*

Keown zufolge gibt es ausreichend Gemeinsamkeiten zwischen Aristoteles' Tugendethik und *sīla* (Moral), um von einer ‚Familienähnlichkeit' [*family resemblance*] im Sinne Wittgensteins zu sprechen (ebd.: 347):

„This is because Buddhism is first and foremost a path of self-transformation which seeks the elimination of negative states (vices) and their replacement by positive or wholesome ones (virtues). This is the way one becomes a Buddha. The transformation of the 'man in the street' [...] into a Buddha comes about through the cultivation of particular virtues (paradigmatically wisdom and compassion) leading step by step to the goal of complete self-realization known as nirvāna." (ebd.)

‚Weisheit' und ‚Mitgefühl' werden in *allen* buddhistischen Traditionen hoch geachtet. Wahrscheinlich ist das der Grund, warum Keown sie hier explizit nennt. Wenn man den Fokus auf die Pāli-Suttas einengt, kann man differenzierter argumentieren: Buddhistischer Psychologie zufolge gibt es drei Trübungen [*kilesa*] des Geistes bzw. Herzens [*citta*], die alle weiteren *kilesa* (Trübungen) bedingen. Diese sind Gier [*lobha*], Aversion [*dosa*] und Verblendung [*moha*]. Gier und Aversion kann man als tief sitzende affektive Regungen verstehen, Verblendung als eine kognitive Fehlhaltung. Zu jeder dieser Geistestrübungen gibt es eine Negation: ‚Gierlosigkeit' [*alobha*], ‚Aversionslosigkeit' [*adosa*] und ‚Unverblendung' [*amoha*]. Dazu gibt es positive Synonyme: „Gierlosigkeit (alobha) ist [...] ein Name für Selbstlosigkeit und Freigiebigkeit, Hasslosigkeit (*adosa*) für Güte (*mettā*), Unverblendung für Wissen (*paññā*)." (BWN: 130) Indem Keown (2005: 12 f.) die Bedeutung dieser drei heilsamen Geisteseigenschaften herausstreicht, bestimmt er sie als drei ‚Kardinaltugenden' [*cardinal virtues*], aus denen alle weiteren Tugenden abgeleitet werden können.[103] Wenn man unter ‚Tugend' nun ganz grundsätzlich eine als wichtig und erstrebenswert erachtete Eigenschaft der gesamten Persönlichkeit versteht, kann man generell alle heilsamen Geisteseigenschaften wie etwa *sati* (Achtsamkeit), *sampajañña* (Wissensklarheit) oder *saddhā* (Zuversicht, Vertrauen, Hingabe) als zu übende ‚Tugenden' bestimmen. – Die Verwandtheit zwischen *sīla* (Moral, Sittlichkeit) und der Aristotelischen Tugendethik ist tatsächlich verblüffend. Dessen ungeachtet möchte ich hier noch eine weitere Verwandtheit zwischen *sīla* und einer westlichen Ethik aufzeigen: Der britische buddhistische (ehemalige Mönchs-)Gelehrte, Meditationslehrer und maßgeblicher Proponent eines ‚säkularen Buddhismus', Stephen Batchelor, reflektiert Parallelen zwischen *sīla* (Moral) und der Begegnungsphilosophie Emmanuel Lévinas'.

Auf die zentrale Bedeutung von *karuṇā* (Mitgefühl) wurde oben bereits hingewiesen. Dem buddhistischen Menschenbild zufolge empfinden Menschen Mitgefühl, wenn sie wirklich in Berührung mit ihren Bedürfnissen sind. Mitgefühl wird als natürliche Reaktion auf wahrgenommenes Leid aufgefasst, wenn wir es uns erlauben, uns vom Leiden von Lebewesen emotional berühren zu lassen. In einer derart vorbehaltslosen Begegnung hören wir das stille „Verletz mich nicht" (Bat-

103 Auch die zehn *pāramitā*, die zehn zur Buddhaschaft führenden ‚Vollkommenheiten' stellen einen maßgeblichen Tugendkatalog dar. Diese sind: *dāna* (Freigebigkeit), *sīla* (Tugendhaftigkeit, Sittlichkeit, Moral), *nekkhama* (Entsagung), *paññā* (Weisheit, Wissen), *viriya* (Tatkraft, Anstrengung, Bemühung, Energie), *khanti* (Geduld), *sacca* (Wahrhaftigkeit), *adhiṭṭhāna* (Entschluss), *mettā* (Güte) und *upekkhā* (Gleichmut).

chelor 2005: 147), das der andere uns wortlos zuruft. – Hier erkennt Batchelor eine Verwandtheit mit den Gedanken Lévinas':

> *„Auch ohne Worte ruft Ihr Antlitz nach mir. ‚Das erste Wort des Antlitzes, sagt der jüdische Philosoph Emmanuel Lévinas, ist das ‚Du sollst nicht töten.'*
>
> *‚Es ist ein Befehl. In der Erscheinung des Antlitzes liegt ein Gebot, als ob ein Meister zu mir gesprochen hätte. Gleichzeitig ist das Antlitz des anderen völlig hilflos; er ist der Arme, für den ich alles tun kann und dem ich alles verdanke.'"* (Batchelor 2005: 151)[104]

> *„Das Gesicht eines anderen stürzt uns in eine hilflose Stille, die uns auffordert, aus der gleichen Tiefe zu antworten, wie wir sie in seiner Bitte spürten."* (ebd.)

In dieser intimen Begegnung hören wir den anderen wortlos sagen:

> *„Töte mich nicht, bestiehl mich nicht, missbrauche mich nicht, täusche mich nicht, betrüge mich nicht, kränke mich nicht, verschwende nicht meine Zeit, versuche nicht mich zu besitzen, sei mir nicht böse gesinnt, gib mich nicht falsch wieder."* (ebd.: 151f.)

Diese zehn Bitten sind Lévinas' Übersetzungen der ‚zehn unheilsamen Handlungen' [*akusala kamma patha*] in der buddhistischen Psychologie (ebd.: 225). Sie sind

> *„die Grundlage einer Ethik, die der Buddhismus als ‚natürlich' im Gegensatz zu vereinbart beschreibt. Noch bevor Sie einen Glauben oder Gelübde annehmen, die moralische Verpflichtungen beinhalten, appelliert die andere an Sie auf ganz natürliche Weise, nicht verletzt zu werden. Während ein Gelübde eine Verpflichtung zum Zölibat oder zur Monogamie beinhalten kann, sind im Ruf des anderen solch spezifische Verbote nicht enthalten. Andere mahnen uns einfach, sie nicht zu verletzen. Erst wenn wir bereit sind, ihrem Ruf zu folgen, kommen zusätzliche religiöse, soziale und gesetzliche Konventionen ins Spiel."* (ebd.: 152)

Die Quellen, die Batchelor in diesem Zusammenhang für die Unterscheidung zwischen einer ‚natürlichen' und einer ‚vereinbarten' Moral [*sīla*] angibt, entstammen dem Tibetischen Buddhismus.[105] Im Pāli-Kanon findet man diese Gedanken allerdings bereits grundgelegt. Mit *sammuti* werden in der Vinaya, das sind die Ordensregeln, ‚Vereinbarungen' bezeichnet, also durch Konvention entstandene Regeln (PED: 672). Das wäre eine ‚vereinbarte Moral'.

---

104 Als Quelle für das Zitat Lévinas' führt Batchelor an: „Lévinas, Ethics and Infinity, S. 89". In der deutschen Übersetzung von Batchelors Buch „Living with the Devil", aus der ich zitiere, wird der zentrale Begriff Lévinas' ‚visage' nicht – wie allgemein üblich – mit ‚Antlitz', sondern mit ‚Gesicht' übersetzt. Im Zitat habe ich deshalb ‚Gesicht' durch ‚Antlitz' ausgetauscht.

105 „Natürliche Moral" ist die Übersetzung der tibetischen Begriffe *rang bzhin gyi kha na ma tho ba*, „vereinbarte Moral" die Übersetzung von *bcas kyi kha na ma tho ba* (Batchelor 2005: 225).

Im Gegensatz dazu beinhaltet der Begriff *Dhamma* (Pāli) oder *Dharma* (Skr.) als Bezeichnung für Buddhas Weisheitslehre die Vorstellung eines ‚natürlichen Gesetzes‘:

„Dharma *can best be translated as 'natural law', a term which captures both its main senses, namely as the principle of order and regularity seen in the behaviour of natural phenomena, and also the idea of a universal moral law whose requirements have been discovered by enlightened beings such as the Buddha (note that Buddha discovered* Dharma, *he did not invent it). [...] In the moral order,* Dharma *is manifest in the law of* karma, *which [...] governs the way moral deeds affect individuals in present and future lives. Living in accordance with* Dharma *and implementing its requirements is thought to lead to happiness, fulfillment and salvation; neglecting or transgressing it is said to lead to endless suffering in the cycle of rebirth (saṁsāra).“ (Keown 2007: 337f.)*

(3) Erlaubt das Verständnis, wie in der buddhistischen Psychologie argumentiert wird, dass Menschen die vierfältige Aufgabe der ariyasacca *(edlen Wahrheiten) auf sich nehmen ‚sollen‘, alternative Denkmöglichkeiten zur Frage, ob Therapeuten die drei Einstellungen einnehmen ‚sollen‘?*

Ich wüsste nicht, wie man das Argument entkräften könnte, dass man – aus einer völlig praktischen Perspektive gesprochen – zum Verwirklichen eines bestimmten Anliegens etwas dafür tun ‚sollte‘. Dieser Gedanke ist fundamental. Seine Gültigkeit ist einsehbar. Ich kann mir schwer vorstellen, dass Rogers hier widersprechen würde. – Die Gemeinsamkeit Rogers' und des Buddha des Pāli-Kanons, explizit in ‚Bedingungszusammenhängen‘ zu denken, erleichtert es dem personzentrierter Ansatz, sich diesbezüglich von der buddhistischen Psychologie anregen zu lassen.

Dafür braucht es nichts anderes, als den Grundgedanken vom ‚lebenspraktischen Bedingungszusammenhang‘ auf Therapeuten anzuwenden. Wenn man diesen Impuls aufnimmt und den Grundgedanken eines ‚praktischen Sollens‘ (im Sinn von Vermazen und Smart) nach der Formel, ‚Falls du *x* tun willst, musst du zum Zeitpunkt *t y* tun‘, auf einen Therapeuten anwendet, der eine hilfreiche Beziehung anbieten will, zeigt sich für diesen folgender lebenspraktischer Bedingungszusammenhang. (In diesen füge ich das Element des ‚Tuns‘ *(y)* ein, weil dieses eine Variable der Formel ist. Und ich entschärfe das ‚Müssen‘ ein wenig durch ein ‚Sollen‘.):

‚Falls du einem Klienten eine hilfreiche Beziehung anbieten möchtest *(x)*, solltest du in deiner Arbeit mit ihm *(t)* kongruent, wertschätzend und empathisch *sein* & etwas zum Verwirklichen dieses Beziehungsangebotes *tun (y)*.‘

(4) Diese Anregung impliziert: Für das Verwirklichen einer angestrebten Seinsweise bedarf es, etwas dafür zu tun.

Beim Anwenden der Formel für das ‚praktische Sollen‘ auf die Situation eines Therapeuten, der seinen Klienten eine hilfreiche Beziehung anbieten will, wird sofort eine Spannung zwischen Rogers' und Buddhas Denken offensichtlich: Rogers betont ein bestimmtes ‚Sein' [*a way of being*], das in seinem Verständnis die Essenz des PZA ist. Auch Buddha betont sinngemäß eine bestimmte Seinsqualität. Zugleich betont Buddha aber eben auch ein – in seinem Verständnis absolut unverzichtbares – *Tun*, weil dieses die Bedingung dafür ist, auf eine bestimmte Weise zu *sein*.

Im Kontrast mit der buddhistischen Psychologie fällt hier auf, dass das Thema der *Aneignung und Vertiefung der drei Therapeuteneinstellungen* in den Schriften Rogers' wenig Raum einnimmt. Rogers macht zwar detaillierte Aussagen darüber, welche Voraussetzungen jemand für die Ausbildung zum Therapeuten erfüllen sollte und wer für diese Ausbildung ausgewählt werden sollte (in: ‚Client-Centered Therapy' – 1951a: 434–440). Und es ist für Rogers selbstverständlich, dass die drei Therapeuteneinstellungen in einer von ihnen geprägten Beziehungsatmosphäre in Selbsterfahrungsgruppen oder einer Lehrtherapie entwickelt werden können. Aber über die Schwierigkeiten, sich die drei Einstellungen als Haltung – im Sinn von Habitus – anzueignen, und darüber, welche weiteren Möglichkeiten ihrer Aneignung es geben könnte, schreibt Rogers wenig (vgl. Rogers in Baldwin 2000: 37).

(5) Was kann man dafür tun, um sich Kongruenz, bedingungslose Wertschätzung und Empathie als Einstellung anzueignen?

Dem etablierten Verständnis im personzentrierten Ansatz zufolge eignet man sich Kongruenz, Wertschätzung und Empathie als Therapeuteneinstellungen in der Lehrtherapie und in Selbsterfahrungsgruppen an. Menschen lernen sprechen, indem sie angesprochen werden. Und sie lernen, anderen feinfühlig empathisch zuzuhören, indem sie es erleben, dass sie so gehört werden. Insofern ist das Lernen, das in der Lehrtherapie und in Selbsterfahrungsgruppen stattfindet, absolut unverzichtbar in einer Ausbildung zum personzentrierten Psychotherapeuten. Hier finden wesentliche Lernprozesse statt, für die es die Begegnung mit anderen Menschen braucht. Deshalb könnte man hier von einem *Lernen im sozialen Kontext* sprechen.

Auch in der buddhistischen Psychologie spielen zwischenmenschliche Begegnungen eine bedeutende, ja unverzichtbare Rolle.[106] Darüber hinaus gibt es

106 In SN 45.2 wird ein Gespräch zwischen Buddha und Ānanda über die Bedeutung von Freundschaft wiedergegeben: „Da nun begab sich der Ehrwürdige Anando zum Erhabenen, begrüßte ihn ehrfurchtsvoll und setzte sich zur Seite nieder. Zur Seite sitzend, sprach nun der Ehrwürdige Anando zum Erhabenen also: ‚Die Hälfte des Brahma-Wandels, o Herr, ist dieses, nämlich Freundschaft mit Guten, Gemeinschaft mit Guten, Vertrautsein mit Guten'. „Sage das nicht, Anando, sage das nicht, Anando: ist es ja doch der ganze Brahma-Wandel, nämlich Freundschaft mit Guten, Gemeinschaft mit Guten, Vertrautsein mit Guten. Von einem Mönch, Anando, der Freundschaft mit Guten hat, Gemeinschaft mit Guten, Vertrautsein mit Guten, ist zu erwarten, dass er den edlen achtfältigen Pfad entfalten und ausbilden wird." (SN-d: 223 f.) Traditionellerweise nimmt jemand, der sich dafür entscheidet, sein Leben in Übereinstimmung mit dem Dhamma Buddhas zu bringen, ‚Zuflucht' zu den drei Kleinoden Buddha, Dhamma und Sangha.

hier aber eben noch die Praxis einer meditativen Geistesschulung [*cittabhāvanā*]. *Cittabhāvanā* wird in den Lehrreden als intentionales und kontinuierliches Hinwenden des Geistes zu einem Thema, einem Phänomen oder einer Geisteseigenschaft verstanden, das im Dienst eines Kultivierens des Heilsamen steht. Themen für die Betrachtung [*anussati*] sind etwa die drei Kleinode (der Buddha, die Lehre und die Gemeinschaft), oder die Betrachtung der Tugend [*sīla*] oder der Freigiebigkeit [*dāna*]. Aus dieser Vielzahl von Themen ragen Betrachtungen heraus, denen eine besondere Bedeutung gegeben wird: das Üben von *satipatthāna* (Grundlagen der Achtsamkeit) in seiner Verschränkung mit dem Üben von *ānāpānasati* (Achtsamkeit während des Ein- und Ausatmens) und das Üben der *Brahmāvihāra* (Strahlungen): *mettā* (Güte), *karuṇā* (Mitgefühl), *muditā* (würdigende Freude) und *upekkhā* (Gleichmut). Bei *jeder* dieser Meditationsweisen werden *sati* (achtsames Gewahrsein) und Geisteseigenschaften, die *sati* unterstützen, kultiviert.

Sati (Achtsamkeit) ist eine bestimmte Qualität von Aufmerksamkeit [*manasikāra*]. Deshalb kann man es auch so verstehen: Bei all den verschiedenen Betrachtungen [*anussati*] übt man diese ganz bestimmte Qualität der Aufmerksamkeit: *sati*. – Praktisch bedeutet das: Man lernt und übt sich darin, sich immer wieder engagiert, entspannt und ausgeglichen in diese Qualität der Aufmerksamkeit einzustimmen und sie nach und nach immer kontinuierlicher aufrechtzuerhalten. Die eigene Erfahrung zeigt, wie schnell die Aufmerksamkeit abdriftet. Folglich ist das eine Frage der Übung und des Könnens. In dem Maß, in dem es gelingt, kontinuierlich achtsam zu sein, unterstützt *sati* die jeweilige Betrachtung [*anussati*] und trägt so zur Herausbildung angestrebter Dispositionen und Affekte bei (etwa zu Güte [*mettā*] oder Mitgefühl [*karuṇā*]).

Genau hier liegt ein potenzieller Berührungspunkt mit dem personzentrierten Ansatz: In seinem letzten Interview, das Rogers wenige Monate vor seinem Tod Michelle Baldwin gab, sagte Rogers:

> *„[...] I am inclined to think that in my writing perhaps I have stressed to much the three basic conditions (congruence, unconditional positive regard, and empathic understanding). Perhaps it is something around the edges of those conditions that is really the most important element of therapy – when my self is very clearly, obviously present." (Rogers 1987k: 30)*

Jede der drei Therapeuteneinstellungen beinhaltet ein gewisses Ausmaß an ‚Präsent-Sein'. Doch hier scheint Rogers ein Phänomen zu beschreiben, das darüber hinausgeht. Als Eigenschaften dieses Präsent-Seins nennt Rogers ‚very clearly' und ‚obviously'. Das kann man so verstehen, dass Rogers hier von einem äußerst klaren Bewusstsein, von einer sehr klaren Qualität der Aufmerksamkeit spricht. Indem Rogers darüber spekuliert, ob Präsent-Sein vielleicht das allerwichtigste Element in der Therapie ist, wertet er diese Qualität des Bewusstseins als sehr hoch.

Hier findet man Sangha, die Gemeinschaft, also in der gleichen logischen Kategorie, und damit gleichwertig genannt wie den Buddha und seine Lehre.

Rogers scheint zwei Phänomene mit ‚Präsent-Sein' [(being) ‚*present*'] bzw. ‚Präsenz' [*presence*] zu symbolisieren: Einerseits spricht Rogers über ‚Präsenz' (*presence*) im Zusammenhang mit einem ‚veränderten Bewusstseinszustand' [*altered state of consciousness*]:

> *„When I am at my best, as a group facilitator or a therapist, I discover another characteristic. I find that when I am closest to my inner, intuitive self, when I am somehow in touch with the unknown in me, when perhaps I am in a slightly altered state of consciousness in the relationship, then whatever I do seem to be full of healing. Then simply my presence is releasing and helpful." (Rogers 1986h: 198f.)*

Andererseits verwendet Rogers den Begriff ‚Präsent-Sein' [(being) ‚*present*'] als etwas auf den Moment bezogenes Intendiertes, von ganzem Herzen Angestrebtes:

> *„I think that therapy is most effective when the therapist's goals are limited to the process of therapy and not the outcome. I think that if the therapist feels, 'I want to be as present to this person as possible, I want to really listen to what is going on. I want to be real in this relationship,' then these are suitable goals for the therapist. If the therapist is feeling, 'I want this person to get over this neurotic behavior, I want this person to change in such and such a way,' I think that stands in the way of good therapy. The goal has to be within myself, with the way I am. Once therapy is under way, another goal for the therapist is to question: 'Am I really with this person in this moment? Not where they were a little while ago, or where are they going to be, but am I really with this client in this moment?' This is the most important thing." (Rogers 1987k: 30)*

„I want to be as present to this person as possible, I want to really listen to what is going on." (ebd.) Zum einen sind das höchst persönliche Selbstoffenbarungen Carl Rogers' als Mensch. Zugleich sind es Intentionen. – Die Unterscheidung zwischen der *Intention*, im gerade sich ereignenden Moment *präsent zu sein*, und *Präsenz* als entwicklungsförderlicher, leicht veränderter Bewusstseinszustand ist in meinem Verständnis der Schlüssel für das Interpretieren von Rogers'Aussage „when I am intensely focussed on a client, just my presence seems to be healing, and I think this is probably true of any good therapist" (ebd.: 29).[107] Ich verstehe Rogers hier so, dass seine Intentionen für (being) ‚intensely focussed on a client' und (being) ‚as present to this person as possible' Synonyme sind. Wenn man Rogers' Aussage im zuletzt genannten Zitat unter dieser Vorannahme liest, mit obiger Sicht von Präsenz als ‚veränderten Bewusstseinszustand' in Verbindung bringt und diesen als Möglichkeit unter günstigen Bedingungen postuliert, folgt daraus der Bedingungszusammenhang: ‚*Wenn ich im Augenblick der Begegnung mit einem Klienten äußerst präsent bin, ist es leichter möglich, kongruent, wertschätzend und empathisch zu sein und ich komme – unter besonders günstigen Bedingungen – in einen leicht veränderten Bewusstseinszustand, der heilend zu sein scheint.*'

107 Angesichts dessen, dass Rogers diesen Bedingungszusammenhang ganz zu Beginn des Interviews mit Baldwin äußert, schließe ich, dass Rogers ihm eine hohe Priorität in seinem Verständnis gibt.

In dieser Überlegung liegt die Möglichkeit für einen ganz neuen Denkansatz im Erwerben und Vertiefen der drei Therapeuteneinsstellungen. Es stimmt, dass man sich nicht *befehlen* kann, kongruent, wertschätzend und empathisch zu sein. Aber das bedeutet nicht, dass man dafür nichts *tun* kann. Wenn man den Grundgedanken der buddhistischen Psychologie, dass die Qualität der Aufmerksamkeit durch ihre Schulung verfeinert und gestärkt werden kann, auf einen Psychotherapeuten anwendet, bedeutet das: Dieser Therapeut kann sich – über sein Lernen in sozialen Situationen hinausgehend – ganz bewusst *zusätzlich* darin üben, besonders aufmerksam zu sein. Er kann sich darin üben, *präsent* zu sein. – In welchen Formen das denkbar ist, werde ich in der Dialogevaluation erörtern. Im Rahmen dieser Dialogoperation ist nur noch die Reflexion des dritten und letzten Aspekts des extrahierten Kontradikts offen. Dieser betrifft den Unterschied, dass Rogers es nicht von einem Therapeuten erwartet, ständig kongruent zu sein, während die Pāli-Begriffe *viharati* (Verweilen) und *atāpi* (unermüdlich) auf eine Kontinuität einer meditativen Aufmerksamkeit – im gesamten Leben in allen Lebensbezügen – hinweisen.

5.3 Rogers' Aussage, es sei von einem Therapeuten nicht zu erwarten, dass er andauernd kongruent sei

Aufgrund welcher Vorannahmen denkt Rogers so? Wie begründet es Rogers, von einem Therapeuten nicht zu erwarten, ständig kongruent zu sein? – Rogers zieht den Schluss: „Indeed if this were a necessary condition there would be no therapy." (Rogers 1959a: 215) Er argumentiert also damit, dass es unrealistisch sei, von einem Therapeuten durchgehende Kongruenz, folglich die Seinsmodalität einer ‚fully functioning person', zu erwarten. Demzufolge ergänzt Rogers: „Thus it is that imperfect human beings can be of therapeutic assistance to other imperfect human beings." (ebd.)

Grundsätzlich kommt hier wieder der Gedanke des ‚praktischen Sollens' nach der Formel von Vermazen und Smart zum Tragen: ‚*Falls du einem Klienten eine hilfreiche Beziehung anbieten möchtest (x), solltest du in deiner Arbeit mit ihm (t) kongruent, wertschätzend und empathisch sein & etwas zum Verwirklichen dieses Beziehungsangebotes tun (y).*' Nun geht es allerdings um die Frage, ob die Bestimmung der Variable *t* mit der Eingrenzung auf konkrete therapeutische Begegnungen angesichts des in die Diskussion eingeführten Gedankens der Übung vielleicht einer Modifikation bedarf. (Zur Erinnerung: In der buddhistischen Psychologie lautete der lebenspraktische Bedingungszusammenhang: ‚Falls du Leiden lindern willst *(x)*, solltest du im Grunde immer *(t)* die vierfältige Aufgabe der *ariyasacca* (edlen Wahrheiten) erfüllen *(y)*.') – Wie kommt es in der buddhistischen Psychologie zu dieser Sichtweise?

Eine bekannte Aussage Buddhas lautet: „Ihr Bhikkhus, worüber auch immer ein Bhikkhu häufig nachdenkt und nachsinnt, das wird seine Herzensneigung werden." (MN 19.6; MN-d I: 245).[108] Und seinen Neigungen entsprechend handelt er. Die-

108 Im Original: „*Yaññadeva, bhikkhave, bhikkhu bahulamanuvitakketi anuvicāreti, tathā tathā nati hoti cetaso.*" (https://suttacentral.net/pi/mn19)

ser Zusammenhang gilt immer, unabhängig davon, ob man seiner Berufstätigkeit nachgeht, ein Buch liest oder spazieren geht. Deshalb spielt *sammā vāyāma* (rechte Anstrengung) auch eine zentrale Rolle im achtgliedrigen Heilsweg [*aṭṭhangika magga*].[109] Weil der Zusammenhang zwischen häufigem Nachsinnen und der Herausbildung entsprechender Gewohnheiten immer gegeben ist, ist so beständig als möglich darauf zu achten, dass das gesamte Leben in allen Lebensbezügen in die Meditation [*cittabhāvanā*] einbezogen wird. Deshalb kann man hier auch vom Kultivieren einer Lebensform sprechen. In dieser Lebensform werden zwar Phasen des Alltags und der stillen Einkehr unterschieden. Doch die Form ist eine. Im modernen Sprachgebrauch haben sich für diese beiden Phasen die Begriffe *informale* Praxis (im Alltag) und *formale* Praxis (Zeiten der Einkehr) entwickelt.

Zeiten der Einkehr können unterschiedlich lang sein. Das Spektrum reicht von einer täglichen Sitzmeditation bis zu einem Rückzug, der Tage, Wochen, Monate oder gar Jahre dauern kann. Zu diesen Zeiten gilt die ganze Aufmerksamkeit dem systematischen Üben – etwa von *ānāpānasati*, dem Kultivieren eines achtsamen Gewahrseins während des Ein- und Ausatmens. Durch die Schlichtheit der Situation (einfach ruhig sitzen bzw. klösterliches Leben, weitgehend in Schweigen) und die Bündelung der Intentionen auf die Meditationspraxis wird in diesen Zeiten der Einkehr eine meditative Bewusstheit entwickelt, die kaum jemandem ohne systematische Übung zugänglich ist. Ganz gleich, wie lang eine Einkehr dauert, wenn das Alltagsleben wieder fortgesetzt wird, geschieht das bei einer ausgewogenen und gut in das Leben integrierten Meditationspraxis mit größerer Sensibilität, einer stärkeren Bewusstheit und einer stabileren emotionalen Ausgeglichenheit. So ist es im Alltag nach und nach möglich leichter zu erkennen, welche Handlungen für andere und einen selbst zu Freude und welche zu Leid führen. Per definitionem kann so ein Entwicklungsprozess nicht reibungslos geschehen. Doch er geschieht, wenn man ihn durch regelmäßige, richtig gestaltete Meditationspraxis [*cittabhāvanā*] in Gang hält. – Wenn der Zusammenhang zwischen häufigem Nachsinnen und der Herausbildung entsprechender Gewohnheiten immer gegeben ist, was kann man daraus für einen Psychotherapeuten folgern, dem es ein Anliegen ist, seinen Klienten eine hilfreiche Beziehung anzubieten?

In der heutigen Lebenswelt der (Post-)Moderne, in der Psychotherapeuten berufstätig sind, gilt es als normal, sich in verschiedenen Lebensbereichen ganz unterschiedlich zu verhalten. Diese Lebenswelt ist fragmentiert, aufgesplittert in Lebensbereiche, bei denen Menschen es sogar häufig vorziehen, dass es *nicht* zu Überschneidungen zwischen ihnen kommt.[110] In dieser Lebenswelt kann leicht das

109 Dabei ist es allerdings geschickt [*kusala*], sich daran zu erinnern [*sati*], dass *sammā vāyāma* (rechte Anstrengung) nur dann ‚recht' [*sammā*] ist, wenn sie mit allen anderen sieben Pfadgliedern – und ganz besonders mit rechtem Wissen, rechter Weisheit [*sammā diṭṭhi*] – einhergeht. Hier gilt es also zu lernen, sich auf eine kluge, weise (und das impliziert definitionsgemäß auch mitfühlende) Art und Weise zu engagieren.

110 Für Psychotherapeuten ist es sogar im gesetzlich verbindlichen Berufscodex vorgeschrieben, dass es keine Überschneidungen zwischen beruflichen therapeutischen Beziehungen und privaten Beziehungen geben darf.

Künstliche ihrer Segmentierung übersehen werden. Und es kann leicht der Eindruck entstehen, dass das, wie man in einem Lebensbereich handelt, keine Auswirkungen auf andere Bereiche hat. – Buddhas Hinweis, dass das anders ist, kann hier hilfreich sein. Der Zusammenhang, dass das häufige Nachdenken und Nachsinnen über ein bestimmtes Thema zum Herausbilden spezifischer Gewohnheiten führt, transzendiert die Aufspaltung in Berufs- und Privatleben. Daraus kann man folgern, dass das Herausbilden einer kongruenten, bedingungslos wertschätzenden und empathischen Einstellung gegenüber Klienten im therapeutischen Kontext nicht gleichsam im luftleeren Raum geschieht. Die Vorstellung, eine derartige Haltung im Berufsleben authentisch zu verkörpern, während einem diese in wichtigen persönlichen Beziehungen gleichgültig ist, ist eine Fiktion.[111] An diesem Punkt der Überlegungen wird offensichtlich, dass das Manifestieren einer kongruenten, bedingungslos wertschätzenden und empathischen Einstellung im beruflichen Kontext nicht so einfach von der gesamten Lebensgestaltung isoliert betrachtet werden kann. Wie Therapeuten in ihnen wichtigen sogenannten ‚privaten' Beziehungen in ihrem sogenannten ‚Privatleben' handeln, wirkt sich auf ihre therapeutischen Beziehungen und ihren Beruf aus – und umgekehrt. – Wenn wir diesen Gedanken jetzt in der ersten Fassung der Formel über das ‚praktische Sollen' eines Psychotherapeuten berücksichtigen, folgt daraus: *‚Falls du einem Klienten eine hilfreiche Beziehung anbieten möchtest (x), solltest du in deiner Arbeit mit ihm und in allen Beziehungen, wo du es für hilfreich erachtest (t) kongruent, wertschätzend und empathisch sein & etwas zum Verwirklichen dieses Beziehungsangebotes tun (y).'*

Rogers hat einen Therapeuten einmal mit einem Katalysator verglichen, weil dieser alles verwandelt, was er berührt. Das ist ein schönes Bild. Leider berücksichtigt es nicht die Wechselwirkung (die Rogers gut kannte): Es ist unmöglich, sich auf eine Begegnung mit einem anderen wirklich einzulassen, ohne sich selbst durch diese Begegnung zu verändern. Das ist das Risiko. Und das ist die Chance. Jede authentische Begegnung wirkt auf alle an ihr Beteiligten. – Vielleicht könnte man es auch so formulieren: Die Rollen im Berufs- und im Privatleben sind verschiedene, doch die angestrebte Qualität der Aufmerksamkeit ist dieselbe. Die Modifizierung des lebenspraktischen Bedingungszusammenhangs für Psychotherapeuten nach der Formel des ‚praktischen Sollens' von Vermazen und Smart impliziert über eine Zentrierung des Bewusstseins hinaus auch eine Öffnung, eine Weitung des Bewusstseins: Das Manifestieren einer kongruenten, bedingunglos wertschätzenden und empathisch verständnisvollen Aufmerksamkeit hat etwas Einladendes, etwas raumgewährendes an sich. Welchem Gegenstand auch immer sich eine derartige Aufmerksamkeit zuwendet, sie öffnet sich ihm authentisch mit einer von bedingungsfreier Akzeptanz und Empathie durchdrungenen Bewusstheit. De facto ist das Streben nach einer derartigen Bewusstseinsqualität das Entwickeln einer Lebensform.

111 Rein theoretisch wäre einer sogenannten ‚gespaltenen Persönlichkeit' diese Spaltung möglich. Doch diese wäre dann nicht authentisch, weil die verschiedenen Persönlichkeiten/Persönlichkeitsanteile eben nicht miteinander verbunden wären.

VI Zweite Dialogoperation: *Unmittelbares* Erleben und *reflexives Bewusstsein* im Dialog mit *anupassati* (Betrachten), *sati* (Achtsamkeit) und *sampajañña* (Wissensklarheit)

Präsenz stellt sich bei Rogers ein, wenn er in Bestform ist: „*When I am at my best,* ...“ (Rogers 1986h: 198). Im Kontext seiner Therapietheorie bedeutet in Bestform zu sein ein Optimum von Kongruenz, bedingungsloser positiver Beachtung und empathischem Verstehen. Daraus kann man schließen, dass Rogers in seiner Beschreibung von Präsenz eine Erlebnisweise reflektiert, die im oberen Bereich des Prozesskontinuums verortet werden kann. Daraus wiederum kann man folgern, dass Rogers' Darlegungen über das Erleben im oberen Bereich des Prozesskontinuums auch generell zur Reflexion ‚bester‘ Verfassungen von Psychotherapeuten herangezogen werden können.

In seinem Artikel über das Prozesskontinuum, „A Process Conception of Psychotherapy“ (Rogers 1958b), nennt Rogers zwei Erfahrungsqualitäten einer ‚fully functioning person‘: Sie erlebt unmittelbar [*with a quality of immediacy*] und sie ist sich zugleich reflexiv ihres Erlebens gewahr [*reflexive awareness*] (ebd. [zitiert nach Rogers 1961a: 154 f.]). – Diese beiden Qualitäten sind auch in der buddhistischen Psychologie bekannt. In diesem Kontext sind sie zwei wichtige Merkmale von *sati* (Achtsamkeit): In einem achtsamen Gewahrsein ist das Erleben durch große Unmittelbarkeit gekennzeichnet. Zugleich gibt es ein ganz klares Bewusstsein davon, was man erlebt, während man es erlebt.

Weil diesen beiden Eigenschaften beim Praktizieren von *cittabhāvanā* (Meditation) eine zentrale Rolle zukommt, verfremde ich Rogers' Aussage über das Erleben einer ‚fully functioning person‘ in den Kontext der buddhistischen Psychologie. D. h., ich löse sie aus ihrem Bezugsrahmen heraus und verpflanze sie gleichsam in das Bezugssystem der Lehrreden des Pāli-Kanons.

1. Auswahl und Bestimmung des Transponats

- Transponat: „He experiences with a quality of immediacy, knowing at the same time *that* he experiences. [...] He is aware of himself, but not as an object. Rather it is a reflexive awareness, a subjective living in himself in motion.“ (Rogers 1961a: 154 f.)
- Integrationsfreundlich-anmutender Aspekt: Das Transponat – betrachtet unter dem Vorzeichen von hypothetischen Gemeinsamkeiten zwischen Rogers' Konzept der Therapeuteneinstellungen und in *cittabhāvanā* (Meditation) zu entwickelnden Geisteseigenschaften.
- Integrationsfraglicher Aspekt: Das Transponat – betrachtet unter dem Vorzeichen von hypothetischen Verschiedenheiten zwischen Rogers' Konzept der Therapeuteneinstellungen und in *cittabhāvanā* (Meditation) zu entwickelnden Geisteseigenschaften.

2. Kurzexplikation der beiden Transponatsaspekte in ihrem originalen Strukturzusammenhang

In der zweiten dialogoperativen Phase wird der eigentliche Gebrauchs- und Verwendungszusammenhang des integrationsfreundlich-anmutenden und des integrationsfraglichen Transponataspekts im Herkunftskontext der personzentrierten Psychotherapie skizzenhaft dargestellt. Ich erinnere daran: Der integrationsfreundlich-anmutende und der integrationsfragliche Transponatsaspekt sind in ihrem originalen Strukturzusammenhang ident mit dem Transponat – nur jeweils unter dem Vorzeichen angenommener Gemeinsamkeiten und Verschiedenheiten zwischen Rogers' Konzept der Therapeuteneinstellungen und in *cittabhāvanā* (Meditation) zu entwickelnden Geisteseigenschaften betrachtet. Insofern ist eine Kurzexplikation der beiden Transponatsaspekte ident mit einer Explikation des Transponats. Was sagt Rogers nun hier aus? – Rogers beschreibt das Erleben eines Menschen auf der obersten Stufe des Prozesskontinuums, also das Erleben einer ‚fully functioning person'. In diesem Zusammenhang nennt Rogers zwei Merkmale: ‚Unmittelbarkeit' [*immediacy*] und ‚Reflexivität' [*reflexive awareness*]. Zunächst zur Unmittelbarkeit: Wie gebraucht Rogers diesen Begriff?

(1) Unmittelbarkeit im Erleben ist für Rogers eine Qualität, die sich als Konsequenz einer personzentrierten Beziehungsgestaltung natürlich einstellt. In seiner Darstellung der sechsten Stufe des Prozesskontinuums nennt Rogers (1961a: 145) „immediacy" als erste Erfahrungsqualität: „A feeling which has previously been 'stuck', has been inhibited in its process quality, is experienced with *immediacy* now. [...] A present feeling is directly experienced with *immediacy* and richness."[112] ‚Unmittelbarkeit' steht für Rogers also im direkten Zusammenhang mit einem Erleben, in dem (bislang abgewehrte) Gefühle in ihrer Bewusstwerdung kongruent zugelassen werden. – Eine Beschreibung seines eigenen ‚unmittelbaren' Erlebens in einer therapeutischen Beziehung gibt Rogers in dem Artikel „Persons or science? A philosophical question". Dieser Artikel ist für die vorliegende Untersuchung aus mehreren Gründen aufschlussreich: Rogers beschreibt hier eine Erlebnisweise in seiner Praxis als Psychotherapeut. Zugleich ist sie auch Ausdruck eines Könnens, das – und das ist eben eine These dieser Untersuchung – eine Folge seiner Praxis ist.

> *„I let myself go into the immediacy of the relationship where it is my total organism which takes over and is sensitive to the relationship, not simply my consciousness. I am not consciously responding in a planful or analytic way, but simply react in an unreflective way to the other individual, my reaction being based, (but not consciously) on my total organismic sensitivity to this other person. I live the relationship on this basis." (Rogers 1955a [zitiert nach Rogers 1961a: 202])*

112 Hervorh. d. Verf.

‚Unmittelbarkeit' scheint für Rogers hier zu bedeuten, dass sein empfindsames Bewusstsein, sein sensitives Gewahrsein in das leibliche Erleben der zwischenmenschlichen Begegnung mit seinem Gegenüber gleichsam völlig eintaucht.

Von besonderem Interesse für die vorliegende Untersuchung ist auch der Kontext dieser Aussage: Im selben Artikel (1955) – also 24 Jahre vor der ersten Darstellung von Präsenz (1979) und drei Jahre vor der Erstpublikation seines Artikel über das Prozesskontinuum (1958) – berichtet Rogers von einer Erfahrung, die an seine Präsenz-Darstellung erinnert. Bei dieser Erfahrung reflektiert er eine ‚außerweltliche' [*out-of-this-world*] Erlebnisqualität, die er als ‚Einheit' und ‚Fülle des Erlebens' [*unity, singleness, fullness of experiencing*] beschreibt:

> *„When there is this complete unity, singleness, fullness of experiencing in the relationship, then it acquires the 'out-of-this world' quality which many therapists have remarked upon, a sort of trance-like feeling in the relationship from which both the client and I emerge at the end of the hour, as if from a deep well or tunnel. In these moments there is, to borrow Buber's phrase, a real 'I-Thou' relationship, a timeless living in the experience which is* between *the client and me. It is the opposite pole from seeing the client or myself, as an object. It is the height of personal subjectivity."*[113] *(ebd.)*

Rogers betont hier, dass diese ‚Ich-Du-Erfahrungen' eine Art Gipfel der Subjektivität darstellen. Ergänzen könnte man hier, dass das zugleich eine ‚Gipfelerfahrung' der Intersubjektivität ist. – Dieses Zitat belegt, dass Rogers bereits 24 Jahre vor seiner Erstpublikation über seine Erfahrung der Präsenz verwandte Erfahrungen machte, es sichtlich jedoch vorzog, darüber nicht weiter zu schreiben. – Im vorliegenden Zusammenhang interessiert vor allem, dass Rogers sein Erleben von ‚Unmittelbarkeit' als etwas begreift, das ihm diese „complete unity, singleness, fullness of experiencing" in der therapeutischen Beziehung ermöglicht (ebd.).

(2) Die zweite Erfahrungsqualität, die Rogers in diesem Transponat anspricht, betrifft das Bewusstsein. Konkret spricht Rogers von einem *reflexiven Bewusstsein*, das die Erlebnisqualität eines Wissens im Sinn eines Gewahrseins von Erfahrung betont, *während* diese Erfahrung gerade gemacht wird. – Es fällt auf, dass Rogers diese Begriffe eines reflexiven Gewahrseins und eines reflexiven Bewusstseins[114] nur in seinen Beschreibungen der beiden obersten Stufen des Prozesskontinuums gebraucht, also der *‚fully functioning person'* und der sechsten Stufe. In seiner Darstellung der sechsten Stufe des Prozesskontinuums schreibt Rogers: „This is a being in the moment, with little self-consciousness, but with primarily a reflexive awareness, as Sartre terms it." (Rogers 1961a: 147) Der Unterschied zwischen der sechsten und der siebenten Stufe scheint für Rogers also die zeitliche Dauer zu sein. Während für einen Menschen auf der Stufe sechs reflexives Bewusstsein *‚primarily'* (hauptsächlich, primär, vorwiegend) vorhanden ist, ist es auf der Stufe sieben offenbar selbstverständlich: „He experiences with a quality of immediacy, knowing at

113 Hervorh. im Orig.

114 Rogers gebraucht die Begriffe *‚consciousness'* und *‚awareness'* synonym.

the same time *that* he experiences. [...] He is aware of himself, but not as an object. Rather it is a reflexive awareness" (Rogers 1961a: 154 f.).

Hier sind zwei Punkte kritisch anzumerken: *Dass* die Einteilung in sieben Stufen willkürlich ist und dass es ebenso willkürlich ist, *wo* Rogers die Grenze zwischen zwei Stufen setzt, ist klar. Doch wenn eine ‚fully functioning person' *grundsätzlich* im Erlebnismodus eines reflexiven Bewusstseins ist und ein Mensch auf der sechsten Stufe des Kontinuums *hauptsächlich* in diesem Modus lebt, irritiert, dass Rogers reflexives Bewusstsein in seiner Darstellung der fünften Stufe des Prozesskontinuums kein einziges Mal erwähnt. Und das, obwohl Rogers in seinen einleitenden Worten zur fünften Stufe anmerkt, dass die Qualität des Erlebens in diesen ‚oberen' Stufen des Kontinuums immer wichtiger wird (ebd.: 139).[115] Der zweite Punkt betrifft Rogers' Hinweis auf das ‚reflexive Bewusstsein' Jean-Paul Sartres: Ein Bewusstsein, in dem man weiß, was geschieht, während es gerade geschieht, als *reflexiv* zu symbolisieren, ist philosophisch richtig. Doch in seiner Bezugnahme auf das reflexive Bewusstsein Sartres irrt Rogers.

Rogers ordnet ‚reflexives Bewusstsein' spezifisch der Erlebnisweise einer ‚fully functioning person' und der Erlebnisweise eines Menschen auf der sechsten Stufe des Kontinuums zu. Das bedeutet, er versteht unter reflexivem Bewusstsein eine bestimmte Bewusstseinsqualität, die sich erst in einem fortgeschrittenen Stadium der Persönlichkeitsentwicklung zeigt. Sartre gebraucht diesen Begriff jedoch ganz anders. Grundsätzlich ist ‚reflexives Bewusstsein' bei Sartre ein Begriff, der seinem Frühwerk zuzuordnen ist.[116] Er reflektiert ihn in seinem vergleichsweise kurzen Text „Die Transzendenz des Ego". Bei Sartre bedeutet ‚reflexives Bewusstsein' allerdings einfach ‚bewusstes Sein', ist also – Bewusstsein vorausgesetzt – alltäglich (Sartre 2010: 49 f.). Wenn Rogers ‚reflexives Bewusstsein' folglich als ein Phänomen versteht, das sich nur in den beiden obersten Stufen des Prozesskontinuums zeigt, legt er – ohne Zweifel unabsichtlich, aber eben doch – eine falsche Spur. Es wird also noch zu diskutieren sein, wie man Rogers' Begriffe eines ‚reflexiven Bewusstseins' oder eines ‚reflexiven Gewahrseins' näher bestimmen kann.

3 Übersetzung und Einbau

Auch im Kontext von *cittabhāvanā* (Meditation) gibt es eine differenzierte Reflexion über Unmittelbarkeit und Reflexivität im Erleben. – Aus der Fülle von Geisteseigenschaften, die in und durch *cittabhāvanā* entwickelt werden, ragt eine Eigenschaft hervor, der in der buddhistischen Psychologie eine bedeutende Rolle zugesprochen wird: *sati* (Achtsamkeit). Das ist die Fähigkeit, innezuhalten, behutsam hinzuspüren und der gegenwärtigen Erfahrung als solcher, ohne etwas zu verurteilen, reflexiv

115 Nachdem die vierte Stufe die arithmetische Mitte ist, beginnen mit der fünften Stufe die ‚oberen' Stufen.

116 In seinen späteren Schriften reflektiert Sartre in Bezug auf Bewusstsein vor allem ‚präreflexives' Bewusstsein (vgl. Frank, Manfred (2015): Präreflexives Bewusstsein).

bewusst zu sein. Von vornherein ist hier festzuhalten, dass es ‚das' achtsame Gewahrsein oder ‚die' Achtsamkeit nicht gibt: *Sati* hat unterschiedliche Ausprägungen an Stärke, Dauer und – aufgrund seiner jeweiligen Verbindung mit anderen Faktoren – affektiver Färbung. Generell wird *sati* in der Kultivierung des Geistes bzw. des Herzens [*citta*] stets von einer Vielzahl heilsamer Geisteseigenschaften begleitet und unterstützt, die es hier mit zu berücksichtigen gilt. Außerdem hat *sati* in *cittabhāvanā* (Meditation) verschiedene Funktionen und ist damit kontextabhängig.

3.1 Auffinden und Vorstellen einer Heterokontextuellen Kopplung für den integrationsfreundlich anmutenden Transponatsaspekt

Im ersten Detailschritt dieser dialogoperativen Phase suche ich nach einer Heterokontextuellen Kopplung zwischen Rogers' Aussage über unmittelbares Erleben und reflexives Bewusstsein und einer Textstelle in den Lehrreden des Pāli-Kanons, in der diese Erfahrungsqualitäten als Merkmale von *sati* (Achtsamkeit) reflektiert werden. – Beide Erfahrungsqualitäten findet man etwa in einem Haupttext zur Meditation, der Satipaṭṭhāna-Sutta, MN 10 (Lehrrede von den vier Grundlagen des Achtsamkeit). Bezüglich eines ‚unmittelbaren' Erlebens gibt es da in einer Anweisung die in der deutschen Sprache ungewöhnliche Redewendung: Er verweilt „hinsichtlich des Körpers den Körper betrachtend" (Anālayo 2010a: 43). Auf ein ‚unmittelbares Erleben' wird in der Satipaṭṭhāna-Sutta außerdem implizit im Begriff *sampajañña* (Wissensklarheit) hingewiesen, dem Partizip Präsens des Verbs *sampajānāti*.

Das von Rogers angesprochene reflexive Bewusstsein, in dem man weiß, was man erlebt, während man es erlebt, ist generell ein zentrales Merkmal von *sati*. – Auch diese Erfahrungsqualität wird in der Satipaṭṭhāna-Sutta, MN 10 (Lehrrede von den vier Grundlagen der Achtsamkeit) thematisiert.

3.2 Kurzexplikation der Heterokontextuellen Kopplung in ihrem originalen Strukturzusammenhang

Im zweiten Detailschritt der dritten Phase dieser Dialogoperation reflektiere ich den eigentlichen Gebrauchs- und Verwendungszusammenhang der aufgefundenen Heterokontextuellen Kopplung im Verfremdungskontext der Lehrreden des Pāli-Kanons. – In der Satipaṭṭhāna-Sutta findet man eine Standarddefinition von *sammā sati* (rechter Achtsamkeit), die ich bereits in der ersten Dialogoperation zitierte. Am Beispiel eines achtsamen Gewahrseins für den Körper heißt es da etwa: „Hier, ihr Mönche, verweilt ein Mönch hinsichtlich des Körpers den Körper betrachtend, unermüdlich, wissensklar und achtsam, frei von Verlangen und Betrübnis hinsichtlich der Welt."[117] (MN 10.3; zitiert nach: Anālayo 2010a: 43) In dieser prominenten Textstelle wird *anupassati* mit ‚betrachten' übersetzt. Dieses Verb „lässt sich vom Verb

117 *„Idha, bhikkhave, bhikkhu kāye kāyānupassī viharati ātāpī sampajāno satimā, vineyya loke abhijjhādomanassaṃ" (MN 10.3).*

‚sehen', *passati*, und der verstärkenden Vorsilbe *anu* ableiten, sodass *anupassati* ‚wiederholt ansehen', also ‚betrachten' oder ‚genau beobachten' bedeutet" (Anālayo 2010a: 43). – Dieses ‚Betrachten' steht in einem besonderen Verhältnis zu seinem Thema – also dem Körper, den Gefühlstönungen, dem Geist und den *dhammas*. Am Beispiel des Körpers dargestellt: Die in der deutschen Sprache ungewöhnliche reflexive Redewendung, er „verweilt beim Körper den Körper betrachtend" betont, so Anālayo (2010a: 46), „die Bedeutung der unmittelbaren Erfahrung im Gegensatz zu rein intellektueller Reflexion. Man sollte den Körper sozusagen für sich sprechen [...] lassen". – Anālayo spricht einen zentralen Punkt an: In der Meditation wird ein ‚unmittelbares' Erleben angestrebt. Darunter verstehe ich hier ein Erleben, bei dem die Aufmerksamkeit nicht nur auf das Denken *über* das Erleben gerichtet ist, sondern auch unmittelbar auf den Teil des Erlebens, wo nicht nachgedacht, sondern *gespürt*, *gefühlt* und *gewahrt* wird (im Unterschied zu einem Erlebnismodus, in dem alles durch die Filter der alten Vorlieben und Abneigungen wahrgenommen wird).

In obigem Zitat aus der Satipaṭṭhāna-Sutta gibt es auch noch eine *implizite* Entsprechung zu Rogers' Erlebnisqualität der Unmittelbarkeit im Pāli-Begriff *sampajañña* im Kompositum *sati sampajañña* (wissensklar und achtsam): ‚Wissensklar' ist die Übersetzung von *sampajañña*. Für Anālayo ist das die „Fähigkeit, vollständig zu begreifen oder zu verstehen, was gerade geschieht" (ebd.: 52) bzw. „‚klar zu wissen', was gerade geschieht"[118] (ebd.: 53). ‚Achtsam' ist die Übersetzung von *sati*. Das Kompositum *sati sampajañña* (Achtsamkeit und Wissensklarheit) taucht häufig in Buddhas Lehrreden auf und weist auf das hilfreiche Zusammenspiel dieser beiden Eigenschaften hin: *Sati* erlaubt es, sich der gegenwärtigen Erfahrung direkt zuzuwenden, ohne sich in ihre Eigendynamik zu verstricken. *Sampajañña* erlaubt es zu wissen, was gerade geschieht und sich dabei zugleich des Kontextes der augenblicklichen Situation klar bewusst zu sein.

Wie *sati* kann auch *sampajañña* (Wissensklarheit) unterschiedlich stark ausgeprägt sein. Wenn *sampajañña* stark ausgeprägt ist, korrespondiert das mit einem direkten Wissen der gegenwärtigen Erfahrung. – In der Satipaṭṭhāna-Sutta wird auf diese ‚Wissensklarheit' viele Male mit dem Begriff *pajānāti* (er weiß, er erkennt) hingewiesen. Der Mönchsgelehrte Anālayo führt dazu aus:

> *„Ähnlich wie ‚wissensklar' (sampajañña) bezieht sich auch ‚er weiß' bzw. ‚er erkennt' (pajānāti) manchmal auf eine ziemlich einfache Form des Wissens, während es in anderen Fällen verfeinerte Arten der Erkenntnis mit einbegreift. Im Kontext des* satipaṭṭhāna *umfasst der Bereich dessen, was ein Meditierender ‚weiß' bzw. ‚erkennt', etwa das Wahrnehmen eines langen Atemzugs als lang oder das Erkennen der Körperhaltung. Doch mit den weiteren* satipaṭṭhāna-*Betrachtungen entwickelt sich die Aufgabe des Meditierenden, zu wissen bzw. zu erkennen, bis sie das Vorhandensein des unterscheidenden Erkennens einschließt [...]. Diese Entwicklung gipfelt in der Erkenntnis der vier edlen Wahrheiten, ‚wie sie wirklich sind', ein durchdringendes, tiefes Verstehen, für das auch wieder der Ausdruck ‚er erkennt' benutzt wird."*[119] *(Anālayo 2010a: 53)*

118 Hervorh. d. Verf.

119 Beide Hervorh. im Orig.

Für ein ‚unmittelbares' Wissen, ein ‚unmittelbares' Erkennen [*pajānāti*] bedarf es – um bei obigem Beispiel zu bleiben – eines achtsamen [*sati*] Erlebens des Körpers [*rūpa*]. Sinngemäß gilt dies allerdings auch für eine *sati* auf den Gefühlston [*vedanā*], den Geist [*citta*] und die *dhammas*.

Reflexivität ist generell ein Aspekt von *sati*. In der Satipaṭṭhāna-Sutta zeigt sich diese Reflexivität etwa im Zusammenhang des Kultivierens von *sati* während des Ein- und Ausatmens: „Lang einatmend weiß er: ‚Ich atme lang ein'; lang ausatmend weiß er: ‚Ich atme lang aus'; kurz einatmend weiß er: ‚Ich atme kurz ein'; kurz ausatmend weiß er: ‚Ich atme kurz aus.'" (Anālayo 2010a: 13) *Pajānāti* ist der Pāli-Begriff, der hier mit ‚(er) *weiß*' übersetzt wird.[120] Zu atmen und dabei zu *wissen*, *dass* man atmet, ist reflexiv.[121] Der Mönchsgelehrte Ñāṇavīra führt dazu aus:

> *„[...] we may say that one part of our experience is immediately concerned with the world as its object, while at the same time another part of our experience is concerned with the immediate experience as its object. This second part we may call reflexive experience." (Ñāṇavīra 1987: 37)*

Hier wird ein Wissen (im Sinn eines Gewahrseins) der gegenwärtigen Erfahrung angesprochen, *während* diese Erfahrung gerade gemacht wird. Im Unterschied dazu, bloß bewusst[122] zu sein – ein Phänomen, das wir Menschen mit den meisten Tieren teilen –, können Menschen und jene Tiere, die uns am ähnlichsten sind, die sogenannten Menschenaffen, jedoch auch ihrer selbst bewusst sein.[123] Dieses Phänomen

---

120 Rhys-Davids übersetzt *pajānāti* mit „to know, find out, come to know, understand, distinguish" PED (432).

121 Diese Form eines reflexiven Wissens wird besonders häufig in der Āṇāpanasati-Sutta (MN 118) thematisiert.

122 Mit ‚bloß bewusst' beziehe ich mich auf Metzingers Begriff des Bewusstseins als einstelligem Prädikat. Darunter versteht Metzinger einen Zustand des Wachseins, in dem es möglich ist, „Reize aufzunehmen, sich zu orientieren und flexibel auf diese zu reagieren" (Metzinger 2010: 278). Zu Metzingers Klassifikationsschema von Bewusstsein siehe Kap. 5 (Reflexionsgewinn) dieser Dialogoperation.

123 Unser Wissen über reflexives Bewusstsein von Tieren ist noch sehr dürftig. Der kanadische, auf Kognitionswissenschaften und Philosophie des Geistes spezialisierte Philosoph Evan Thompson bemerkt in diesem Zusammenhang: „We know from ethnology that only certain animals are able to recognize themselves in a mirror. The way to test for this ability is to put a visible colored dot on the animal's body while it's asleep. The mark needs to be placed on an out-of-view area that the animal can see only with the aid of a mirror. If the animal inspects or touches the area when it wakes up and sees its image in the mirror, then we can infer that the animal considers the mirror image to be an image of itself. Hundreds of animal species have been tested in this way, but only a few besides humans pass this mirror test for self-recognition. To date these species include the four great apes (bonobos, chimpanzees, gorillas and orangutans), bottlenose dolphins, Asian elephants, and the Eurasian magpie." (Evans 2015: 345) Als Beleg führt Evans an Frans B. M. de Waal: „The Thief in the Mirror", *PLoS Biology* 6 (8): e201. doi:10.1371/journal.pbio.0060201.

hat auch zu einer Bezeichnung unserer biologischen Gattungsbezeichnung geführt: *Homo sapiens sapiens*, die von den 1930er- bis zu den 1990er-Jahren – in Abgrenzung zum *Homo sapiens neanderthalensis* – gebräuchlich war. Aus heutiger biologischer Sicht gilt die Einordnung des ‚Neanderthalers' unter den Oberbegriff *Homo sapiens* zwar als veraltet, womit die Notwendigkeit der sprachlichen Abgrenzung *Homo sapiens sapiens* obsolet wurde. Das ändert jedoch nichts an der fundamentalen Beobachtung, dass es etwas spezifisch Menschliches ist, sich seines Bewusstseins bewusst sein zu können.[124] Menschen können sich etwa dessen gewahr sein: ‚Da gibt es ein Bewusstsein von Schmerz. Und es gibt auch die Möglichkeit, dass ich mir dessen bewusst bin, *dass* ich mir dessen bewusst bin, diesen Schmerz zu haben.'

Hilfreich für das Verständnis dieses reflexiven Bewusstseins ist die Unterscheidung des Religionsphilosophen John W. Newmans (1996: 28 f.) zwischen zwei Ebenen der Aufmerksamkeit: einer primären und einer sekundären. Auf der ersten Ebene der Aufmerksamkeit gibt es ein Bewusstsein der gegenwärtigen Erfahrung, im Beispiel obiger Meditationsanleitung etwa das Bewusstsein, kurz oder lang ein- oder auszuatmen. Wenn die Achtsamkeit noch nicht ausreichend entwickelt ist, wird die Aufmerksamkeit jedoch immer wieder von anderen Sinneseindrücken, Gefühlen oder Gedanken abgelenkt, in deren Inhalten man sich leicht verliert. Wenn das geschieht, interpretiert man die gegenwärtige Erfahrung – definitionsgemäß einseitig – eben im Licht dieser Gedanken. Um das zu verhindern, bedarf es einer reflexiven Aufmerksamkeit auf einer zweiten Ebene, die erkennt, *dass* dies gerade geschieht, und so wird es nach und nach möglich, sich nicht in diese Eindrücke zu verstricken. Die Aufgabe in der Meditation ist es, diese reflexive Aufmerksamkeit bzw. dieses reflexive Bewusstsein so kontinuierlich wie möglich aufrechtzuerhalten.

3.3 Demonstration der Gemeinsamkeiten von Rogers' Begriffen *immediacy* (Unmittelbarkeit) und *reflexive awareness* (reflexives Bewusstsein) und den Pāli-Begriffen *anupassati* (Betrachten), *sati* und *sampajañña* (Wissensklarheit)

Wie gebraucht Rogers den Begriff ‚Unmittelbarkeit'? In seiner Darstellung der sechsten Stufe des Prozesskontinuums nennt Rogers (1961a: 145) ‚*immediacy*' als erste Erlebnisqualität: „A feeling which has previously been 'stuck', has been inhibited in its process quality, is experienced with *immediacy* now. […] A present feeling is directly experienced with *immediacy* and richness."[125] Mit ‚Unmittelbar-

124 Siehe dazu auch die gleiche Überlegung von Siegel (2007: 105), der über das Gewahrsein eines ‚dunklen' Bewusstseins schreibt: „Wenn wir behaupten, dass die Bewusstseinsqualität in diesem Moment dunkel ist, wie sind wir uns dann des Bewusstseins bewusst? Können wir ein klares Bewusstsein von einer dunklen Bewusstseinsqualität haben? Metaprozesse wie diese […] haben unserer Spezies ihren Namen gegeben, nämlich *Homo sapiens sapiens*, was ‚die Wissenden' bedeutet. Wir wissen, dass wir wissen […]."

125 Hervorh. d. Verf.

keit' charakterisiert Rogers also ein Erleben, in dem (bislang abgewehrte) Gefühle in ihrer Bewusstwerdung zugelassen werden. – Hier überschneiden sich in hohem Ausmaß die Konnotationen von ,*immediacy*' und ,*openness to experience*' in Rogers' Sprachgebrauch.

Im „Dictionary of Person-centred Psychology" (Tudor u. Merry 2002: 52) findet man einen Hinweis auf die Unterscheidung zwischen ,unmittelbarer' (*immediate*) und ,mittelbarer' (*mediate*) Erfahrung: „immediate experience consists of pure and momentary elements of perception; mediate experiences consists of inferences drawn from previous experiences". – Begründet wird das mit folgendem Argument Rogers':

> „*If an individual is at this moment entirely congruent, his actual physiological experience being accurately represented in his awareness, and his communication being accurately congruent with his awareness, then his communication could never contain an expression of external fact. If he was congruent he could not say, 'That rock is hard', 'He is stupid', 'You are bad', or 'She is intelligent'. The reason for this is that we never* experience *such 'facts'. Accurate awareness of* experience *would always be expressed as feelings, perceptions, meanings from an internal frame of reference. I never* know, *that he is stupid or you are bad. I can only perceive that you seem this way to me. Likewise, strictly speaking I do not* know *that the rock is hard, even though I may be very sure that I* experience *it as hard if I fall down on it. [...] If the person is thoroughly congruent then it is clear that all of his communication would necessarily be put in a context of personal perception.*"[126] *(Rogers 1961: 341)*

Auch in der Satipaṭṭhāna-Sutta gibt es Hinweise auf eine Erlebnisqualität, die man als ,unmittelbar' beschreiben könnte.[127] Für diese gibt es zwar keine direkte *begriffliche* Entsprechung, doch sie ist ein *Aspekt* von *anupassati* (Betrachten), *sati* (Achtsamkeit) und von *sampajaña* (Wissensklarheit).

Die in der deutschen Sprache ungewöhnliche reflexive Redewendung, er „verweilt beim Körper den Körper betrachtend [*anupassati*][128]" (MN 10.3; zitiert nach: Anālayo 2010a: 43), weist auf ein ,unmittelbares' Erleben, bei dem die Aufmerksamkeit nicht (nur) auf das Denken *über* das Erleben gerichtet ist, sondern auch unmittelbar auf den Teil des Erlebens, wo nicht nachgedacht, sondern *gespürt*, *gefühlt* und *gewahrt* wird. Der Begriff *sampajañña* (Wissensklarheit) beinhaltet ein

126 Alle Hervorh. im Orig.

127 ,Unmittelbarkeit' ist ein komplexer Begriff, der von verschiedenen Autoren mit zum Teil einander ausschließenden Konnotationen gebraucht wird. Exemplarisch sei im vorliegenden Zusammenhang die zu meiner Argumentation divergente Interpretation des von mir hochgeachteten britischen Mönchsgelehrten Ñāṇavīra genannt. ,Unmittelbarkeit' und ,Reflexivität' schließen einander für Ñāṇavīra aus, weil er unter ,Unmittelbarkeit' eine ,naive' Erlebnisweise versteht (Ñāṇavīra 1987: 105). Eine dazu diametral entgegengesetzte Position nimmt der Neurobiologe, Psychiater und Achtsamkeitslehrer Daniel Siegel ein, für den Achtsamkeit auf ein Zusammenspiel von ,Unmittelbarkeit' und ,Reflexivität' hinweist (z. B.: Siegel 2007: 93, 96, im Besonderen 101–105).

128 Einfügung des Pāli-Begriffs v. Verf.

‚unmittelbares' klares Wissen darüber, was gerade geschieht. *Sati* (Achtsamkeit) ermöglicht es, sich der gegenwärtigen Erfahrung direkt zuzuwenden, ohne sich in ihre Eigendynamik zu verstricken. Im Kompositum *sati sampajañña* (wissensklar und achtsam) wird das hilfreiche Zusammenspiel dieser beiden Eigenschaften ausgedrückt. Wenn beide Eigenschaften stark ausgeprägt sind, korrespondiert das mit einem direkten, unmittelbaren Wissen der gegenwärtigen Erfahrung.

Welche zentrale Gemeinsamkeit kann man hier erkennen? In beiden Kontexten wird hervorgehoben, dass die Aufmerksamkeit nicht auf das Denken *über* das Erleben, sondern auf den Teil des Erlebens, wo nicht nachgedacht, sondern *gespürt*, *gefühlt* und *gewahrt* wird, gerichtet ist. Das könnte man auch als ein möglichst ursprüngliches Erleben symbolisieren. – Der US-amerikanische Psychiater, Neurobiologe und Begründer der Forschungsrichtung ‚Interpersonelle Neurobiologie', Daniel Siegel (2015: 23 f.) spricht in diesem Zusammenhang von der „Primärerfahrung" einer „nicht-wörtlichen Welt". ‚Unmittelbarkeit' – als theoretisches Konstrukt Rogers' – könnte man mit Siegel somit ebenso wie ‚Unmittelbarkeit' als Aspekt von *anupassati* (Betrachten), *sati* (Achtsamkeit) und *sampajaña* (Wissensklarheit) als Erfahrungsqualität verstehen, in der es das Bewusstsein einer Primärerfahrung von Sinnesdaten gibt, bevor[129] klassifizierende Gedanken diese Erfahrung auf die althergebrachte Weise interpretieren.

Wenden wir uns nun Rogers' Verständnis eines reflexiven Bewusstseins zu: Rogers' Beschreibung „He experiences with a quality of immediacy, knowing at the same time *that* he experiences." (Rogers 1961a: 154 f.) weist auf ein Wissen im Sinn eines Gewahrseins der gegenwärtigen Erfahrung hin, *während* diese Erfahrung gerade gemacht wird. Die gleiche Gedankenfigur der Reflexivität findet man auch in der Satipaṭṭhāna-Sutta. Beispielsweise zu atmen und dabei zu *wissen*, *dass* man atmet, impliziert reflexives Bewusstsein.

Schließlich ist hier noch hervorzuheben, dass sowohl in der Psychotherapietheorie Rogers' als auch in der buddhistischen Psychologie Unmittelbarkeit im Erleben und reflexives Bewusstsein als affin konzeptualisiert werden.

4 Kritische Testung des Heterokontextuellen Integrationsversuchs

4.1 Überprüfung der Heterokontextuellen Übertragungseignung von Rogers' Begriffen *immediacy* (Unmittelbarkeit) und *reflexive awareness* (reflexives Bewusstsein) und den Pāli-Begriffen *anupassati* (Betrachten), *sampajañña* (Wissensklarheit) und *sati* (Achtsamkeit)

Das Erleben, das Rogers in der sechsten und siebenten Stufe des Prozesskontinuums beschreibt, weist zwei Qualitäten auf: *Unmittelbarkeit* und ein *reflexives Bewusst-*

129 Das ‚bevor' ist hier nicht zeitlich, sondern konditional gemeint.

sein, in dem es ein Wissen im Sinn von Gewahrsein von Erfahrung gibt, *während* diese Erfahrung gerade gemacht wird. Diese beiden Erfahrungsqualitäten kennt man auch im buddhistischen Verständnis von *cittabhāvanā* (Meditation). Unmittelbares Erleben findet man in der Satipaṭṭhāna-Sutta (MN 10) in den Konzepten von *anupassati* (Betrachten), *sati* (Achtsamkeit) und von *sampajañña* (Wissensklarheit). Und ein reflexives Bewusstsein, in dem man weiß, was man erlebt, während man es erlebt, ist ein zentraler Aspekt von *sati*. – So weit macht der Übertragungsversuch Sinn, die beiden von Rogers genannten Erfahrungsqualitäten *Unmittelbarkeit* und *reflexives Bewusstsein* im Aufrechterhalten einer therapeutischen Aufmerksamkeit in den Kontext von *cittabhāvanā* (Meditation) zu verpflanzen. Entscheidend ist nun, *wo* diese spezifische Form eines reflexiven Bewusstseins im jeweiligen Theoriegebäude verortet wird.

Rogers ordnet das Erleben eines reflexiven Bewusstseins nur den obersten beiden Stufen des Prozesskontinuums zu, also der hypothetischen *‚fully functioning person'*, Rogers' *Telos*, und der sechsten Stufe. – Genau hier ist der Absurditätspunkt im Verfremdungskontext der Satipaṭṭhāna-Sutta, an dem der Integrationsversuch von Rogers' Konzept einer unmittelbaren Erfahrungsqualität und eines reflexiven Bewusstseins in den Kontext der buddhistischen Psychologie definitiv scheitert: Reflexivität ist eine wesentliche Funktion von *sati*. Das impliziert, dass das Üben eines reflexiven Bewusstseins in der Meditation *von Beginn an* intentional kultiviert wird. Man könnte auch sagen: Reflexives Bewusstsein ist in der buddhistischen Psychologie eine wichtige *Bedingung* für Selbstkultivierung – und nicht wie in Rogers' Konzept des Prozesskontinuums eine *Auswirkung*.

Aufgrund welcher Prämisse in der Theorie der personzentrierten Psychotherapie scheitert dieser Integrationsversuch? Konkret gefragt: Aufgrund welcher Prämisse verortet Rogers ein reflexives Bewusstsein, in dem man *weiß*, während man etwas erfährt, *dass* man es erfährt, nur im Topos der Wirkung und nicht auch im Topos der Therapeuteneinstellungen, also der Bedingungen? – Rogers scheint bei seiner Zuordnung nur an besonders starke Ausprägungen eines reflexiven Bewusstseins gedacht zu haben, wie er sie in seiner Beschreibung der ‚fully functioning person' und eines Menschen, dessen Erleben man der sechsten Stufe des Prozesskontinuums zuordnen könnte, symbolisiert.

Allerdings ist dieses reflexive Bewusstsein nichts Digitales, das entweder vorhanden oder nicht vorhanden ist. Buddhistischer Psychologie zufolge kann man *sati* als Spektrum verstehen: *Sati* – und damit reflexives Bewusstsein – kann unterschiedlich stark ausgeprägt sein und in zeitlicher Hinsicht punktueller oder kontinuierlicher. Buddhistischer Psychologie zufolge gilt es bei rudimentären Formen von *sati* anzusetzen und sich immer wieder aufs Neue an die Intention zu *erinnern* [*sati*], der gegenwärtigen Erfahrung achtsam gewahrend [*sati*] zu begegnen. Dabei schweift die Aufmerksamkeit immer wieder ab. Und das Zurückbringen der Aufmerksamkeit, nachdem sie abgeschweift ist, gilt als unverzichtbarer Teil der Übung.

4.2 Präsentation des extrahierten Kontradikts

Während Rogers reflexives Bewusstsein als Teil der *Auswirkungen* einer personzentrierten Beziehungsgestaltung versteht und nur den obersten beiden Stufen des Prozesskontinuums zuordnet, ist reflexives Bewusstsein als Aspekt von *sati* (Achtsamkeit) in der buddhistischen Psychologie eine wichtige *Bedingung* für Selbstkultivierung.

5 Reflexionsgewinn

Rogers dachte bei seiner Zuordnung eines reflexiven Bewusstseins zu den beiden obersten Stufen des Prozesskontinuums offenbar nur an dessen besonders starke Ausprägungen. Im leiblichen Erleben ist es in diesen sicher leichter, sie als solches zu erkennen. Doch das muss nicht bedeuten, dass es auf den niedrigeren Stufen des Prozesskontinuums im Erleben gänzlich fehlt. Buddhistischer Psychologie zufolge geht reflexives Bewusstsein mit einer bestimmten Qualität der Aufmerksamkeit [*manasikāra*], eben *sati* (Achtsamkeit) einher. Und *sati* gibt es in einem breiten Spektrum mit ganz unterschiedlichen Graden der Ausprägung.

Rogers reflektiert reflexives Bewusstsein in seinen Beschreibungen der sechsten und siebenten Stufe des Prozesskontinuums – letztlich als *Wirkung* einer heilsamen therapeutischen Beziehungsgestaltung. Buddhistischer Psychologie zufolge gilt jedoch gerade das *Üben* reflexiven Bewusstseins – als eines der Hauptmerkmale von *sati* – in *cittabhāvanā* (Meditation) als unverzichtbare *Bedingung* für Selbstkultivierung. Das bedeutet, wie rudimentär auch immer *sati* gerade ausgeprägt sein mag, als entscheidend wird erachtet, dass *sati* kultiviert werden kann.

Sobald man reflexives Bewusstseins als *Bedingung* für Selbstkultivierung versteht, mit der man aktiv in Bewusstseinsprozesse eingreift, kommt das Konzept der ‚Aufmerksamkeit' ins Spiel. Das Verhältnis zwischen ‚Bewusstsein' und ‚Aufmerksamkeit' ist in der westlichen Philosophie komplex und wird in Abhängigkeit davon, was man unter ‚Bewusstsein' und unter ‚Aufmerksamkeit' versteht, unterschiedlich konzeptualisiert. Eine differenzierte Darstellung dieser Denkmöglichkeiten würde weit über den Fokus der vorliegenden Untersuchung hinausgehen. Pragmatisch wähle ich hier deshalb für einen groben Überblick ein Klassifikationsschema des deutschen, auf Bewusstsein spezialisierten Philosophen, Neurowissenschaftlers und Wissenschaftstheoretikers Thomas Metzinger. Metzinger unterscheidet fünf Verwendungsweisen des Begriffs ‚Bewusstsein':

1) Der Begriff Bewusstsein wird „als einstelliges Prädikat Personen zugeschrieben, um damit zu kennzeichnen, dass diese sich im Zustand des Wachseins befinden und dazu in der Lage sind, Reize aufzunehmen, sich zu orientieren und flexibel auf diese zu reagieren." (Metzinger 2010: 278)
2) Der Begriff ‚bewusst' wird auch „als zweistelliges Prädikat verwendet, um den Bezug von Personen auf Objekte der Wahrnehmung, des Denkens, etc. zu be-

schreiben.“ (ebd.) Dieser Typ von Bewusstsein, zu dem für Metzinger „auch die vorbegriffliche Aufmerksamkeit auf äußere Objekte oder eigene Körperzustände zählt, ist intentional [...], da es stets ‚Bewusstsein von etwas“ ist.“ (ebd.)

3) Bewusstsein wird auch als Eigenschaft mentaler Zustände verstanden. Hier unterscheidet Metzinger zwei Bedeutungen: „Zum einen werden mentale Zustände als ‚bewusst‘ bezeichnet, wenn ihre Inhalte für rationales Denken und zur Verhaltenskontrolle verfügbar sind.“ (ebd.) Das bedeutet, dass nicht nur intentionale Zustände (z.B. Überzeugungen), sondern auch sensorische Zustände (z.B. Körperempfindungen) bewusst sein können. „Zum anderen sind mentale Zustände bewusst, wenn wir Kenntnis von ihren Erlebnisqualitäten nehmen und erfahren, wie es ist, sich in dem betreffenden Zustand zu befinden.“ (ebd.)
4) Mit dem Begriff des ‚Bewusstseins“ wird auch

> *„die Aufmerksamkeit auf die eigenen mentalen Zustände beschrieben. Der Begriff ‚bewusst‘ wird dabei als zweistelliges Prädikat gebraucht, das auf Personen und deren mentale Zustände bezogen wird. Dieses Bewusstsein kann sowohl vorbegrifflich als auch begrifflich-propositional strukturiert sein. Im letzten Fall hat es zum Inhalt,* dass *sich eine Person in einem bestimmten Zustand befindet. Es ist zudem reflexiv, weil die Selbstzuschreibung mentaler Zustände voraussetzt, dass das betreffende Subjekt über einen geeigneten Begriff von sich selbst als potenziellen Träger solcher Zustände verfügt. Diese Art des Bewusstseins wird überwiegend entweder als innere Wahrnehmung (Introspektion) oder als höherstufiges Wissen der eigenen inneren Zustände beschrieben.“ (ebd.: 278f.)*

Historisch gesehen fällt auf, dass der Sprachgebrauch eben dieses *reflexiven* Bewusstseins in der langen Begriffsgeschichte dessen, was wir heute mit ‚Aufmerksamkeit‘ oder ‚attention‘ bezeichnen, eine ethische Herkunft hat: „Der lateinische Begriff war *conscientia* (*con* = mit, *conscientia* = Mitwissen), auch *cogitatio*; der griechische war *syneidesis* oder *synesis*.“ (Reuster 2013: 15), bezeichnete jenes „Mit-Wissen“, jenes „Wissen vom Wissen“ (ebd.), das wir im heutigen Sprachgebrauch „Gewissen“ (ebd.: 16) nennen.

5) Schließlich wird unter „Bewusstsein“ auch „das begrifflich strukturierte und reflexiv verfasste Selbstbewusstsein von sich als identischer Person mit bestimmten Überzeugungen, Absichten etc. verstanden.“ (Metzinger 2010: 279)

So simplifizierend Metzingers schematische Darstellung auch sein mag, für die vorliegende Untersuchung erlaubt sie hilfreiche Unterscheidungen und Zuordnungen: Die im Zusammenhang mit der Reflexivität von *sati* angebotene Differenzierung des Religionsphilosophen John W. Newmans (1996: 28f.) zwischen einer primären und einer sekundären Ebene der Aufmerksamkeit kann den beiden Aufmerksamkeitsmodi Metzingers im vierten Typ des Sprachgebrauchs von ‚bewusst‘ zugeordnet werden: In diesem Fall kann man Newmans ‚erste Ebene der Aufmerksamkeit‘, bei der es ‚nur‘ ein Bewusstsein einer Erfahrung gibt, dem vorbegrifflichen Typ der Aufmerksamkeit zuordnen und Newmans ‚zweite Ebene der Aufmerksamkeit‘ (also die von ihm als ‚reflexiv‘ bezeichnete Aufmerksamkeit), auf der erkannt wird, *dass* gerade etwas geschieht, der begrifflich-propositional strukturierten reflexiven Aufmerksamkeit Metzingers. – Und letztere Form eines reflexiven Bewusstseins bzw. einer reflexiven Aufmerksamkeit kann wiederum gut abgegrenzt werden zu jenem – uns mehr vertrautem – Sonderfall reflexiven Bewusstseins, der als ‚Selbstbewusstsein' bezeichnet wird.

Im Kontext dieses fünffältigen Schemas über die Gebrauchsweisen des Begriffs ‚Bewusstsein' bzw. ‚bewusst' können wir jene Qualität der Aufmerksamkeit, die es uns erlaubt, uns dessen bewusst zu sein, was geschieht, während es gerade geschieht, dem vierten Typus und hier wiederum der von Metzinger als ‚begrifflich-propositional strukturiert' bezeichneten, ‚reflexiven' Aufmerksamkeit zuordnen. – Man könnte hier einwenden, dass eine mit begrifflichem Denken einhergehende Form der Aufmerksamkeit doch unmöglich jene Aufmerksamkeit sein könne, die wir zuvor – bezugnehmend auf Daniel Siegel – als „Primärerfahrung" einer „nicht wörtlichen Welt" charakterisierten (Siegel 2015: 23 f.), denn dies sei ein Widerspruch.[130] Diesen verständlichen Einwand kann man meines Erachtens jedoch leicht entkräften.

Der Begriff ‚Meditation' wird heute als uneinheitlich definierter Überbegriff über ein weites Spektrum von ‚Bewusstseinsschulungen', Formen der ‚Selbstkultivierung' – oder welchen Begriff wir auch dafür verwenden wollen – gebraucht. Dementsprechend ist die Vielfalt von zum Teil seit Jahrtausenden reflektierter meditativer Erfahrung. Selbstverständlich gibt es hier – bedingt durch die jeweiligen Prämissen – auch entgegengesetzte Positionen. – Spezifisch für das Verständnis von *cittabhāvanā* (Meditation), wie sie in den Pāli-Lehrreden aufgezeichnet und tradiert wurde, gilt jedoch eindeutig, dass klares, kritisches, begriffliches Denken eine völlig unverzichtbare Rolle spielt.[131] Ein an Begriffe gebundenes gedankliches Reflektieren über das Thema der Betrachtung [*anussati*] – das kann das Üben von *āṇāpanasati* (Achtsamkeit während des Atmens) ebenso wie das meditative Betrachten der Kleinode (also des Buddha, der Lehre und der Gemeinschaft) sein – könnte man auch, lebenspraktisch gesehen, schlicht als *gegebene Ausgangsbasis* für jegliches Praktizieren von Meditation verstehen. Das Verständnis von *cittabhāvanā* (Meditation) in den Pāli-Lehrreden trägt diesem Umstand Rechnung und konstatiert das Vorhandensein begrifflicher Denktätigkeit – *vitakka* (Gedankenerfassung) und *vicāra* (diskursives Denken) sogar bis inklusive der sogenannten ersten Stufe der Versenkung [*jhāna*]. Dabei handelt es sich um eine Bewusstseinsverfassung, die man im Kontext westlicher Psychologie eindeutig als ‚altered state of consciousness' einordnen würde, so markant wird sie als von der Alltagserfahrung abweichend erlebt und reflektiert.

Präzisierend können wir hiermit festhalten, dass die von Metzinger als ‚begrifflich-propositional strukturierte', ‚reflexive' Aufmerksamkeit in der Weise, wie ich

130 Vgl. dazu etwa den begrifflich zwar anders formulierten, jedoch sinngemäß in diese Stoßrichtung zielenden Einwand der auf Bewusstseinsphänomene spezialisierten britischen Psychologin und Zen Praktizierenden Susan Blackmore (2014: 77). Und vgl. dazu auch die nachfolgende Fußnote.

131 Die gegenteilige Ansicht, also dass begriffliches Denken und ‚Meditation' einander ausschließen, findet man beispielsweise zum Teil im Zen oder im tibetischen Dzogchen.

sie hier definiere, sowohl ein Erleben umfasst, in dem man sich seines begrifflichen Denkens als *Tätigkeit* bzw. als *Prozess* reflexiv gewahr ist und in dem das *Interesse* auf jenen Bereich des Erlebens gerichtet ist, in dem man nicht denkt, sondern spürt und gewahrt.

Das regt zur Frage an, ob diese reflexive Aufmerksamkeit – in Verbindung mit einem unmittelbaren Erleben –, wie Rogers das im Zusammenhang seiner Darstellung der *'fully functioning person'* und der sechsten Stufe des Kontinuums beschreibt, *Teil* einer Kultivierung der Aufmerksamkeit eines Psychotherapeuten sein könnte. – Hier geht es also um den Unterschied, ob sich ein Therapeut darum bemüht, kongruent, bedingungslos wertschätzend und empathisch zu sein, oder ob das Bemühen auch das intentionale Einüben einer Bewusstheit beinhaltet, in der er weiß, was geschieht, während es gerade geschieht. – Die Erfahrung zeigt, wie leicht in einer Therapiestunde die Aufmerksamkeit abgleitet und sich in Gedanken über den Klienten oder eigene Sorgen verliert (ohne sich dessen gewahr zu sein), den Klienten in Gedanken bewertet (ohne sich dessen gewahr zu sein) oder innerlich emotional reagiert (ohne sich dessen gewahr zu sein). Daher spricht einiges dafür, sich als Therapeut in Selbstgewahrsein zu üben. Das Üben einer reflexiven Aufmerksamkeit kann dazu beitragen, leichter zu erkennen, *wenn* die Aufmerksamkeit abgeglitten ist, *dass* sie abgeglitten ist.

Konkret bedeutet das, dass ein Therapeut sich ganz bewusst darin übt, die Aufmerksamkeit unmittelbar auf den Teil des Erlebens, wo nicht nachgedacht, sondern organismisch erlebt wird, zu lenken. Zugleich übt er, sich dessen gewahr (präsent) zu sein, was geschieht, während es gerade geschieht.

Die Unterscheidung zwischen 'präsent sein' als Bedingung und 'präsent sein' als Wirkung eröffnet auch einen frischen Blick auf Rogers' Konzept des Prozesskontinuums: Rogers konzeptualisiert hier 'Stufen', 'Etappen', 'Phasen', 'Stadien' [*stages*]. Doch was bedeutet das? Man kann dem Konzept von Stufen im personzentrierten Ansatz von vornherein skeptisch gegenüber stehen. Diese Position nehmen z. B. Keith Tudor und Mike Worrall (2006: 222 f.) ein:

> *„The seven stages have probably received more attention than the continua [...]. [...] we think that they're unhelpful in that they enshrine the notion of progress rather than process, with the seventh stage being the desirable goal, and clients at the fourth stage being more advanced than client at the second. This invites therapists to think in terms of moving their clients on from one stage to the next, to practice accordingly, and to feel skilled or incompetent themselves according to how well or not their clients are doing. [...] We also find it unhelpful to think about a process in terms of stages. Process theories and stage theories are qualitatively different."*

Diese Kritik ist nachvollziehbar. Die Spannung zwischen den Konzepten 'Prozess' und 'Stufe(n)' könnte man meines Erachtens jedoch mildern, indem man die Stufen als etwas *Durchschnittliches* versteht und sie von *augenblicklichen Zuständen* unterscheidet. Rogers' Präsenz-Erfahrung wäre ein gutes Beispiel für diese Differenzierung: Rogers erlebte die von ihm beschriebene Präsenz ja nicht ständig, doch unter günstigen Bedingungen stellte sie sich immer wieder für eine Zeit lang ein.

Mit seiner Zuordnung eines ‚reflexiven' Bewusstseins zu den beiden obersten Stufen des Prozesskontinuums hatte Rogers wohl die Vorstellung eines ‚Durchschnittsbewusstseins' im Sinn. Wie die eigene Erfahrung jedoch zeigt, sagt jede derartige Zuordnung eben nur etwas über den *Durchschnitt* des (Er-)Lebens aus – und nichts über die *besten Möglichkeiten.* – Hier differenziert Rogers nicht.

Eine derartige Unterscheidung ist grundsätzlich nichts Neues. Ken Wilber (1987: 25) beispielsweise differenziert bereits in seinem Frühwerk zwischen der „durchschnittlichen und der fortgeschrittensten Ebene des Bewusstseins" innerhalb eines Bewusstseinsspektrums. Eine ähnliche Unterscheidung könnte auch im personzentrierten Ansatz hilfreich sein. Gerade diese Unterscheidung ist auch eine theoretische Voraussetzung dafür, ein reflexives Bewusstsein zu üben.

VII Dritte Dialogoperation: Die Entwicklung von *Präsent-Sein* zu *Präsenz* im Dialog mit der Entwicklung von *sati* (Achtsamkeit) zu *samādhi* (Herzenseinigung)

Wenige Monate vor seinem Tod, im Februar 1987, gab Rogers sein letztes Interview. Das Thema *Präsenz* schien ihm wichtig zu sein. Im Gespräch mit Michelle Baldwin kam Rogers bereits in seinem zweiten Satz darauf zu sprechen: „I recognize that when I am intensely focussed on a client, just my presence seems to be healing, and probably this is true of any good therapist.“ (Rogers 1987k: 29) Kurz darauf warf Rogers eine fundamentale Frage auf:

> *„I am inclined to think that in my writings perhaps I have stressed too much the three basic conditions (congruence, unconditional positive regard, and empathic understanding). Perhaps it is something around the edges of those conditions that is really the most important element of therapy – when my self is very clearly, obviously present.“ (ebd.: 30)*

Wenn wir uns vergegenwärtigen, dass Rogers seit seinen ersten theoretischen Darstellungen der sechs notwendigen Bedingungen für Persönlichkeitsentwicklung (1957a; 1959a) keine Änderung an ihrer Grundstruktur vorgenommen, ja auch nur je angedeutet hat, kommt diese Aussage – genau dreißig Jahre später – völlig überraschend. Sie verblüfft, eröffnet neue Denkmöglichkeiten, lässt allerdings auch völlig offen, wie sie in Rogers' Therapietheorie integriert werden kann.

1979, acht Jahre vor seinem Tod, publizierte Rogers zum ersten Mal seine Erfahrung von *Präsenz*:[132]

> *„When I am at my best, as a group facilitator or a therapist, I discover another characteristic. I find that when I am closest to my inner, intuitive self, when I am somehow in touch with the unknown in me, when perhaps I am in a slightly altered state of consciousness in the relationship, then whatever I do seems to be full of healing. Then simply my presence is releasing and helpful. There is nothing I can do to force this experience, but when I can relax and be close to the transcendental core of me, then I may behave in strange and impulsive ways in the relationship, ways which I cannot justify rationally, which have nothing to do with my thought process. But these strange behaviours turn out to be right, in some odd way. At those moments it seems that my inner spirit has reached out and touched the inner spirit of the other. Our relationship transcends itself, and has become a part of something larger.“ (Rogers 1979a: 20f.)*

Zwei Jahre nach der Erstveröffentlichung dieses Artikels interviewte der brasilianische Psychologe, Psychotherapeut und gegenwärtige Co-Direktor des ‚Center for Studies of the Person', Antonio Monteiro dos Santos, im März 1981 Rogers speziell

---

132 Die Textpassage, die in diesem Zitat wiedergegeben wird, ist ein Ausschnitt von Rogers' vollständiger Aussage über Präsenz. Die vollständige Passage ist im Kapitel III in 3.1 (Rogers' Hauptaussage über Präsenz) angeführt. Man findet sie ident oder leicht gekürzt in Rogers 1980a: 79 f., 1984f: 3, 1986e: 304 und 1986h: 198 f.

über diese besonderen Momente der Präsenz. Angesichts seines bekundeten Interesses für Yoga und östliche Mystik gehört es zu Santos' Vorverständnis, Ähnlichkeiten zwischen Rogers' Phänomen der Präsenz und Erfahrungen tiefer Einheit, wie sie in der Mystik berichtet werden, anzunehmen. Das scheint sich auch in manchen Fragen auszudrücken, die er Rogers stellte – etwa *wie* Rogers es angehe, in diese Verfassung hineinzugelangen. Entsprechend machte Rogers' in diesem Gespräch Aussagen, die seine Darstellung von 1979a und auch seine Gedanken, die er fünf Jahre später mit Michelle Baldwin teilte, in wichtigen Punkten ergänzen. Deshalb halte ich dieses Gespräch für einen wichtigen Beitrag zu dem Material, das wir von Rogers' über Präsenz zur Verfügung haben. Zu meiner Verwunderung war allerdings kein Artikel und kein Buch auffindbar, in dem Santos' Gespräch mit Rogers rezipiert wird. Es ist zu vermuten, dass die Bedeutung von Rogers' Aussagen im Gespräch mit Santos noch nicht erkannt wurde. Und deshalb hat dieses Gespräch wohl auch noch nicht die Beachtung bekommen, die ihm nach meinem Dafürhalten gebührt. Abschließend sei noch bemerkt: Eine Besonderheit dieses Gespräches ist auch, dass Rogers und Santos in dem Gespräch Momente der Präsenz miteinander teilen. Dies wird jedoch nur ansatzweise gemeinsam reflektiert und führt nicht zu weiteren Differenzierungen im Beschreiben der Qualität der Erfahrung. Deshalb gehe ich auf diese Dimension des Gesprächs auch nicht näher ein. – Für die vorliegende Untersuchung interessieren bei diesem Interview vor allem Rogers' Aussagen über sein Erleben in Präsenz sowie die Fokussiertheit seiner Aufmerksamkeit *in* dieser Verfassung und in seiner *Annäherung an sie*.

In den folgenden fünf Jahren – also bis zum Interview mit Michelle Baldwin – erschien meines Wissens kein Artikel, in dem Rogers *neue* Aussagen über Präsenz gemacht hätte, die es erlauben würden, dieses Phänomen theoretisch differenzierter zu verstehen. – Anzumerken ist hier: In keinem der Artikel oder Interviews zeigte Rogers genau auf, was intensives *Fokussiert*-Sein [„*intensely focussed*"] (Rogers 1987k: 29), *Präsent*-Sein [(being) „*present*"] (ebd.: 30) oder *Präsenz* [„*presence*"] (Rogers 1979a: 20) im Kontext seiner Therapietheorie genau heißt und in welcher Beziehung sie zueinanderstehen.

Deshalb möchte ich in dieser Dialogoperation herausarbeiten, wie man *Fokussiert*-Sein, *Präsent*-Sein und *Präsenz* verstehen kann und was sie in ihrer Relation zueinander bedeuten können.

Im Kontext buddhistischer Psychologie kommt *samādhi* (Herzenseinigung) in der Meditation eine zentrale Rolle zu. Dabei handelt es sich um eine Verfassung tiefer Geeintheit, die als zentrierend und äußerst wohltuend erlebt wird. Wie *sati* kann auch *samādhi* (Einigung) ein ganzes Spektrum verschieden starker Ausprägungen umfassen. Diese reichen von Erfahrungen eines (im Vergleich zum Alltagsbewusstsein) ‚herausragend' gegenwärtigen, gesammelten Erlebens bis zu äußerst subtilen Ausdrucksformen, in denen Meditierende in den fortgeschrittensten Formen von *jhāna* (Versenkung, Vertiefung) der Unendlichkeit des Raumes und des Bewusstseins gewahr werden können. – Aus der Perspektive westlicher Psychologie ist *samādhi* (Herzenseinigung) als zutiefst heilsamer ‚veränderter Bewusstseinszustand' charakterisierbar. Dieser weist – so meine These – in seinen mildesten Ausprägungen Ähnlichkeiten mit Rogers' Präsenz-Erfahrung auf. Ebenso gibt es – so meine These – Entsprechungen zwischen Rogers' Begriff (being) *present* und *sati*.

Für das Gewinnen einer neuen Sichtweise, wie man *Fokussiert*-Sein, *Präsent*-Sein und *Präsenz* verstehen kann und was sie *in ihrer Relation zueinander* bedeuten können, verfremde ich Rogers' Aussagen über sie in den Kontext der Entwicklung von *sati* (Achtsamkeit) zu *samādhi* (Herzenseinigung) in den Pāli-Suttas. Das Herausarbeiten dieser Relationen bedarf einer Vielzahl von Textstellen Rogers'. Dementsprechend umfangreich ist dieses Transponat im Vergleich zu den beiden ersten Dialogoperationen.

1. Auswahl und Bestimmung des Transponats

- Transponat:
  - T1 „When I am at my best, as a group facilitator or a therapist, I discover another characteristic. [...] presence [...]." (Rogers 1986h: 198)
  - T2 „The person-centered approach, then, is primarily a way of being which finds its expression in attitudes and behaviours which create a growth-promoting climate. It is a basic philosophy rather than simply a technique or a method." (Rogers 1986h: 198)
  - T3 „I feel all in one piece and as though I am all focused. [...] There isn't very much in the way of thought, not even memory. [...] I am in this moment all focused with no intent on thinking about it, with no intent of trying to remember it." (Rogers in Santos 2003: 10)
  - T4 „I let myself 'settle into it' [...]. [...] it starts by settling into this attitude of 'I want to understand every single thing that you are saying, I want to really sense what it means to you'. [...] That helps to build up to these moments that I regard as best moments." (Rogers in Santos 2003: 9)
  - T5 „I think that if the therapist feels, 'I want to be as present to this person as possible, I want to really listen to what is going on. I want to be real in this relationship,' then these are suitable goals for the therapist. [...] The goal has to be within myself, with the way I am." (Rogers 1987k: 32)
  - T6 „A hawk circling in the sky [...] all of a sudden from just searching, searching, he becomes focused completely on one purpose, that would be analogous." (Rogers in Santos 2003: 10)
  - T7 „I recognize that when I am intensely focused on a client, just my presence seems to be healing [...]." (Rogers 1987k: 29)
  - T8 „Perhaps it is something around the edges of those conditions that is really the most important element of therapy – when my self is very clearly, obviously present." (Rogers 1987k: 30)
- Integrationsfreundlich-anmutender Aspekt: Das Transponat – betrachtet unter dem Vorzeichen von hypothetischen Gemeinsamkeiten zwischen Rogers' Konzept der Therapeuteneinstellungen und in *cittabhāvanā* (Meditation) zu entwickelnden Geisteseigenschaften.

- Integrationsfraglicher Aspekt: Das Transponat – betrachtet unter dem Vorzeichen von hypothetischen Verschiedenheiten zwischen Rogers' Konzept der Therapeuteneinstellungen und in *cittabhāvanā* (Meditation) zu entwickelnden Geisteseigenschaften.

2. Kurzexplikation der beiden Transponatsaspekte in deren originalem Strukturzusammenhang

In dieser dialogoperativen Phase stelle ich den eigentlichen Gebrauchs- und Verwendungszusammenhang des integrationsfreundlich-anmutenden und des integrationsfraglichen Transponatsaspekts im Herkunftskontext des personzentrierten Ansatzes skizzenhaft dar. Ich erinnere noch einmal daran: Der integrationsfreundlich-anmutende und der integrationsfragliche Transponatsaspekt sind in ihrem originalen Strukturzusammenhang ident mit dem Transponat – nur jeweils unter dem Vorzeichen angenommener Gemeinsamkeiten und Verschiedenheiten zwischen Rogers' Konzept der Therapeuteneinstellungen und in *cittabhāvanā* (Meditation) zu entwickelnden Geisteseigenschaften betrachtet. Insofern ist eine Kurzexplikation der beiden Transponatsaspekte ident mit einer Explikation des Transponats. – In welchem Strukturzusammenhang stehen nun Rogers' im Transponat zitierte acht Aussagen?

Rogers' Therapietheorie zufolge ist es das spezielle Klima, die ganz besondere durch die drei Einstellungen des Therapeuten charakterisierbare Atmosphäre in einer therapeutischen Beziehung, die, wenn sie von einem Klienten wahrgenommen wird, ihm erlaubt, sich selbstexplorierend weiterzuentwickeln. Für Rogers ist es diese bestimmte Qualität der Beziehung, die Entwicklung ermöglicht.

Erst gegen Ende seines Lebens wirft Rogers die Frage auf, ob er nicht vielleicht das Wichtigste bei den drei Therapeuteneinstellungen übersehen hat, nämlich wirklich *präsent* zu sein. – Zu Beginn des Reflexionsprozesses, der Rogers diese Frage stellen lässt, steht sein Erleben von Präsenz. Deshalb wende ich mich diesem zuerst zu:

(1) Erleben von Präsenz: 1979, 1980, 1984 und zweimal 1986 beschreibt Rogers Präsenz als willentlich nicht verfügbaren, hochenergetischen und Heilung ermöglichenden, leicht veränderten Bewusstseinszustand, der sich ihm in Bestform eröffnet. In diesem Zustand erlebt Rogers sich sowohl selbst besonders nah – „[...] I am closest to my inner, intuitive self [...] I am somehow in touch with the unknown in me [...]" (Rogers 1986h: 198) – als auch in intimster Berührung mit anderen:

> *„At those moments it seems that my inner spirit has reached out and touched the inner spirit of the other. Our relationship transcends itself, and has become a part of something larger. Profound growth and healing and energy are present." (Rogers 1986h: 198)*

In dieser Bewusstseinsverfassung entdeckt Rogers auch eine Intuition, die er rational nicht erklären kann, die sich, wie es sich herausstellt, jedoch immer wieder als richtig erweist (ebd.). Im Gespräch mit Santos wird Rogers gefragt, *wie er es angeht*, in diese wunderbaren Momente der Präsenz zu kommen. Nach einer langen Pause antwortet Rogers:

> „*The only answer I can give is that it starts by settling into this attitude of 'I want to understand every single thing that you are saying, I want to really sense what it means to you'. And that gets conveyed in my eyes, in my inflection, in the words I say and so on. That helps to build up to these moments that I regard as best moments.“ (Rogers in Santos 2003: 9)*

Rogers' Antwort ist vielschichtig: Rogers spricht einmal ausdrücklich von einem Wunsch, einem Anliegen [„I want to ...“] (ebd.) danach, seinen Klienten empathisch zu verstehen. Er spricht zweitens davon, sich in dieser Einstellung niederzulassen [„settling into this attitude“] (ebd.) Rogers sagt drittens, dass die Erfahrung von Präsenz in diesem Prozess des Sich-Niederlassens in dieser verstehen wollenden Einstellung beginnt [„it starts by ...“] (ebd.). Und er teilt viertens seine Beobachtung mit, dass das Sich-Niederlassen dabei hilft, diese besonderen Momente der Präsenz gleichsam aufzubauen. – Die nächste Frage Santos' betrifft Rogers' Erleben von Präsenz:

> „*I feel all in one piece and as though I am all focussed. Yet in ordinary life, I think, 'God, how am I going to get everything done, before I leave for Europe?' It is pretty well fragmented. One thing I like about therapy, or being a facilitator in a group that is fairly deep, is that I feel focused on just one thing. I am all in one piece at that moment.“ (Rogers in Santos 2003: 10)*

Deutlich weist Rogers hier auf das Erleben einer *Fokussiertheit* und *Geeintheit seiner selbst* in seiner Erfahrung von Präsenz hin. Hervorzuheben ist in diesem Zitat auch Rogers' ausdrückliches Bekunden seiner Sympathie für seine therapeutische Arbeit, weil er bei dieser – im Unterschied zu vielen Alltagssituationen – *auf eine einzige Sache fokussiert* sei. – Als Nächstes fragt Santos Rogers danach, woran er, wenn er in dieser Verfassung ist, denkt.

> „*There isn't very much in the way of thought, not even memory. It is a very existential moment [...] I am in this moment all focused with no intent on thinking about it, with no intent of trying to remember it. And all my abilities are there, I think, but they are there in this moment with no thought of preserving that into the future or forming theory about it.“ (ebd.)*

Rogers beschreibt hier ein gänzliches Fokussiert-Sein auf das Gegenwärtige. In diesem Fokussiert-Sein scheint das Interesse und damit die Intention, über das Erleben nachzudenken, für Rogers ganz natürlich wegzufallen. – Als Nächstes fragt Santos: Wenn du dich selbst, wenn du in der Verfassung von Präsenz bist, mit einer Metapher beschreiben würdest, welche Metapher wäre es? (ebd.) Rogers schweigt darauf hin eine Zeit lang und meint dann:

„One metaphor that comes to mind is a stream where the banks are getting narrower and, consequently, the whole stream is focused in a deeper, smaller, swifter form. It's that rapidly flowing deep part of the stream that would be the best moment in therapy." (Rogers in Santos 2003: 10)

„I get some other images too, but I don't like them. A hawk circling in the sky, and then you see it plunge. All focused ... it is not the capture of the prey that is a good analogy, but all of a sudden from just searching, searching, he becomes focused completely on one purpose, that would be analogous." (ebd.: 11)

Rogers' Vorbehalte sind nachvollziehbar, die plötzliche Fokussiertheit eines Raubvogels beim Erspähen seiner potenziellen Beute als Metapher für seine eigene Fokussiertheit als Therapeut zu wählen. Wenn man von diesem Aspekt der Jagd jedoch absieht, drücken beide Metaphern Rogers' für sein Erleben in Präsenz eine deutliche Fokussiertheit aus. Das Ausmaß dieser Fokussiertheit wird in einer anderen Antwort deutlich, wo Rogers ergänzt: „Even in an interview in front of a group, pretty soon the group disappears completely. They are not there. It is just the two of us." (ebd.: 11) – Aussagekräftig ist auch Rogers' Antwort auf Santos' Frage, ob er sich in diesen besonderen Momenten in Berührung mit seiner Essenz [*essence*] erlebt:

„Yes. I feel in those best moments that there is something deep in me that is really connected with something very deep in the other person. (Long pause) The intuitive essence of me is connected with the intuitive essence of the other person." (ebd.: 11)

Was auch immer die ‚Essenz' eines Menschen metaphysisch bedeuten mag, Rogers Antwort ist erfahrungsnah: Erstens sagt Rogers, dass er *tief* in sich etwas spürt, das er als seine Essenz symbolisiert. Zweitens sagt Rogers, dass er dieses tief in sich Gespürte als *in wirklicher Beziehung mit etwas Tiefem in einer anderen Person* erlebt. Und drittens qualifiziert Rogers dieses tief in sich wie im anderen Gespürte, das er als Essenz des Menschen symbolisiert, als *intuitiv*. – In Rogers' Antwort fällt auf, dass er auf die Frage nach dem Erleben seiner individuellen Essenz sofort sein Erleben anspricht, *sich in der Tiefe mit dem anderen verbunden zu fühlen.*

Am Ende des Interviews tauschen Rogers und Santos sich über die Relativität aus, Bewusstseinszustände wie Präsenz als ‚verändert' [*altered states of consciousness*] zu klassifizieren. In diesem Zusammenhang äußert Rogers:

„It comes as a shock to find myself saying I am in an altered state of consciousness because that has been my experience for a long, long time. I wouldn't have used the term. It just seems so natural; anybody could do it. One of the things that made me realize it is a different state is that I realize how difficult it is for most people to even approach this experience. So it is not as simple as I felt." (ebd.: 12)

Diese Aussage Rogers' erstaunt. – Dass Rogers sich selbst überraschte, sein Erleben von Präsenz als ‚altered state of consciousness' zu symbolisieren, ist angesichts dessen, wie Rogers ‚Religion' von Kindheit an kennenlernte, gut nachvollziehbar. Ebenso ist Rogers' Schock verständlich, dass eine ihm selbst vertraute Erlebnisweise, mit anderen in intimer Beziehung zu sein, für die meisten Menschen nur ansatzweise zugänglich ist. Doch es irritiert, dass Rogers angesichts seines regen und intimen – beruflichen wie privaten – Austauschs mit anderen das nicht nach und nach, allmählich entdeckte. Angesichts dessen, dass Rogers seiner Aussage zufolge Präsenz schon lange gut kannte, ohne jedoch zu wissen, dass diese Art des Erlebens für die meisten Menschen nicht so leicht zugänglich ist wie für ihn, ist allerdings auch gut vorstellbar, dass Rogers, als er den Unterschied bemerkte, es vielleicht aus Bescheidenheit und Unsicherheit vorzog, über diese Erfahrung zu schweigen. Den darauf folgenden Austausch gebe ich ungekürzt wieder:

> „*Santos: But you have taken many years to bring this about. This ability to connect did not develop from one moment to another. It required a lot of experience.*
> *Rogers: Yes. It was also very gradual because I don't think these qualities were there at first. I think of myself as being a much wooden therapist when I started out. (Pause) And I am gradually becoming deeper and different and more mystical.*
> *Santos: Can you see the wide view that I am trying to get from this? It is not only about the miracle moments in therapy but also about them happening in your everyday life.*
> *Rogers: It's in my writings; It's in my therapy; it's in my groups. It's in the best of my relationships, but ... it isn't always present.“ (ebd.: 12f.)*

Erneut teilt sich hier mit, wie natürlich Rogers diese Verfassung im Lauf seines Lebens geworden ist. Dies setzt ein tiefes *Vertraut-Werden* mit ihr voraus. Und dieses geschah bei Rogers, wie er ausdrücklich mitteilt, *ganz allmählich*.

Aussagekräftig ist auch Rogers' abschließende Überlegung am Ende seines erstmals 1979 publizierten Textes über Präsenz, in der er angesichts der Bedeutung, die er Präsenz beimisst, den PZA als Seinsweise charakterisiert:

> „*The person-centered approach, then, is primarily a way of being which finds its expression in attitudes and behaviours which create a growth-promoting climate. It is a basic philosophy rather than simply a technique or a method. When this philosophy is lived, it helps the person to expand the development of his or her own capacities. When it is lived, it also stimulates constructive change in others. It empowers the individual, and when this personal power is sensed, experience shows that it tends to be used for personal and social transformation.*
>
> *When this person-centered way of being is lived in psychotherapy, it leads to a process of self-exploration and self-discovery on the part of the client, and eventually to constructive changes in personality and behaviour. As the therapist lives these conditions in the relationship, he or she becomes a companion to the client in this journey toward the core of self.“ (Rogers 1979a [zitiert nach Rogers 1986h, 199f.])*

Rogers spricht dieser präsenten Seinsweise die Potenz zu, die eigene Entwicklung und die Entwicklung anderer konstruktiv zu unterstützen, wenn sie gelebt wird. Das ist eine sehr bekannte Aussage Rogers'. Darüber hinaus konstruiert Rogers in diesem Zitat auch einen rekursiven Bedingungszusammenhang, auf den meines Wissens noch niemand hingewiesen hat: Rogers sagt hier zwar nichts darüber aus, wie er in die Erfahrung von Präsenz hineinkommt. Aber er sagt etwas darüber aus, wie sich dieser Prozess erhält, wenn er erst einmal in Gang gekommen ist: Rogers charakterisiert den PZA als präsente Seinsweise, die sich in Einstellungen und Handlungsweisen *ausdrückt*, aus denen wiederum ein wachstumsförderliches Klima *entsteht.* – Indem sich hier die zwei von Rogers angesprochenen Bedingungszusammenhänge schließen (in der beschriebenen Seinsweise drücken sich förderliche Einstellungen aus; diese lassen ein wachstumsförderlichen Klima entstehen; aus diesem Klima entsteht diese Seinsweise; und in eben dieser Seinsweise drücken sich wiederum förderliche Einstellungen aus, u. s. w.) bietet Rogers Ansätze für eine Hypothese über das Fortdauern dieser Seinsweise.

(2) Präsent-Sein: Nach dieser Ausleuchtung von Rogers' Erleben in Präsenz wende ich mich der Frage zu, wie Rogers den Begriff des *Präsent*-Seins [(being) *present*] gebraucht. In T8 steht der Begriff in folgendem Kontext: „Perhaps it is something around the edges of those conditions that is really the most important element of therapy – when my self is very clearly, obviously present." (Rogers 1987k: 30) – Rogers sagt hier nicht näher, was er unter *Präsent*-Sein versteht. Doch er qualifiziert es als klar [*clearly*] und offensichtlich [*obviously*]. Zu ergänzen wäre hier in meinem Verständnis: ‚in seinem eigenen Erleben'. Rogers' vollständige Aussage wäre dann: ‚Vielleicht ist es das, was das wirklich wichtigste Element in der Therapie ist: dass in meinem Erleben mein Selbst sehr klar und offensichtlich präsent ist.'

Außerdem bietet Rogers eine Symbolisierung an, in welcher Beziehung *Präsent*-Sein und die drei Therapeuteneinstellungen bei ihrem Manifestieren zueinander stehen: Das ‚wichtigste Element' in der Therapie spekulativ *‚um den Rand dieser Bedingungen herum'* zu verorten, weckt den Eindruck, als ob Rogers (1987k: 30) hier auf etwas hinweisen möchte, das diese Bedingungen umfasst, umschließt und – gestaltpsychologisch betrachtet – angesichts der Unterscheidung von Figur und Hintergrund *grundlegender* als die drei Therapeuteneinstellungen ist. Wenn man dieser Interpretation folgt, ist das Erleben, präsent zu sein, der Grund (und damit eine zentrale Bedingung für das Entstehen) der hier als Gestalt symbolisierten dreidimensionalen Einheit Kongruenz/bedingungslose Akzeptanz/Empathie.

Präsent-Sein steht noch in einem weiteren und ganz anderen Sinnzusammenhang im Transponat, nämlich als Adressat einer Intention. In T5 bezeichnet Rogers die *Intention*, so präsent wie möglich für einen anderen Menschen zu sein, als angemessenes Ziel für einen Therapeuten (Rogers 1987k: 32).

Als grundsätzliche Frage stellt sich auch: Wie kann man *Präsent*-Sein von *Präsenz* im Sprachgebrauch Rogers' unterscheiden? So wie Rogers *Präsenz* beschreibt, impliziert sie eine gewisse Dauer. Mit *Präsent*-Sein scheint das anders zu sein. Dieses gibt es als Phänomen sowohl kurz als auch dauerhaft. Wenn man *Präsenz* nicht willentlich bewirken kann – wie ist das mit *Präsent*-Sein? Konkret formuliert: Kann man willentlich beim Manifestieren der Therapeuteneinstellungen *präsent* sein? Schließlich macht es keinen Sinn, im Zusammenhang der Therapeuteneinstellungen ein *Präsent*-Sein anzusprechen, wenn dieses unverfügbar ist. – Wenn man hier unter *Präsent*-Sein eine Bewusstseinsverfassung versteht, die mit einer gewissen Zentrierung, Gelöstheit, Weite und Dauer einhergeht, erweist sich das als unmöglich. Wenn es anders wäre, würde sich auch die Frage besonders dringend stellen, worin sich *Präsent*-Sein von *Präsenz* unterscheidet.

Der Ausweg aus diesem Dilemma könnte in Rogers' Begriff des *Fokussiert*-Seins [(being) *focussed*] liegen. – In T7 konstatiert Rogers: „[...] when I am intensely focused on a client, just my presence seems to be healing [...]." (Rogers 1987k: 29). Wie schon in den einleitenden Worten zu dieser Dialogoperation angesprochen, äußert Rogers diese Aussage bereits im zweiten Satz seines Interviews mit Michelle Baldwin. Entsprechend kurz fällt die Einleitung dazu aus: „Over time, I think that I have become more aware of the fact that in therapy I do use my self." (ebd.) Hier spricht Rogers erstens eine *Aktivität* seiner selbst als Faktum an. Und er sagt zweitens, dass er sich dieses Faktums mit der Zeit mehr bewusst geworden sei. – Unmittelbar darauf äußert Rogers: „I recognize that when I am intensely focussed on a client, just my presence seems to be healing, and probably this is true of any good therapist." (Rogers 1987k: 29)

Rogers drückt hier eine persönliche Erkenntnis aus: „I recognize that ..." (ebd.). Diese Erkenntnis bezieht sich auf den Bedingungszusammenhang: Wenn ich mich intensiv [*intensely*] auf einen Klienten fokussiere, scheint einfach [*just*] meine *Präsenz* [*presence*] heilend zu sein.[133] – Wie ist das gemeint? Es klingt so, als ob Rogers sagen würde: Ich *fokussiere* mich besonders auf den Klienten, und die dadurch entstehende *Präsenz* heilt bereits. Dass Rogers das anders meint, geht aus seinem veranschaulichenden Beispiel hervor. Rogers erinnert sich an eine Therapiestunde mit einem Klienten, den er – mit Pausen – bereits ein, zwei Jahre lang begleitet hatte und der über alle Maßen verzweifelt war:

> *„The crucial turning point was when he had given up, did not care whether he lived or died, and was going to run away from the institution. And I said, 'I realize that you don't care about yourself, but I want you to know that I care about you, and I care what happens to you.' He broke into sobs for ten or fifteen minutes. That was the turning point of the therapy. I had responded to his feelings and accepted them, but it was when I came to him as a person and expressed my feelings for him that I really got to him." (ebd.: 29f.)*

Deutlich sagt Rogers hier, dass es seinem Verständnis zufolge sein *offenes Zugehen* auf den Klienten gewesen sei und dass er sich ihm mit seinen eigenen Gefühlen *zeigte*, was die entscheidende Wende einleitete. Demzufolge interpretiere ich Rogers hier so, dass er sich als präsent *erlebte*, als er sich seinem Klienten so transparent *zeigte* und dann anteilnehmend und präsent schwieg.

Völlig offen ist hier allerdings, wie man sich den Übergang von *intensiv fokussiert* sein zu *Präsenz* vorstellen kann: Man kann nur *fokussiert sein*, wenn man *fokussiert*. Der Begriff kommt aus der Optik: Der Fokus oder Brennpunkt ist der Punkt, in dem sich Lichtstrahlen bündeln, sammeln, vereinen. Fokussieren bedeutet, Lichtstrahlen in einem Punkt zu bündeln. Im übertragenen Sinn bedeutet Fokussieren, jemanden

133 Auf Rogers' hypothetische Verallgemeinerung dieses Bedingungszusammenhangs auf ‚alle guten Therapeuten' komme ich im dritten großen Teil dieser Untersuchung, der Dialogevaluation, zu sprechen.

oder etwas „zum Fokus machen“, „sein Hauptaugenmerk auf etwas richten, sich auf etwas konzentrieren“.[134] Wenn man nun fragt: *Womit* mache ich jemanden oder etwas zum Fokus?, zeigt sich, dass das Phänomen der Aufmerksamkeit hier implizit vorausgesetzt wird. Rogers sagt also sinngemäß: ‚Wenn ich meine Aufmerksamkeit besonders eingehend auf einen Klienten richte, scheint meine Präsenz heilend zu sein, Heilung zu ermöglichen.‘ Der entscheidende Punkt ist hier, dass Aufmerksamkeit etwas ist, auf das wir direkten Einfluss nehmen können. Fokussiert-Sein ist ein Aufmerksamkeitsphänomen. Und Aufmerksamkeit kann gelenkt werden. – Im Unterschied dazu charakterisiert Rogers Präsenz als veränderten Bewusstseinszustand, der nicht forciert werden könne (Rogers 1979a: 20 f.). Wie kommt es also zu diesem veränderten Bewusstseinszustand der Präsenz? – Auf den Punkt gebracht:

- Wie schafft Rogers den Sprung von einer Aufmerksamkeitszuwendung zu einem Phänomen, das er für unverfügbar hält (*Präsenz*)?
- Welche Rolle spielt *Präsent*-Sein in diesem Entwicklungsprozess?
- Wenn Rogers davon spricht, auf einen Klienten ‚intensiv‘ [*intensely*] fokussiert zu sein, was bedeutet in diesem Fall *‚intensiv‘*?

3 Übersetzung und Einbau

3.1 Auffinden und Vorstellen einer Heterokontextuellen Kopplung für den integrationsfreundlich anmutenden Transponatsaspekt

Im ersten Detailschritt der dritten Phase suche ich nach einer Heterokontextuellen Kopplung für den integrationsfreundlich-anmutenden Transponatsaspekt – also für das Transponat, betrachtet unter dem Vorzeichen von hypothetisch angenommenen Gemeinsamkeiten zwischen Rogers’ Konzept der Therapeuteneinstellungen und in *cittabhāvanā* (Meditation) zu entwickelnden Geisteseigenschaften – im Verfremdungskontext der Lehrreden des Pāli-Kanons. Dabei handelt es sich um eine mögliche Integrationschance oder Anbindungsmöglichkeit für den integrationsfreundlich-anmutenden Transponatsaspekt im Verfremdungskontext.

In der buddhistischen Psychologie gibt es im Kontext von *cittabhāvanā* (Meditation) ein differenziertes Verständnis davon, dass es für das Kultivieren heilsamer Qualitäten – wie etwa *mettā* (Güte), *upekkhā* (Gleichmut) oder *paññā* (Weisheit) – in hohem Ausmaß die Fähigkeit braucht, geistesgegenwärtig zu sein.

In diesem Zusammenhang kommt *sati* (Achtsamkeit) eine Schlüsselrolle zu. *Sati* gibt es in der buddhistischen Psychologie nie isoliert. *Sati* ist bedingt durch andere Faktoren, ohne die sie nicht entstehen kann, z. B. *saddhā* (Vertrauen, Zuversicht), kann von Faktoren begleitet werden, die eine Kontinuität von *sati* ermöglichen, z. B. *sukha* (tiefes Wohlbefinden), und trägt zur Entwicklung von Faktoren bei, die ihrerseits wiederum eine Vertiefung und Verfeinerung von *sati* erlauben, z. B.

134 http://www.duden.de/rechtschreibung/fokussieren; 28. 03. 17.

samādhi (Einigung) oder *paññā* (Weisheit). – In den Suttas werden viele Sequenzen von aneinander gereihten Bedingungszusammenhängen dargestellt, um den allmählichen Entwicklungsprozess eines Menschen, der Vertrauen in die Lehre Buddhas fasst, von seinen ersten Anfängen bis zum vollständigen Verwirklichen von *nibbāna* (Enden des Ungenügens) darzustellen. Den achtgliedrigen Weg [*aṭṭhangika magga*] könnte man als die umfassendste Sequenz solcher Entwicklungsschritte verstehen. Eine differenzierte Darstellung dieses Weges findet sich in MN 117 (Die großen Vierzig). Eine Besonderheit dieses Textes ist das Konzept eines sowohl linearen als auch nichtlinearen Aufbaus der acht Pfadglieder und seine Definition von *sammā samādhi* (rechte Herzenseinigung) als Kulminierung aller vorangegangenen Pfadglieder.

Integriert in diese – relativ gesehen: grobe – Darstellung des Prozesses gibt es in den Suttas eine Vielzahl verschiedenster Bedingungssequenzen, die jeweils andere Aspekte der Entwicklung betonen. Für das Verfremden von Rogers' Aussagen über das Entwickeln von *Präsent*-Sein zu *Präsenz* in den Kontext der buddhistischen Psychologie beziehe ich mich deshalb erneut auf MN 10 (Lehrrede von den vier Grundlagen der Achtsamkeit) und für die zwischenmenschliche Dimension dieser Meditationsanweisung auf das ‚Akrobaten-Gleichnis' in SN 47.19. Zum Veranschaulichen der Bedingungen für *sati* und eine Gesamtdarstellung des Entwicklungsweges wähle ich einen Auszug aus AN 10:62 (Bedingte Entstehung). Den Zusammenhang, dass aus *sati samādhi* (Einigung) entsteht, wenn die fünf *nīvaraṇa* (Hemmungen) aufgehoben sind, weise ich anhand AN 5:51 (Die fünf Hemmungen) auf. Eine wichtige Rolle während des gesamten Prozesses der Geistesschulung bilden schließlich fünf Geisteseigenschaften: *saddhā* (Vertrauen, Zuversicht), *viriya* (Anstrengung, Tatkraft), sati (Achtsamkeit), *samādhi* (Einigung) und *paññā* (Erkenntnis, Weiheit). Wenn diese fünf Eigenschaften sehr stark ausgeprägt sind, werden sie zu *indriya* (herausragende ‚Fähigkeiten'), wie in der *Indriya Saṁyutta* in SN 48.56 (Gefestigt) ausgewiesen wird.

3.2 Kurzexplikation der Heterokontextuellen Kopplung in ihrem originalen Strukturzusammenhang

Im zweiten Detailschritt der dritten Phase dieser Dialogoperation reflektiere ich den eigentlichen Gebrauchs- und Verwendungszusammenhang der aufgefundenen Heterokontextuellen Kopplung im Verfremdungskontext der Lehrreden des Pāli-Kanons.

Der umfassendste – und daher grundlegendste – Rahmen, in dem die Kultivierung von *sati* (Achtsamkeit) im Kontext buddhistischer Psychologie reflektieren werden kann, ist der achtgliedrige Weg [*aṭṭhangika magga*], also die vierte von Buddhas edlen ‚Wahrheiten' [*ariyasacca*]. Dieser Weg – und das ist für den weiteren Gedankengang entscheidend – kulminiert in *sammā samādhi* (rechte Herzenseinigung). *Sammā sati* (rechte Achtsamkeit) ist das vorletzte Pfadglied in dieser Abfolge, geht also *sammā samādhi* (rechte Herzenseinigung) unmittelbar voran und ist seine Voraussetzung. Eine der besten Beschreibungen Buddhas vom achtgliedrigen Weg steht in der Lehrrede ‚Die Großen Vierzig' (MN 117).[135] In dieser Rede definiert Buddha ‚rechte Herzenseinigung' [*sammā samādhi*] – bzw. genau genommen: ‚edle rechte Herzenseinigung' [*ariya sammā samādhi*]:

> *„Was aber, ihr Mönche, ist die heilende rechte Herzenseinigung* [ariya samma samadhi] *mit ihrer Voraussetzung* [sa-upanisa], *mit ihrer Ausrüstung* [sa-parihara], *nämlich: rechte Anschauung, rechte Gemütseinstellung, rechte Rede, rechtes Handeln, rechte Lebensführung, rechtes Mühen, rechte Wahrheitsgegenwart? Die mit diesen sieben Gliedern ausgerüstete Einswerdung des Herzens*[136] [cittassa ekaggata], *das, Mönche, ist die heilende rechte Herzenseinigung* [ariya samma samadhi] *mit ihrer Voraussetzung, mit ihrer Ausrüstung genannt." (Schäfer 2008: 44)*

In dieser Lehrrede werden zwei Dynamiken dargestellt, wie die acht Pfadglieder zusammenwirken: eine lineare und eine nicht lineare. Nach der linearen Beschreibung werden alle Pfadglieder aufeinander aufbauend vom ersten bis zum achten entwickelt. Der nicht linearen Beschreibung zufolge werden zuerst sukzessiv die ersten fünf Pfadglieder entwickelt: *sammā diṭṭhi* (rechte Sichtweise) → *sammā sankappa* (rechte Gesinnung) → *sammā vācā* (rechte Rede) → *sammā kammanta* (rechtes Handeln) → *sammā ājīva* (rechter Lebenserwerb).

Bei dieser sukzessiven Entwicklung wirken – von Anfang an (!) – drei Pfadglieder zusammen: sammā diṭṭhi *(rechte Sichtweise),* sammā vāyāma *(rechte Anstrengung) und* sammā sati *(rechte Achtsamkeit). – Von zentraler Bedeutung im Zusammenspiel dieser drei Pfadglieder ist die führende Rolle von* sammā diṭṭhi *(rechte Sichtweise). Je nachdem, welches* Verständnis, *welche* Sicht *wir in unserem Bezugssystem in und von einer bestimmten Situation haben, werden wir völlig Verschiedenes wahrnehmen, fühlen, reflektieren, affektiv-kognitiv bevorzugen und letztlich wählen. Unsere Sichtweise* [diṭṭhi] *definiert* immer, *was wir als subjektiv gültig erachten. Sie ist grundlegend. Deshalb steht sie im achtgliedrigen Weg am Anfang.*

Indem *sammā diṭṭhi* (rechte Sichtweise), *sammā vāyāma* (rechte Anstrengung) und *sammā sati* (rechte Achtsamkeit) jedes der ersten fünf Pfadglieder ‚umkreisen', wie es in der Sutta heißt, schaffen sie – in sukzessiver Vereinigung mit den ersten fünf Pfadgliedern – eine tragfähige Basis für die Schulung [*sikkhā*] in *samādhi* (Einigung). Diese umfasst das Kultivieren der letzten drei Pfadglieder *sammā vāyāma*

135 Diese Lehrrede findet viel Beachtung, weil in ihr über das achte Pfadglied hinaus – für *arahant*(s), so werden vollkommen Erwachte bezeichnet, für die Gier, Abneigung und Verblendung vollkommen geendet hat – noch zwei weitere Pfadglieder angeführt werden: *sammā ñāṇa* (rechtes Wissen) und *sammā vimutti* (rechte Befreiung).

136 Im Originalzitat übersetzt Schäfer *cittassa ekaggata* mit „Herzensgang zum Einen" (Schäfer 2008: 44) – eine Übersetzung, die leicht missverstanden werden kann, wenn man ‚das Eine' metaphysisch interpretiert. In seinem Kommentar zur Lehrrede bietet er eine weitere Übersetzungsvariante an, eben „Einswerdung des Herzens" (ebd.: 53), die ich im Rahmen dieser Untersuchung bevorzuge und deshalb in seiner Übersetzung von MN 117 austausche.

(rechtes Engagement) → *sammā sati* (rechte Achtsamkeit) → *sammā samādhi* (rechte Herzenseinigung). – Hier sind zwei Gedanken hervorzuheben:

Das Kultivieren von *sammā sati* (rechte Achtsamkeit) setzt das Kultivieren aller Pfadglieder voraus, die *sammā sati* vorangehen. Das impliziert eine ethische Komponente von *sati*: Das zweite Pfadglied, *sammā sankappa* (rechte Gesinnung), ist eine Gesinnung, die – negativ formuliert – durch Entsagung [*nekkhamma*] gekennzeichnet ist und – positiv – durch Güte [*mettā*], Mitgefühl [*karuṇā*], würdigende Freude [*muditā*] und Gleichmut [*upekkhā*] (Payutto 1995a: 748 ff.). Diesen heilsamen – und besonders im sozialen Leben wichtigen – Geisteseigenschaften kommt als ‚Gesinnung' die Aufgabe zu, das Herz, den Geist [*citta*] daraufhin zu orientieren, von Sinnlichkeit [*kāma*] abzustehen und gütig, mitfühlend, freudig und ausgeglichen zu leben. Rechte Gesinnung [*sammā sankappa*] ist die Basis für jegliche weitere Geistesentfaltung [*cittabhāvanā*]. Gemeinsam mit den drei nächsten Pfadgliedern – *sammā vācā* (rechte Rede), *sammā kammanta* (rechtes Handeln) und *sammā ājīva* (rechte Lebensführung) – fließt diese Gesinnung als ethische Komponente in das Pfadglied *sammā sati* (rechte Achtsamkeit) ein.

Diese Entwicklungsdynamik kulminiert in *sammā samādhi* (rechte Herzenseinigung), der Voraussetzung für das Verwirklichen von *nibbāna* (das Enden von Ungenügen und Leid). – Hier begegnen wir wieder dem Begriff – *samādhi* (Einigung) –, den wir in den einleitenden Worten zu dieser Dialogoperation aus der Sicht westlicher Psychologie als ‚veränderten Bewusstseinszustand' bezeichneten.

Der Begriff *sammā samādhi* (rechte Herzenseinigung) weist auf seine integrale Eingliederung in den achtgliedrigen Weg und damit den Nutzen, den Zweck, den Vorteil, der dem Weg [*magga*] im Verständnis der buddhistischen Psychologie zugesprochen wird. ‚Nutzen', ‚Zweck', ‚Vorteil', auch ‚Ziel' sind verschiedene Übersetzungsmöglichkeiten des Pāli-Begriffs *attha*. – Hier geht es also um die Frage nach dem Wofür? Wofür *sati* kultivieren? Wofür *samādhi* kultivieren? Wofür diesen Weg gehen? Buddha beantwortet diese Frage in MN 29:

> *„Also, ihr Bhikkhus, liegt der Nutzen dieses heiligen Lebens nicht in Zugewinn, Ehre und Ruhm oder im Erlangen von Sittlichkeit oder im Erlangen von Konzentration oder in Wissen und Schauung. Sondern es ist diese unerschütterliche Gemütsbefreiung, die das Ziel dieses heiligen Lebens ist, sein Kernholz und sein Ende." (MN-d: 347)*

Was für den Kontext des achtgliedrigen Weges gilt, gilt auch für *sammā sati* (rechte Achtsamkeit) als Teil dieses Weges: *Sati* hat einen Nutzen, einen Zweck. Und dieser ist das Verwirklichen des Endens von *dukkha* (Ungenügen, Leiden): *nibbāna* (Enden von Ungenügen und Leid). Bereits in der ersten Dialogoperation stellte ich eine Definition von *sati* (Achtsamkeit) aus der Satipaṭṭhāna-Sutta vor, auf die ich nun zurückkomme. Diese Definition ist so zentral, dass man ihre genaue Wortfolge in der Beschreibung von *sati* als Fähigkeit[137] [*sat'indriya*] (SN 48:10) ebenso wie

137 Der Pāli-Begriff *indriya*, der meist mit ‚Fähigkeit' (englisch: *faculty*) übersetzt wird, bedeutet etwas Spezifischeres, als der Begriff im Deutschen oder Englischen aussagt. Die Lehrreden sprechen von einem Set von fünf ‚Fähigkeiten' – *saddhā* (Vertrauen),

in *sammā sati* (rechter Achtsamkeit) als siebentem Pfadglied des edlen achtgliedrigen Weges findet. – In der Satipaṭṭhāna-Sutta steht die Definition im Kontext einer vierfachen Zuwendung von *sati*: auf den Körper, die Gefühlstönungen, den Geist und die *dhammas*[138]. *Am Beispiel des Körpers heißt es da etwa: „Hier, ihr Mönche, verweilt ein Mönch hinsichtlich des Körpers den Körper betrachtend, unermüdlich, wissensklar und achtsam, frei von Verlangen und Betrübnis hinsichtlich der Welt." (MN 10.3; zitiert nach: Anālayo 2010a: 43)*

Die Wortfolge, um die es im vorliegenden Zusammenhang geht, ist: ‚*ātāpī sampajāno satimā, vineyya loke abhijjhādomanassaṃ*' (unermüdlich, wissensklar und achtsam, frei von Verlangen und Betrübnis hinsichtlich der Welt). – Obwohl ich bereits in der ersten Dialogoperation den Pāli-Begriff ‚*atāpi*' (unermüdlich) und in der zweiten Dialogoperation das Kompositum ‚*sati sampajañña*' (Achtsamkeit und Wissensklarheit) vorstellte, führe ich hier der Übersichtlichkeit halber alle drei Merkmale in dieser Wortfolge an:

- ‚Unermüdlich' ist die Übersetzung des Pāli-Begriffs *atāpi*. Anālayo (2010a: 50) zufolge kann *atāpi* „als ausgewogener, aber anhaltender Energieeinsatz verstanden" werden, als „Kontinuität[139] der Betrachtung auf ausgewogene, aber hingebungsvolle Weise, die sofort zum Meditationsobjekt zurückkehrt, wenn es etwa verloren wurde" (ebd.: 51).
- ‚Wissensklar und achtsam': ‚Wissensklar' ist die Übersetzung von *sampajañña*. Für Anālayo ist das die „Fähigkeit, vollständig zu begreifen oder zu verstehen, was gerade geschieht" (ebd.: 52) bzw. „‚klar zu wissen', was gerade geschieht"[140] (ebd.: 53). ‚Achtsam' ist die Übersetzung von *sati*. – Das Kompositum *sati sampajañña* (Achtsamkeit und Wissensklarheit) taucht häufig in Buddhas Lehrreden auf und weist auf das hilfreiche Zusammenspiel dieser beiden Eigenschaften hin: *Sati* erlaubt es, sich der gegenwärtigen Erfahrung direkt zuzuwenden, ohne sich in ihre Eigendynamik zu verstricken. *Sampajañña* erlaubt es, zu wissen, was gerade geschieht und sich dabei zugleich des Kontextes der augenblicklichen Situationen klar bewusst zu sein.
- ‚Frei von Verlangen und Betrübnis hinsichtlich der Welt' ist die Übersetzung von ‚*vineyya loke abhijjhādomanassaṃ*'. Anālayo (2010a: 81) zufolge weist diese Redewendung „auf das Entwickeln geistiger Gelassenheit beim Üben von *satipaṭṭhāna*" bzw. auf *samādhi* (Herzenseinigung) und damit auf die für die Meditation notwendige Stabilität des Geistes. – Wichtig in diesem Zusammenhang ist, dass diese innere Ruhe, Gefestigtheit, Gelöstheit und Stabilität gemäß bud-

viriya (Willenskraft), *sati* (Achtsamkeit), *samādhi*, (Herzenseinigung) und *paññā* (Weisheit) – die eine Stärke und Balance im Geist/Herz [*citta*] erreichen müssen, sodass Erwachen [*bodhi*] geschehen kann. Dies führe ich in diesem Kapitel in 5.1 ‚Die fünf *indriya* (Fähigkeiten) noch näher aus.

138 Schmitthausen (2012: 294) übersetzt den äußerst komplexen Begriff *dhamma* in diesem Kontext mit „spirituell relevanten psychischen Faktoren".

139 Hervorh. d. Verf.

140 Hervorh. d. Verf.

dhistischer Psychologie definitionsgemäß mit Empfindsamkeit einhergeht: „Den Fühlenden lege ich die Lehre dar", heißt es, wie der deutsche Indologe Hellmuth Hecker (1999: 190) eine Passage in AN 3.61 übersetzt.

Die bekannteste Möglichkeit, Satipaṭṭhāna-Meditation zu praktizieren, ist, das alleine oder schweigend, jeder für sich, in einer Gruppe zu tun. In der Satipaṭṭhāna-Sutta werden Menschen jedoch nicht ausschließlich als einzelne, sondern auch in ihrer Beziehung miteinander adressiert. Das ist nur nicht sofort erkennbar, weil es für uns moderne westliche Menschen mit anderem sprachlichen Hintergrund auf eine fremde Weise formuliert ist. Da ist nicht von konkreten Menschen die Rede, sondern – hoch abstrakt – von einer ‚innerlichen' und einer ‚äußerlichen' Betrachtung. So heißt es da beispielsweise in Bezug auf die Betrachtung des Körpers (und analog dazu in Betrachtung auf die Gefühle, den Geist und die *dhammas*):

> *„Auf diese Weise verweilt er hinsichtlich des Körpers den Körper innerlich betrachtend, oder er verweilt hinsichtlich des Körpers den Körper äußerlich betrachtend, oder er verweilt hinsichtlich des Körpers den Körper sowohl innerlich als auch äußerlich betrachtend." (Anālayo 2010a: 109)*

Die beiden Pāli-Begriffe *‚ajjhatta'* (innerlich) und *‚bahiddhā'* (äußerlich)[141] werden in der Satipaṭṭhāna-Sutta nicht näher erklärt. In der Rezeption dieser Lehrrede gibt es jedoch eine weitgehende Übereinstimmung, dass hier der Praktizierende selbst und andere Menschen gemeint sind, eine Interpretation, an der ich hier anknüpfe.[142] In der Satipaṭṭhāna-Sutta (und ihrer Interpretation im Abhidhamma), so schreibt etwa der deutsche Buddhologe Lambert Schmithausen,

> *„werden bei allen vier Achtsamkeitsübungen die drei Kategorien ‚innen', ‚außen' und ‚innen wie außen' systematisch auf konkrete Übungen angewandt und sie werden verstanden im Sinn einer Beobachtung des betreffenden Phänomens bei sich selbst, bei einer anderen Person und bei beiden zugleich […]." (Schmithausen 2012: 293)*

Doch wie kann man das verstehen? Was könnte hier etwa ein Betrachten des Gefühls [*vedanā*] oder des Geistes/Herzens [*citta*] „bei anderen" und „bei beiden zugleich" (ebd.) bedeuten? Wenn man unter Achtsamkeitsübungen ein Betrachten *unmittelbar* gegebener Vorgänge versteht, ist das problematisch (ebd.: 294).

> *„Demgegenüber hat Bhikkhu Anālayo den einleuchtenden Vorschlag gemacht, die auf die Gefühle, Geisteszustände usw. anderer Personen bezogene Achtsamkeit im Sinn einer indirekten Erkenntnis zu verstehen, die aus der Beobachtung von Körperhaltung,*

141 Rhys-Davis führt zu *ajjhatta* im PED (15) an: „that which is personal, subjective, arises from within (in contrast to anything outside, objective or impersonal) […]"; *bahiddhā* ist der Komplementärbegriff (PED: 538).

142 Vgl. Anālayo (2010a: 112 ff., 2012), Gethin (2015: 13), Schmithausen (2012). – Zu davon abweichenden Interpretationen vgl. die Auflistung von Schmithausen (2012: 295 ff.).

Gesichtsausdruck usw. als Indikator solcher Gefühle usw. resultiert. [...] Wie Anālayo aufzeigt, erwähnen in der Tat einige Stellen im Kanon, wenngleich nicht im Kontext der Vierfachen Achtsamkeitsübung, die Möglichkeit, anhand äußerer Anzeichen Geisteszustände oder Emotionen anderer Personen zu erkennen." (Schmithausen 2012: 295)

Im berühmten Gleichnis der zwei Akrobaten veranschaulicht Buddha in der Sedaka-Sutta (SN 47.19) *sati* (Achtsamkeit) im Zwischenmenschlichen. Vorab sei erwähnt, dass Hecker mit ‚Pfeiler der Achtsamkeit' in der nachfolgenden Übersetzung ‚*satipaṭṭhāna*' übersetzt. Insofern kann man das Akrobaten-Gleichnis als Kommentar zur Satipaṭṭhāna-Sutta verstehen. – Das Gleichnis schildert zwei in ihrem Kunststück wechselseitig aufeinander angewiesene Akrobaten: Der Meister sagt zu seiner Gehilfin Medakathalikā:

„‚Komm, liebe Medakathalikā, erklimme den Bambus und stelle dich auf meine Schultern.' ‚Ja, Meister', erwiderte die Gehilfin Medakathalikā, erklomm den Bambus und stellte sich auf die Schultern des Meisters. Da sprach, ihr Mönche, der Bambusakrobat zu seiner Gehilfin Medakathalikā: ‚Du, liebe Methakathalikā, achte auf mich, und ich werde auf dich achten. Wenn so jeweils einer den anderen bewacht, einer auf den anderen achtet, dann werden wir unsere Kunst zeigen, etwas verdienen und wohlbehalten vom Bambus heruntersteigen.'

Auf diese Worte erwiderte Medakathalikā, die Gehilfin, dem Meister: ‚So wird nichts daraus, Meister! Achte du auf dich selber, Meister, und ich werde auf mich achten. So werden wir, wenn jeder sich selber bewacht, jeder auf sich selber achtet, unsere Kunst zeigen, etwas verdienen und wohlbehalten vom Bambus heruntersteigen.'

Die rechte Vorgehensweise dabei, sprach der Erhabene, ist folgende: ‚Wie Medakathalikā, die Gehilfin, dem Meister gesagt hat: ‚Ich werde auf mich achten.' so sind die Pfeiler der Achtsamkeit, ihr Mönche, zu pflegen: ‚Auf den anderen werde ich achten, so sind die Pfeiler der Achtsamkeit zu pflegen. Auf sich selber achtend, ihr Mönche, achtet man auf die anderen. Auf die anderen achtend, achtet man auf sich selber.

Und wie, ihr Mönche, achtet man, auf sich selber achtend, auf den anderen? Durch Pflege, durch Entfaltung, durch häufiges Tun. So, ihr Mönche, achtet man, auf sich selber achtend, auf den anderen. Und wie, ihr Mönche, achtet man, auf den anderen achtend, auf sich selber? Durch Geduld, durch Gewaltlosigkeit, durch Liebe, durch [An-][143]*Teilnahme. So, ihr Mönche, achtet man, auf den anderen achtend, auf sich selber.*

‚Ich werde auf mich achten.' so sind, ihr Mönche, die Pfeiler der Achtsamkeit zu pflegen. ‚Ich werde auf die andern achten.' so sind die Pfeiler der Achtsamkeit zu pflegen.

Auf sich selber achtend, achtet man auf die anderen, ihr Mönche, auf die anderen achtend, achtet man auf sich selber." (SN-d V: 303f.; Übers. H. Hecker)

Ein zentraler Aspekt dieser ‚interpersonalen' *sati* (Achtsamkeit) ist Interdependenz: „Auf sich selber achtend [...], achtet man auf die anderen. Auf die anderen achtend, achtet man auf sich selber." (ebd.) In dieser Gedankenfigur ist kein zuvor und kein danach auszumachen, wie bei zwei einander reflektierenden Spiegeln, bei denen auch nicht erkennbar ist, welcher der beiden den anderen zuerst reflektiert. Darüber hinaus führt Buddha Geisteseigenschaften an – *khanti* (Geduld), *avihiṃsā* (Gewalt-

143 Einf. v. Verf.

losigkeit), *metta* (Güte) und *anudaya* (Anteilnahme) –, die besonders in zwischenmenschlichen Beziehungen von großer Wichtigkeit sind.

Für das Aufzeigen von Verwandtheiten zwischen *Fokussiert*-Sein, *Präsent*-Sein und *Präsenz* bei Rogers und Geisteseigenschaften, die in *cittabhāvanā* (Meditation) kultiviert werden, bedarf es auch einer Lehrrede, die veranschaulicht und belegt, wie weit das Spektrum von *sati* – und damit verbunden – von *samādhi* (Einigung) reicht. Für dieses Anliegen wähle ich einen Auszug aus AN 10:62. In dieser Lehrrede werden darüber hinaus auch zentrale Bedingungen für das *Entstehen* von *sati* genannt. Außerdem beinhaltet sie ebenso die vier *satipaṭṭhāna* (Grundlagen der Achtsamkeit) und die sieben *bojjhanga* (Erwachensfaktoren):

> *„Der Umgang mit edlen Menschen also, ihr Mönche, einmal zustande gekommen, führt zum Hören der Guten Lehre. Das Hören der Guten Lehre, einmal zustande gekommen, führt zum Vertrauen. Das Vertrauen, einmal zustande gekommen, führt zu weisem Nachdenken. Das weise Nachdenken, einmal zustande gekommen, führt zu Achtsamkeit und Besonnenheit. Achtsamkeit und Besonnenheit, einmal zustande gekommen, führen zur Sinnenzügelung. Sinnenzügelung, einmal zustande gekommen, führt zum dreifach guten Wandel. Der dreifach gute Wandel, einmal zustande gekommen, führt zu den vier Grundlagen der Achtsamkeit. Die vier Grundlagen der Achtsamkeit, einmal zustande gekommen, führen zu den sieben Erleuchtungsgliedern. Die sieben Erleuchtungsglieder, einmal zustande gekommen, führen zur Wissenserlösung." (AN 10:62; übersetzt in: AN-d V: 57)*

Ein für die vorliegende Dialogoperation wichtiger Ausschnitt in diesem gesamten Entwicklungsprozess ist die Entwicklung von *sati* (Achtsamkeit) zu *samādhi* (Einigung). *Sati* gibt es in der Sequenz von AN 10:62 auf drei Ebenen:

- *sati sampajañña* (Achtsamkeit und Wissensklarheit)
- *satipaṭṭhāna* (vier Grundlagen der Achtsamkeit)
- *bojjhanga* (sieben Erwachungsglieder; eines dieser sieben Glieder ist *sati*)[144]

Die vier *satipaṭṭhāna* (Grundlagen der Achtsamkeit) implizieren *samādhi* (Einigung). Darüber hinaus führen sie zu den sieben *bojjhanga* (Erwachensglieder), wovon eines dieser Glieder *samādhi* (Einigung) ist. – Insofern beinhaltet die hier dargestellte Entwicklung auch die Kultivierung von *samādhi* (Einigung), doch nur gewissermaßen im Überblick. Das entscheidende Kriterium für die Entwicklung von *sati* zu *samādhi* (Einigung) ist das Überwinden/Aufgeben/Wegfallen der fünf *nīvaraṇa* (Hemmnisse), und das wird in AN 10:62 nicht explizit reflektiert.

Für das Vorbereiten des Grundes, in den ich Rogers' Aussagen über die Entwicklung von *Präsent*-Sein zu *Präsenz* in den Kontext der Suttas des Pāli-Kanons gleichsam hineinverpflanze, braucht es also eine weitere Lehrrede, in der diese Entwicklung nachvollziehbar wird. Dafür wähle ich AN 5:51. Buddha wählt hier als Metapher für die Geeintheit des Geistes [*citta*] einen Strom. Einmal ist der Strom in

---

144 Nyānatiloka übersetzt *sampajañña* in diesem Zitat mit ‚Besonnenheit', *bojjhanga* mit ‚Erleuchtungsglieder'.

diesem Gleichnis zerstreut, zertrennt, zerteilt, weil die Schleusen für die auf beiden Seiten befindlichen Kanäle geöffnet sind. Dieses Bild kontrastiert Buddha mit einem geeinten Strom:

„Diese fünf sind Hindernisse, Hemmnisse, welche die Bewusstheit übermannen und die Erkenntnis schwächen. Welche fünf?

Sinnliches Verlangen ist ein Hindernis, ein Hemmnis, welches die Bewusstheit übermannt und die Erkenntnis schwächt. Übelwollen [...] Faulheit und Trägheit [...] Ruhelosigkeit und [...] Ungewissheit ist ein Hindernis, ein Hemmnis, welches die Bewusstheit übermannt und die Erkenntnis schwächt. [...]

Nun, wenn ein Mönch diese fünf Hindernisse, Hemmnisse, welche die Bewusstheit übermannen und die Erkenntnis schwächen, aufgegeben hat, wenn er kraftvolle Erkenntnis besitzt, dass er dann versteht, was zu seinem eigenen Nutzen ist, versteht, was zum Nutzen anderer ist, versteht, was zu beider Nutzen ist, dass er einen höheren menschlichen Zustand, wahrhaft edle Vorzüglichkeit von Kenntnis und Schauung selbst verwirklicht, das ist möglich.

Angenommen da wäre ein aus den Bergen herabströmender Fluss, ein weit fließender, mit einer schnellen, alles mit sich reißenden Strömung, und ein Mann würde die nach beiden Seiten abgeleiteten Kanäle schließen, so dass die Strömung in der Mitte des Flusses unzerstreut und unzertrennt und unzerteilt wäre; er würde dann weit fließen, mit einer schnellen, alles mit sich reißenden Strömung. In der gleichen Weise, wenn ein Mönch diese fünf Hindernisse, Hemmnisse, welche die Bewusstheit übermannen und die Erkenntnis schwächen, aufgegeben hat, wenn er kraftvolle Erkenntnis besitzt, dass er dann versteht, was zu seinem eigenen Nutzen ist, versteht, was zum Nutzen anderer ist, versteht, was zu beider Nutzen ist, dass er einen höheren menschlichen Zustand, wahrhaft edle Vorzüglichkeit von Kenntnis und Schauung selbst verwirklicht, das ist möglich." (AN 5:51 in ANA: 183)

Dieser Zusammenhang ist zentral für die vorliegende Untersuchung: Ungeachtet des Bemühens, achtsam zu sein, verstrickt sich die Aufmerksamkeit leicht in eine dieser fünf schwierigen Geisteszustände: *kāmachanda* (Sinneslust), *vyāpāda* (Aversion), *thīnamiddha* (Stumpfheit und Mattheit), *uddhaccakukkucca* (Aufgeregtheit und Gewissensunruhe) und *vicikicchā* (Zweifel). Wenn das geschieht, wird die Aufmerksamkeit zerstreut, wie obiges Gleichnis veranschaulicht. Erst wenn es gelingt, diese fünf *nīvaraṇa* (Hemmnisse) für *samādhi* (Herzenseinigung) und *paññā* (Verständnis, Erkenntnis) zu überwinden, wird *sati* kontinuierlich, und eben dieser Bewusstseinszustand ist *samādhi* (Herzenseinigung, Sammlung, Friede).

3.3 Demonstration der Gemeinsamkeiten in der Entwicklung von *Präsent*-Sein zu *Präsenz* und der Entwicklung von *sati* (Achtsamkeit) zu *samādhi* (Einigung)

In welchem Verhältnis stehen *Präsent*-Sein und *Präsenz* zueinander? Soweit ich weiß, gibt es keine Aussage Rogers', die auf beide Begriffe Bezug nimmt. Grammatisch bezeichnen Substantive Gegenstände, Adjektive Eigenschaften. Das ist kohärent mit Rogers' Sprachgebrauch, in dem der Begriff ,Präsenz' auf einen Gegenstand, nämlich einen veränderten Bewusstseinszustand, eine Seinsweise hinweist. Ein Substantiv kann Gegenstand einer Prädikation, also einer Zusprechung von Eigenschaften sein. Bei den Begriffen ,Präsenz' und ,präsent' ist dieser Zusammenhang offensichtlich: ,Präsent' ist ein Adjektiv, das eine Eigenschaft des Substantivs ,Präsenz' ausdrückt. Wer in einem Zustand der Präsenz ist, ist präsent. Umgekehrt ist das nicht zwingend: Präsent zu sein impliziert nicht notwendig, in einem veränderten Bewusstseins*zustand*, also einer präsenten Verfassung mit einer gewissen Dauer zu sein.

Wenn man Rogers' Aussagen über Präsent-Sein und Präsenz mit diesem Grundverständnis in Verbindung bringt und noch um den Begriff des Fokussiert-Seins ergänzt, kann man sie leicht in eine sinnvolle Reihenfolge bringen: ,Fokussiert-Sein' ist ein Aufmerksamkeitsphänomen, also grundlegend. ,Präsenz' ist Rogers zufolge ein willentlich nicht direkt verfügbarer, leicht veränderter Bewusstseinszustand. In diesem ist die Eigenschaft, *präsent* zu sein, ein typisches Merkmal. Diese Eigenschaft gibt es auch unabhängig von Präsenz. Damit nimmt *präsent* zu sein eine Mittelstellung ein und es zeigt sich als noch völlig roher Entwurf eines ersten Verständnisses von aufeinander folgenden Entwicklungsschritten eine Sequenz mit der Grundstruktur: *intensely focussed* (intensiv fokussiert) → *present* (präsent) → *presence* (Präsenz). – Im buddhistischen Verständnis von *cittabhāvanā* (Meditation) gibt es zu dieser Reihenfolge eine direkte Entsprechung. Diese ist die Entwicklung der Faktoren: *yoniso manasikāra* (weise, gründliche, angemessene Aufmerksamkeit) → *sati* (Achtsamkeit) → *samādhi* (Einigung).

Wenn diese drei Faktoren in den Pāli-Suttas in Sequenzen von Bedingungszusammenhängen aufscheinen, sind sie meist in weitaus umfassendere Reihen eingebettet. D. h., es werden weitere Bedingungen genannt, Zwischenschritte angeführt und Entwicklungen aufgezeigt, die über *samādhi* (Einigung) hinaus zum Kultivieren von *paññā* (Weisheit) und schließlich dem Verwirklichen von *nibbāna* (Enden von Ungenügen, Leiden) hinführen. Die Komplexität dieser Darstellungen klammere ich jetzt bewusst aus. Stattdessen betrachte ich hier Gemeinsamkeiten auf grundsätzlichster Ebene: In beiden Entwicklungskonzepten werden drei Phänomene reflektiert, denen ich mich jetzt nacheinander zuwende.

3.3.1 Gemeinsamkeiten von *intensely focussed* (intensiv fokussiert) und *yoniso manasikāra* (weise, gründliche, angemessene Aufmerksamkeit)

Manasikāra wird üblicherweise mit ,Aufmerksamkeit' übersetzt (BWM: 293). Der Begriff setzt sich aus zwei Teilen zusammen: *mana* und *kara*. *Mana* kann man mit „Geist, Denkorgan" und „Gedanke" übersetzen (BWM: 279), *kara* mit „tuend, bewirkend, hervorbringend" (BWM: 132). Wörtlich bedeutet *manasikāra* folglich „mit dem Geist etwas machen" (Hecker 2006: 79). Auch der deutsche Begriff ,Aufmerksamkeit' beinhaltet den Gedanken einer Aktivität: In der deutschen Sprache wird zwischen ‚auffallen' und ‚aufmerken' unterschieden. Was uns ‚auffällt', macht sich aufgrund einer affektiven Angezogenheit selbst bemerkbar. Diesbezüglich sind wir passiv. Wenn wir dann allerdings auf ein aufgefallenes Phänomen ‚aufmerken', kommt eine Aktivität hinzu. Wie die eigene Erfahrung zeigt, ist ‚aufmerken' die grundlegendste Geistestätigkeit, die wir im bewussten Erleben (inter-)subjektiv erkennen können. Aufmerken geht jeglicher Dispositionierung, Auseinandersetzung und Reflexion voraus. Deshalb wird der Frage, *wie* wir unsere Aufmerksamkeit zuwenden, in der buddhistischen Psychologie große Bedeutung gegeben.

Den Begriff *yoni* in *yoniso* übersetzt Mylius mit „Schoß, Mutterleib" und damit im übertragenen Sinn mit „Ursprung" (BWM: 292). Hier wird somit eine Qualität der Aufmerksamkeit beschrieben, die versucht, den Dingen auf den Grund zu gehen. Anālayo zufolge hat *yoniso* in den Suttas drei zentrale Bedeutungen: weise, gründlich und angemessen (Anālayo 2009a: 819).[145] *Yoniso manasikāra* bedeutet folglich eine weise, gründliche und angemessene Aufmerksamkeit. Dem buddhistischen Gelehrten, Dharma-Lehrer und Core Process-Therapeuten[146] Akiñcano Marc Weber zufolge bezeichnet der Begriff – vereinfacht – gesagt: „[...] die Fähigkeit des Geistes, eine Situation in ihrer Ganzheit zu umfassen, sie in ihrer ganzen Tiefe aufzunehmen und mit der gesamten Intelligenz des Herzens auf jeden ihrer Aspekte einzugehen." (Weber 2007: 1).

Yoniso manasikāra (gründliche Aufmerksamkeit) setzt für ein intentionales Kultivieren des Geistes [*cittabhāvanā*] am Grundsätzlichsten an, das es in unserem Erleben überhaupt gibt: an unserer Tätigkeit des Aufmerkens. – *Yoniso manasikāra* rückt die Frage nach der *Qualität* dieses Aufmerkens in den Brennpunkt des Interesses: Ist die Aufmerksamkeit ‚seicht' und in einem gewissen Sinn ‚oberflächlich'? Dann ist sie eine *ayoniso manasikāra*.[147] Oder ist sie ‚gründlich'? Drückt sich in ihr ein Interesse aus, ‚von Grund auf' verstehen zu wollen? Ist die Qualität der Aufmerksamkeit der gegenwärtigen Situation ‚angemessen'? Dann ist sie *yoniso manasikāra*. *Yoniso manasikāra* beinhaltet ein Wissen davon, dass man die Fähigkeit hat, Aufmerksamkeit bewusst zuzuwenden. Damit impliziert sie ein Bewusstsein im Hinblick auf zwei Fragen: *Wie* ist die Qualität meiner gegenwärtigen Aufmerksamkeit beschaffen? Und *wohin* lenke ich sie? Die gegenwärtige Aufmerksamkeit auf diese beiden Fragen hin *allgemein* im Bewusstsein zu haben, könnte man als grundsätzliche *yoniso manasikāra* (gründliche Aufmerksamkeit) verstehen. Damit unterstützt sie *kusala kamma* (geschicktes, heilsames Handeln) und mindert *akusala kamma* (ungeschicktes, unheilsames Handeln). Darüber hinaus kann man *yoniso manasikāra* auch ganz bestimmten Themen widmen, die man ergründen möchte:

> *„Yoniso manasikāra kann als die Intelligenz des Herzens verstanden werden und bedeutet, sich einen Sachverhalt von der tiefsten Wurzel bis in alle Verästelungen hinein*

---

145 Im Original sind das die englischen Begriffe „wisely", „thoroughly" und „appropriate".

146 *Core Process Psychotherapy* ist eine in England am Karuna Institute entwickelte Form der Psychotherapie, die in der buddhistischen Lehre gründet.

147 Die Verneinung des Begriffs wird durch das vorangestellte ‚a' ausgedrückt.

zu veranschaulichen, sich den Zusammenhang von Ursprung und Wirkung zu vergegenwärtigen und die eigene Intelligenz des Geistes auf die so erkannten Zusammenhänge anzuwenden." (Weber 2007: 1)

Im Zusammenhang mit seinen Ausführungen über Präsenz gebraucht Rogers nicht den Begriff ‚Aufmerksamkeit' [*attention*], sondern spricht von ‚intensiv fokussiert' sein [*intensely focussed*]. Doch man kann nur fokussiert sein, wenn man fokussiert. Und Fokussieren ist ein Aufmerksamkeitsphänomen. Genau genommen spricht Rogers also von einer intensiven Fokussierung seiner Aufmerksamkeit. Was ‚intensiv' in diesem Zusammenhang bedeutet, lässt Rogers allerdings offen. Der englische Begriff ‚*intense*' und seine deutsche Entsprechung ‚*intensiv*' liegen sprachlich nahe beieinander. Der Duden[148] führt zum Begriff folgende Bedeutungen an:

„1. gründlich und auf etwas konzentriert
2. (von Sinneseindrücken, physischen oder psychischen Reaktionen) stark, kräftig, durchdringend
3. eingehend, sehr genau zu erfassen, zu durchdringen suchend [...]."

In beiden Aussagesystemen wird also (erstens) ein Fokussieren der Aufmerksamkeit für wichtig erachtet. Und (zweitens) wird diese Zuwendung der Aufmerksamkeit sowohl in der buddhistischen Psychologie als auch von Rogers als „gründlich", „eingehend" und „sehr genau zu erfassen, zu durchdringen suchend" charakterisiert (ebd.).

3.3.2 Gemeinsamkeiten von *Präsent*-Sein und *sati* (Achtsamkeit)

(1) Wenn wir von der Annahme ausgehen, dass sich im Erleben einer Person im oberen Bereich des Prozesskontinuums Rogers' (1958b) ein gewisses *Präsent*-Sein zeigt, können wir als erste Gemeinsamkeit an einem Ergebnis der zweiten Dialogoperation anknüpfen: Präsent-Sein und *sati* teilen die Merkmale eines unmittelbaren und reflexiven Bewusstseins, also des Zusammenspiels einer ganz direkten Zuwendung der Aufmerksamkeit und eines Wissens im Sinn eines Gewahrseins, *dass* man etwas erfährt, während man es erfährt.

(2) Rogers geht es in seinem gesamten Ansatz um das Bestimmen einer entwicklungsförderlichen Beziehungsqualität. Diese Qualität zeigt sich in der Beziehung des Therapeuten mit seinem Klienten ebenso wie in seiner Selbstbeziehung. Explizit drückt Rogers die Intention aus, für seinen Klienten wirklich präsent zu sein: „I want to be as present to this person as possible [...]" (Rogers 1987k: 32). In diesem Zusammenhang thematisiert Rogers zwar nicht die Intention, auch in seiner Zuwendung zu sich selbst präsent sein. Doch bereits Anfang der 1960er-Jahre reflektiert Rogers den Zusammenhang zwischen der Qualität seiner Beziehung mit anderen und der Qualität seiner Selbstbeziehung:

---

148 http://www.duden.de/rechtschreibung/intensiv; 07.05.2017.

„[...] if I can form a helping relationship to myself – if I can be sensitively aware of and acceptant toward my own feelings – then the likelihood is great that I can form a helping relationship toward another.“ (Rogers 1961a: 51)

Daraus kann man schließen, dass Rogers sich auch im Zusammenhang mit seinem Wunsch, für seinen Klienten präsent zu sein, dessen bewusst ist, wie wichtig es ist, sich selbst präsent zu begegnen. – Auch in der buddhistischen Psychologie gibt es ein Verständnis über den Zusammenhang zwischen einer auf andere und einer auf das eigene Erleben gerichteten *sati*. Immer wieder gilt es, sich beim Praktizieren der Satipaṭṭhāna-Meditation zu fragen: *Wie* ist meine Beziehung zur gegenwärtigen Erfahrung? Ist sie achtsam? Ist sie achtlos? Insofern ist *sati* eine bestimmte Art der Bezogenheit, eine bestimmte Art und Weise, mit Erfahrung in Beziehung zu sein.[149] Über das Kultivieren einer achtsamen Zuwendung zur gegenwärtigen Erfahrung hinaus thematisiert die Satipaṭṭhāna-Sutta allerdings auch die achtsame Zuwendung zu anderen. Speziell im Hinblick auf zwischenmenschliche Beziehungen gibt Buddha diesbezüglich die Meditationsanweisung:

„Auf sich selber achtend, ihr Mönche, achtet man auf die anderen. Auf die anderen achtend, achtet man auf sich selber.

Und wie, ihr Mönche, achtet man, auf sich selber achtend, auf den anderen? Durch Pflege, durch Entfaltung, durch häufiges Tun. So, ihr Mönche, achtet man, auf sich selber achtend, auf den anderen. Und wie, ihr Mönche, achtet man, auf den anderen achtend, auf sich selber? Durch Geduld, durch Gewaltlosigkeit, durch Liebe, durch [An-][150]*Teilnahme. So, ihr Mönche, achtet man, auf den anderen achtend, auf sich selber.“ (SN-d V: 303f.; Übers. H. Hecker)*

Es ist aufschlussreich, dass Buddha speziell für das Üben von Satipaṭṭhāna in zwischenmenschlichen Beziehungen empfiehlt, sich in *khanti* (Geduld), *avihiṃsā* (Gewaltlosigkeit), *metta* (Güte) und *anudaya* (Anteilnahme) zu pflegen. Wir können festhalten: In beiden Entwicklungskonzepten gibt es ein Verständnis der Interdependenz zwischen einer auf andere und auf einen selbst gerichteten Aufmerksamkeit.

(3) Rogers *definiert* Präsent-Sein [*present*] nirgends explizit. Doch er *beschreibt* sein Erleben von Präsent-Sein – und zwar als ‚klar' [*clearly*] und ‚offensichtlich' [*obviously*]: „Perhaps it is something around the edges of those conditions that is really the most important element of therapy – when my self is very clearly, obviously present.“ (Rogers 1987k: 30)

149 Vgl. dazu die Sicht des Psychiaters und Begründers der interpersonellen Neurobiologie Daniel Siegel (2007: 49 ff.). An diesem Phänomen der Verwobenheit einer auf den anderen und auf sich selbst gerichteten Achtsamkeit setzt der US-amerikanische Dhamma-Lehrer und Begründer des Einsichtsdialogs [*insight dialogue*], Gregory Kramer, an. Kramer entwickelte eine moderne, jedoch in den Suttas gründende Meditationsmethode, wie ich der Dialogevaluation näher erläutere.

150 Einf. v. Verf.

Es ist ungewöhnlich, Präsent-Sein als ‚offensichtlich' zu bezeichnen. Rogers scheint damit ausdrücken zu wollen, dass ihm Präsent-Sein als Phänomen wirklich besonders deutlich erkennbar, erlebbar, eben offensichtlich ist. Außerdem fällt Rogers' Sprachgebrauch – „when *my self* is very clearly, obviously present"[151] – auf (ebd.). ‚*My self*' drückt gegenüber ‚*I*' einen gewissen Abstand aus. Das erinnert an das reflexive Bewusstsein, das wir in der zweiten Dialogoperation als typisches Merkmal des Erlebens im oberen Bereich von Rogers' Prozesskontinuum kennen lernten. – Bei beiden Symbolisierungen Rogers' gibt es Gemeinsamkeiten mit *sati*: Ein deutliches und differenziertes Erleben seiner selbst wird in der Satipaṭṭhāna-Sutta thematisiert. Da heißt es:

> *„Hier, ihr Mönche, verweilt ein Mönch hinsichtlich des Körpers den Körper betrachtend [...]. Hinsichtlich der Gefühle verweilt er die Gefühle betrachtend [...]. Hinsichtlich des Geistes verweilt er den Geist betrachtend [...]. Hinsichtlich der* dhammas *verweilt er* dhammas *betrachtend, unermüdlich, wissensklar und achtsam, frei von Verlangen und Betrübnis hinsichtlich der Welt." (MN 10.3; zitiert nach: Anālayo 2010a: 43)*

Die beiden Merkmale *Klarheit* und *Offensichtlichkeit*, die Rogers dem Erleben von Präsent-Sein zuordnet, finden in dieser Meditationsanweisung eine Entsprechung im Kompositum *sati sampajañña* (Achtsamkeit und Wissensklarheit). Hier ist es *sampajañña* (Wissensklarheit), der die Aufgabe zukommt, sich des Kontextes der gegenwärtigen Situation und der eigenen Position in ihr *klar* bewusst zu sein.

(4) Rogers bietet eine Sichtweise an, wie Präsent-Sein und die drei Therapeuten-einstellungen zueinander stehen könnten. Indem er das hypothetisch angenommene ‚wichtigste Element' in der Therapie spekulativ ‚*um den Rand dieser Bedingungen herum*' ansiedelt (Rogers 1987k: 30), weckt er den Eindruck, als ob er Präsent-Sein als *grundlegender* als die drei Therapeuteneinstellungen erachtet. – Im Kontext der buddhistischen Psychologie kommt *sati* eine ähnlich grundlegende Bedeutung zu. In unzähligen Sequenzen von Bedingungszusammenhängen, die über alle fünf Nikāyas ausgebreitet sind, wird *sati* als Faktor dargestellt, der unverzichtbar für das Kultivieren weiterer Tugenden wie etwa *mettā* (Güte), *upekkhā* (Gleichmut) oder *paññā* (Weisheit) ist. *Sati* ermöglicht es, gewohnheitsmäßig bedingte Reaktionen und Reaktionsmuster zu erkennen, sich gegen ihr Ausagieren zu entscheiden und so allmählich neue, heilsame Handlungsweisen zu kultivieren, die im Einklang mit der Heilsdynamik des edlen achtgliedrigen Weges sind (MN 117).

3.3.3 Gemeinsamkeiten von *Präsenz* und *samādhi* (Herzenseinigung)

(1) Rogers kategorisiert Präsenz als veränderten Bewusstseinszustand bzw. als Seinsweise (Rogers 1979a: 20). – Auch *samādhi* (Herzenseinigung) kann als ‚veränderter Bewusstseinszustand' bezeichnet werden (AN 5:51): Das wesentliche Merkmal

151 Hervorh. d. Verf.

von *samādhi* ist, dass *sati* kontinuierlich aufrechterhalten werden kann. Es ist diese *Kontinuität* eines fokussierten, gelösten und selbstreflexiven Gewahrseins [*sati*], die es erlaubt, *samādhi* (Herzenseinigung) als einen veränderten Bewusstseinszustand einzuordnen.

(2) Rogers berichtet, dass ihm Präsenz nicht direkt willentlich zugänglich ist. Ihm zufolge stellt sich dieser Zustand ein, wenn er in Bestform ist (Rogers 1979a: 20). – Ebenso gilt *samādhi* (Herzenseinigung) in der buddhistischen Psychologie als Zustand, für den es eine gewisse ‚Bestform' braucht (AN 5:51): Erst wenn es möglich ist, die fünf *nīvaraṇa* (Hemmnisse) für *samādhi* (Herzenseinigung) – *kāmachanda* (Sinneslust), *vyāpāda* (Aversion), *thīnamiddha* (Stumpfheit und Mattheit), *uddhaccakukkucca* (Aufgeregtheit und Gewissensunruhe) und *vicikicchā* (Zweifel) – zu überwinden, entsteht *samādhi* (Herzenseinigung).

(3) Rogers beschreibt Präsenz als außerordentlich energetischen Zustand (Rogers 1979a: 20). – Ebenso könnte man *samādhi* (Herzenseinigung) charakterisieren. Indem die Aufmerksamkeit durch das temporäre Wegfallen der fünf *nīvaraṇa* (Hemmnisse) gebündelt ist (AN 5:51), verliert sich die Energie [*viriya*] nicht in Ablenkungen. Subjektiv wird das als Zuwachs an Energie erlebt.

(4) Rogers stellt Präsenz als Zustand dar, in dem er besonders intensiv fokussiert ist (Rogers 1987k: 29). Aufgefordert, für sich selbst ein Gleichnis zu finden, wenn er im Zustand der Präsenz ist, kommt ihm das Bild eines Flusses:

> *„One metaphor that comes to mind is a stream where the banks are getting narrower and, consequently, the whole stream is focused in a deeper, smaller, swifter form. It's that rapidly flowing deep part of the stream that would be the best moment in therapy." (Rogers in Santos 2003: 10)*

Die gleiche Metapher findet man in den Pāli-Suttas für eine Bewusstseinsverfassung, in der die fünf *nīvaraṇa* (Hemmnisse) für *samādhi* (Herzenseinigung) überwunden sind:

> *„Angenommen da wäre ein aus den Bergen herabströmender Fluss, ein weit fließender, mit einer schnellen, alles mit sich reißenden Strömung, und ein Mann würde die nach beiden Seiten abgeleiteten Kanäle schließen, so dass die Strömung in der Mitte des Flusses unzerstreut und unzertrennt und unzerteilt wäre; er würde dann weit fließen, mit einer schnellen, alles mit sich reißenden Strömung. In der gleichen Weise, wenn ein Mönch diese fünf Hindernisse, Hemmnisse, welche die Bewusstheit übermannen und die Erkenntnis schwächen, aufgegeben hat, wenn er kraftvolle Erkenntnis besitzt, dass er dann versteht, was zu seinem eigenen Nutzen ist, versteht, was zum Nutzen anderer ist, versteht, was zu beider Nutzen ist, dass er einen höheren menschlichen Zustand, wahrhaft edle Vorzüglichkeit von Kenntnis und Schauung selbst verwirklicht, das ist möglich." (AN 5:51 in ANA: 183)*

Im Bild des fokussierten Flusses sind zwei wichtige Aspekte zusammengefasst: Der offensichtliche Aspekt ist das Fokussiert-Sein. Darüber hinaus widerspiegelt die Metapher, ‚im Fluss zu sein', auch Rogers' Ideal der Fluidität und weist damit auf das Erleben im oberen Bereich des Prozesskontinuums.

(5) Über sein Denken in Präsenz sagt Rogers: „There isn't very much in the way of thought, not even memory. It is a very existential moment [...] I am in this moment all focused with no intent on thinking about it, with no intent of trying to remember it." (Rogers in Santos 2003: 10) Hervorzuheben ist hier Rogers' ausdrückliches Bekunden der Abwesenheit einer Intention, das Erlebte reflektieren oder erinnern zu wollen. Rogers führt weiter dazu aus: „And all my abilities are there, I think, but they are there in this moment with no thought of preserving that into the future or forming theory about it." (ebd.) – Im Zustand von *samādhi* (Herzenseinigung) gibt es eine Entsprechung: Weil sich diese Bewusstseinsverfassung durch große Klarheit auszeichnet, gibt es in ihr auch ein Bewusstsein der eigenen Intentionen (MN 117). Mit diesem Gewahrsein geht eine große Entscheidungsfreiheit darüber einher, ob man über etwas nachdenken will oder nicht. Und weil die fünf *nīvaraṇa* (Hemmnisse) aufgehoben sind (AN 5:51), ändert sich auch ganz natürlich die Interessenlage. In diesem Fokussiert-Sein ist das Interesse und damit die Intention, über das Erleben nachzudenken, sehr reduziert.

(6) Rogers erlebt sich in seiner Beziehung mit anderen und mit sich selbst als besonders nah. Und er erlebt sich mit dem Unbekannten in sich in Berührung (Rogers 1979a: 20f.). – Genau so könnte man das Erleben in *samādhi* (Herzenseinigung) beschreiben. Gerade weil das Erleben in dieser Verfassung so direkt ist, drückt sich in ihm große Nähe, man könnte sogar ‚Intimität' sagen, aus. Der US-amerikanische Dhamma-Lehrer und Begründer der modernen Meditationsmethode ‚Einsichtsdialog' [*Insight-Dialogue*] Gregory Kramer spricht in diesem Zusammenhang von „unconstructed intimacy":

> *„When two people meet in meditative intimacy, clinging is reduced to a flicker. Content still arises, but the completeness of the relational moment is primary. Wanting, seeking, and grasping are not activated. If they become activated, we recognize this and release as we can. The more we release any grasping, the greater the intimacy. Because of our conditioning, at first this may seem counterintuitive. We are accustomed to a form of intimacy construed around the content of our lives, our shared experience. We have learned to treasure, to crave, this constructed intimacy. As we release grasping, though, the relational experience becomes very immediate. The word im-mediate means there is nothing between – that is, the hungers and fears do not separate us. This immediacy is not personalized. Because it is not constructed by a hungry personality, I call it unconstructed intimacy [...]." (Kramer 2007: 136)*

An dieser Stelle ist mir nur wichtig, die Gemeinsamkeit des Erlebens von großer interpersonaler und intrapersonaler Intimität in beiden Entwicklungswegen hervorzuheben. In der Dialogevaluation werde ich näher darauf zu sprechen kommen, welche Bedeutung Kramers Einsichtsdialog in der Ausbildung zum Therapeuten spielen könnte.

(7) Auf sein Erleben in Präsenz hin gefragt, antwortet Rogers: „I feel all in one piece and as though I am all focussed." (Rogers in Santos 2003: 10). Hier weist Rogers auf das Erleben einer umfassenden Geeintheit seiner selbst hin. Im Erleben dieser Geeintheit ist Rogers sich seiner Fokussiertheit in einer Weise gewahr, als ob es sein ganzer Leib ist – Rogers würde sagen: sein Organismus –, der aufmerksam fokussiert ist. – Auch beim Praktizieren der Satipaṭṭhāna-Meditation gibt es ein stark ausgeprägtes Fokussiert-Sein, während man sich seines Körpers gewahr ist (MN 10.3). Dabei wird der Körper, genau genommen der Leib, immer mehr als Einheit wahrgenommen.

(8) Rogers' Darstellung von Präsenz zufolge drückt sich diese Seinsweise im Zwischenmenschlichen derart aus, dass alle an ihr Partizipierenden gleichsam im Feld einer entwicklungsförderlichen Atmosphäre stehen und diese durch ihre *individuellen* Einstellungen *miteinander* aufrechterhalten. Dabei liegt es im Wesen dieser Seinsweise, dass sie alle an ihr Partizipierenden dabei unterstützt, sich selbst dafür zu ermächtigen – „It empowers the individual [...]" (Rogers 1979a: 21) – die eigenen Fähigkeiten auszuweiten. – Ebenso ist *samādhi* (Herzenseinigung) ein Zustand, der so lange andauert, so lange es möglich ist, sich aufgrund der gesteigerten Bewusstheit nicht in den erwähnten fünf schwierigen Geisteszuständen [*nīvaraṇa*] zu verlieren (AN 5:51). Wie die Erfahrung zeigt, verstrickt sich die Aufmerksamkeit nur allzu leicht in ihnen. In Situationen, in denen Menschen gemeinsam die Satipaṭṭhāna-Meditation praktizieren, wie das etwa in der modernen Meditationsform des Einsichtsdialogs der Fall ist, bringt es der direkte Kontakt mit einem oder mehreren anderen Praktizierenden mit sich, leichter die Kontinuität von *sati* aufrechtzuerhalten. In der existenziellen Betroffenheit, die sich in allen zwischenmenschlichen Beziehungen zeigen kann, wenn wir uns achtsam auf einen anderen Menschen beziehen, liegt ein Potenzial für Wachsein, das unser individuelles Potenzial dafür übertrifft.

3.3.4 Gemeinsamkeiten in den Entwicklungen von *Präsent*-Sein zu *Präsenz* und von *sati* zu *samādhi* (Herzenseinigung)

(1) In den bisherigen Überlegungen zu Gemeinsamkeiten zwischen Rogers' Begriffen *intensely focussed* (intensiv fokussiert), *present* (präsent) und *presence* (Präsenz) und Begriffen, die im buddhistischen Verständnis von *cittabhāvanā* (Meditation) eine zentrale Rolle spielen, konnten wir zwei Arten von Zusammenhängen erkennen: Es gibt (erstens) Entsprechungen zwischen drei Begriffspaaren:

- *intensely focussed* (intensiv fokussiert) – *yoniso manasikāra* (gründliche Aufmerksamkeit)

- *present* (präsent) – *sati* (Achtsamkeit)
- *presence* (Präsenz) – *samādhi* (Einigung)

Und es gibt (zweitens) eine Entsprechung in der sinnvollen Reihenfolge dieser Phänomene:

- *intensely focussed* (intensiv fokussiert) → *present* (präsent) → *presence* (Präsenz)
- *yoniso manasikāra* (weise, gründliche, angemessene Aufmerksamkeit) → *sati* (Achtsamkeit) → *samādhi* (Einigung)

Nach dem Aufweisen dieser Gemeinsamkeiten, die sich zum Teil auf die jeweiligen Erfahrungsqualitäten und zum Teil auf strukturelle Ähnlichkeiten beziehen, ist es nun möglich, die weiter oben aufgeworfenen Fragen zu adressieren: Wie schafft Rogers den Sprung von einer Aufmerksamkeitszuwendung zu einem Phänomen, das er für unverfügbar hält (*Präsenz*)? Welche Rolle spielt *Präsent*-Sein in diesem Entwicklungsprozess? Und wenn Rogers davon spricht, auf einen Klienten ‚intensiv' *fokussiert* zu sein, was meint er mit ‚intensiv'?

(2) Die zuletzt aufgeworfene Frage konnten wir bereits beantworten: Grundsätzlich bedeutet der Begriff *intensiv* „gründlich", „eingehend" und „sehr genau zu erfassen, zu durchdringen suchend".[152] Angewandt auf Rogers' Beschreibung seines fokussierten Erlebens könnte man daraus schließen, dass er sich seinem Klienten mit einer besonders gründlichen, empathisch sehr genau zu verstehen suchenden Aufmerksamkeit zuwendet.

(3) Das passt unmittelbar zu Rogers' bekundetem Anliegen, für seinen Klienten wirklich präsent sein zu wollen:

> *„I think that therapy is most effective when the therapist's goals are limited to the process of therapy and not the outcome. I think that if the therapist feels, 'I want to be as present to this person as possible, I want to really listen to what is going on. I want to be real in this relationship,' then these are suitable goals for the therapist." (Rogers 1987k: 32)*

> *„The goal has to be within myself, with the way I am. Once therapy is under way, another goal for the therapist is to question: 'Am I really with this person in this moment? Not where they were a little while ago, or where are they going to be, but am I really with this client in this moment?' This is the most important thing." (ebd.)*

In Rogers' Worten drückt sich ein tiefer Wunsch aus: „I want to be as present to this person as possible, I want to really listen ..." (ebd.). Das deutsche Wort ‚Herzenswunsch' ist zwar etwas aus der Mode gekommen. Hier drückt dieses Wort jedoch am besten aus, wie ich Rogers' Wunsch verstehe. Rogers möchte seinen Klienten wirklich verstehen und für ihn da sein. In seinem Verständnis kann er das am besten, wenn er sich ihm anteilnehmend voll zuwendet, empathisch ganz präsent für ihn ist.

152 http://www.duden.de/rechtschreibung/intensiv; 07.05.2017.

– Es ist bemerkenswert, dass Rogers sein Anliegen, für seinen Klienten derart präsent zu sein, ausdrücklich als ‚Ziel' [*goal*] bezeichnet. Denn es liegt im Wesen dieses Ziels, die Aufmerksamkeit immer wieder zum gegenwärtigen Erleben hinzuführen, wenn sie abgleitet oder bereits abgeglitten ist.

Zu Rogers' Anliegen, für seinen Klienten wirklich präsent zu sein, gibt es eine Entsprechung im Pāli-Begriff *chanda*. Mylius übersetzt *chanda* mit „Absicht" und „Wille" (BWM: 166), Nyānatiloka mit „Absicht" (BWN: 56) und Rhys Davids mit „impulse, excitement; intention, resolution, will; desire for, wish for, delight in" (PED: 308). *Chanda* gilt in der buddhistischen Psychologie als ethisch neutraler Geistesfaktor und kann sich sowohl auf die Absicht beziehen, weltliche Freuden anzustreben [*kāma chanda*], als auch auf die Absicht, Ungenügen und Leiden [*dukkha*] völlig zu beenden [*nibbāna*]: *dhamma chanda*.

Der britische Mönchsgelehrte Sucitto betont diese positive Konnotation von *chanda* und streicht ihre unverzichtbare Rolle im Prozess von *cittabhāvanā* (Meditation) heraus. Dafür grenzt er als erstes *chanda* (Absicht) von *taṇhā* (Begehren, wörtlich: Durst) ab. (*Taṇhā* ist jener existenzielle fundamentale ‚Durst', der den ‚vier Wahrheiten' zufolge die Bedingung für *dukkha* (Ungenügen, Leid) ist, und wovon es loszulassen gilt):

> *„Sometimes* taṇhā *is translated as 'desire,' but that gives rise to some crucial misinterpretations with reference to the way of Liberation. As we shall see, some form of desire is essential in order to aspire to, and persist in, cultivating the path out of* dukkha *['unsatisfactoriness']. Desire as an eagerness to offer, to commit, to apply oneself to meditation, is called* chanda. *It's a psychological 'yes,' a choice, not a pathology. In fact, you could summarize Dhamma training as the transformation of* taṇhā *into* chanda. *It's a process whereby we guide volition, grab and hold on to the steering wheel, and travel with clarity toward our deeper well-being. So we're not trying to get rid of desire (which would take another kind of desire, wouldn't it). Instead, we are trying to transmute it, take it out of the shadow of gratification and need, and use its aspiration and vigor to bring us into light and clarity.* "[153]

Aus buddhistischer Sicht ist *chanda* (Absicht) ein unerlässlicher Bestandteil jeglicher Entwicklung zu etwas Höherem. In AN 7:63 wird *chanda* deshalb als ‚gute Eigenschaft' reflektiert (Nyānatiloka übersetzt den Begriff hier mit ‚Wille'):

> *„Gleichwie, ihr Mönche, in der königlichen Grenzfestung sich viele Streitkräfte befinden, so besitzt der edle Jünger den Willen, die unheilsamen Dinge aufzugeben und die heilsamen Dinge zu erwerben; er ist standhaft, von gestählter Kraft und nicht pflichtvergessen in dem, was heilsam ist. Der mit der Streitkraft des Willens ausgestattete edle Jünger überwindet das Unheilsame und entfaltet das Heilsame, überwindet das Tadelhafte und entfaltet das Untadelige, und er bewahrt sein Herz in Reinheit. Mit dieser fünften guten Eigenschaft ist er ausgestattet." (AN-d IV: 64)*

153 Ajahn Sucitto: „Turning the Wheel of Truth – commentary on the Buddha's first teaching". Quelle: https://www.yellowgrain.co.uk/desire_and_aversion.html; 08.05.2017.

Die Absicht Rogers', für seinen Klienten präsent zu sein, findet somit eine Entsprechung in der Absicht [*chanda*], *nibbāna* (das Enden von Ungenügen, Leid) zu verwirklichen. Beide Absichten beziehen sich zwar auf verschiedene Ziele, teilen allerdings gemeinsame Merkmale:

- In beiden Aussagesystemen beziehen sich die Absichten auf etwas ethisch Positives: Rogers will für seinen Klienten präsent sein und ist insofern altruistisch. – In *cittabhāvanā* (Meditation) wird das Wollen [*chanda*] dem Streben nach Erwachen untergeordnet. Das gilt im buddhistischen Kontext sowohl in individueller als auch sozialer Hinsicht als das Heilsamste, was ein Mensch tun kann.
- Beide Absichten implizieren einen Fokus auf die Gegenwart: Rogers will für seinen Klienten wirklich *jetzt* da sein, in seinen eigenen Worten: „in this moment" (Rogers 1987k: 32). – Beim Üben von *cittabhāvanā* (Meditation) gilt es, ein klares Bewusstsein des Kontextes der gegenwärtigen Situation [*sati sampajañña*] und des Erlebens zu entwickeln. In Zeiten intensiven Übens liegt der Fokus in besonderem Ausmaß auf dem momentanen Erleben.

(4) Rogers (1986h: 198) ist sich dessen bewusst, dass er nichts erzwingen kann: „There is nothing I can do to force this experience, but when I can relax and be close to the transcendental core of me", formuliert Rogers als Bedingung für Präsenz. – Rogers drückt hier das Erleben einer besonderen Nähe zu und mit sich selbst aus, in die er sich wach hinein entspannt. Er kennt seine Absicht. Er hat jahrzehntelang Erfahrung darin, dem konstruktiven Entfalten der Aktualisierungstendenz zu vertrauen. Also entspannt er sich vertrauensvoll. Das ist kongruent mit Rogers' Antwort an Santos auf dessen Frage, wie er es angeht, in diese besondere Verfassung zu gelangen:

> *„The only answer I can give is that it starts by settling into this attitude of 'I want to understand every single thing that you are saying, I want to really sense what it means to you'. [...] That helps to build up to these moments that I regard as best moments." (Rogers in Santos 2003: 9)*

Auch hier zeigt sich deutlich Rogers' klare Absicht: „I want to understand …" (ebd.). Rogers wirkt vollkommen authentisch beim Ausdrücken dieses Wunsches. Für die vorliegende Untersuchung ist folgender Gedanke besonders aussagekräftig: „[…] it starts by settling into this attitude of 'I want to understand …'" (ebd.). Rogers beschreibt hier den Beginn eines Prozesses: Präsenz zeigt sich für ihn in seinen allerersten Anfängen durch ein *Sich-Niederlassen* in seine Einstellung, seinen Klienten verstehen zu wollen. Das klingt nach einem tiefen Entspannen, einem ‚zur Ruhe kommen' bei *gleichzeitigem* Aufrechterhalten seiner Absicht. Dabei erinnert Rogers' Anliegen, *jedes Detail*, was sein Klient ihm mitteilt, empathisch verstehen zu wollen, an die zuvor reflektierte ‚intensive', ‚gründliche' Aufmerksamkeit, mit der er sich auf seinen Klienten fokussiert. Aussagekräftig ist auch Rogers' Beobachtung, dass dieses Sich-Niederlassen dabei hilft, diese besonderen Momente aufzubauen.

(Indirekt deutet Rogers hier übrigens an, dass er verschiede Ausprägungen von Präsenz kennt.)

Rogers' Symbolisierung, sich in seiner Einstellung niederzulassen, sich in sein Erleben von ‚sich nah sein' hinein zu entspannen, erinnert an den Pāli-Begriff *viharati* (verweilen), den wir bereits in der ersten Dialogoperation mit Rogers' Konzept ‚kontinuierlicher' Therapeuteneinstellungen in einen Zusammenhang brachten. Am Beispiel einer auf den Körper gerichteten *sati*: „Hier, ihr Mönche, verweilt ein Mönch hinsichtlich des Körpers den Körper betrachtend, unermüdlich, wissensklar und achtsam, frei von Verlangen und Betrübnis hinsichtlich der Welt." (MN 10.3, zitiert nach: Anālayo 2010a: 43)

Vereinfacht ausgedrückt: Fortschritt in der Meditation [*cittabhāvanā*] zeigt sich in einem immer beständigeren, volleren Verweilen beim jeweiligen Meditationsthema (im Zitat beispielsweise dem Körper). Daher ist es genau diese ganz spezifische Art und Weise des Verweilens [*viharati*], in der sich ein Meditierender übt. In obiger Passage aus der Satipaṭṭhāna-Sutta werden explizit die Qualitäten dieses Verweilens genannt: „unermüdlich, wissensklar und achtsam, frei von Verlangen und Betrübnis hinsichtlich der Welt" (ebd.) [*ātāpī sampajāno satimā, vineyya loke abhijjhādomanassaṃ*]. Es braucht viel Übung, sich diese Qualitäten des Verweilens anzueignen: im Krafteinsatz ausgewogen und beständig sein, sich nicht zuviel und nicht zu wenig anstrengen [*atāpi*], die Aufmerksamkeit achtsam auszurichten und sich klar bewusst zu sein, was gerade geschieht [*sati sampajañña*] und immer wieder aufs Neue von Impulsen, Emotionen und Gedanken loszulassen, von denen man aus Erfahrung weiß, dass sie zu ‚Verlangen und Betrübnis hinsichtlich der Welt' führen [*vineyya loke abhijjhādomanassaṃ*]. – Sich darin zu üben, auf eine derartige Weise zu verweilen, erfordert viel Geschicklichkeit. Das Erwerben dieser Geschicklichkeit ist vergleichbar dem Erlernen eines Musikinstruments. Ganz ähnlich, wie ein Musiker sich durch jahre- und jahrzehntelanges Üben allmählich ein Sensorium aneignet, welches das Sensorium der meisten Menschen weit übersteigt, erwirbt ein Meditierender durch jahrzehntelanges Üben ein Sensorium für feinste Unterschiede in der Qualität seines Verweilens. Und ähnlich, wie etwa ein Geiger große Fingerfertigkeit entwickelt, lernt ein Meditierender, durch geschicktes Navigieren seiner Aufmerksamkeit auf die Qualität seines Verweilens Einfluss zu nehmen.

Wenn man dieses Verständnis eines Lernprozesses auf Rogers anwendet, ist Santos (2003: 12) zuzustimmen, dass Rogers sich viele Jahre lang darin übte, die Fähigkeit, die Geschicklichkeit, das Können [„ability"] zu entwickeln, für andere Menschen wirklich *da* zu sein. Wenn man seine Aufmerksamkeit immer wieder aufs Neue mit der Absicht orientiert, kongruent, bedingungslos wertschätzend und empathisch verstehend für andere da zu sein, übt man sich darin, präsent zu sein, auch wenn man das nicht bewusst so reflektiert. Unter diesem Gesichtspunkt hat Rogers wenig Theorie und viel Praxis. – Diese Sichtweise würde erklären, wie es Rogers gelang, den Sprung von einer Aufmerksamkeitszuwendung zum Präsent-Sein und von diesem den Sprung zum veränderten Bewusstseinszustand der Präsenz zu schaffen. Wenn man dieser Sichtweise folgt, geschah es so: Rogers hatte den *genuinen Herzenswunsch*, für andere Menschen wirklich da zu sein. Es war ihm ein echtes

Anliegen, empathisch auf feinste Details in den Äußerungen seiner Klienten zu achten. Dafür war er *intensiv fokussiert*, ganz im Augenblick, nicht davor, nicht danach, sondern *im* Augenblick. Ein jedes Mal, wenn das Rogers möglich war, war er *präsent*. Durch seine jahrzehntelange Praxis als Psychotherapeut lernte Rogers intuitiv, seinen Umgang mit jeder dieser drei Komponenten seines Entwicklungsprozesses zu verfeinern, zu kultivieren und sie besser aufeinander abzustimmen. Dabei erwarb er allmählich eine gewisse Geschicklichkeit im Steuern seiner Aufmerksamkeit, was es ihm erlaubte, leichter für andere präsent zu sein. Wenn dieses *Präsent*-Sein stärker ausgeprägt war, geschah es manchmal, dass sich ein leicht veränderter *Bewusstseinszustand* der *Präsenz* einstellte.

Rogers lernte nie, seine Aufmerksamkeit so geschickt zu lenken, dass er mit Leichtigkeit in diesen veränderten Bewusstseinszustand der Präsenz gelangte. Doch er erwarb allmählich das Erfahrungswissen, dass sich Präsenz dann leichter einstellte, wenn er sich in seine Einstellung gewissermaßen präsent ‚hinein entspannte' und sich in ihr niederliess. So lernte er doch immerhin in einem kleinen Ausmaß, Einfluss auf das Entstehen von Präsenz zu nehmen. Sobald er einmal in die Verfassung der Präsenz gelangt war, war es für ihn aufgrund der gesteigerten Bewusstheit völlig natürlich, seine Einstellung, für andere wirklich präsent sein zu wollen, aufrechtzuerhalten. Das führte dazu, dass der Zustand der Präsenz, wenn er sich einstellte, für eine gewisse Zeit anhielt, bevor er dann wieder abebbte. Rogers wusste nicht, wie er seine Aufmerksamkeit systematisch schulen könnte, um leichter in Präsenz zu kommen. Doch er wusste aus eigener Erfahrung, wie grundlegend wichtig es für das Manifestieren der drei Therapeuteneinstellungen – Kongruenz, Wertschätzung und empathisches Verstehen – ist, präsent zu sein.

Geschah es wirklich so? – Natürlich ist diese Frage bewusst provokativ formuliert. Das Einzige, was eine Theorie hier leisten kann, ist eine plausible Erklärung für das Entstehen des Phänomens Präsenz zu geben. Aus der Perspektive der buddhistischen Psychologie wäre die von mir vorgeschlagene Interpretation jedenfalls theoretisch konsistent. Vor dem Hintergrund meiner eigenen langjährigen Erfahrung mit Meditation und ihrer Integration in meine therapeutische Arbeit halte ich sie persönlich für höchst schlüssig. Rogers könnte man aus dieser Perspektive wohl als eine Art Naturtalent für Meditation bezeichnen. Das gibt es manchmal. Doch auch wenn jemand dieses Talent hat, ändert das aus der Sicht der buddhistischen Psychologie nichts daran, dass es – vereinfacht formuliert – gewisse Spielregeln im meditativen Entwicklungsprozess gibt. Man mag diese Spielregeln intuitiv anwenden. Das ändert jedoch nichts an ihrer Gültigkeit.

Mit diesem Grundgedanken ändere ich nun meine Blickrichtung: Ich vertrete die These, dass Rogers zentrale Elemente der Geistesentwicklung, wie sie in der buddhistischen Psychologie seit gut zweieinhalbtausend Jahren beobachtet, reflektiert und weitergegeben wurden und werden, in seinem Leben entwickelt haben *muss*. Anders wäre es nämlich nicht erklärbar, wie leicht sich Rogers vergleichsweise damit tat, in die Verfassung der Präsenz zu kommen.

4 Kritische Testung des Heterokontextuellen Integrationsversuchs

4.1 Überprüfung der Heterokontextuellen Übertragungseignung von *Präsent*-Sein beim Manifestieren einer einladenden Einstellung und *sati* (achtsames Gewahrsein) sowie von *Präsenz* und *samādhi* (Herzenseinigung)

Mit diesem Gedankenschritt lege ich den Fokus nun auf die Unterschiede in den Darstellungen der Entwicklungen von Präsent-Sein zu Präsenz und von *sati* (Achtsamkeit) zu *samādhi* (Herzenseinigung). Angesichts meines Anliegens, in dieser Arbeit erste Schritte in Richtung einer Theorie der Meditation im personzentrierten Ansatz anzudenken, weise ich hier auf einen völlig grundsätzlichen Unterschied hin: Rogers hat eine Theorie der Psychotherapie bzw. der Persönlichkeitsentwicklung dargelegt, die theoretisch zwar schlicht, aber logisch konsistent ist. Im Hinblick auf ein fundiertes Verständnis davon, was es bedeutet, als Therapeut präsent zu sein und wie ein Therapeut die Geschicklichkeit erwerben kann, in eine Verfassung der Präsenz zu gelangen, ist Rogers jedoch theoretisch unterbestimmt. Rogers entwickelte aus seinem intuitiven Wissen darüber, präsent zu sein, nie ein konzeptionelles Verständnis, dessen praktisches Anwenden es erlauben würde, die Fähigkeit, präsent zu sein, leichter zu kultivieren. – Im Unterschied dazu gibt es in der buddhistischen Psychologie ein hochdifferenziertes Verständnis davon, wie die Geschicklichkeit entwickelt werden kann, die Aufmerksamkeit weise zu lenken und den Geist [*citta*] zu entwickeln.

4.2 Präsentation des extrahierten Unterschieds

Rogers Psychotherapietheorie ist hinsichtlich der Phänomene ‚intensiv Fokussiert-Sein', ‚Präsent-Sein' und ‚Präsenz' theoretisch unterbestimmt. Im Unterschied dazu gibt es in der buddhistischen Psychologie ein differenziertes Verständnis über das Kultivieren von *sati* zu *samādhi* (Herzenseinigung).

5 Reflexionsgewinn

Vieles weist darauf hin, dass Rogers einen natürlichen, intuitiven Zugang zu Meditation hatte. Rogers wandte in meinem Dafürhalten ein intuitives Wissen an, das er, wie sein Gespräch mit Antonio Santos zeigt, nur in Ansätzen gedanklich reflektierte. Im vorliegenden Zusammenhang ist allerdings der zentrale Punkt, dass Rogers aus der Perspektive der buddhistischen Psychologie etwas in einem gewissen Ausmaß *lebte* und *konnte*, das theoretisch reflektiert werden *kann* und sich konzeptuell spezifizieren *lässt*. – Eine Möglichkeit, dieses Wissen zu explizieren, besteht im Aufwerfen der Frage, was Rogers dafür getan und gekonnt haben *muss*, um für seine

Klienten so präsent zu sein und unter günstigen Rahmenbedingungen in den Zustand der Präsenz zu gelangen. Für das Beantworten dieser Frage bieten sich aus Sicht der Pāli-Suttas meines Erachtens vor allem zwei Zugänge an: das Konzept der fünf *nīvaraṇa* (Hemmnisse) für *samādhi* (Herzenseinigung) und das Konzept der fünf *indriya* (Fähigkeiten).

Aus der Sicht der buddhistischen Psychologie sind es fünf ‚Hemmnisse' [*nīvaraṇa*], die es für das Entstehen von *samādhi* (Herzenseinigung) zu überwinden gilt. Sie sind: *kāmachanda* (Sinneslust), *vyāpāda* (Aversion), *thīnamiddha* (Stumpfheit und Mattheit), *uddhaccakukkucca* (Aufgeregtheit und Gewissensunruhe) und *vicikicchā* (Zweifel). Diese ‚Hemmnisse' kann man sich als – mehr oder weniger stark ausgeprägte – schwierige Geisteszustände vorstellen, in denen sich die Aufmerksamkeit leicht verstrickt und verliert und damit das kontinuierliche Aufrechterhalten von *sati* (Achtsamkeit) verhindern.

Die Gültigkeit der Interpretation Rogers' Erfahrung von Präsenz als *samādhi*-Phänomen vorausgesetzt, *muss* Rogers es für das Erfahren von Präsenz irgendwie geschafft haben, diese fünf ‚Hemmnisse' immer wieder – und sei es auch nur kurzfristig – zu überwinden. Dafür braucht es Voraussetzungen. Die fünf *indriya* (Fähigkeiten) sind solche Voraussetzungen. Tatsächlich sind sie eine Zusammenstellung von Tugenden, die man aufgrund ihrer Wichtigkeit als „Kardinaltugenden" bezeichnen könnte (Conze 2007: 61). Im Kontext von *cittabhāvanā* (Meditation) spielen sie eine so zentrale Rolle, dass die Ausgeprägtheit ihrer Kultivierung als Indikator für den geistigen Entwicklungsstand von Menschen herangezogen wird. Damit gelten die fünf *indriya* (Fähigkeiten) auch als eine Möglichkeit, die Persönlichkeit eines Menschen zu beschreiben. Sie sind: *saddhā* (Zuversicht, Vertrauen, Hingabe), *viriya* (Anstrengung, Bemühen, Tatkraft), *sati* (Geistesgegenwart, Achtsamkeit, Gewahrsein), *samādhi* (Herzenseinigung, Einigung, Sammlung) und *paññā* (Wissen, Weisheit, Erkenntnis). – Wenn die fünf *indriya* (Fähigkeiten) auch eine Möglichkeit darstellen, die *Persönlichkeit* eines Menschen zu beschreiben, können sie ebenso zur Beschreibung von Rogers als Person herangezogen werden. Dafür möchte ich sie zunächst näher vorstellen.

5.1 Die fünf *indriya* (Fähigkeiten)

Zunächst zum Begriff: Etymologisch ist *indriya* mit ‚Indra' verwandt. ‚Indra' bezeichnet im frühindischen Denken den höchsten unter den vedischen Göttern, ihren Herrscher. Indra demonstriert Macht und Kraft. Mit seinem Donnerkeil besiegt er Dämonen. Von da her hat der Begriff *indriya* Konnotationen von Überlegenheit, Vorherrschaft und Steuerung (Bodhi 2010: 1). In genau dieser Weise steht *indriya* im Kontext buddhistischer Geistesschulung für die Macht, die Kompetenz, steuernd in Bewusstseinsabläufe einzugreifen. Rhys Davids zufolge ist *indriya* eine der umfassendsten und wichtigsten Kategorien buddhistischer Psychologie, Philosophie und Ethik (PED: 138). – Ins Englische wird *indriya* heute meist mit ‚faculty' übersetzt, ins Deutsche mit ‚Fähigkeit‘.[154] Conze (2007: 61) interpretiert den Begriff als „Kardinaltugend“.

Es ist wichtig, zwischen *saddhā* (Zuversicht), *viriya* (Anstrengung), *sati* (Achtsamkeit), *samādhi* (Herzenseinigung) und *paññā* (Wissen) als heilsamen Eigenschaften und ihren spezifischen Ausformungen als ‚Fähigkeiten‘, ‚Kardinaltugenden‘, ‚Steuerungsprinzipien‘ der Geistesentwicklung [*cittabhāvanā*] zu unterscheiden. Erst wenn diese fünf allgemein menschlichen Eigenschaften in diesem Sinn eine erworbene Fähigkeit geworden sind, kann man von ihnen als *indriya* sprechen. – Als Eigenschaften erfüllen sie wichtige Funktionen bei jedem Versuch, unser Wohlbefinden zu steigern und unser Leid zu verringern. Gänzlich ohne diese Eigenschaften wäre es uns von vornherein gar nicht möglich, das auch nur zu versuchen, oder wir würden bald aufgeben (Schäfer 2002: 138). Es braucht

> „*1. Vertrauen (saddhā), dass es das, was [wir suchen],*[155] *auch gibt, dass die eigenen Kräfte ausreichen und die Vorgehensweise Erfolg verspricht,*
> *2. Energie, Kampfkraft* (viriya),
> *3. Gewärtigkeit, ‚Achtsamkeit‘* (sati): *Ziel, Weg und das für die Wahl der richtigen Gangart bestimmende Maß der eigenen Kräfte unterwegs im* Geist *gewärtig haben,*
> *4. Sammlung des Herzens auf Ziel und Weg; Einigung* (samādhi),
> *5. ein möglichst* klares *Wissen* (paññā) *um Ziel Weg, Vorgehensweise, Maß der Kräfte und die dafür geeignete richtige Gangart.*“[156] *(Schäfer 2002: 33).*

Ergänzen möchte ich diese Darstellung Schäfers nur in Bezug auf *saddhā. Saddhā* beinhaltet auch völlig grundlegend die Dimension des Selbstvertrauens, also das Vertrauen in uns selbst, uns überhaupt etwas zu zutrauen. – Es fällt nicht schwer, den Wert dieser Eigenschaften für das Verwirklichen von Zielen im eigenen Leben zu erkennen. Deshalb hat Buddha sie in AN 11: 12 und 11.14 auch in einem allgemeinen Sinn als „Mittel zum Erfolg“ bezeichnet (ebd.). Was unterscheidet diese fünf Eigenschaften nun von ihren Ausprägungen als *indriya*? Für diese Unterscheidung ist die Übersetzung von Schäfer hilfreich, der – von der etablierten Übersetzung abweichend – *indriya* als ‚Heilssinn‘ übersetzt. – Diese Übersetzung ist ungewöhnlich. Wie können wir sie nachvollziehen?

Mit *indriya* werden ebenso die uns vertrauten fünf Sinne bezeichnet: Sehsinn, Hörsinn, Tastsinn, Geruchssinn und Geschmackssinn. Mit diesen *indriya* (Sinnen) erfassen wir die Welt. So wie der Gegenstand der uns vertrauten fünf Sinne [*indriya*] diese Welt ist, ist der Gegenstand eines Heilssinns [*indriya*] *nibbāna*, das Enden von Leid. Am Beispiel von *saddhā* (Zuversicht) dargestellt: *Saddhā* als Heilssinn bedeutet, einen *Sinn* dafür zu haben, in was wir unser Vertrauen [*saddhā*] setzen können,

154 Rhys Davids übersetzt den Begriff mit „controlling principle, directive force, élan“ – und in seiner spezifischen Bedeutung der Sinneswahrnehmung als „faculty“ und „function“ (PED: 138), Gethin (2001: 104) mit „(controlling) faculty“, Mylius mit „Sinnesfunktion, Sinneskraft“ (BWM: 86 f.).

155 Einf. v. Verf.

156 Hervorh. im Orig.

das uns dabei hilft, unser gegenwärtiges Leid zu beenden *und* langfristig zum völligen Enden von Leid führt [*nibbāna*]. Analog dazu bedeutet *viriya* (Anstrengung) als ‚Heilssinn' [*indriya*], einen *Sinn* dafür zu haben, wofür es sich anzustrengen lohnt, um unser gegenwärtiges Leid zu verringern oder sogar enden zu lassen *und* langfristig zum völligen Enden von Leid führt [*nibbāna*] usw. In der deutschen Sprache kann man das auch formulieren als: ein ‚Gespür' dafür haben. Mit einem Gespür für die Dinge ist immer alles leichter. Das gilt auch für das Kultivieren eines Gespürs dessen, was uns – aus Sicht der buddhistischen Psychologie – sowohl in der Gegenwart als auch langfristig wirklich guttut.

Den fünf *indriya* (Heilssinne, Fähigkeiten, Steuerungsprinzipien) wohnt der Gedanke einer bestimmten Ordnung inne. In den Pāli-Suttas werden sie immer in der selben Reihenfolge aufgezählt: *saddhā* (Vertrauen) → *viriya* (Anstrengung) → *sati* → *samādhi* (Herzenseinigung) → *paññā* (Wissen). Hier ist wichtig hervorzuheben, dass die durch diese Reihenfolge angedeutete Entwicklung in *paññā* (Wissen) kulminiert. ‚Wissen' – hier würden wir auch im uns vertrauten Sprachgebrauch das Wort ‚Weisheit' [*paññā*] verwenden – ist das Ziel, genau genommen die entscheidende Bedingung für das Ziel. Denn das Ziel ist Befreiung, Erwachen [*bodhi*].

Diese Reihenfolge in der Entwicklung deckt sich mit anderen Darstellungen der geistigen Entwicklung in der buddhistischen Psychologie: Zu Beginn – und ebenso durchgehend im Prozess der Kultivierung des Geistes – braucht es unverzichtbar Vertrauen [*saddhā*], sich auf diesen Entwicklungsweg einzulassen. Hier können gute Freunde, die aufgrund ihres Erfahrungswissens [*paññā*] ein unerschütterliches Vertrauen in diesen Weg entwickelt haben, sehr hilfreich sein. Dem so entstehenden Vertrauen entsprechend gilt es, sich anzustrengen [*viriya*], heilsame Geisteseigenschaften zu kultivieren und unheilsame abzulegen, wie in den vier Anstrengungen des achtgliedrigen Weges dargelegt ist. Das stärkt *sati* – und damit das Kultivieren der vier Grundlagen der Achtsamkeit [*satipaṭṭhāna*]. Im Zuge dieses Kultivierens entsteht *samādhi* (Herzenseinigung), die ihre vollkommenste Ausprägung in den vier Vertiefungen [*jhāna*] findet. Die Herzenseinigung [*samādhi*] ist die Bedingung für das Kultivieren jenes *paññā* (Wissen, Weisheit), das es dafür braucht, um *dukkha* (Ungenügen, Leiden) zu verringern und schließlich völlig zu beenden.

Ein Grundgedanke, der den fünf *indriya* (Fähigkeiten, Heilssinne, Steuerungsprinzipien) in ihrer Gesamtheit innewohnt, ist Harmonie. Damit diese ‚Steuerungsprinzipien' ihre Aufgabe gut erfüllen können, müssen sie aufeinander bezogen werden. Für ihre harmonische Gesamtentwicklung gilt es, jeweils zwei aufeinander abzustimmen, weil sonst die Gefahr einer einseitigen Entwicklung besteht. Die beiden Paare sind:

- *saddhā* (Vertrauen) und *paññā* (Wissen): Vertrauen ohne Wissen ist ‚blindes' Vertrauen. Wissen ohne Vertrauen ist reines Theoretisieren.
- *viriya* (Anstrengung) und *samādhi* (Herzenseinigung): Sich anzustrengen, ohne dabei gesammelt zu sein, führt zu einem Verpuffen der Energie. Gesammelt zu sein ohne Energie führt zu einem angenehmen, dumpfen Dahindämmern.

Es liegt im Wesen von *sati*, dass sie niemals zu stark ausgeprägt sein kann. Im Kontext der fünf *indriya* (Fähigkeiten) kommt *sati* die zentrale Funktion zu, das Gleichgewicht wiederherzustellen, wenn sich Einseitigkeiten in der Entwicklung einstellen. Hier zeigt sich die ausbalancierende Funktion von *sati*. – Zurück zu Carl Rogers.

5.2 Carl Rogers – ein Therapeut mit herausragenden Tugenden

In der ersten Dialogoperation habe ich im Zusammenhang ihres Reflexionsgewinns auf den Unterschied zwischen Rogers' Therapietheorie und seinen persönlichen Mitteilungen, von denen sein Werk durchzogen ist, hingewiesen. Rogers bietet in seinen Schriften immer wieder Gedanken und Sichtweisen an, die er ausdrücklich als seine persönliche Sicht der Dinge ausweist. Im letzten Interview mit Michelle Baldwin macht Rogers in diesem Zusammenhang eine bemerkenswerte Aussage:

> *„A number of years ago, I would have said that the therapist should not be a model to the client – that the client should develop his or her own models, and I still feel that to some degree. But, in one respect, the therapist is a model. By listening acceptantly to every aspect of the client's experience, the therapist is modelling the notion of listening to oneself. And by being accepting and nonjudgemental of the feelings within the client, the therapist is modelling a nonjudgemental self-acceptance in the client. By being real and congruent and genuine, the therapist is modelling that kind of behavior for the client. In these ways, the therapist does serve as a useful model." (Rogers 1987k: 31)*

Hiermit weite ich den Fokus über die Theorie des personzentrierten Ansatzes hinaus und eröffne den Blick auf Carl Rogers als Mensch mit bestimmten – aus Sicht der buddhistischen Psychologie – bemerkenswerten Tugenden. Der Interpretation Schäfers folgend drücken sich die fünf *indriya* (Fähigkeiten) als *Sinne* für das Heil, als *Gespür* für das Heil aus. – Inwiefern können wir diese Sinne in der Persönlichkeit Rogers' erkennen?

5.2.1 saddhā (Vertrauen)

Die erste *indriya*, Vertrauen, Zuversicht [*saddhā*] als Sinn für Weiterentwicklung, kann man meines Erachtens nicht nur in Rogers' Persönlichkeit, sondern auch in seiner Theorie gut wiedererkennen. Rogers war unermüdlich darin,[157] immer wieder aufs Neue auf die Vertrauenswürdigkeit der Aktualisierungstendenz hinzuweisen. Diese entfaltet sich Rogers zufolge sowohl individuell als auch sozial in eine konstruktive Richtung, wenn Menschen (wieder) organismisch werten und damit nicht länger entfremdet, sondern eben authentisch leben. Weil man der Aktualisierungstendenz vertrauen kann, so der Schluss, kommt einem Therapeuten die Aufgabe

157 Hier zeigt sich beispielsweise das Zusammenspiel von *saddhā* (Vertrauen) mit *viriya* (Anstrengung).

zu, den Klienten in seinem Selbsterkundungsprozess durch seine kongruente, bedingungslos wertschätzende und empathische Grundeinstellung in seiner Selbsterkundung zu unterstützen, *ohne ihn in eine bestimmte Richtung zu lenken.* – Diese Sichtweise als theoretische Annahme zu vertreten ist eine Sache, Menschen dieses unerschütterliche Vertrauen entgegenbringen zu *können* eine andere.

Wenn in Rogers' Psychotherapietheorie dem Vertrauen des Therapeuten in das Konstruktive im Menschen so große Bedeutung zukommt, stellt sich die Frage nach der Relation zwischen diesem Vertrauen und den drei Therapeuteneinstellungen. In einer Überarbeitung seines mehrfach erschienenen Artikels „Client-centered Psychotherapy" adressiert Rogers in der Version von 1984 genau diesen Punkt und ergänzt im Zusammenhang mit den Therapeuteneinstellungen, dass eine Zuversicht in die Vertrauenswürdigkeit des menschlichen Organismus für die therapeutische Beziehung grundlegend sei (Rogers in Rogers u. Schmid 1991: 187). 1986 verallgemeinert er diese Aussage: „Practice, theory and research make it clear that the person-centered approach is built upon a basic trust in the person", schreibt Rogers (1986h: 198). Er weist also selbst darauf hin, dass das Vertrauen eines Therapeuten eine Vorbedingung für Kongruenz, Wertschätzung und empathisches Verstehen ist.[158]

5.2.2 *viriya* (Tatkraft)

Wie steht es um Rogers' Fähigkeit der Tatkraft [*viriya*], also seinen Sinn dafür, sich auf eine Weise anzustrengen, dass die eigene Entwicklung dadurch unterstützt wird? – Diese Frage bei Rogers zu stellen, ist nicht ohne Witz: Viele Menschen gehen in Therapie, weil sie daran interessiert sind, sich weiterzuentwickeln. Rogers gründet gleich eine neue Therapieschule.[159]

De facto setzt Rogers fast sein gesamtes Berufsleben lang seine Energie dafür ein, eine neue Therapieform zu entwickeln, die sich schlussendlich als praktische Philosophie einer modernen Form der Selbstkultivierung erweist. Dabei liegt es im Wesen dieser Therapieform – oder dieses Weges der Selbstkultivierung, je wie man will –, dass sie auch die Persönlichkeitsentwicklung des Therapeuten fördert:

> *„[...] a creative, active, sensitive, accurate, empathic, nonjudgmental listening is for me terribly important in a relationship. It is important for me to provide it; it has been extremely important, especially at certain times in my life, to receive it. I feel that I have grown within myself when I have provided it; I am very sure that I have grown and been released and enhanced when I have received this kind of listening." (Rogers 1980a: 14)*

---

158 Die gleiche Überlegung stellt auch Jan I. Harmann (1990: 251) an, der vor dem Hintergrund seines Mahayana-buddhistischen Verständnisses „unconditional confidence" als „facilitative precondition" ausweist

159 Anzumerken ist in diesem Zusammenhang, dass es Rogers von Anfang an nicht um Symptombehebung, sondern um Persönlichkeitsentwicklung geht.

Damit gelingt es Rogers in hohem Ausmaß, seine Tatkraft in eine Richtung zu kanalisieren, in der Persönlichkeitsentwicklung das zentrale Thema ist. In seiner therapeutischen Arbeit zeigt Rogers größtes Engagement, wie folgende an ihn selbst adressierte Fragen erkennen lassen:

> *„Can I be in some way which will be perceived by the other person as trustworthy, as dependable or consistent in some deep sense?" (Rogers 1967 [zitiert nach Rogers 1961a: 50]) „Can I be expressive enough as a person that what I am will be communicated unambiguously?" (ebd.: 51) „Can I let myself experience positive attitudes toward this other person – attitudes of warmth, caring, liking, interest, respect? It is not easy." (ebd.: 52) „Can I be strong enough as a person to be separate from the other?" (ebd.) „Am I secure enough within myself to permit him his separateness?" (ebd.: 52f.) „Can I let myself enter fully into the world of his feelings and personal meanings and see these as he does? Can I step into his private world so completely that I lose all desire to evaluate or judge it?" (ebd.: 53), „Still another issue is whether I can be acceptant of each facet he is? Can I communicate this attitude?" (ebd.: 54) „Can I act with sufficient sensitivity in the relationship that my behavior will not be perceived as a threat?" (ebd.) „Can I free him from the threat of external evaluation?" (ebd.) „Can I meet this other individual as a person who is in process of becoming, or will I be bound by his past and by my past?" (ebd.: 55)*

Rogers weiß, dass das Erfüllen dieser Anliegen eine Lebensaufgabe ist: „I can only work in the direction of the positive answer." (ebd.: 56) Deutlich geht aus seinen Worten jedoch hervor, dass er sich dieser Aufgabe stellt:

> *„This has raised in my mind the strong suspicion that the optimal helping relationship is the kind of relationship created by a person who is psychologically mature. Or to put it another way, the degree to which I can create relationships which facilitate the growth of others as separate persons is a measure of the growth I have achieved in myself. In some respects this is a disturbing thought, but it is also a promising or challenging one. It would indicate that if I am interested in creating helping relationships I have a fascinating lifetime job ahead of me, stretching and developing my potentialities in the direction of growth.*
>
> *I am left with the uncomfortable thought that what I have been working out for myself in this paper may have little relationship to your interests and your work. [...] I hope that the questions I ask of myself will be of some use to you in gaining understanding and perspective as you endeavor, in your way, to facilitate growth in your relationships." (ebd.: 56f.)*

5.2.3 *sati* (Achtsamkeit)

Die dritte *indriya* (Fähigkeit) ist *sati*. Können wir in Rogers' Persönlichkeit die Fähigkeit der Achtsamkeit [*sati*] erkennen?[160] Das würde bedeuten, dass Rogers ein

160 David Brazier (2016b) charakterisiert Rogers im gleichnamigen Artikel als „A certain kind of mindful man".

Gespür dafür hatte, auf eine Weise achtsam zu sein, die ihn in seiner Entwicklung voranbrachte. – Rogers' gesamter Lebensweg, sein ganzes Lebenswerk scheint mir Ausdruck davon zu sein, dass er einen Sinn dafür hatte. Wenn wir es gelten lassen (wie in den Überlegungen zu den Gemeinsamkeiten von Präsent-Sein und *sati* argumentiert), dass sich im oberen Bereich des Prozesskontinuums ein gewisses Präsent-Sein bzw. *sati* zeigt, können wir sogar schließen, dass der personzentrierte Ansatz Menschen dabei unterstützt, ihre Aufmerksamkeit auf eine Weise steuern zu lernen, die ihnen dabei hilft, Präsent-Sein bzw. *sati* zu entwickeln. Rogers gebraucht nur eine Sprache, in der das nicht sofort erkennbar ist. Doch es gibt immer wieder Hinweise darauf in seinen Schriften, beispielsweise: „By pointing to the possible meanings in the flow of his/her experiencing, you help the person to focus on this useful type of referent, to experience the meanings more fully, and to move forward in the experiencing." (Rogers 1980b: 2155)

Fokussieren ist ein Aufmerksamkeitsphänomen. Einer Person zu helfen, auf ‚diesen' Referenten – gemeint ist der Bezug auf das ‚volle leibliche Erleben'[161] – zu *fokussieren*, impliziert Aufmerksamkeit. Rogers weist diese nur nicht als solche aus. Das Gleiche gilt auch für folgende Aussage:

> *„[...] if we can add to the sensory and visceral experiencing which is characteristic of the whole animal kingdom, the gift of a free and undistorted awareness [...], we have an organism which is beautifully and constructively realistic." (Rogers 1953c [zitiert nach Rogers 1961a: 105])*

5.2.4 *samādhi* (Herzenseinigung)

Die vierte *indriya* (Fähigkeit) ist *samādhi* (Herzenseinigung). Was würde dafür sprechen, dass Rogers die Fähigkeit, seinen Geist zu sammeln, zu einen [*samādhi*], als Sinn dafür ausgeformt hat, sich weiterzuentwickeln? – Es sei daran erinnert, dass auch *samādhi* (Herzenseinigung) – wie *sati* – ein Spektrum umfasst. Die Frage, wo *samādhi* (Herzenseinigung) punktgenau anfängt, lässt sich folglich genauso wenig beantworten wie die Frage, wo *sati* exakt beginnt. Die Übergänge sind fließend – und doch aufgrund des hohen Grades an Bewusstheit für den, der sie erlebt, deutlich spürbar.

1955, also 24 Jahre vor seiner Erstveröffentlichung von Präsenz, schrieb Rogers im Artikel „Person or Science" über sehr persönliche Beziehungserfahrungen mit seinen Klienten in herausragenden Momenten. Manchmal erlebte Rogers dann eine Qualität, die er als ‚außerirdisch' bezeichnete. Diese ging mit einer gewissen ‚Einheit des Erlebens', „unity of experiencing" (Rogers 1955a [zitiert nach Rogers 1961a: 203]), einher. Und auch hier symbolisierte Rogers – wie in seiner Darstellung von Präsenz – sein Beziehungs-Erleben mit Martin Bubers Konzept einer Ich-Du-Beziehung. Rogers Präsenz-Phänomen und diese Erfahrung einer Einheit

161 Vgl. „The moment of full experiencing becomes a clear and definite referent" (Rogers 1961a: 149).

des Erlebens ähneln einander. Doch Rogers selbst machte meines Wissens nirgends eine Andeutung über diese Ähnlichkeit. Beide Erfahrungen scheinen in seinem Erleben also doch auch recht unterschiedlich gewesen zu sein. Angesichts dessen, dass Rogers diese Erfahrungen einer Einheit des Erlebens etwa zwanzig Jahre vor seiner Erfahrung der Präsenz machte, könnte ein wichtiger Unterschied die Stärke der Ausprägung sein. Das würde dann bedeuten, dass die Erfahrungen, die er 1955 beschrieb, eine Vorstufe von Präsenz darstellen.

Ich denke, wir können davon ausgehen, dass Rogers wohl seit Mitte der 1950er-Jahre immer wieder verwandte Erfahrungen machte. Warum hätten sie aufhören sollen? Rogers praktizierte ja weiter. Doch was bedeutet das?

Unter anderem bedeutet es, dass Rogers in jener Schaffensphase, die als seine wissenschaftlich hochwertigste gilt, regelmäßig Erfahrungen machte, die nicht nur in seiner *praktischen* therapeutischen Arbeit herausragten. Sie leiteten auch – es ist anders undenkbar – das Ausarbeiten seiner *Theorie*. – Auf diesen Punkt werde ich gleich im Zusammenhang der fünften *indriya* – *paññā* (Wissen, Weisheit) – näher zu sprechen kommen. Hier möchte ich nur noch einmal hervorheben, dass es Rogers in seinen besten Momenten möglich war, teils allein, teils gemeinsam mit manchen seiner Klienten in jenen Erfahrungsbereich zu gelangen, wo aus Sicht der buddhistischen Psychologie die allerersten, fragilen, berührenden Erfahrungen von *samādhi* (Herzenseinigung) beginnen. Das ist *samādhi* als *indriya* (Fähigkeit) – bzw. das kann man aus buddhistischer Sicht so interpretieren.

5.2.5 *paññā* (Wissen)

Die fünfte *indriya* (Fähigkeit) ist *paññā* (Wissen): die Fähigkeit des Wissens. Wissen als *indriya* bedeutet, einen Sinn dafür zu haben, Wissen für die Geistesentwicklung einzusetzen, das die gesamte Entwicklung in Richtung Enden von Leid [*nibbāna*] steuert. – Bevor ich auf Rogers zu sprechen komme, stelle ich kurz dar, wie in der Weisheitslehre Buddhas drei Formen von *paññā* (Wissen) unterschieden werden: Die erste Art ist ein Wissen aufgrund dessen, was wir von ihr gehört oder uns über sie angelesen haben. Die zweite Art ist ein reflektiertes Wissen darüber. Die dritte Art ist das Erfahrungswissen, das wir beim Praktizieren von *cittabhāvanā* (Geistesentwicklung) erwerben.[162] Es ist diese Art des Wissens, worauf der gesamte Prozess der Geistesentwicklung hinausläuft. Als Konzept widerspiegelt die Reihenfolge dieser drei Arten des Wissens eine Didaktik des Lernens respektive Lehrens. Im realen Leben kann diese Reihenfolge natürlich auch anders sein.

Welchen Bezug hatte Rogers zur ersten dieser drei Arten des Wissens? Las Rogers gerne Bücher über Weisheit, suchte er Lehrer auf? Es ist bekannt, dass Rogers als junger Erwachsener im Zuge seiner Chinareise Lao Dses Daodejing kennen und schätzen lernte. Aus der Biographie Howard Kirschenbaums geht hervor, wie sehr Rogers während seines Theologiestudiums kluge, kritische Vorlesungen über Philo-

162 Vg. dazu etwa Harvey (2013: 318).

sophie mochte. Rogers achtete in hohem Ausmaß die beiden Religionsphilosophen Søren Kierkegaard und Martin Buber. Mit Buber hatte er sogar ein viel beachtetes öffentliches Gespräch, ebenso mit dem deutschen Theologen Paul Tillich. Rogers mochte Zen-Geschichten. Und während einer Japan-Reise nutzte Rogers die Gelegenheit, mit einem Zen-Meister zu sprechen. Sie verstanden einander nicht. Aus dem Abstand von ein paar Jahrzehnten betrachtet, redeten die beiden einfach aneinander vorbei. Angesichts dessen, dass interreligiöser Dialog damals noch in seinen ersten Anfängen war, wundert das nicht wirklich. Es ist auch bekannt, dass Rogers im Alter gerne Fritjof Capra, John Lilly, Carlos Castañeda und Marilyn Ferguson las. – Alles weist darauf hin, dass Rogers sich gerne über Weisheit inspirieren ließ und hier auf eine Vielfalt von Genres zurückgriff, die ihm zugänglich war. Dem Zeitgeist entsprechend, der im Zusammenhang von ‚Meditation' in den ‚östlichen Weisheitslehren' eher das (positiv verstandene) Spontane, Irrationale betonte, lernte Rogers meines Wissens nie die Stärke einer differenzierten Meditationstheorie (gleich welcher Herkunft) kennen.

Was die zweite Art von *paññā* (Wissen) betrifft, so ist offensichtlich, dass klares Reflektieren eine Stärke Rogers' war und dass er diese Stärke dafür einsetzte, eine neue Therapieform zu konzipieren. Indem Rogers sein reflektiertes Wissen in der Therapie anwandte, machte er wichtige Erfahrungen, aus denen er – wie jeder gute Wissenschaftler – lernte und die wiederum Einfluss auf seine Theoriebildung hatten. Dafür ist Rogers bekannt, und das zeichnet ihn aus. – Vor dem Hintergrund der in dieser Untersuchung entwickelten Gedanken zeichnet sich neben diesem allgemeinen Prozess des Zusammenspiels von Theorie und Praxis allerdings noch ein ganz anderes Bild der Entwicklung von Rogers' Psychotherapietheorie ab: Die Erfahrungen, die Rogers 1955 als „complete unity, singleness, fullness of experiencing", als „'out-of-this world' quality" usw. beschreibt, in denen eine echte Ich-Du-Beziehung im Sinne Bubers möglich ist, sind jene tiefsten Beziehungserfahrungen, aus denen Rogers zumindest seit den frühen 1950er-Jahren seine Theorie entwickelte.

Was sagt das über das Wesen des personzentrierten Ansatzes aus? Was sagt das über ein optimales Aneignen der Therapeuteneinstellungen Kongruenz, bedingungslose Wertschätzung und empathisches Verstehen aus? Und welche Implikationen ergeben sich daraus für Fragen der Ausbildung zum Psychotherapeuten? – Diesen sich aufdrängenden Fragen gehe ich in der Dialogevaluation nach.

Teil 3 – Dialogevaluation

VIII Dialogergebnisse

„I think one of the outstanding things is that I'm very much present to the client. I'm not sure entirely what I mean by that, but the main thing that's going on in me is my concern with, and attention to, and listening to, the client. I'm very much present; nothing else matters much. [...] for me there's just this one person that exists. What develops is a feeling of connectedness, and this is often very strongly felt by the client as well as by me, as though there is some kind of a real bond between us. That grows out of the fact that I do enter so fully into the client's personal world."

– Carl Rogers[163]

1 Ergebnisse der ersten Dialogoperation

Transponats-relative Gemeinsamkeiten: Sowohl in der Theorie Rogers' als auch in der buddhistischen Psychologie gibt es das Ideal, dass die jeweiligen Einstellungen bzw. Faktoren bestmöglich und in ihrem Zusammenspiel manifestiert werden: Für Rogers (1958b [zitiert nach Rogers 1961a: 130]) ist es eine Prämisse in seiner Konzeptualisierung des Prozesskontinuums, die drei Therapeuteneinstellungen *optimal* zu manifestieren. Im Konzept des achtgliedrigen Heilsweges [*aṭṭhangika magga*] drückt sich dieser Gedanke dadurch aus, dass jedem Pfadglied – und damit auch *sati* (Achtsamkeit) – der Begriff *sammā* (recht, in Einem vereint) vorangestellt wird (MN 117).

In beiden Entwicklungskonzepten gibt es weiters die Sichtweise eines kontinuierlichen Manifestierens der jeweiligen Einstellungen, und damit das Ideal einer gewissen Dauer und Beständigkeit: Rogers (1958b [zitiert nach Rogers 1961a: 130]) drückt das durch seine Annahme von *kontinuierlichen* Therapeuteneinstellungen in seiner Konzeptualisierung des Prozesskontinuums aus. In der Satipaṭṭhāna-Sutta findet man den Gedanken der *Kontinuität* in der Beschreibung, auf rechte Art und Weise [*sammā*] achtsam zu sein. Es gilt, beim jeweiligen Meditationsthema (z.B. dem direkten Erleben des Atmens) zu *verweilen* [*viharati*]. Dafür bedarf es eines *anhaltenden* Energieeinsatzes [*atāpi*] (MN 10.3).

Transponats-relative Verschiedenheiten: Die grundsätzlichste Verschiedenheit betrifft die Differenz von Theorie und Praxis: Rogers' Vorannahme kontinuierlicher und optimaler Therapeuteneinstellungen ist rein theoretisch (1958b [zitiert nach Rogers 1961a: 130]). Im Unterschied dazu weist der Pāli-Begriff *sammā* im Konzept des zu kultivierenden achtgliedrigen Weges [*aṭṭhangika magga*] ganz *praktisch* auf das bestmögliche Verwirklichen aller acht Pfadglieder, also auch auf *sammā sati* (rechter Achtsamkeit) (MN 117). Ebenso stehen die Begriffe *viharati* (Verweilen)

163 Rogers u. Russel (2002: 279).

und *atāpi* (unermüdlich) in der Satipaṭṭhāna-Sutta im Kontext einer *praktischen* Übungsanweisung (MN 10.3).

Eine weitere Verschiedenheit ergibt sich aus unterschiedlichen Konnotationen der Begriffe *optimal* und *sammā* (recht): *Sammā* bedeutet u. a. auch, wie etwas sein *sollte* (PED: 770), und weist im Zusammenhang der vier *ariyasacca* (edlen Wahrheiten) auf eine zu erfüllende Aufgabe. Von der Sichtweise, dass ein Therapeut kongruent, wertschätzend und empathisch sein *soll* oder *sollte* (*should*), distanziert Rogers (2013: 27) sich jedoch ausdrücklich.

Schließlich besteht ein Unterschied, was ein kontinuierliches Manifestieren der Einstellungen bzw. Faktoren in jedem der beiden Aussagesysteme bedeutet: Rogers (1959a: 215) konstatiert, dass es unrealistisch sei, von einem Therapeuten ständige Kongruenz zu erwarten. Dabei wertet er nicht, ob ein Therapeut sich darum bemühen sollte. In der buddhistischen Psychologie hingegen wird zwar zwischen formaler und informaler Praxis unterschieden. Doch immer gilt es, sich darum zu bemühen, achtsam zu sein (MN 117).

Transponats-relativer Reflexionsgewinn: Entwicklungsideale dienen der Orientierung und helfen dabei, einen bewussten Einfluss auf die Richtung seines Lebens zu nehmen. Ideale haben die *Funktion*, Energien zu mobilisieren und zu kanalisieren. Indem man ein Ideal bewusst anstrebt, bündelt man die eigenen Kräfte und wirkt damit alten, diesem Ideal entgegenstehenden Gewohnheiten entgegen. *Theoretisch* gilt das auch für das Ideal der ‚fully functioning person', die Rogers' Theorie zufolge vollkommen kongruent, bedingungslos wertschätzend und empathisch ist. *Praktisch* bedeutet das folglich – und das ist eine ganz persönliche Entscheidung –, dass das Wertschätzen des Ideals der ‚fully functioning person' für die eigene Lebensgestaltung es erlauben könnte, dieses Ideal im eigenen Leben anzustreben und sich so allmählich die damit verbundenen Tugenden – Authentizität, bedingungslose Wertschätzung und Empathie – als Lebenshaltung anzueignen.

Beim Anwenden des Grundgedankens eines ‚praktischen Sollens' (im Sinn von Vermazen und Smart) auf einen Therapeuten, der eine hilfreiche Beziehung anbieten will, zeigt sich für diesen der Bedingungszusammenhang: ‚Falls ich einem Klienten eine hilfreiche Beziehung anbieten möchte, sollte ich in meiner Arbeit mit ihm kongruent, bedingungslos wertschätzend und empathisch *sein* und etwas zum Verwirklichen dieses Beziehungsangebotes *tun.*' Ein grundlegender Faktor in diesem Zusammenhang ist die Qualität der Aufmerksamkeit, mit der ein Therapeut sich darum bemüht, die drei Therapeuteneinstellungen zu manifestieren. Und diese kann durch Übung verfeinert und gestärkt werden. Hervorzuheben ist hier, dass ein Therapeut sich – über sein Lernen in sozialen Situationen hinausgehend – ganz bewusst *zusätzlich* darin üben kann, besonders *aufmerksam* zu sein. Er kann sich darin üben, *präsent* zu sein.

Immer gilt der Bedingungszusammenhang, dass häufiges Nachdenken und Nachsinnen über ein bestimmtes Thema zum Herausbilden spezifischer Gewohnheiten und damit Dispositionen führt. Daraus folgt, dass es für einen Therapeuten nicht ohne Auswirkungen ist, wie er sich in seinem sogenannten ‚Privatleben' in persönlichen, ihm wichtigen Beziehungen auf andere bezieht. Wie Therapeuten in ihren sogenannten ‚privaten' Beziehungen und ihrem sogenannten ‚Privatleben' handeln, wirkt sich auf ihre therapeutischen Beziehungen und ihren Beruf aus – und umgekehrt. Den Grundgedanken des ‚praktischen Sollens' auf diesen Zusammenhang angewendet bedeutet das im Kontrast zum modernen westlichen Verständnis von Profession: Das Streben nach einer durch Kongruenz, bedingungslose Wertschätzung und Empathie charakterisierbaren Bewusstheit ist das Entwickeln einer Lebensform.

2 Ergebnisse der zweiten Dialogoperation

Transponats-relative Gemeinsamkeiten: In beiden Entwicklungskonzepten gibt es das Ideal eines möglichst unmittelbaren Erlebens. Damit ist in beiden Fällen eine Aufmerksamkeit gemeint, die nicht auf das Denken *über* das Erleben gerichtet ist, sondern auf den Teil des Erlebens, wo nicht nachgedacht, sondern *gespürt*, *gewahrt* wird. Bezugnehmend auf Siegel (2015: 23 f.) könnte man das als angestrebte „Primärerfahrung" einer „nicht-wörtlichen Welt" symbolisieren: Theoretisch beschreibt Rogers das in seiner Darstellung der sechsten (Rogers 1958b [zitiert nach Rogers 1961a: 145]) und siebenten Stufe des Prozesskontinuums (ebd.: 154 f.). ‚Unmittelbarkeit' scheint für ihn zu bedeuten, dass sein empfindsames Bewusstsein in das leibliche Erleben der zwischenmenschlichen Begegnung mit seinem Gegenüber gleichsam völlig eintaucht (Rogers 1955a [zitiert nach Rogers 1961a: 202]). Auch in der Satipaṭṭhāna-Meditation (MN 10.3) gibt es das Ideal eines ‚unmittelbaren' Erlebens. Hier ist es jeweils ein Aspekt von *anupassati* (Betrachten), *sati* (Achtsamkeit) und ebenso von *sampajañña* (Wissensklarheit).

Eine weitere Gemeinsamkeit ist die Erlebnisweise eines reflexiven Bewusstseins. Damit ist ein Wissen im Sinn eines Gewahrseins von Erfahrung gemeint, während diese Erfahrung gerade gemacht wird: Rogers (1958b [zitiert nach Rogers 1961a: 154 f.]) beschreibt das explizit als Erfahrungsmerkmal einer ‚fully functioning person'. Und in der Satipaṭṭhāna-Sutta (MN 10.4) zeigt sich die Reflexivität von *sati* etwa in der Anweisung, sich während des Ein- und Ausatmens dessen gleichzeitig wissend gewahr [*pajānāti*] zu sein.

Transponats-relative Verschiedenheit: Der Unterschied liegt in der Verortung dieses unmittelbaren und reflexiven Bewusstseins in den beiden Theoriegebäuden: Während Rogers (1958b [zitiert nach Rogers 1961a: 145 u. 154]) das Erleben eines unmittelbaren und reflexiven Bewusstseins nur den obersten beiden Stufen des Prozesskontinuums zuordnet, ist Reflexivität grundsätzlich eine Funktion von *sati*, und Unmittelbarkeit im Erleben ist generell eine angestrebte Erlebnisweise in der Satipaṭṭhāna-Meditation (MN 10).

Transponats-relativer Reflexionsgewinn: Reflexives Bewusstsein zeigt sich Rogers zufolge als Phänomen in den oberen beiden Stufen des Prozesskontinuums. Damit reflektiert Rogers ein reflexives Bewusstsein nur als Wirkung von erfolgreichen therapeutischen Prozessen. Tatsächlich ist reflexives Bewusstsein – Wachbewusstsein und Gesundheit vorausgesetzt – jedoch der Intention meist unmittelbar zugänglich. Das kann man auf der Stelle überprüfen, indem man sich ‚ganz bewusst' dessen gewahr ist, was geschieht, während es jetzt gerade geschieht. Sich dessen momentan gewahr zu sein, ist also nicht schwer. Die Herausforderung liegt darin, diese Bewusstheit kontinuierlich aufrechtzuerhalten. Dafür bedarf es regelmäßiger Übung. Welche Möglichkeiten der Übung es hier gibt und wie das Erwerben dieser Kompetenz Teil einer Ausbildung zum Psychotherapeuten sein könnte, reflektiere ich im zehnten Kapitel.

3 Ergebnisse der dritten Dialogoperation

Transponats-relative Gemeinsamkeiten: Es gibt zwei Arten von Gemeinsamkeiten: Gemeinsamkeiten zwischen Phänomenen in beiden Aussagesystemen. Und die Gemeinsamkeit in der sinnvollen Reihenfolge dieser Phänomene.

(1) Zuerst zu den Phänomenen selbst: Sowohl in der Theorie Rogers' als auch in der buddhistischen Psychologie findet man den Gedanken einer *genuinen, individuell und sozial konstruktiven Absicht*: Rogers drückt das in seinem Herzenswunsch aus, für einen Klienten wirklich präsent sein zu wollen (Rogers 1987k: 32). Im Kontext von *cittabhāvanā* (Meditation) zeigt sich dieses Anliegen im Begriff *dhamma chanda* (Absicht, Ungenügen und Leid zum Enden zu bringen) (AN7: 63).

In beiden Entwicklungskonzepten wird eine besonders *gründliche Aufmerksamkeit* reflektiert, in der sich die jeweiligen Absichten ausdrücken: Rogers (1987k: 29) spricht davon, ‚intensiv' auf seinen Klienten fokussiert zu sein. In *cittabhāvanā* (Meditation) gilt es, eine Qualität der Aufmerksamkeit [*manasikāra*] zu kultivieren, die als *yoniso* (gründlich, auf den Grund gehend) bezeichnet wird, weil sie ein Wissen beinhaltet, wie die momentane Aufmerksamkeit beschaffen ist, und wohin sie gerichtet wird (Anālayo 2009a: 819).

Weiters teilen Rogers und die buddhistischen Psychologie ein Erfahrungswissen, dass sich eine präsente Bewusstheit leichter einstellt, wenn man sich *wach in die eigene Einstellung hinein entspannt*: Rogers drückt das genau so aus und weist in diesem Zusammenhang darauf hin, dass sich die ‚besten Momente' in der Therapie dann leichter ‚aufbauen' (Rogers in Santos 2003: 9). Im Kontext von *cittabhāvanā* (Meditation) findet man dieses Sich-hinein-Entspannen im Gedanken der Übung, bei einem bestimmten Meditationsthema zu verweilen [*viharati*] (MN 10.3).

In beiden Entwicklungswegen gibt es die Erfahrung eines *deutlichen Gewahrseins in der Beziehung mit anderen und sich selbst*. Dieses zeichnet sich durch unmittelbares Erleben und ein stark ausgeprägtes reflexives Bewusstsein dessen aus, was geschieht, während es gerade geschieht: Rogers thematisiert das im Zusammenhang seiner Darstellung der beiden obersten Stufen des Prozesskontinuums (Rogers 1958b [zitiert nach Rogers 1961a: 145 u. 154 f.]). Buddhistischer Psychologie zufolge ist Reflexivität ein allgemeines Merkmal von *sati* (MN10.3). Klarheit und Bewusstheit über die gegenwärtige Situation ist die Aufgabe von *sati sampajañña* (Achtsamkeit und Wissensklarheit). Auf die Interdependenz von intra- und interpersonaler *sati* weist das Akrobaten-Gleichnis in der Sedaka-Sutta (SN 47.19) hin.

Schließlich wird in beiden Entwicklungskonzepten einem *veränderten Bewusstseinszustand* große Bedeutung für sein Heilungspotenzial zugesprochen. In beiden Kontexten gelten die jeweiligen Zustände als etwas Außeralltägliches, für deren Manifestieren es bedarf, in einer gewissen ‚Bestform' zu sein. Ebenso werden diese Zustände in beiden Kontexten als hochfokussiert, präsent und energievoll beschrieben. Es wird ihnen die Eigenschaft zugesprochen, sich mit anderen und mit sich selbst sehr verbunden zu erleben. Und sie teilen die Gemeinsamkeit, dass sich die Denktätigkeit mehr auf die Gegenwart bezieht, womit ein Großteil des alltäglichen Denkens ebenso wegfällt, wie die Intention, das gegenwärtig Erlebte für die Zukunft aufzubewahren: Rogers reflektiert diese Merkmale von Präsenz in seinem Haupttext über sie (Rogers 1979a: 20f.) und in seinem Gespräch mit Santos (Rogers in Santos 2003: 10). In der buddhistischen Psychologie findet man den Zusammenhang, dass es für *samādhi* (Herzenseinigung) das Überwinden/Aufheben der fünf Hemmnisse [*nīvaraṇa*] bedarf. Diese sind: *kāmachanda* (Sinneslust), *vyāpāda* (Aversion), *thīnamiddha* (Stumpfheit und Mattheit), *uddhaccakukkucca* (Aufgeregtheit und Gewissensunruhe) und *vicikicchā* (Zweifel) (AN 5:51). Die Erfahrung großer Intimität beim gemeinsamen Meditieren mit der modernen Methode des Einsichtsdialogs reflektiert Kramer (2007: 136).

(2) Der zweiten Art von Gemeinsamkeiten zufolge gibt es eine Entsprechung in der sinnvollen Reihenfolge dieser Phänomene:[164] Grundlegend, an der Basis dieses Prozesses, gibt es in beiden Kontexten eine *authentische, individuell wie sozial konstruktiv verstandene ‚gute' Absicht*: Rogers ‚Herzenswunsch', für andere präsent zu sein, und *dhamma chanda* (Absicht, Ungenügen und Leid zum Enden zu bringen). – Diese Absicht ist die Bedingung für eine besonders *gründliche Aufmerksamkeit*: Rogers' intensives auf den Klienten Fokussiert-Sein und *yoniso manasikāra* (gründliche, auf den Grund gehende Aufmerksamkeit). – Eine derart gründlich der Gegenwart zugewandte Aufmerksamkeit ist die Bedingung dafür, in der Beziehung mit anderen und sich selbst *präsent* zu sein: Rogers' Präsent-Sein und *sati, sati sampajañña* (Achtsamkeit und Wissensklarheit). – Wenn dieses Präsent-Sein vorhanden ist *und* wenn es möglich ist, sich in die beabsichtigte Einstellung hinein zu entspannen, sind das die Bedingungen für ein gewisses Andauern dieses Präsent-Seins, also des Bewusstseins*zustands* der *Präsenz*. Dieser Zustand trägt sich selbst, weil durch das Präsent-Sein die jeweilige Einstellung aufrechterhalten wird und diese wiederum das Aufrechterhalten der Einstellung bewirkt. Es ist diese Rekursivität, die das Präsent-Sein andauern lässt.

Transponats-relative Verschiedenheit: Rogers ist hinsichtlich seiner Reflexion der Phänomene Intensiv-fokussiert-Sein, Präsent-Sein und Präsenz theoretisch unterbestimmt. Im Kontrast dazu gibt es in der buddhistischen Psychologie ein hochdifferenziertes Verständnis über das Entwickeln von *sati* zu *samādhi* (Herzenseinigung).

164 Nachdem die Quellen soeben ausgewiesen worden sind, erübrigt es sich, sie hier erneut anzuführen.

Transponats-relativer Reflexionsgewinn: Die Gültigkeit der Interpretation Rogers' Erfahrung von Präsenz als *samādhi*-Phänomen vorausgesetzt, *muss* Rogers aus Sicht der buddhistischen Psychologie eine zentrale Bedingung erfüllt haben, um in den Bewusstseinszustand der Präsenz zu gelangen. Diese Bedingung ist, dass es Rogers offenbar immer wieder gelang, fünf Hemmnisse [*nīvaraṇa*] für *samādhi* (Herzenseinigung) bzw. Präsenz zu überwinden, nämlich: *kāmachanda* (Sinneslust), *vyāpāda* (Aversion), *thīnamiddha* (Stumpfheit und Mattheit), *uddhaccakukkucca* (Aufgeregtheit und Gewissensunruhe) und *vicikicchā* (Zweifel) (AN 5: 51). Für das Überwinden dieser fünf Hemmnisse bedarf es als Voraussetzung, dass fünf ‚Kardinaltugenden' – *indriya* (Fähigkeiten, Heilssinne, Steuerungsprinzipien) – in einem Mindestausmaß entwickelt sind: *saddhā* (Zuversicht, Vertrauen, Hingabe), *viriya* (Tatkraft, Anstrengung, Bemühen), *sati* (Geistesgegenwart, Achtsamkeit, Gewahrsein), *samādhi* (Herzenseinigung, Einigung, Sammlung) und *paññā* (Wissen, Weisheit, Verständnis). Diese Tugenden Rogers' lassen sich in seinem Werk nachweisen. Dabei zeigt sich, dass Rogers (1955a [zitiert nach Rogers 1961a: 201 ff.]) bereits Anfang der 1950er-Jahre regelmäßig Erfahrungen machte, die man als Vorstufe von *samādhi* (Herzenseinigung) bzw. Präsenz klassifizieren kann. Das wirft ein Licht auf das Entstehen von Rogers' Therapietheorie: Es sind diese tiefsten Beziehungserfahrungen, die Rogers als „complete unity, singleness, fullness of experiencing", als „'out-of-this world' quality" symbolisiert, aus denen er seine Theorie entwickelte.

IX Auf dem Weg zu einer Theorie der Meditation im personzentrierten Ansatz

Die Philosophin Angelica Nuzzo (2010: 2735) definiert Theorie als „ein umfassendes System begründeter Sätze zur Erklärung bestimmter Tatsachen und Phänomene durch die ihnen zugrunde liegende Gesetzlichkeit, die ihnen eigenen Prinzipien und allgemeinen Begriffe." Die vorliegende Untersuchung verstehe ich als Beitrag zu einer Theorie in diesem Sinn. Ich biete hier erstmals eine systematische Erklärung dafür an, wie wir das Entstehen von Präsenz *im Sinne eines veränderten Bewusstseinszustands* begreifen können.

1 Carl Rogers, der intuitiv meditierende Psychotherapeut

> *„I never had any specific training as a psychotherapist; never had any training as a group leader or group therapist or facilitator; never had any training as an encounter group leader; never had any training in the philosophy of science; certainly never had any training in intercultural, interracial, or international tensions. I realize that, with most of the things I have done, I have learned the area on my own, not through any previous training."*
>
> *– Carl Rogers*[165]

Der Kontext bestimmt den Text. Der Kontext von Rogers' Präsenz-Erfahrung ist sein gesamtes Leben, seine Persönlichkeit, das, was ihn als Mensch ausmacht. Aus der Perspektive des frühbuddhistischen Meditationsverständnisses, die ich hier einnehme, ergibt sich folgendes kohärentes Bild: Rogers' Erfahrung von Präsenz ist kein Zufall. Sie ist nicht beliebig. Sie ist kein unwichtiges Randphänomen. Rogers' Präsenz-Erfahrung ist ein *samādhi*-Phänomen (Phänomen der Herzenseinigung). Sie entsteht infolge bestimmter Bedingungen. Sie folgt in ihrer Entfaltung einer inneren Logik. Es gibt Vorstufen zu ihr: Rogers' Beziehungserfahrungen in den frühen 1950er-Jahren, die er als „complete unity, singleness, fullness of experiencing in the relationship" beschrieb (Rogers 1961a: 201 ff.) passen in dieses Bild.

Angesichts dessen, dass Rogers (ebd.: 23 f.) seine eigene Erfahrung immer als höchste Autorität erachtete, kann man hier einen weitreichenden Schluss ziehen: Wenn Rogers von seiner Erfahrung ausging, um die Qualitäten eines hilfreichen therapeutischen Beziehungsangebots zu symbolisieren, ist anzunehmen, dass er sich auf die authentischsten Beziehungserfahrungen in der Therapie bezog, die er kannte. Darunter fallen sichtlich jene, die er als ‚Fülle des Erlebens' charakterisierte und denen er eine ‚außerweltliche Qualität' zuschrieb (ebd.: 202). Folglich sind es Erfahrungen von Vorstufen zu Präsenz, auf die Rogers sich bezog, als er seine Theorie der notwendigen und hinreichenden Bedingungen für Persönlichkeitsentwicklung (1957a, 1959a), das Konstrukt des Prozesskontinuums (1958b) und somit auch das

165 Rogers u. Russel (2002: 242).

Konzept der ‚fully functioning person‘ (1957d, 1958b, 1960b) entwarf und ausformulierte. Daraus können wir den radikalen Schluss ziehen: Wenn Rogers keinen intuitiven Zugang zu diesem subtilen Erlebnisbereich in zwischenmenschlichen Beziehungen von Vorstufen zur Präsenz gehabt hätte, würde es den personzentrierten Ansatz als ‚way of being‘ heute gar nicht geben. – Unter diesem Gesichtspunkt *reflektierte* Rogers (1980a) seinen therapeutischen Ansatz freilich erst in seinem letzten Lebensjahrzehnt. Doch in seiner *Praxis* zeigen sich Vorstufen dieser Seinsweise bereits in den frühen 1950er-Jahren.

Vor dem Hintergrund der im letzten Kapitel zusammengefassten Dialogergebnisse können wir Rogers' Präsenz-Erfahrungen folglich ebenso wie seine Erfahrungen einer ‚Fülle des Erlebens‘ als integralen Bestandteil eines Musters verstehen, in dem sich nun erste Ansätze seiner ihm innewohnenden Struktur erkennen lassen: Buddhistischer Psychologie zufolge sind Erfahrungen von Präsenz bzw. *samādhi* (Herzenseinigung) Frucht [*phala*] eines bewussten Kultivierens von Ethik [*sīla*], Einigung [*samādhi*] und Wissen [*paññā*]. – Das ist eine Kurzbeschreibung des achtgliedrigen buddhistischen Heilsweges [*aṭṭhangika magga*].

Von Rogers wissen wir, dass er nach seiner Abwendung vom Christentum keinem etablierten religiösen bzw. spirituellen Weg mehr folgte. Martin van Kalmthout, holländischer personzentrierter Psychotherapeut und eine der tonangebenden internationalen Stimmen im Diskurs des PZA über dessen vielschichtige Beziehung zu Religion und Spiritualität, fasst zusammen:

> *„In der Geschichte der Beziehung zwischen Psychotherapie und Religion ist Rogers der Inbegriff von einem Psychotherapeuten, der in jungen Jahren mit dem Glauben aus seiner Jugend brach, später jedoch auf die Suche ging nach einer Art religiöser Erfahrung, die losgelöst ist von Kirchen und Religionsgemeinschaften und die er ‚spirituell‘ nannte. Hiermit grenzte er sich ausdrücklich von organisierten Religionsgemeinschaften ab und schuf so den Raum für eine auf Erfahrung basierte Annäherung an das Religiöse. Über Carl sagte man, dass man mit ihm über alles sprechen konnte, außer über Religion […]. So groß war offenbar – nach seiner Abkehr vom Christentum – seine Abneigung gegen alles, was mit organisierten Religionsgemeinschaften zu tun hatte. Gleichzeitig begab er sich in seiner zweiten Lebenshälfte auf eine aktive Suche nach dem Spirituellen, was vor allem in seinem letzten Buch ‚A Way of Being‘ (deutsch: ‚Der neue Mensch‘, 1980) zum Ausdruck kommt.‘ (van Kalmthout 2013b: 115)*

Der Vollständigkeit halber ist hier anzumerken: Im Alter erlaubte Rogers es sich ansatzweise, dem Begriff ‚Religion‘ – in einem paradoxen Sinn – auch eine positive Bedeutung zu geben, wie aus dem letzten Interview, das er gab, hervorgeht:

> *„A friend, who is a minister, always kids me about the fact that I am one of the most spiritual people he knows, but I won't admit it. Another time, a group of young priests were trying to pin me to the wall, saying that I must be religious. I finally said to them and*

it is something I still stand by – 'I am too religious to be religious,' and that has quite a lot of meaning for me." (Rogers 1987k: 35)[166]

Wir können festhalten, dass Rogers sich nach seiner Abkehr vom Christentum an keinem etablierten Wegverständnis mehr orientierte:

> „Experience is, for me, the highest authority. *The touchstone of validity is my own experience. No other person's ideas, and none of my own ideas, are as authoritative as my experience. It is to experience that I must return again and again, to discover a closer approximation to truth as it is in the process of becoming in me.*
>
> *Neither the Bible nor the prophets – neither Freud nor research – neither the revelations of God nor man – can take precedence over my own direct experience.*
>
> *My experience is the more authoritative as it becomes more primary, to use the semanticist's term. Thus the hierarchy of experience would be most authoritative at its lowest level. If I read a theory of psychotherapy, and if I formulate a theory of psychotherapy based on my work with clients, and if I also have a direct experience of psychotherapy with a client, then the degree of authority increases in the order in which I have listed these experiences.*
>
> *My experience is not authoritative because it is infallible. It is the basis of authority because it can always be checked in new primary ways. In this way its frequent error or fallibility is always open to correction." (Rogers 1955b [zitiert nach Rogers 1961a: 23f.])*[167]

Für eine derart stark ausgeprägte Orientierung an der eigenen Erfahrung bedarf es großen Vertrauens in sie – und in die eigene Person. Hier schließt der Gedankengang nahtlos an den Ergebnissen der dritten Dialogoperation an: Indem Rogers seine – möglichst ‚ursprüngliche' (ebd.) – Erfahrung als höchste Autorität erachtete – Daniel Siegel (2015: 23 ff.) spricht in diesem Zusammenhang von der „Primärerfahrung" einer „nicht-wörtlichen Welt" –, folgte er einem Sinn. Aus der Perspektive der buddhistischen Psychologie übte Rogers grundsätzlich in seinem Leben und besonders in seiner Arbeit als Psychotherapeut fünf *indriya* (Fähigkeiten, Kompetenzen) – frei übersetzt fünf ‚Kardinaltugenden'. Diese ermöglichten es ihm, leichter *kontinuierlich* für Klienten *präsent* zu sein. Eine derartige *Kontinuität der Aufmerksamkeit* entsteht indes nicht von allein. Üblicherweise ist sie die Frucht eines tiefgehenden Lernprozesses, der ohne Disziplin undenkbar ist.

---

166 Der ‚Geistliche' [*minister*] (ebd.), auf den Rogers hier Bezug nimmt, ist höchstwahrscheinlich Brian Thorne.

167 Hervorh. im Orig.

2 Meditation als autonome innere Disziplin des Psychotherapeuten

> *„Being real does not involve us doing anything we want to do; it means a disciplined approach. That's one thing that I realize I have not stressed enough, and consequently it has been overlooked. I'm quite a disciplined person myself, and it comes natural to me to think that everyone else is, too, but that's not so. [...] there's a discipline involved in being deeply empathic. It means you really do shut things out and you are focused. Because the essence of it is simple, people forget that there is also disciplined learning and disciplined action in the interaction."*
>
> *– Carl Rogers*[168]

Aus diesem wenig beachteten Zitat können wir schließen, wie deutlich Carl Rogers sich dessen bewusst war, dass es einer *Disziplin* für das Aneignen der Therapeuteneinstellungen bedarf! Doch diese Sichtweise von ihm wird kaum rezipiert. Bekannt wurde der Gedanke der Disziplin über Brian Thorne, einen britischen personzentrierten Psychotherapeuten, Laiengeistlichen der englischen Hochkirche und langjährigen Freund Rogers', der ihn 1994 in den Diskurs des PZA einführte. Grundsätzlich können wir Disziplin als eine Form bewusster Selbstregulierung verstehen. Thorne spricht von einer ‚spirituellen' Disziplin [*spiritual discipline*] und diese ist in seinem konkreten Fall christlich. – Von dieser Attribuierung grenze ich mich in der vorliegenden Untersuchung ab, weil mir der Begriff ‚spirituell' – losgelöst von einer konkreten Orientierung wie etwa der christlichen bei Thorne – zu unscharf ist. Der sinnverwandte ältere Begriff ‚religiös' wäre zwar von seiner Herkunft genau. Angesichts dessen, dass der PZA ein säkularer Ansatz ist, kann man ihn jedoch schlecht verwenden. Inmitten eines Gestaltwandels der Religion, in dem wir uns offenbar befinden (Luckmann 1991, Taylor 2002), ist es schwierig, hier einen passenden, gut verständlichen Begriff zu finden. Deshalb ziehe ich im Rahmen der vorliegenden Untersuchung vor, von der ‚autonomen inneren Disziplin' eines Therapeuten zu sprechen. Unter ‚autonom' verstehe ich selbstbestimmt im bekannten Sinn, wie auch Rogers den Begriff verwendet. Mit ‚innen' betone ich, dass sich die Disziplin auf das Bewusstsein bezieht. – Die Begrifflichkeit einer ‚autonomen inneren Disziplin' bietet somit den Vorteil, dass sie die hochkomplexe Frage nach dem Verhältnis des PZA zum Konstrukt ‚Religion' offen lässt. Weil sie allgemeiner als Thornes Begrifflichkeit ist, kann sie außerdem als Überbegriff fungieren.

Thorne zählt insgesamt sechs Bereiche seiner christlichen spirituellen Disziplin auf, in denen er bewusst etwas pflegt: (1.) eine mitfühlende Beziehung zu sich selbst und zum eigenen Körper, (2.) wertschätzende Beziehungen zu anderen Menschen (Klienten hier ausgenommen), (3.) einen bewussten und reflektierten Umgang mit Zeit unter dem Gesichtspunkt selbst gesetzter Prioritäten, (4.) das Gewahrsein der göttlichen Schöpfung im Bewusstsein, ein Teil von ihr zu sein, und (5.) das Thorne

168 Rogers/Russel (2002: 284).

zufolge Wichtigste: sich der Präsenz Gottes zu öffnen (Thorne 1994: 45 f.). Diese fünf Bereiche beziehen sich auf die eigene Person unabhängig von der Arbeit als Therapeut. Darüber hinaus führt Thorne (6.) an, dass er sich jeden Tag mit einer Haltung tiefer Anteilnahme ganz bewusst seine Klienten vergegenwärtigt:

> *„The discipline is simple: it consists of focussing on each client in turn, bringing him or her to mind and calling up a visual image of the person in question. The counsellor then holds the client in a metaphorical embrace of acceptance and understanding for a minute or two. I am convinced that such a discipline greatly strengthens the relationship between counsellor and client and taps into those very forces which become so powerfully operative in the transcendental encounter. The client need never know of the counsellor's daily discipline on his or her behalf although there are those who are profoundly aided by such knowledge of their counsellor's commitment to them.*
>
> *Carl Rogers [...] says of the person-centred approach that when it is lived 'it helps the person expand the development of his or her own capacities' (Rogers, 1986: 200). It has been my intention to suggest that person-centred counsellors by the exercise of the discipline I have described can so increase their capacities that their simple presence in a therapeutic relationship will the more likely release the healing energies which become powerfully active when a relationship 'transcends itself and becomes part of something larger'." (Thorne 1994: 47)*

Thornes Verständnis einer spirituellen Disziplin betrifft seine gesamte Lebensführung und Lebensgestaltung. Das tägliche sorgsame Vergegenwärtigen seiner Klienten könnte man in meinem Verständnis als eine bestimmte Variante christlicher Meditation interpretieren.[169] Es ist bemerkenswert, dass Thornes Artikel über das Entwickeln einer spirituellen Disziplin bereits 1994 in einem Lehrbuch für den PZA angeführt ist („Developing Person-Centred Counselling“ von Dave Mearns). Das Buch wurde in Großbritannien ein Bestseller und insgesamt sechs weitere Male aufgelegt. Thornes Konzept und Begrifflichkeit einer ‚spirituellen Disziplin‘ wurde allerdings kaum rezipiert. Ivan Ellingham und Martin van Kalmthout sind hier Ausnahmen. Ellingham (2006) integriert den Gedanken im Kontext seiner Annäherung an eine Theorie der Mystik im PZA. Van Kalmthout (1998, 2006, 2013b) interpretiert den PZA – bezugnehmend auf die soziologische Theorie Luckmanns (1991) der ‚unsichtbaren Religion‘ – als modernes Sinn-stiftendes System [*system of meaning*].[170] – Aus diesem Blickwinkel wohnt dem PZA eine Tiefendimension inne, die dem Erleben potenziell zugänglich ist. Indem sich diese Tiefendimension im Manifestieren der drei Therapeuteneinstellungen praktisch ausdrückt, erweist sich

169 In der buddhistischen Psychologie gibt es eine direkte Entsprechung zu dieser Praxis Thornes in der *mettā*-Meditation, einem bewussten Kultivieren von *mettā* (Wohlwollen). Dieses Wohlwollen kann ganz bestimmten Menschen entgegengebracht werden, die man sich vorstellt, und wird letztlich auf alle Lebewesen ausgedehnt.

170 Luckmanns Theorie besagt, dass das – im weitesten Sinn – ‚Religiöse‘ durch die Säkularisierung nicht verschwunden ist, sondern unentdeckt und in diesem Sinn ‚unsichtbar‘ in vielen Bereichen des modernen Lebens weiter existiert. Van Kalmthout (2006: 155 f.) zufolge trifft das auch auf den PZA zu, was er differenziert nachweist.

die Aneignung von Kongruenz, bedingungsloser Wertschätzung und Empathie als (Lebens-)Haltung als spirituelle Disziplin (van Kalmthout 2013b: 118).

Hier berühren van Kalmthouts (2013b: 116–119), Brian Thornes und meine Gedanken einander: Alle drei Denkansätze teilen die Sichtweise, (1.) dass man das Kultivieren von Kongruenz, bedingungsloser Wertschätzung und Empathie als ‚Disziplin' eines Therapeuten auffassen kann, (2.) dass diese Disziplin die gesamte Lebensgestaltung betrifft, (3.) dass Zeiten (regelmäßigen) intensiven Übens dieser Disziplin sinnvoll sind, (4.) dass sich uns sowohl im ‚Meditationsverständnis' Rogers', wie ich es in dieser Untersuchung expliziere, als auch Thornes und van Kalmthouts Verständnis einer spirituellen Disziplin, eine Tiefendimension eröffnet.[171] – Ein Therapeut, der die Gültigkeit dieser Tiefendimension anerkennt, steht demnach van Kalmthout zufolge vor einer existenziellen Entscheidung:

> *„Es geht hier nicht um die Wahl zwischen zwei Theorien, sondern um das Bekennen zu einer bestimmten Grundhaltung. […] Die Praxis beginnt somit im Therapeuten selbst, in seinem eigenen Leben, und dadurch wird automatisch sein psychotherapeutisches Arbeiten beeinflusst. […] Der personzentrierte Ansatz muss ein integraler Bestandteil von ihm selbst geworden sein. Wenn dies der Fall ist, wird sich dies zwangsläufig in seiner therapeutischen Arbeit niederschlagen, was auch immer für Klienten, Probleme oder Diagnosen ihm begegnen." (ebd.: 120)*

> *„Allerdings ist mir mit der Zeit auch immer klarer geworden, dass die hier beschriebenen Auffassungen von Spiritualität bzw. Religion einerseits und Psychotherapie andererseits nicht nur radikal und alles umfassend sind, sondern auch anspruchsvoll. Nicht jeder wird diesen Weg gehen wollen, und es ist mit Sicherheit nicht der einfachste." (ebd.)*

Damit wirft van Kalmthout eine grundsätzliche Frage auf, die dem Konzept der Disziplin des Therapeuten innewohnt: Unter dem Gesichtspunkt, dass das Praktizieren einer Disziplin ein beachtliches Engagement erfordert, stellt sich die Frage, für wen in der Community der sich auf Rogers berufenden Therapeuten die Überlegungen zu einer autonomen inneren Disziplin relevant sind. Wenn wir den Grundgedanken des ‚praktischen Sollens' (im Sinn von Vermazen und Smart in: HWPh 9. Bd.: 1050) auf einen Therapeuten anwenden, der seinen Klienten eine hilfreiche Beziehung anbieten möchte, zeigt sich *theoretisch* ein Bedingungszusammenhang, der in seiner *praktischen* Umsetzung *potenziell* für alle sich in ihrer Theorie auf Rogers beziehenden Therapeuten gilt: ‚*Falls* ich einem Klienten eine hilfreiche Beziehung anbieten möchte, *sollte* ich in meiner Arbeit mit ihm kongruent, bedingungslos wertschätzend

171 Wie ich in der dritten Dialogoperation aufgezeigt habe, gibt es eine Entsprechung zwischen Rogers' Präsenz-Erfahrung und *samādhi* (Herzenseinigung). *Samādhi* umfasst ein weites Spektrum unterschiedlich starker Ausprägungen, das bei einem Erleben beginnt, das große Ähnlichkeit mit Rogers' Beschreibung von Präsenz hat. Wenn *samādhi* (Herzenseinigung) stärker ausgeprägt ist, bekommt es eine Form, die *jhāna* (Versenkung, Vertiefung) genannt wird. Hier können wir erkennen, dass *samādhi* eine Qualität innewohnt, die als ‚Tiefe' symbolisiert wird. Damit wohnt Rogers' Präsenz-Erfahrung auch unter diesem Gesichtspunkt eine Tiefendimension inne.

und empathisch *sein* und etwas zum Verwirklichen dieses Beziehungsangebotes *tun.*' Dieses ‚Sollen' entstammt keiner äußeren Autorität, der wir uns beugen, sondern – nach kritischem Prüfen des hier Geäußerten – der eigenen Vernunft. Ob wir uns dafür entscheiden, ein *formales* Meditationstraining zu beginnen oder nicht, ist folglich eine persönliche Entscheidung. Als Kriterium könnte sich hier anbieten, die Qualität der eigenen Aufmerksamkeit zu erkunden.

Carl Rogers ist ein wunderbares Beispiel eines Therapeuten, der nie ein *formales* Meditationstraining auf sich genommen hat – und doch für seine Klienten herausragend präsent war. Meiner Einschätzung nach war Rogers diesbezüglich ein besonderer Mensch mit einem Talent für Meditation und meditierte *intuitiv*. So hat er gezeigt und vorgelebt, wie präsent ein Therapeut auch ohne formales Meditationstraining sein kann.

3 Kernelemente einer programmatischen Meditationstheorie im personzentrierten Ansatz

„Und am Ende all unseres Forschens werden wir wieder dort ankommen, wo wir begonnen haben und den Ort zum erstenmal kennen lernen."
– T. S. Eliot, Four Quartets

In den drei Dialogoperationen war es methodisch notwendig, die im Herkunftskontext und im Verfremdungskontext gebrauchten Begriffe, bei denen wir Entsprechungen erkannten, strikt auseinanderzuhalten. Das führte im Kontext des PZA zum Einführen des Begriffs ‚Präsent-Sein' (der Entsprechung zu *sati*, Achtsamkeit) als Fachbegriff. ‚Präsent-Sein' liegt sprachlich jedoch so nah beim Fachbegriff ‚Präsenz', dass es sich nun anbietet, ‚Achtsamkeit' als mögliches Synonym von ‚Präsent-Sein' einzuführen, weil dieser Begriff ohnehin bereits in der Psychotherapie und der Medizin etabliert ist. Im Dialog mit der buddhistischen Psychologie erkennen wir in dem Entwicklungsprozess, der zum Entstehen von Rogers' Präsenz-Erfahrung führt, fünf sukzessive Bedingungen. Rogers' Prinzip eingedenk, dass das Persönlichste auch das Allgemeinste ist, können wir diese nun verallgemeinern. Die Bedingungen sind:

die Absicht, präsent zu sein → gründliche Aufmerksamkeit → Achtsamkeit → die drei Therapeuteneinstellungen → das Überwinden der fünf Hemmnisse → Präsenz

Unterstützt wird diese Dynamik durch fünf Fähigkeiten, denen in der buddhistischen Psychologie so große Bedeutung zugesprochen wird, dass wir sie als Kardinaltugenden verstehen können. Auch hier gibt es eine Bedingungsabfolge:

Vertrauen → Tatkraft → Achtsamkeit → Präsenz → Weisheit

Diesen fünf Fähigkeiten wohnt etwas Zeitüberdauerndes inne. Wir können sie als Aspekte unserer Persönlichkeit verstehen, als in kleinerem oder größerem Ausmaß entwickelte Kompetenzen, die uns zur Verfügung stehen, wenn wir sie brauchen. Zugleich stärken wir diese Fähigkeiten in ihrer Ausprägung jedes Mal, wenn wir sie aktualisieren.

3.1 Die fünf Fähigkeiten

Den fünf Fähigkeiten wohnt eine bestimmte Struktur inne: Vertrauen und Weisheit werden als komplementäre Fähigkeiten verstanden, die es miteinander auszubalancieren gilt. Das Gleiche gilt für Tatkraft und Präsenz. Der Achtsamkeit kommt die Aufgabe des Ausbalancierens zu. Buddhistischer Psychologie zufolge können wir nie zu achtsam sein. Doch Vertrauen ohne Weisheit ist blindes Vertrauen. Weisheit ohne Vertrauen (das beinhaltet auch: ohne uns vertrauensvoll auf unsere Erfahrung *einzulassen*) ist ein Wissen, das nicht mit unseren Gefühlen verbunden ist. Tatkraft ohne die Ruhe und Sammlung, die einer ansatzweisen Präsenz inhärent ist, verpufft. Und Präsenz ohne Tatkraft kann sich sehr angenehm anspüren. Doch es ist nicht mehr als ein dumpfes, einlullendes Dahindämmern. Unserer Achtsamkeit kommt die *Umsetzung* der Aufgabe zu, die fünf Fähigkeiten ins Gleichgewicht zu bringen. Das *Steuern* des Gesamtgleichgewichts selbst obliegt unserer Weisheit (Buddhadāsa 2002: 136 ff.).

(1) *Vertrauen* [*trust*]: „Practice, theory and research make it clear that the person-centered approach is built upon a basic trust in the person […].“ (Rogers 1986h: 198) Es ist ein beachtliches Vertrauen, das Rogers in den Menschen setzt, nämlich die Zuversicht, dass Menschen sich letztlich in eine individuell und sozial konstruktive Richtung entwickeln, wenn sie sich von einem anderen Menschen in vollem Umfang [*fully*] eingeladen [*received*] erleben (Rogers 1958b [zitiert nach Rogers 1961a: 130]). Wenn wir mit dem Ansatz Rogers' arbeiten, ist dieses Vertrauen in die Entwicklungsfähigkeit des Klienten grundlegend. Es impliziert, dass wir über unser besonderes Beziehungsangebot hinaus keiner speziellen Techniken bedürfen, um Klienten in ihrer Entwicklung zu unterstützen. Rogers zufolge reicht es, authentisch, bedingungslos wertschätzend und empathisch verstehend *präsent* zu *sein*: „The goal has to be within myself, with the way I am.“ (Rogers 1987k: 32) Als Therapeuten bedürfen wir der Zuversicht, dass unsere Wirkmächtigkeit genau hier liegt.

Vertrauen ist auch die Voraussetzung dafür, uns dem Leben und unserem Erleben *hinzugeben*. Darunter verstehe ich ein von unserer Weisheit gelenktes Einlassen auf die gegenwärtige Erfahrung. Weisheit erlaubt es uns, situativ zu entscheiden, wann es angebracht ist, uns hinzugeben, und wann es angebracht ist, ein weiteres Entfalten unserer Erfahrung, sofern wir dieses als destruktiv erkennen, zu unterbrechen. Der Dharma-Lehrer und Begründer der modernen Meditationsweise des *Insight Dialogue*, Gregory Kramer (2007: 139–149), hat für dieses Vertrauen im Kontext seiner Meditationsrichtlinien einen passenden Ausdruck gefunden: „Trust Emergence“. Diese Richtlinie können wir auf zwei Weisen betonen: Wir können den Akzent auf das Vertrauen legen. Dann bedeutet es: *Vertraue* dem ständigen Emergieren dessen, was Dein Bewusstsein berührt! Hier liegt die Betonung auf der Aufforderung: *Traue* dich, zu vertrauen! *Geh* das Wagnis ein!

Wir können die Richtlinie jedoch auch so betonen: Vertraue dem *Emergieren!* Hier liegt der Akzent beim Wissen im Sinn eines Gewahrseins, *dass* sich ständig Neues zeigt, was sich unserem Bewusstsein darbietet. ‚Trust Emergence!', ‚vertraue dem Emergieren', umfasst das gleichzeitige Gewahrsein beider Deutungen.

(2) *Tatkraft:* Wenn wir uns darum bemühen, im wahrsten Sinn des Worts *kontinuierlich* präsent zu sein, erkennen wir bald und vielleicht zum Teil schmerzlich, wie unaufmerksam wir sind. Wir erkennen, dass unsere Absicht alleine nicht ausreicht, um *kontinuierlich* präsent zu sein und dass dies – für die meisten von uns – vieler Übung bedarf. Dafür brauchen wir Tatkraft.

Weil unsere Aufmerksamkeit leicht abgleitet, bedarf es eines geschickten, letztlich von unserer Weisheit geleiteten Krafteinsatzes, eines wohldosierten Engagements, präsent zu sein. Dieser Gedanke befremdet vielleicht, wenn wir uns in diesem Zusammenhang Carl Rogers als Person vergegenwärtigen: In gefilmten Demonstrationsgesprächen erweckt Rogers nicht unbedingt den Eindruck, angestrengt zu sein. Auf mich persönlich wirkt Rogers auf eine sehr natürliche Art und Weise *dedicated. Dedication* lässt sich schwer mit einem Begriff ins Deutsche übersetzen. Es umfasst die Konnotationen Engagement, Hingabe, Widmung, Überlassung, Weihung. Rogers strengt sich in meiner Wahrnehmung nicht an, für seinen Klienten *dedicated* zu sein. Er *ist* es.

Genau hierin zeigt sich meines Erachtens sein Können. Alle Arten von Meisterschaft drücken sich durch eine gewisse Mühelosigkeit aus. Das gilt für Tätigkeiten wie Tanzen, Singen oder Autofahren ebenso wie für Meditieren und seine besondere Variante, andere *kontinuierlich achtsam* in eine authentische, bedingungslos wertschätzende und empathische Begegnung einzuladen. – In einer Therapiestunde werden wir immer wieder aufs Neue abgelenkt. Immer wieder setzen wir aufs Neue unsere Tatkraft ein, um für unsere Klienten präsent zu sein. So kultivieren wir Tatkraft allmählich als Fähigkeit, als Kompetenz, die uns in unseren Begegnungen mit unseren Klienten und generell im Leben zur Verfügung steht.

(3) *Achtsamkeit*: Jedes Mal, wenn wir achtsam sind, nährt das unsere Fähigkeit, achtsam zu sein. Basierend auf diesem Vermögen fällt es uns in unserer Arbeit mit Klienten leichter, für sie präsent zu sein. Damit wiederum stärken wir Achtsamkeit als Fähigkeit.

Speziell im therapeutischen Kontext ist ein Aspekt von Achtsamkeit besonders hervorzuheben: Achtsamkeit ist eine Beziehungsqualität (Siegel 2007: 49 ff.; Siegel 2012; Siegel 2017: 223–227; Siegel u. Siegel 2014: 34; Weber 2015: 30 f.). Einerseits erlaubt uns Achtsamkeit, uns direkt und unmittelbar auf unsere Klienten zu beziehen. Das ist der offensichtliche Teil unseres In-Beziehung-Seins. Darüber hinaus beinhaltet Achtsamkeit auch ein reflexives Bewusstsein, wie Rogers es im oberen Bereich des Prozesskontinuums beschreibt: „He experiences with a quality of immediacy, knowing at the same time *that* he experiences." (Rogers 1961a: 154 f.) Das bedeutet, wir sind uns gleichzeitig dessen gewahr, *dass* wir gerade mit unserem

Klienten in Beziehung sind. Hier beziehen wir uns achtsam auf unsere Erfahrung. Dieses Zusammenspiel von interpersonalen und intrapersonalen Gewahrsein erlaubt es uns, uns direkt zuzuwenden, ohne uns in unsere Gedanken und damit einhergehende Gefühle hineinzuverstricken.

(4) *Präsenz:* Kontinuierliche Achtsamkeit ist Präsenz. Auch hier gilt: Jedes Mal, wenn es uns möglich ist, *kontinuierlich* achtsam zu sein, und sei es auch nur ansatzweise, stärkt das unsere Fähigkeit einer, und sei es eben auch nur ansatzweisen, Präsenz. Ebenso gilt auch umgekehrt: Umso mehr wir Präsenz als Fähigkeit entwickelt haben, desto leichter fällt es uns, diese Kompetenz zu aktualisieren. Aus der Perspektive des Meditationsverständnisses in den Suttas, das ich im vierten Kapitel dargelegt habe, nähren wir diese Präsenz, indem wir achtsam auf das Wohlgefühl [*sukha*] achten, das ihr innewohnt. Dies erlaubt es unserer Achtsamkeit, leichter *kontinuierlich* bei der gegenwärtigen Erfahrung zu bleiben, und so wird sie ganz natürlich nach und nach konstant(er).

(5) *Weisheit* [*wisdom*] ist ein Begriff, den Rogers wenig gebraucht. Wenn er ihn verwendet, spricht er von der ‚Weisheit des Organismus' oder ‚der Weisheit der Gruppe'. Kongruentes, prozessuales, organismisches Verstehen scheint für Rogers das favorisierte Wissens-Ideal zu sein. Das ist der Wissens-Modus einer ‚fully functioning person' (Rogers 1977a: 244 ff.). Sinngemäß wird diese Qualität von Wissen [*paññā*] auch in der buddhistischen Psychologie hoch geachtet. Hier könnte man ihn als Ausdruck größter Meisterschaft in der Meditation interpretieren. Buddhistischer Psychologie zufolge verwirklichen wir diese Meisterschaft leichter, wenn wir das Wissen unserer Verstandes kultivieren und es auf unsere gegenwärtige Situation sofort anwenden (DN 33.223).[172] Ein Beispiel hierfür wäre das Wissen von den vier edlen Wahrheiten [*ariyasacca*]: 1. *Dies* ist *dukkha* (Ungenügen, Leiden). 2. *Dies* ist die Herkunft von *dukkha*. 3. *Dies* ist das Enden von *dukkha*. 4. *Dies* ist der Weg, der zum Enden von *dukkha* führt. – Dieses Wissen, das zunächst ein Verstandeswissen ist, wird zunehmend intuitiv, wenn wir es immer wieder auf unsere gegenwärtige Situation beziehen.

Weisheit als Fähigkeit bedeutet einen Sinn dafür zu haben, wie das intuitiv-leibliche *und* das reflektierte Wissen in einem harmonischen Zusammenspiel eine individuell und sozial konstruktive Persönlichkeitsentwicklung fördern können. Wenn uns dieses Wissen in unserer Arbeit mit Klienten als Vermögen zur Verfügung steht, äußert sich das als ‚Bauchwissen', Erfahrungswissen, Intuition, die wir gegebenenfalls reflektieren.

Diese fünf Fähigkeiten bzw. Kardinaltugenden – Vertrauen, Tatkraft, Achtsamkeit, Präsenz und Weisheit – definieren buddhistischer Psychologie zufolge die Rahmenbedingungen für unser Meditieren, unabhängig davon, ob dieses sich intuitiv vollzieht (wie bei Rogers), oder ob wir reflektiert-bewusst Meditation üben. In einem gewissen Sinn bestimmen sie unsere gegenwärtigen Aktualisierungs*möglichkeiten*. Damit definieren sie die Ausgangssituation in unserer täglichen therapeutischen Arbeit. Wenn die

172 Vgl. dazu auch Gethin (2001: 222 f.) und Harvey (2013: 318 f.).

fünf Fähigkeiten harmonisch zusammenspielen, erleben wir das subjektiv als eine gute innere Ausgewogenheit: Wir sind zuversichtlich, engagiert, achtsam/präsent, gesammelt und verständnisvoll. Im theoretischen Kontext des PZA könnten wir sagen: Wir sind herausragend kongruent. Infolgedessen sind wir offen für Erfahrung, und wir sind uns unseres authentischen Anliegens nach Verbundenheit gewahr.

3.2 Die in Präsenz kulminierende Entwicklungsdynamik

Während wir im letzten Unterkapitel die fünf Fähigkeiten unter dem Gesichtspunkt einer machtvollen Ressource für unsere Arbeit als Therapeuten reflektierten, wenden wir uns nun der Bedingungsabfolge zu, die zum Tragen kommt, wenn wir für einen Klienten kontinuierlich präsent sein wollen. Hier kommt die weiter oben genannte Bedingungsabfolge ins Spiel, die wir als zu Präsenz/*samādhi* hinführend explizierten. Weil die Bedingungen aufeinander aufbauen, ordne ich sie graphisch vertikal an:

Präsenz
↑
Überwinden der
fünf Hemmungen
↑
Empathie
Akzeptanz
Kongruenz
↑
Achtsamkeit
↑
gründliche Aufmerksamkeit
↑
die Absicht, für einen Klienten authentisch, bedingungslos
wertschätzend und empathisch verstehend *kontinuierlich präsent* zu sein

(1) *Absicht:* Wenn wir einem Klienten *kontinuierlich* mit Achtsamkeit authentisch, wertschätzend und empathisch verstehend begegnen wollen, bedarf es dafür einer authentischen Absicht. Es bedarf eines genuinen Anliegens. Dieser Absicht müssen wir uns nicht unbedingt reflektiert bewusst sein. Tatsächlich können wir sie auch erst als solche erkennen, wenn wir gründlich aufmerken, und das ist bereits die nachfolgende Bedingung. Doch ohne die Absicht, für einen Klienten kontinuierlich präsent sein zu wollen, werden wir von vornherein erst gar nicht diese Gründlichkeit der Aufmerksamkeit erleben.

(2) *gründliche Aufmerksamkeit:* In unserem Erleben können wir nicht hinter das zurücktreten, was uns auffällt. *Auffallen* ist ein passiver Akt. Sinnesreize rufen gleichsam unsere Aufmerksamkeit, ohne dass wir das beabsichtigen. Wenn wir auf diese Sinnesreize *aufmerken*, antworten wir aktiv auf sie. Hier kommt unsere Aktivität ins Spiel: unsere Auf*merk*samkeit. Je nachdem, ob wir die authentische Absicht haben,

kontinuierlich präsent zu sein oder nicht, ist unsere Aufmerksamkeit entweder seicht oder gründlich. Ständig rufen neue Sinnesreize unsere Aufmerksamkeit. Wenn es uns an Achtsamkeit mangelt, reagieren wir automatisch mit gewohnheitsmäßigen Mustern auf diese Reize. Diese Dynamik kann sich auf sehr subtilen Ebenen abspielen, die in der Meditation erkundet werden können:

- Wenn wir etwas Angenehmes erleben, versuchen wir es festzuhalten und verlangen nach mehr davon.
- Wenn wir etwas Ungenehmes erleben, reagieren wir mit Aversion.
- Und Erfahrungen, die wir weder als angenehm, noch als unangenehm erleben, werden wir uns ohne spezielle Aufmerksamkeitsschulung kaum gewahr.

Wenn wir auf eine seichte Weise aufmerksam sind, lassen wir in allen drei Fällen den aus ihr entstehenden Eigendynamiken ‚freien' Lauf. ‚Gründliche Aufmerksamkeit' zeichnet sich im Unterschied dazu aus, dass wir in das üblicherweise automatische Ablaufen dieses Prozesses aktiv eingreifen, indem wir von Anfang an versuchen, ihn in seinen Ursprüngen zu verstehen. Dafür lenken wir die Aufmerksamkeit *gründlich* nicht nur auf das Denken, sondern auch unmittelbar auf das Erleben, wo nicht gedacht wird, in der Sprache Rogers': auf unsere organismische Erfahrung.

> *„Hier nun setzt yoniso manasikāra ein. Im Gegensatz zu unserer gewohnheitsmäßigen, an Angenehmes gebundenen Aufmerksamkeit, setzt sich geschultes weises Ergründen mit allen unseren Erfahrungen auseinander unbesehen, ob wir an ihnen Gefallen finden oder nicht. Es umfasst in großer Sorgfalt das ganze Ereignis einer Erfahrung mit all ihren gefühlsmäßigen und gedanklichen Schattierungen, schließt auch den Aspekt unserer Zu- und Abneigung mit ein und gewährt genau jene Aufmerksamkeit, aus der schließlich Einsicht erwächst." (Weber 2007: 2f.)*

Indem wir derart gründlich auf unsere gegenwärtige Erfahrung aufmerken, werden wir uns der fließenden Übergänge zwischen ‚gründlicher Aufmerksamkeit' und ‚Achtsamkeit' bewusst. Hier können wir erkennen, dass es sich mehr um eine *Abfolge von Bedingungen*, als um *zeitlich nacheinander stattfindende Ereignisse* im Bewusstsein handelt.

(3) *Achtsamkeit*: Wenn wir für unseren Klienten präsent sind, sind wir uns seiner als DU gewahr. Zugleich sind wir uns unserer selbst gewahr und der Beziehung, die uns miteinander verbindet. Dieses Erleben ist in dem Ausmaß ‚unmittelbar', in dem sich die Aufmerksamkeit nicht auf im Bewusstsein auftauchende Phänomene fixiert. Bezugnehmend auf die Unterscheidung zwischen den Grundworten Ich-Du und Ich-Es des Dialogphilosophen Martin Buber (1984) können wir diese Qualität der Beziehung als Ich-Du-Beziehung symbolisieren. Im Unterschied dazu bedeutet eine Ich-Es-Beziehung, dass wir uns nicht mehr diesem DU zuwenden, sondern Gedanken und Vorstellungen, die wir *über* den anderen haben. Dann ist aus dem DU ein ES, ein Gegenstand unseres Denkens geworden. Indem wir uns achtsam sowohl unserer Beziehung mit unserem Klienten, als auch unserer Beziehung zu

unserer Erfahrung gewahr sind, können wir dieser Dynamik entgegenwirken. So ermöglicht uns Achtsamkeit, eine tragfähige Basis für das Manifestieren der drei Therapeuteneinstellungen Kongruenz, bedingungslose Wertschätzung und empathisches Verstehen zu kultivieren.

(4) *Die drei Therapeuteneinstellungen* sind stets als Einheit zu verstehen. So wie Rogers sie definierte, implizieren sie Achtsamkeit sinngemäß.[173] D. h., wir *sind* jedes Mal achtsam, wenn wir einem Klienten kongruent, bedingungslos wertschätzend und empathisch begegnen. Zwei Merkmale von Achtsamkeit spielen in unserer Zuwendung zu einem Klienten eine besondere Rolle, ‚Unmittelbarkeit' und ‚Reflexivität': Einerseits gilt es, sich auf eine persönliche, höchst intime Beziehung einzulassen. Andererseits erfordert unsere therapeutische Arbeit auch, einen Abstand – zu unserem Klienten und unserer Erfahrung – zu wahren. Besonders deutlich zeigt sich das in Rogers' Verständnis von Empathie:

> *„[...] being empathic, is to perceive the internal frame of reference of another with accuracy, and with the emotional components and meanings which pertain thereto, as if one were the other person, but without ever losing the 'as if' condition. Thus it means to sense the hurt or the pleasure of another as he senses it, and to perceive the causes thereof as he perceives them, but without ever losing the recognition that it is as if I were hurt or pleased, etc. If this 'as if' quality is lost, then the state is one of identification." (Rogers 1959a: 210f.)*

Sich in den Klienten empathisch einzufühlen, seine Gefühle differenziert zu erspüren, setzt Nähe voraus. Das Erfüllen der ‚Als-ob-Bedingung', derzufolge wir nicht aus dem Blick verlieren, ein eigenständiger Mensch zu sein, setzt Nicht-Identifikation, Abstand, Perspektive voraus. Ebenso beinhaltet Kongruenz beide Merkmale:

> *„[...] congruence [...] means that what the therapist is feeling at an experiential or visceral level is clearly present in awareness and is available for direct communication to the client when appropriate. [...] It clearly involves the element of self-awareness [...]. [...] Being real involves being acquainted with the flow of experiencing going on within, a complex and continuing flow." (Rogers 1980b: 2157)*

Für ein klares Bewusstsein der gegenwärtigen Erfahrung bedarf es, diese ganz nah zu erleben. Diese gegebenenfalls kommunizieren zu können, setzt voraus, dass wir sie zwar deutlich erleben, jedoch nicht in ihre Eigendynamik verstrickt sind. Dafür braucht es Abstand. Bedingungslose Wertschätzung definiert Rogers:

> *„[...] unconditional positive regard [...] means that when the therapist is experiencing a nonjudgmental, acceptant attitude toward whatever the client is at that moment, therapeutic movement or change is more likely. It involves the therapist's willingness for the client to be whatever immediate feeling is going on – confusion, resentment, fear anger, courage, love, or pride. It is a non-possessive caring." (Rogers 1986h: 197)*

---

173 Vgl. dazu Kuno (2002), Moore (2002), Bundschuh-Müller (2009, 2013).

Auch für das Manifestieren einer bedingungslosen Wertschätzung bedarf es einer Kombination aus direkter Zuwendung und einem gewissen Abstand. Wenn wir einem Klienten eine bedingungslose positive Beachtung [*unconditional positive regard*] entgegenbringen wollen, erkennen wir, dass es herausfordernde Situationen gibt, in denen uns das schwerfällt. Dann brauchen wir ungeachtet unserer unmittelbaren Zuwendung einen Abstand, um die momentane Beziehungsdynamik zu verstehen.

Wir können also festhalten: Die drei Therapeuteneinstellungen beinhalten Achtsamkeit, und *wenn* wir sie manifestieren, *sind* wir mehr oder weniger achtsam. Mit der Verortung seines Erlebens, ‚präsent' bzw. ‚achtsam' zu sein'[174] ‚um die drei Therapeuteneinstellungen herum',[175] deutete Rogers jedoch an, dass ihm dieses Präsent-Sein *als eigene Erlebnisqualität* zugänglich wurde. Wenn wir zu erkennen beginnen, dass es Achtsamkeit auch als eigene wahrnehmbare Qualität in unserer Zuwendung gibt, eröffnet sich uns eine neue Dimension im Erleben. Rogers beschreibt sie im oberen Bereich des Prozesskontinuums: „He experiences with a quality of immediacy, knowing at the same time *that* he experiences. [...] He is aware of himself, but not as an object. Rather it is a reflexive awareness, a subjective living in himself in motion." (Rogers 1961a: 154 f.)

Das Erleben reflexiven Gewahrseins gleicht einem Dimensionssprung. In diesem Augenblick, wo ich das schreibe, spüre ich beispielsweise Schmerzen in einer Zehe, die ich mir verletzt habe. Da gibt es ein unmittelbares Bewusstsein dieses Schmerzes. Bin ich mir darüber hinaus auch bewusst, *dass* ich mir dessen bewusst bin, dass ich diese Schmerzen habe? Ein jeder Augenblick, in dem ich mir auf diese Weise wohlwollend meiner selbst gewahr bin, ist ein Augenblick der Achtsamkeit bzw. des Präsent-Seins. Dann nehme ich nicht nur wahr, sondern ich nehme mich als Erlebenden wahr.

Im therapeutischen Setting bedeutet das: Wir sind uns nicht nur unserer Zuwendung bewusst, die wir einem Klienten entgegenbringen. Wir sind uns zugleich des Bewusstseins unserer Zuwendung gewahr. Ein jedes Mal, wenn uns diese Erlebnisdimension zugänglich ist, können wir erkennen, dass sich das Feld unseres Bewusstseins auf ganz natürliche Weise weit anfühlt. Da entspannt sich etwas, und diese Entspannung erleben wir auch körperlich. Das ist eine Erlebnisweise, die wir wohl alle aus eigener Erfahrung kennen. Wir haben sie vielleicht bloß noch nicht näher erkundet. Der Gegenstand dieser Untersuchung ist jedoch nicht diese Erfahrung als singuläres Phänomen. (Kurzfristig und moderat präsent/achtsam zu sein, ist nicht so schwierig.) Im Zusammenhang dieser Untersuchung interessiert uns die Kontinuität dieser Momente der Achtsamkeit, denn Präsenz ist kontinuierliche Achtsamkeit. *Hier* eröffnet sich uns die potenzielle Tiefendimension im PZA.

Eine große Hilfe in diesem Zusammenhang kann uns eine gut entwickelte Achtsamkeit für unser Atmen sein: „Mindful breathing is perhaps the oldest and most fundamental area of building mind-body awareness, the word 'breath' deriving etymologically from the same root as 'spirit'", schreibt der personzentrierte Psycho-

174 Im Original: „when my self is very clearly, obviously present" (Rogers 1987k: 29).
175 Im Original: „around the edges of those conditions" (Rogers 1987k: 29).

therapeut Cornelius White (2013: 202) als Aspekt der Kongruenz eines Therapeuten. Und er ergänzt: „Hence, knowing and developing the therapist's person is a process of organismic, or mind-body-spirit, integration."

Die beiden Psychologen Paul Grossman und Nicholas T. Van Dam (2013: 386f.) reflektieren die Vorteile der Atemachtsamkeit folgendermaßen:

> *„Der Atem fungiert in der Meditation oft als ein sehr praktisches Objekt und als Anker für das Bewusstsein. Die Atmung ist die eine physiologische Lebensaktivität, die in wachen Zuständen dem Empfinden und der Wahrnehmung zugänglich ist. Im normalen, gesunden Zustand richten die meisten Menschen nur selten ihre Aufmerksamkeit auf den Atem. Aber es ist sowohl in der Erfahrung als auch in der empirischen Analyse ersichtlich, dass wir (intakte mentale Fähigkeiten vorausgesetzt) in der Lage sind, in allen Situationen und zu allen Zeiten unsere Aufmerksamkeit auf den Atem zu richten, bis die Atmung mit dem Tod schließlich vollkommen endet. Der Atem ist sowohl allen wichtigen Sinnen zugänglich – Geschmack, Berührung, Geruch, Klang und Sehen – als auch inneren Wahrnehmungsprozessen, die eng mit der bewussten Erfahrung des Selbst verbunden sind (Intero-zeption, Propriozeption und kinästhetische Erfahrung). Zudem sind die Lungen das größte und stärkste Pumpsystem (und der größte physiologische Oszillator oder Schwingungserzeuger) im Körper. Infolgedessen synchronisieren sich andere Lebensfunktionen (der Herzschlag, der Blutdruck, die Aktivität des zentralen Nervensystems) oft mit dem Rhythmus des Atems (Grossman 1983). Der Atem reagiert auch sehr sensibel auf zahlreiche emotionale, kognitive und verhaltens-bezogene Aktivitäten (Grossman & Wientjes 2001). Zudem kann der Atem zugleich vollkommen unter unbewusster Kontrolle oder vollständig unter bewusster Kontrolle funktionieren (Phillipson et al. 1978) Somit liegt dieser physio-logische Prozess genau an der Schnittstelle zwischen bewusster und unbewusster Erfahrung. Aus all diesen und vielen weiteren Gründen (siehe Grossman 2010) kann uns das Gewahrsein für den Atem mit Erfahrungen verbinden, die unter der Schwelle der gewöhnlichen bewussten Erfahrung liegen. Das kann zu einem wirkungsvollen Mittel werden, um das Verständnis der eigenen Gedanken, Gefühle und anderer mentaler Zustände zu verfeinern und zu erweitern."*

Wenn die Atemachtsamkeit gut kultiviert ist, steht sie uns bei Bedarf jederzeit zur Verfügung. Sie erlaubt es uns, uns selbst höchst differenziert leiblich zu spüren und unterstützt uns damit, unserem Gegenüber mit kontinuierlicher Achtsamkeit kongruent, bedingungslos wertschätzend und empathisch zu begegnen

(5) *Das Überwinden der fünf Hemmungen*: Buddhistischer Psychologie zufolge bedarf es für eine *kontinuierliche* Achtsamkeit des Überwindens von fünf schwierigen Geisteszuständen, nämlich (1.) Sinneslust, (2.) Aversion, (3.) Stumpfheit und Mattheit, (4.) Aufgeregtheit und Gewissensunruhe und (5.) Zweifel. Diese Aufzählung kann leicht befremdlich wirken. Vielleicht erweckt es den Anschein, als ob es sich hier definitionsgemäß um eine riesengroße Sinneslust, Aversion, Stumpfheit und Mattheit usw. handeln würde. Doch das muss nicht der Fall sein. ‚Sinneslust' (ad 1) etwa bezeichnet im Zusammenhang des Hemmens einer kontinuierlich achtsamen therapeutischen Begegnung häufig nicht heftige, sondern ganz subtile Ausdrucksformen eines sinnliches Begehrens. Das können völlig harmlose angenehme Erinne-

rungen oder Phantasien sein, die in unserem Bewusstsein auftauchen, wenn gerade nichts ‚Außerordentliches' in einer Therapiestunde geschieht. Nur allzu leicht bleibt die Aufmerksamkeit kurz bei diesen Eindrücken und verengt sich auf sie. Das ist normal. Und wenn wir das erkennen, wenden wir die Aufmerksamkeit sofort wieder unserem Klienten zu. Jetzt sind wir erneut achtsam, lauschen empathisch, teilen das empathisch Verstandene mit. Doch es ist eine reine Frage der Zeit, bis die nächste Unterbrechung unserer Zuwendung geschieht. Vielleicht waren wir schon von Beginn der Therapiestunde an aus einem Grund latent ärgerlich (ad 2), der nicht das Geringste mit diesem Klienten zu tun hat. Und auf einmal erkennen wir, dass wir uns für kurze Zeit in einem Ärger verloren haben – vielleicht ausgelöst durch eine Äußerung unseres Klienten, vielleicht auch durch eine persönliche Erinnerung. Das Gleiche gilt für die weiteren drei Hemmungen einer *kontinuierlichen* achtsamen Zuwendung für unseren Klienten: So leicht geschieht es, dass wir uns kurz in einer Stimmung oder einer Emotion verlieren und unaufmerksam sind – infolge Müdigkeit (ad 3), weil uns etwas aufregt (ad 4), weil wir zweifeln (ad 5). Ich denke, das kennen wir wohl alle. Derlei Vorkommnisse im Verlauf einer fünfzigminütigen Therapiestunde sind so normal, dass es kaum der Rede wert zu sein scheint, ein Wort darüber zu verlieren, wenn sie nicht überhand nehmen. Der zentrale Punkt ist hier: Für unser *Alltagsbewusstsein* ist das *normal*. Wenn uns jedoch daran liegt, eine *Bewusstheit der Präsenz* aufzubauen, sind es genau diese kurzen Unterbrechungen unserer Achtsamkeit, die das verhindern. Deshalb gilt es, sie so schnell und wohlwollend als möglich achtsam zu erkennen, uns selbst anzunehmen und unsere Achtsamkeit wieder dafür einzusetzen, in eine Ich-Du-Beziehung mit unserem Klienten zu gelangen.

Es ist dieser Ort in der zu Präsenz hinführenden Bedingungsabfolge, an dem uns unsere fünf Fähigkeiten bzw. Kardinaltugenden eine unverzichtbare Unterstützung sind. Sie ermöglichen es uns, leichter dazu *fähig* zu sein, immer wieder aufs Neue die fünf Hemmnisse zu überwinden.

(6) *Präsenz:* Indem wir zunehmend leichter dem Auftauchen der fünf Hemmnisse mit Achtsamkeit begegnen, wird sie deutlich wahrnehmbar konstanter. In der buddhistischen Psychologie ist *samādhi* (Herzenseinigung, die Entsprechung zu Präsenz) ein Überbegriff, der ein weites Spektrum verschieden starker Ausprägungen umfasst. Wo lässt sich Rogers' Präsenz-Erfahrung hier verorten? Wie können wir die Qualität von Präsenz, die Rogers intuitiv entwickelte und die sich als so heilsam herausstellte, im Reflexionshorizont der buddhistischen Psychologie näher bestimmen?

Wenn die Achtsamkeit *vollkommen kontinuierlich*, ohne das geringste Zittern ist, wird das *jhāna* (Versenkung) genannt. Das ist ein veränderter Bewusstseinszustand, der schwer zugänglich ist. Im Allgemeinen braucht es Rahmenbedingungen eines klösterlichen Lebens, um mit dieser Bewusstheit vertraut zu werden und sie zu verfeinern. Die Suttas zählen insgesamt vier Stufen auf. Im Anfangsbereich von *jhāna*, also dem ersten *jhāna*, gibt es zwar Denktätigkeit. Aufgrund der Unmittelbarkeit des Erlebens geschieht sie jedoch deutlich reduziert und ist auf ihr Wesentlichstes begrenzt. Angesichts dessen, dass Rogers in seinem Erleben von Präsenz ganz normal weiter sprechen konnte, können wir von vornherein ausschließen, dass Rogers *jhāna* (Versenkung) erlebte. Doch bereits in unserer Annäherung an diese heilsame Bewusstheit beginnt sich die Qualität unseres Erlebens markant zu verändern. Hier *beginnt* Präsenz. Hier beginnt *samādhi* (Herzenseinigung).

Bei Buddhaghosa wird dieser Vorbereich von *jhāna* (Versenkung), in dem wir bereits in hohem Ausmaß *konstant* achtsam sind, als *upacāra-samādhi* (angrenzendes *samādhi*) bezeichnet. Weil sich die Aufmerksamkeit aufgrund ihrer kristallklaren Fähigkeit zu *wissen* und sich dieses Wissens *gewahr* zu sein, nun nicht mehr so leicht in die fünf Hindernisse verstrickt, werden wir ungleich weniger abgelenkt. Kontinuierlich achtsam zu sein, ist deshalb jetzt nahezu mühelos möglich. In dieses Erleben können wir uns hinein entspannen, wie Rogers das bezeichnete. In dieses Erleben können wir uns hinein genießen, wie ich das im vierten Kapitel über die Meditationstheorie der Suttas andeute.

Die buddhistische Psychologie kennt hier keine weitere begriffliche Differenzierung in der Kartographierung von *samādhi* (Herzenseinigung). Doch der Vorbereich von *jhāna* (Versenkung) umfasst – genau so, wie das bei Achtsamkeit der Fall ist – ein ganzes Spektrum unterschiedlich intensiver Ausprägungsgrade:

- Umso näher wir uns im Erleben an *jhāna* (Versenkung) annähern, desto direkter und unmittelbarer wird es. Mit dieser Zunahme an Bewusstheit korrespondiert eine natürliche Abnahme unserer zwanghaften Denktätigkeit. Es ist nun unsere freie Entscheidung, ob wir einen Gedankenimpuls sich ausfalten lassen wollen oder nicht. Das direkte Erleben in diesem Zustand ist umso vieles erstaunlicher und interessanter, als unsere Gedanken *über etwas*, dass kaum ein Gedanke Macht über unsere Aufmerksamkeit hat. In dieser Verfassung steht uns unser sprachliches Denken wie ein Werkzeug jederzeit zur Verfügung, wenn wir seiner bedürfen. Doch häufig ruht es einfach, weil kein Anlass zu seiner Aktivierung besteht. Entsprechend langsamer, unter Umständen sogar mit längeren Pausen, ist es uns möglich, in dieser Bewusstseinsverfassung zu sprechen.[176] Hier gilt das

176 Phänomenologisch ist das ein noch weitgehend unerforschter Bereich. Erste Ansätze können wir im Werk des Arztes, Psychologen und Philosophen Carl Albrecht (1902–1965) erkennen, der einen persönlichen Zugang zu dieser Erlebnisqualität hatte, sich in ihr jahrzehntelang übte und sie systematisch phänomenologisch erforschte. Indem Albrecht als Arzt Patienten in die Kunst der *Versenkung* und der *Versunkenheit*, wie er dies bezeichnete, einführte, können wir ihn als Pionier verstehen, der mit seinem Fokus auf Versenkung die Achtsamkeitsbewegung *in ihrem Denkansatz* bereits überholt hatte, bevor es sie überhaupt gab. Ihren Niederschlag finden Albrechts Überlegungen in seinem dreibändigen Werk „Psychologie des mystischen Bewusstsein“ (1990), „Das mystische Erkennen. Gnoseologie und philosophische Relevanz der mystischen Relation“ (1982) und „Das mystische Wort. Erleben und Sprechen in Versunkenheit“ (1974), zu dem kein Geringerer als der deutsche Theologe Karl Rahner das Vorwort schrieb. Vgl. dazu auch Fischer-Bernicol (1978): „Denken in Meditation und mystischer Erfahrung“. Persönliche Anmerkung: Ich hatte das große Glück, den Herausgeber des Nachlasses von Carl Albrecht, den Philosophen und Zen-Praktizierenden Hans A. Fischer-Barnicol, noch persönlich kennenzulernen, bevor er 1999 starb. Er lud mich ins Kloster Pernegg

Gleiche, das wir bereits zuvor bei *jhāna* (Versenkung) erörterten: Weil Rogers sich mühelos artikulieren konnte, konnte er noch nicht im Einflussbereich dieser Ausprägung von *upacāra-samādhi* (angrenzendes *samādhi*) gewesen sein.

- Am anderen Ende von *upacāra-samādhi* (angrenzendes *samādhi*), da, wo es in seinen allerzartesten Ausprägungen beginnt, zeigt sich diese Qualität der Bewusstheit bereits als leicht veränderter Bewusstseinszustand (weil wir nahezu konstant präsent sind und uns dieses Präsent-Seins gewahr sind), doch noch ohne durch die Tiefe von *samādhi* (Herzenseinigung) hervorgerufenen Begleiteffekte, wie etwa Einschränkungen im Sprechen oder außergewöhnlichen Körperwahrnehmungen.

Irgendwo zwischen diesen beiden Ausdrucksformen von *upacāra-samādhi* (angrenzendes *samādhi*) können wir Rogers' Präsenz-Erfahrung verorten. Meines Erachtens sprechen zwei Gründe dafür, dass sie eher zu Beginn dieses Bereichs liegt: Rogers konnte sich ohne die geringsten Schwierigkeiten sprachlich artikulieren. Und Rogers hob in der Darstellung seiner Präsenz-Erfahrung nicht ausdrücklich ein besonderes Wohlgefühl [*sukha*] hervor, das den Suttas zufolge markant für das Erleben von *samādhi* (Herzenseinigung) ist. Ich denke, wir können davon ausgehen, dass Rogers dieses tiefe Wohlgefühl erlebte, ihm jedoch keine nähere Aufmerksamkeit schenkte: (1.), weil es sich zunächst sehr zart zeigt und (2.) weil er keine Meditationstheorie kannte, die ihn auf den Wert dieser Emotion aufmerksam machte. Es ist gut vorstellbar, dass Rogers dieses Wohlbefinden als ‚Lebendigkeit' symbolisierte, wie das etwa in seiner Darstellung des Erlebens in der sechsten Stufe des Prozesskontinuums besonders deutlich zum Ausdruck kommt.[177]

Wie dem auch sei – dieser Qualität von Präsenz, wie Rogers' sie in seinem letzten Lebensjahrzehnt beschrieb, wohnt dieses Wohlbefinden inne. Wenn wir es in der meditativen Begegnung mit einem Klienten zu fühlen beginnen, können wir unser Wissen anwenden und uns in dieses Wohlbefinden hinein entspannen. Dann können wir aus eigener Erfahrung erkennen, wie sehr es uns dabei hilft, leichter *kontinuierlich* achtsam/präsent zu sein und folglich leichter in den Zustand der Präsenz zu gelangen. Indem die Bemühung, achtsam zu sein, in dieser Bewusstseinsverfassung weitgehend wegfällt, können wir uns um vieles leichter empathisch für unsere Klienten öffnen, sind in unmittelbarer Berührung mit unserer eigenen Erfahrung, sind intuitiv, denkwendig und lebendig.

(Österreich) ein, wo er seine letzten Lebensjahre verbrachte, und wir hatten stundenlang Gelegenheit, uns ausführlich über Albrecht auszutauschen. Uns verband von Anfang an die Überzeugung, dass gerade in jenem Bewusstseinsbereich, der in der buddhistischen Psychologie mit *samādhi* (Herzenseinigung) bezeichnet wird, ein entscheidendes Heilungspotenzial für Patienten bzw. Klienten liegt. Dass Carl Albrecht bereits vor Jahrzehnten auf diese Weise Patienten begleitet hatte, hörte ich damals zum ersten Mal, und es bestärkte mich sehr in meinem Denkansatz, der in der vorliegenden Dissertation nun seinen artikulierten Ausdruck findet. Für das Herstellen dieses persönlichen Kontaktes danke ich Ursula Baatz.

177 Für diesen Gedanken danke ich Christoph Köck.

X Meditation im Curriculum der Psychotherapeutenausbildung

1 Psychotherapie, Meditation und der personzentrierte Ansatz

> *„Carl Rogers' bedingungslose positive Wertschätzung drückt sehr gut aus, was von uns als Lehrern oder Therapeuten verlangt wird, um absichtsvolles Annehmen und Würdigen zu schützen und zu vertiefen, die an der Wurzel jeglicher guter Therapie – und eigentlich jeder wechselseitigen Beziehung – liegen. Sie müssen über alles Künstliche und Aufgesetzte hinaus realisiert und umgesetzt, verkörpert werden. Das bedeutet, dass es in einer solchen Beziehung der klinischen Praxis nicht angebracht ist, sich auf bloßes Nachbilden zu verlassen. Die Kunst liegt darin, Gegenwärtigsein, Achtsamkeit, Freundlichkeit und Mitgefühl authentisch zu verkörpern."*
>
> *– Jon Kabat-Zinn*[178]

Es wundert nicht, dass Jon Kabat-Zinn auf Carl Rogers' Verständnis einer authentischen Haltung referiert. Denn um Authentizität geht es in beiden Entwicklungskonzepten. Außerdem teilen beide Konzepte den Grundgedanken eines annehmenden, akzeptierenden Gewahrseins – im Unterschied zu einer Zuwendung, in der wir unsere Aufmerksamkeit forcierend dafür einsetzen, *um* ein Leiden zum Verschwinden zu bringen. Das bedeutet beispielsweise, dass wir nicht ‚achtsam' in einen Schmerz mit der Absicht hineinspüren, *damit* der Schmerz verschwindet. Die Kunst besteht darin, annehmend und zugleich präsent *mit* diesem Erleben zu sein: „Dadurch, dass man die Erfahrung so ‚hält' und bei ihr ist, kann tiefe Einsicht in die Natur der Dinge entstehen." (Shapiro u. a. 2011: 26) Beide Entwicklungskonzepte teilen auch die Sichtweise, dass Probleme ‚sich' lösen, wenn wir unserer gegenwärtigen Erfahrung präsent, anteilnehmend begegnen.[179] Einer mittlerweile etablierten Unterteilung zufolge können wir drei Formen einer „achtsamkeitsorientierten Psychotherapie" unterscheiden (ebd.: 36):

- Ein Therapeut kann selbst Achtsamkeitsmeditation praktizieren, um präsenter für seine Klienten sein.
- Ein Therapeut kann einen theoretischen Bezugsrahmen verwenden, der aus der buddhistischen Psychologie oder seiner eigenen Meditationspraxis abgeleitet ist.
- Oder ein Therapeut kann seine Klienten bzw. Patienten Achtsamkeitsmeditation lehren.

Aus dieser dem PZA übergeordneten Perspektive können wir die vorliegende Untersuchung der ersten Form zuordnen: der übende Therapeut. Praktisch gesehen ist

178 Kabat-Zinn in: Shapiro u. a. (Hg.) (2011: 8).

179 Vgl. dazu van Gordon, Shonin, Griffiths, Singh (2015); Gordon, Shonin, Griffiths (2015).

es allerdings wohl ausgeschlossen, dass die regelmäßige Meditationspraxis eines Therapeuten keine Spuren in seinem theoretischen Verständnis hinterlässt, das in seine therapeutische Arbeit mit Klienten einfließt. Von daher ist die Unterscheidung zwischen der ersten und der zweiten Form einer achtsamkeitsbasierten Psychotherapie in meinem Verständnis eher künstlich.[180] Der Psychologe Paul Fulton schreibt über den Einsatz von Achtsamkeit im klinischen Training:

> *„Es ist zwar am wenigsten ersichtlich, aber der meditierende Therapeut als quasi verborgenes Element kann sehr richtungweisend sein, um Achtsamkeit in die Therapie zu integrieren. In der Tat kann Achtsamkeitspraxis eine unerschlossene Ressource für das Training von Therapeuten sein, gleich welcher theoretischer Überzeugung, denn sie bietet ihnen ein Mittel, solche Faktoren zu beeinflussen, die den Behandlungserfolg am deutlichsten ausmachen." (Fulton 2009: 85)*

Das meines Wissens erste Buch, das explizit über „Wirkfaktoren der Achtsamkeit" (in der Psychotherapie) geschrieben wurde (Harrer u. Weiss 2016), adressiert auch das Thema der Achtsamkeit in der Psychotherapeutenausbildung. In diesem Zusammenhang führen die Autoren – Michael Harrer, ein österreichischer Psychiater und Psychotherapeut, und der deutsche Psychologe Halko Weiss – an, welche Vorteile es mit sich bringt, als Therapeut regelmäßig Achtsamkeitsmeditation zu praktizieren:

> *„Eine beständige Achtsamkeitspraxis kann dazu dienen, klar beschreibbare* Zustände *kennen zu lernen und sie dann im Therapieraum zur Verfügung zu haben. Diese sind durch folgende [...] Qualitäten gekennzeichnet:*
>
> - *Präsenz, auch in ihrer körperlichen Dimension.*
> - *Offenheit und interessierte Neugier.*
> - *Zuwendung aus ganzem Herzen –* Wholehearted Attention *(Horney 1951).*
> - *Eine akzeptierende, nicht bewertende Haltung, die auch die eigenen Persönlichkeitsanteile mit einschließt.*
> - *Mitgefühl und Selbstmitgefühl.*
> - *Geringe Reaktivität – der Therapeut* muss *nicht unmittelbar handeln, kann innehalten und abwarten, um dann angemessen und bewusst zu handeln* (Acting with Awareness).
> - *Die Fähigkeit, intensive Gefühle der Klienten auszuhalten* (Containing bzw. Holding Function).
> - *Die Fähigkeit, eigene Gefühle zu regulieren.*
>
> *Diese Elemente eines Zustands können als* Loving Presence *zusammengefasst werden. Dabei führt die in der Achtsamkeitspraxis geübte* Aufmerksamkeitssteuerung
>
> - *zu einem erhöhten und selbstverständlich gewordenen Bewusstsein darüber, worauf die Aufmerksamkeit in jedem Moment gerichtet ist* (Metacognitive Awareness),

180 Der Vollständigkeit halber ergänze ich hier, dass in MBCT und den daraus abgeleiten therapeutischen Verfahren Klienten bzw. Patienten darin gelehrt und begleitet werden, selbst zu meditieren und aufgrund des Kultivierens einer achtsamen Lebensorientierung einen neuen Kurs im Leben einzuschlagen, eben achtsam zu leben.

- *zu einer stabileren und höheren Fähigkeit zur Aufmerksamkeitslenkung sowie zur Konzentration auf Wesentliches,*
- *zur Fähigkeit zu ‚bifokaler' bzw. ‚bidirektionaler' Wahrnehmung, insbesondere auch der differenzierten Wahrnehmung eigener körperlicher Befindlichkeiten und Reaktionen.*

Darüber hinaus führen die in der Achtsamkeitspraxis erlangten Einsichten
- *zu einem tieferen Verständnis darüber, wie Menschen – auch Therapeuten – auf jeweils einzigartige Weise ihre eigene Welt erschaffen,*
- *zu mehr Vertrauen in Prozesse der Selbstorganisation,*
- *zur Erkenntnis eigener Automatismen, Vorlieben und Abneigungen – auch methodenbedingter – mit der Möglichkeit, diesen auch* nicht *zu folgen,*
- *zu einer Stärkung der Fähigkeit, Theorien und Modelle als solche zu erkennen, sie somit weniger als ‚Wahrheit' zu sehen und dadurch nicht so sehr an sie gebunden zu sein,*
- *zu einem besseren Umgang mit den eigenen Bedürfnissen – bezogen auf das Selbstbild und den Selbstwert –, die sich im therapeutischen Prozess als Hindernis erweisen können,*
- *zu einer höheren Akzeptanz der eigenen Grenzen.*

Einige der genannten Punkte bestätigten sich in Interviews, Fokus-Gruppen und Tagebucheinträgen im Rahmen der qualitativen Studie von John Christopher und Judy Maris (2010). Diese wurde mit Auszubildenden durchgeführt, die neben ihrer Therapie- oder Beraterausbildung eine entsprechende Schulung (15 Wochen, jede Woche zweimal 2,5 Stunden) absolvierten. Sie erlebten unter anderem eine verringerte Reaktivität, *eine erhöhte Fähigkeit,* wach *und* präsent *zu bleiben, und eine* Disidentifikation *von inneren Dialogen, insbesondere von inneren Kritikern. Sie hatten weniger das Bedürfnis, alles kontrollieren, alles wissen und perfekt sein zu müssen, und entwickelten mehr* Selbstmitgefühl *und* Mitgefühl *für andere. In den Beratungen hielten sie die* Pausen *der Stille besser aus. Sie waren weniger mit sich selbst beschäftigt und stattdessen präsenter und aufmerksamer für ihre Klienten. Das Bewusstsein über die eigenen inneren Kritiker half ihnen dabei, ähnliche Dynamiken bei ihren Klienten zu entdecken und ihnen dabei zu helfen, von der negativen Selbstbewertung zu einem mitfühlenden Beobachten zu kommen. Indem sie schwierige Emotionen besser tolerieren, steigerte sich die Fähigkeit, ein ‚Holding Environment' im Sinne Winnicotts zur Verfügung zu stellen. Darüber hinaus fiel es ihnen leichter, die Klienten darin zu unterstützen, ihre Gefühle auch mehr in ihrer körperlichen Dimension wahrzunehmen. Diese Veränderungen erwiesen sich als nachhaltig: In einer Nachuntersuchung – durchschnittlich 4,5 Jahre später – gaben die Teilnehmer an, dass die Achtsamkeitspraxis ihre Erfahrung, Therapeut zu sein, die therapeutische Beziehung und die Auswahl der Konzepte, die sie zum Verstehen ihrer Klienten heranzogen, überdauernd verändert hatte." (Harrer u. Weiss 2016: 280f.)*[181]

Der exponentielle Anstieg in der Fachliteratur zur Achtsamkeit (Brown u. a. 2015a: 2) legt nahe, das Konzept ‚Achtsamkeit' als ein im Entstehen begriffenes Therapieschulen-übergreifendes Paradigma in der Psychotherapie zu begreifen. Unterstützt

181 Hervorh. im Orig.

wird diese Dynamik wahrscheinlich auch dadurch, dass Achtsamkeit längst weit über den psychotherapeutischen Kontext hinaus angewendet wird.[182]

Damit gibt es erstmals wieder, seitdem Rogers ab der letzten Jahrhunderthälfte begann, auf die Bedeutung der Therapeuteneinstellungen und ihre Auswirkung auf die therapeutische Beziehung hinzuweisen, einen sich weit ausbreitenden theoretischen Ansatz, in dem das Aneignen einer bestimmten Haltung für einen Therapeuten zentral ist: So wie es im PZA gilt, sich Kongruenz, bedingungslose Wertschätzung und Empathie als existenzielle Einstellungen anzueignen, sollen mit Achtsamkeit arbeitende Therapeuten Achtsamkeit als Haltung entwickeln. Dabei wird von ihnen mit Selbstverständlichkeit erwartet, ihre eigene Meditationspraxis durch tägliche Sitzmeditation und periodische Meditationsretreats – Zeiten stiller Einkehr für eine Länge von meist fünf bis zehn Tagen – zu entwickeln und zu vertiefen (Crane, Brewer, Feldman, Kabat-Zinn, Santorelli, Williams, Kuyken 2017: 995; Williams, Fennell, Barnhofer, Crane, Silverton 2017). Was das Commitment für *diese* Art der Arbeit an der eigenen Beziehungsfähigkeit betrifft, wird von Psychotherapeuten, die mit MBCT oder einem abgeleiteten Verfahren arbeiten, tatsächlich beträchtlich mehr verlangt als von personzentrierten Psychotherapeuten.

Eindeutig ist die etablierte Form der Selbsterfahrung, wie sie als Einzel- und Gruppenselbsterfahrung ein selbstverständlicher Teil der Ausbildung in personzentrierter Psychotherapie ist, durch nichts zu ersetzen. Doch das ist nicht die einzige Möglichkeit, an der eigenen Beziehungsfähigkeit zu arbeiten. Meditation hat das Potenzial, unsere Beziehungen zu vertiefen.

Unzählige Verhaltenstherapeuten haben bereits die Erfahrung gemacht, dass ihnen eine Schulung in Achtsamkeit nicht nur dabei hilft, ihren Klienten diese Kompetenz zu vermitteln, sondern selbst achtsamer und empathischer zu werden. Und von der Verhaltenstherapie ausgehend breitet sich diese Orientierung auf andere Therapieschulen aus. Allerdings gibt es einen grundlegenden Unterschied zwischen dem Einbeziehen der Achtsamkeitsmeditation in die Verhaltenstherapie (oder eine andere Therapieschule) und dem in dieser Untersuchung entwickelten Ansatz: Das Einbeziehen der Achtsamkeitsmeditation in die Verhaltenstherapie ist synkretistisch, denn durch die Achtsamkeitsmeditation kommt quasi von außen etwas Wertvolles hinzu, das in die eigene Therapietheorie assimiliert wird.

Im Unterschied dazu wohnt – wenn wir die Gültigkeit der von mir angebotenen Erklärung für das Zustandekommen von Rogers' Präsenz-Erfahrung anerkennen – dem PZA *von Anfang an* etwas Meditatives inne, das nur jetzt erst explizit wurde. Carl Rogers meditierte intuitiv, ohne dass er das selbst so bezeichnete. Damit ist Meditation eine der Entstehungsbedingungen in der Konzipierung der Theorie des PZA. In diesem Fall kommt das Wertvolle also nicht von außen hinzu, sondern wird im ureigensten Verborgenen des PZA entdeckt. ‚Nur' der Anstoß kommt von außen. Ohne Buddha als ‚Dialogpartner' – um das einmal ‚personal' zu formulieren – und

182 Vgl. Wilson (2014): Mindful America. The Mutual Transformation of Buddhist Meditation and American Culture.

die Spuren, die er in den Pāli-Suttas hinterließ, wäre dieses Dialogexperiment nicht möglich gewesen.

Wenn uns an authentischen Ich-Du-Beziehungen im Sinne Bubers etwas liegt, bzw. an ‚relational depth'‚[183] wie Dave Mearns das seit 1997 bezeichnet – hier eröffnet sich uns eine Möglichkeit, etwas dafür zu *tun*, um leichter in diese Weise des *Seins* zu gelangen.

2 Meditative Praxis

> *„Wenn du willst, was du noch nie gehabt hast, dann tu, was du noch nie getan hast."*
> *– Nossrat Peseschkian*[184]

Wenn wir durch die Begegnung mit der buddhistischen Psychologie etwas zutiefst Wertvolles und Heilendes im eigenen Ansatz kennenzulernen beginnen, das uns dazu befähigt, als Menschen weiser und mitfühlender zu leben und folglich als Therapeuten besser zu arbeiten, bietet es sich meines Erachtens an, diese Begegnung fortzusetzen. Diese Fortsetzung bedarf zweier wechselseitig einander bedingender Prozesse: Es gilt, die buddhistische Psychologie weiter und vertiefend zu *rezipieren*. Das ist der theoretische Aspekt. Und es gilt, Meditation, wie wir sie im neunten Kapitel reflektierten, im Sinne einer autonomen inneren Disziplin zu *praktizieren*. Angesichts der spezifischen Strukturverwandtschaft, die wir in dieser Untersuchung zwischen dem PZA und der buddhistischen Psychologie herausarbeiteten, spricht meines Erachtens alles dafür, *von* und *mit* dieser altehrwürdigen Tradition zu lernen und den Dialog fortzusetzen. Wenn ich hier ausdrücklich das ‚mit' anspreche, denke ich an Gregory Kramers[185] (2007) moderne Meditationsmethode des Einsichtsdialogs (*Insight Dialogue*), auf die ich bereits in der dritten Dialogoperation im Zusammenhang interpersonaler Meditation hinwies. Kramers Ansatz kann man als komplementär zu meinem in der vorliegenden Untersuchung verstehen: Während ich vom PZA aus in einen Dialog mit der buddhistischen Psychologie trete, und im Dialog etwas erkenne, das ich auf den Herkunftskontext des PZA zurück beziehe, ist Kramers Bezugssystem die buddhistische Lehre.

Kramer hat den Pāli-Kanon auf seine *inhärente* zwischenmenschliche Beziehungsdimension hin untersucht. Seine Interpretation der buddhistischen Lehre

183 Vgl. Mearns 1997, Mearns u. Cooper 2005.

184 Peseschkian, Nossrat (2002): Wenn du willst, was du noch nie gehabt hast, dann tu, was du noch nie getan hast. Freiburg im Breisgau: Herder.

185 Gregory Kramer (USA), PhD in *Learning and Change in Human Systems* am *California Institute of Integral Studies*. Kramers Buch „Insight Dialogue" (deutsche Übersetzung: „Einsichtsdialog") ist die überarbeitete Version seiner Dissertation, in der er die Relevanz der zwischenmenschlichen Dimension für das Gewinnen von Einsicht herausarbeitete und die Grundstruktur des Einsichtsdialogs darlegte.

wird von vielen als bedeutende Innovation der westlichen Buddhismusrezeption eingeschätzt, die ein Gegengewicht zur stark individualistisch orientierten bisherigen westlichen Rezeption darstellt. Kramers Einsichtsdialog ist tief in das Meditationsverständnis eingebettet, wie es uns in den Suttas des Pāli-Kanons begegnet. Sein ausgesprochenes soteriologisches Ziel [*attha*] ist *nibbāna*, also das Enden von *dukkha* (Ungenügen, Leid). Dafür bedarf es *paññā* (Verständnis, Wissen, Weisheit), respektive *sammā diṭṭhi* (ein in das Gesamt des ‚edlen achtgliedrigen Weges' *eingegliedertes* Wissen). Im traditionellen buddhistischen Meditationsverständnis meditieren Menschen ausschließlich allein und tauschen sich dann in einer Gemeinschaft [*sangha*] miteinander aus. Im Einsichtsdialog hingegen kommt zu dieser individuellen Meditationspraxis das gemeinsame Meditieren hinzu. Das Ziel und der Zweck [*attha*] von individueller und gemeinsamer Meditation sind synchron. Vielleicht kann man sich diese beiden Meditationsweisen am besten wie zwei parallel verlaufende Wege vorstellen, die in die selbe Richtung weisen und das Potenzial haben, einander wechselseitig zu befruchten.[186]

Deshalb hat der Einsichtsdialog Kramers – *in* seiner Einbettung in die buddhistische Psychologie der Pāli-Suttas – das Potenzial, für den PZA und generell für die im Vergleich zu den buddhistischen Lehren blutjunge ‚Psychotherapie' ein *Gegenüber* im *Dialog* zu sein. Kramers Meditationsweise des Einsichtsdialogs wird bereits für die Psychotherapie rezipiert (vgl. Surrey u. Kramer 2013). Sie wird in Mailand von Fabio Giommi (2017) an der ‚NOUS-School of Psychotherapy' seit sechs Jahren erfolgreich in die Psychotherapeutenausbildung (Cognitive-Constructivist Psychotherapy) integriert. Es gibt Weiterbildungsmöglichkeiten für Psychotherapeuten, Psychologen und Ärzte. Judith V. Jordan und Janet L. Surrey vom Stone Center,[187] an dem die Psychiaterin Jean Baker Miller und ihre Kolleginnen die „Relational-Cultural Therapy" (Jordan 2010) gründeten – die dem PZA von seiner Grundidee ‚Heilung durch Begegnung' vielleicht naheste Therapieschule –, plädieren für Kramers Einsichtsdialog als Praxis für Psychotherapeuten und stellen seine sechs Richtlinien prägnant vor:

> *„Traditionell wird Achtsamkeit durch Meditationsübungen kultiviert. Als Erster hat Gregory Kramer (2009) in seiner Lehre der gemeinsamen Meditation des Einsichts-Dialogs die Achtsamkeitspraxis auf die Arbeit an einer engagierten Beziehung ausgeweitet. Während eines sonst klassischen stillen Meditationsretreats lehrt Kramer eine zwischenmenschliche Praxis gemeinsamer Meditation, bei der es auf dem Meditationskissen zur Begegnung von Angesicht zu Angesicht kommt. Zuhören und Sprechen werden als Meditationsübungen eingeführt, um Achtsamkeit durch das Feld der Beziehung und im Feld der Beziehung zu fördern. Die Kontemplation hat zum Ziel, den Geist für Weisheit*

186 Im Einsichtsdialog gibt es von Anfang an nicht jene Verkürzung in der Meditationstheorie, die typisch für MBSR, MBCT und alle daraus abgeleiteten Verfahren ist, wie ich das im vierten Kapitel herausgearbeitet habe.

187 Gemeint ist das *Stone Center for Developmental Services and Studies at Wellesley College*. Ich danke Maureen O'Hara dafür, dass sie mich auf diese dem PZA von seiner Grundidee her verwandte Form der Psychotherapie aufmerksam machte.

geneigt zu machen, und in der Übung wird gemeinsam Einsicht in Nichtgetrenntheit und Durchschauen von Selbstbildern und Konstruktionen entwickelt. Strategien der Beziehungslosigkeit und des Rückzugs werden gesehen und aufgelöst und Erfahrungen kultiviert, ‚beieinander zu sein' (being with) *und ‚gemeinsam zu sehen'* (seeing with).

Obwohl diese Übungen vielleicht am wirksamsten sind, wenn es ein gemeinsames Ziel gibt (wie in der Co-Meditation), meinen wir, dass sie auch für Psychotherapeuten von großem Wert sind. Die folgende Anleitung für die gemeinsame Meditation, Co-Meditation, in sechs Punkten stellt einen Rahmen für die Vertiefung der therapeutischen Begegnung vor. Wenn der Therapeut diese sechs Hinweise aufnimmt und ihnen folgt, kann ihn das für die Flüssigkeit und die Bandbreite von Verbundenheit und Rückzug oder Kontaktabbruch öffnen, die die Grundlage der Relational-kulturellen Psychotherapie bilden (Kramer, 2009).

Anleitung für gemeinsame Meditation

- Innehalten*: Dies ist die Grundübung für Achtsamkeit: den Fluss der Erfahrung wahrnehmen, wahrnehmen, ohne zu bewerten, wohin die Aufmerksamkeit gegangen ist, und daran denken, zu dem gewählten Gegenstand zurückzukommen.* Erinnern, anhalten, um zu beobachten, beobachten, zurückkommen – immer wieder.
- Entspannen*: Dies ist eine Einladung an Körper und Geist, wahrzunehmen und zu entspannen, alles an Stress, Spannung oder Kontraktion um Schmerz herum loszulassen. Spannung, Sorgen, Obsessionen wahrnehmen, den Geist einladen, zu lassen, zu entspannen und anzunehmen.* Wahrnehmen, lassen, entspannen, annehmen.
- Öffnen*: Dies ist eine Einladung zu Expansion und Geräumigkeit des Geistes. Bewusstheit öffnen, um äußere Gegenstände, Geräusche, visuelle Wahrnehmungen einzuschließen – alle Sinne zu innerer und äußerer Bewusstheit zugleich geneigt machen, sich besonders der Bewusstheit des anderen und des Raumes der Beziehung zu öffnen, für den Raum zwischen den beiden Personen und den Raum, der beide Personen hält. Dazu gehört, dass man den Fluss und die Qualitäten innerer und äußerer Erfahrungen und der Erfahrung der Beziehung erforscht.* Sich in die Geräumigkeit, innerlich wie im Außen öffnen; sich von Moment zu Moment verändernde Bewusstheit der Beziehung.
- Dem Entstehen vertrauen*: Dies lädt uns ein, Bilder, Pläne und Wissen, das in der Vergangenheit wurzelt – sogar im vergangenen Moment –, loszulassen und dem zu vertrauen, was auftaucht. Wir nehmen wahr, was in diesem Moment auftaucht, wenn es im gemeinsamen Raum der Beziehung mit dem anderen entsteht. Vertrauen in Loslassen, Nichtwissen, Öffnen für das, was bisher noch nicht gesehen wurde, eine Bereitschaft kultivieren, beeinflusst und berührt zu werden, im Fluss zu sein.* Loslassen, bei dem sein, was im gemeinsamen Raum der Beziehung auftaucht, wenn es im Moment erkannt wird.
- Tief zuhören*: Zuhören als Meditation, wahrnehmen, was im ganzen Körper passiert, volle Rezeptivität und Loslassen, Einstimmung, tief aufnehmen, Resonanz durch jedes Sinnesorgan. Wahrnehmen, was gesagt wird, wie es gesagt wird, was nicht gesagt wird, auf Schweigen und Stille hören, auf Qualitäten der Rede und der Stimme sowie des Inhalts. Zuhören, ohne zu urteilen oder zu werten oder sich auf sich selbst zu beziehen.* Achtsam zuhören, Achtsamkeit des Zuhörens.
- Die Wahrheit sagen*: Authentische Stimme, die mit der Wahrheit des Moments im Einklang ist, hat körperliche, verkörperte Qualitäten, die achtsam gewusst und gefühlt werden können; die Bandbreite und Flüssigkeit authentischen ‚realen' Sprechens wahrnehmen, präsent für den Moment, sehen und lassen, was als falsch oder un-*

verbunden oder beziehungslos gehört wird. Erinnern und Ermutigen zu sagen, was wahr, nützlich, wohltuend ist und zu der Bewegung des Moments in der Beziehung passt, mutig in das Unbekannte eintreten und es einladen. Dies ist die Wahrheit nicht konzeptuellen, nondualen Wissens, die über die Geschichte oder das Wissen, die in der Vergangenheit konstruiert wurden, hinausgeht. Auf authentisches Sprechen hören und ihm zuneigen." *(Surrey u. Jordan 2014: 275–278)*[188]

Unter Einbeziehung von Kramers Einsichtsdialog können wir somit folgende Formen meditativer Praxis unterscheiden. Die grundsätzlichste Unterteilung ist die in formale und informale Praxis:

Formale Praxis beinhaltet systematische Übungen, wie etwa Satipaṭṭhāna (Errichtung der Achtsamkeit) oder Ānāpānasati (Achtsamkeit während des Ein- und Ausatmens). Diese beiden Meditationswege zielen direkt auf das Kultivieren von *sati* (Achtsamkeit) und *samādhi* (Herzenseinigung) ab. Ebenso können wir *sati* und *samādhi* entwickeln, indem wir unsere Achtsamkeit für das Kultivieren bestimmter heilsamer Geisteszustände einsetzen. Ein Beispiel hierfür wäre das Entfalten der *Brahmāvihāra* (Strahlungen): *mettā* (Wohlwollen), *karuṇā* (Mitgefühl), *muditā* (würdigende Freude) und *upekkhā* (Gleichmut). Dafür kann auch die Vorstellungskraft gezielt genutzt werden. Beispiele hierfür wären etwa die von Jon-Kabat-Zinn entwickelte Berg- oder Seemeditation, in der wir uns vorstellen, ein gleichsam in sich ruhender Berg bzw. ein ausgeglichener See zu sein. Traditionellerweise werden für formale Praxis vier Körperpositionen genannt: Sitzen, Gehen, Stehen und Liegen. Entsprechend wird das als formale Sitz-, Geh-, Steh- oder Liegemeditation konzeptualisiert. Ergänzt wird das häufig auch durch achtsames Yoga, bei dem der Fokus darauf liegt, kontinuierlich achtsam bestimmte Körperstellungen einzunehmen. Mit Kramers Einsichtsdialog kommt eine weitere formale Praxis hinzu, in der zwei oder mehr Menschen miteinander meditieren, während sie achtsam miteinander sprechen und tief lauschen.

Jede dieser meditativen Formen kann in einer bewusst gewählten Zeit der Einkehr unterschiedlich intensiv geübt werden. Das reicht von einer täglichen, morgendlichen Sitzmeditation zur Einstimmung auf den neuen Tag und unsere Arbeit mit Klienten (meist werden hier 30 bis 45 Minuten empfohlen), über ganze Tage der Meditation bis zu mehrtägigen Meditationsretreats. Meditationsretreats sind Zeiten der Einkehr, in denen wir nahezu durchgehend schweigen und uns darum bemühen, unserer gegenwärtigen Erfahrung kontinuierlich mit Akzeptanz und Achtsamkeit zu begegnen, ohne mit der Aufmerksamkeit abzuschweifen. Selbstverständlich schweift die Aufmerksamkeit immer wieder ab. Und das wohlwollende, achtsame Zurückbringen der Aufmerksamkeit zum gegenwärtigen Erleben ist Teil der Übung. Falls wir noch nicht die Gelegenheit hatten, uns im Setting eines derartigen Meditationsretreats kennenzulernen (und hier reichen bereits ein paar Tage), kennen wir vielleicht noch gar nicht das Ausmaß unserer subtilen gewohnheitsmäßigen Unaufmerksamkeit. Diese Art von Setting ist dafür gemacht, ein *kontinuierliches* Gewahrsein zu kultivieren, in dem wir *wissen*, was wir tun, während wir es tun. Das be-

188 Hervorh. im Orig.

inhaltet: Es ist auch dafür gemacht, uns immer wieder aufs Neue in einem gewissen Sinn schonungslos mit unserer Unaufmerksamkeit und ihren Folgen (im Strom des Erlebens und im Strom des Lebens) zu konfrontieren. Auch wenn in Meditationsretreats Sitz- und Gehmeditationen einander abwechseln können (häufig mit acht- bis zehn-, 30- oder 45-minütigen Sitzmeditationen pro Tag), gilt es, sich darum zu bemühen, den ganzen Tag lang möglichst kontinuierlich achtsam zu sein, weil es genau diese Kontinuität ist, die uns das Entstehen von *samādhi* (Herzenseinigung) – bzw. Präsenz im Sprachgebrauch dieser Untersuchung – ermöglicht. Das gilt auch für Meditationsretreats, in denen Einsichtsdialog praktiziert wird. In diesem besonderen Setting wird das grundsätzliche Schweigen, das auch hier verpflichtend ist, bewusst unterbrochen, um achtsam miteinander über bestimmte Themen zu kontemplieren.

Tägliche Meditation und Meditationsretreats ergänzen einander: Umso regelmäßiger wir jeden Tag formal meditieren, desto leichter fällt uns tendenziell das Meditieren in Meditationsretreats. Umgekehrt unterstützen periodische Meditationsretreats die tägliche Praxis.

Informale Praxis bedeutet, dass wir uns generell darum bemühen, achtsam zu leben:

> *„‚Informelle Praxis' bezieht sich auf das Anwenden von Achtsamkeitsfertigkeiten im täglichen Leben und beinhaltet, mit Absicht eine offene, annehmende und bewusste Aufmerksamkeit in alles einzubringen, was man tut, sei es achtsames Lesen, achtsames Fahren oder achtsames Essen. Der Zweck dieser informellen Praxis besteht darin, das, was während der formellen Praxis gelernt wird, auf den Alltag allgemein zu übertragen." (Shapiro u. Carlson 2011: 35)*

Angesichts dieser Unterscheidung zwischen formaler und informaler Praxis können wir uns fragen, in welche dieser beiden Kategorien wir unsere eigene therapeutische Arbeit mit unseren Klienten einordnen. Shapiro und Carlson etwa plädieren dafür, sie als informale Praxis aufzufassen:

> *„Im Hinblick auf die helfenden Professionen kann klinische Arbeit als ‚informelle Achtsamkeitspraxis' betrachtet werden: die Therapiesitzung wird absichtlich als eine Zeit gesehen, um bewusst auf eine umsichtige, offene, differenzierende Weise aufmerksam zu sein." (ebd.)*

Das ist die eine Möglichkeit. Und diese steht uns ohnehin immer offen. Wie ich in dieser Untersuchung herausgearbeitet habe, können wir unsere Therapiestunden allerdings auch als *formale* Meditation verstehen. Als personzentrierte Therapeuten liegt uns ohnehin viel daran, kongruent zu sein. In allen Arten formaler Praxis haben wir die kostbare Gelegenheit, direkt zu erkennen, was uns daran hindert. Entsprechend achten wir dann in der Begegnung mit unseren Klienten darauf, wirklich *kontinuierlich* für sie *präsent* zu sein. Wir bemühen uns darum, es auf der Stelle zu erkennen, wenn sich unsere Aufmerksamkeit in eines der fünf Hemmnisse für *samādhi*/Präsenz – also in Sinneslust, Aversion, Stumpfheit und Mattheit, Aufgeregtheit und Gewissensunruhe und Zweifel – verstrickt.

Umso mehr wir darin geübt sind, uns unseres atmenden Leibes, unseres Gegenübers und der Qualität unserer zwischenmenschlichen Beziehungen achtsam gewahr zu sein, desto selbstverständlicher steht uns diese kostbare Ressource in unserer therapeutischen Arbeit zur Verfügung.

Doch wo lernen wir das? Natürlich gibt es die Möglichkeit, uns hier individuell weiterzubilden. Wir können Meditationslehrer aufsuchen, deren Kompetenz in Meditation und deren didaktischem Geschick wir vertrauen. So geschieht das ohnehin bereits. Angesichts der inneren Nähe, die es der vorliegenden Untersuchung zufolge zwischen dem PZA und Meditation schon immer gegeben hat und die nur erst jetzt offenbar wurde, frage ich mich allerdings, ob das reicht. Immerhin warf Rogers in seinem letzten Interview mit Michelle Baldwin die Frage auf, ob er beim Formulieren der drei Therapeuteneinstellungen nicht vielleicht das Wichtigste übersehen hätte. Um eine Nebensächlichkeit handelt es sich bei den in dieser Untersuchung entwickelten theoretischen Ausdifferenzierungen also beileibe nicht! – Welchen Schluss können wir daraus ziehen? *Können wir daraus schließen, dass das Erlernen und Üben von Meditation, so wie ich diese in der vorliegenen Arbeit als etwas dem PZA im Grunde von Anfang an Innewohnendes herausgearbeitet habe, ausschließlich eine Frage der individuellen Entscheidung ist? Oder können wir daraus schließen, dass Meditation ein verpflichtender Teil in der Ausbildung zum Psychotherapeuten sein sollte?*

Auf der einen Seite ist hier an Rogers' Konzept der Nichtdirektivität zu denken. Dieses impliziert, dass wir uns als Therapeuten nicht als Experten für die Lebensgestaltung unserer Klienten verstehen. Wenn wir diesen Grundgedanken Rogers' im Analogieschluss auf angehende Psychotherapeuten in ihrer Ausbildung beziehen, können wir daraus folgern, dass (angehende) Therapeuten individuell entscheiden können sollten, ob sie sich in Meditation schulen wollen oder nicht. Aus dieser Perspektive wäre es wohl ideal, wenn es in der Psychotherapeutenausbildung entsprechende Angebote gäbe, sich in der Kunst, kontinuierlich präsent zu sein, zu üben. Doch das Wahrnehmen dieser Angebote wäre eine freie persönliche Entscheidung. Der Vorteil dieser Sichtweise liegt auf der Hand: Die Entscheidung für eine meditative Schulung der Aufmerksamkeit wäre intrinsich motiviert. Der Nachteil ist ebenso offensichtlich: Es braucht ein gewisses Grundverständnis von Meditation und eine bestimmte Mindesterfahrung, um überhaupt eine fundierte Entscheidung darüber treffen zu können, wie weit wir einer systematischen Schulung in Achtsamkeit bedürfen.

Auf der anderen Seite soll eine Ausbildung zum Psychotherapeuten gewährleisten, dass angehende Therapeuten sowohl in theoretischer Hinsicht (Theorie), als auch praktischer Hinsicht (Fertigkeiten) ein tragfähiges Fundament für ihre Berufstätigkeit erwerben. *Und wie ich in dieser Untersuchung nachweisen konnte, ist Achtsamkeit etwas Grundlegenderes als die drei Therapeuteneinstellungen. Achtsamkeit ist ein Fundament für sie!* Dieses Fundament ist als solches allerdings erst im leiblichen Erleben erkennbar, wenn wir ‚Präsent-Sein' – im Sprachgebrauch Rogers' –, oder eben ‚Achtsamkeit' in einem Mindestausmaß *als eigenes Phänomen* wahrzunehmen beginnen. Am Beispiel Rogers' können wir erkennen, dass das offenbar nicht so leicht ist. Ihm selbst ist das erst an seinem Lebensende gelungen.

Sollte eine Schulung in Meditation angesichts dessen, dass Achtsamkeit grundlegender als die drei Therapeuteneinstellungen ist, ein verpflichtender Teil in der Therapeutenausbildung sein? Wie würde wohl Carl Rogers diese Frage beantworten? Immerhin wies Rogers darauf hin, dass Disziplin so natürlich und selbstverständlich für ihn selbst sei, dass er es einfach übersehen hätte, auf die Disziplin, die es für das Aneignen einer kongruenten, bedingungslos wertschätzenden und empathischen Haltung braucht, hinzuweisen (Rogers u. Russel 2002: 284).[189]

Aus dieser Sicht spricht wiederum viel dafür, dass angehende Therapeuten in einem noch näher darzulegenden Mindestausmaß *verpflichtend* in Meditation eingeführt werden sollten. Denn nur dann können sie ein auf der eigenen Erfahrung fundiertes Urteil darüber fällen, ob ein systematisches Meditationstraining es ihnen signifikant erleichtert, für ihre Klienten kongruent, bedingungslos wertschätzend und empathisch *präsent* zu sein.

Offensichtlich handelt es sich bei diesen beiden konträren Sichtweisen um eine Aporie, also um eine Ausweglosigkeit. Wenn es uns nur um Theorie ginge, könnten wir den Weg der Gedanken hier enden lassen.

Wenn wir jedoch anerkennen, dass Aporien in lebenspraktischen Zusammenhängen pragmatischer Entscheidungen bedürfen, können wir uns dafür entscheiden, eine konkrete Möglichkeit anzudenken, wie Meditation in das Curriculum einer Psychotherapeutenausbildung etwa integriert werden könnte. Das nachfolgende Unterkapitel verstehe ich als ein derartiges Andenken dieser Möglichkeit. Und ich werde dabei sehr konkret, um aufzuzeigen, wie dies tatsächlich ausschauen könnte.

3 Grundgedanken zur Integration einer intra- und interpersonalen Achtsamkeitsschulung in die Ausbildung zum personzentrierten Psychotherapeuten

„It comes as a shock to find myself saying I am in an altered state of consciousness because that has been my experience for a long, long time. I wouldn't have used the term. It just seems so natural; anybody could do it. One of the things that made me realize it is a different state is that I realize how difficult it is for most people to even approach this experience. So it is not as simple as I felt."
– Carl Rogers[190]

3.1 Allgemeine Überlegungen

Sowohl Rogers als auch Buddha denken ausdrücklich in Bedingungszusammenhängen. Beide bringen explizit die Metapher natürlich-organischen Wachstums ins Spiel: So wie sich eine Blütenknospe unter günstigen Rahmenbedingungen ganz

189 Das vollständige Zitat Rogers' ist im IX. Kapitel zu Beginn des 2. Unterkapitels ‚Meditation als autonome innere Diszipin des Psychotherapeuten angeführt.

190 Santos (2003: 12).

‚von allein' öffnet – gute Erde, genügend Licht und Wasser etc. vorausgesetzt –, entwickeln Menschen sich weiter, wenn sie günstige Rahmenbedingungen vorfinden. Diese Gemeinsamkeit im Denkstil erleichtert es in hohem Ausmaß, beide Entwicklungskonzepte theoretisch miteinander in Verbindung zu bringen, wie wir in dieser Untersuchung erkennen konnten. Was für unsere Klienten gilt, gilt auch für uns Therapeuten: Wir entwickeln uns weiter, wenn wir günstige Rahmenbedingungen für unsere Entwicklung vorfinden. Aufgrund unserer Fähigkeit, unseren Entwicklungs- sprich Lernprozess zu reflektieren, können wir sogar aktiv Einfluss auf unsere Wachstumsbedingungen nehmen.

Wie bereits angesprochen ist die etablierte Form der Selbsterfahrung, wie sie als Lehrtherapie und Gruppenselbsterfahrung ein fixer Bestandteil jeder Ausbildung zum personzentrierten Psychotherapeuten geworden ist, unersetzbar. Doch Meditation kann zu diesen beiden Formen als eigene Form der Selbsterfahrung hinzugenommen werden. Und es gibt gute – in dieser Untersuchung dargelegte – Gründe, die dafür sprechen. Die Lernprozesse in allen drei Settings ergänzen meines Erachtens einander, denn in jeder dieser drei Formen der Selbsterfahrung üben wir unsere Beziehungsfähigkeit auf je eigene Weise. Wie könnte eine derartige Schulung in Achtsamkeit und weiteren heilsamen Geisteseigenschaften, die Achtsamkeit unterstützen und begleiten, konkret ausschauen?

Speziell in Ausbildungen zum personzentrierten Psychotherapeuten wird innerhalb der gesetzlichen Möglichkeiten darauf geachtet, Auszubildenden möglichst viel individuellen Entscheidungsfreiraum zu geben. Zumindest habe ich das so in meiner eigenen Ausbildung am IPS (Institut für personzentrierte Studien) in Wien kennen und schätzen gelernt. Der Grundgedanke ist einfach: Die Ausbildungsordnung enthält einen Pflichtteil in den vier Lernfeldern Lehrtherapie, Gruppenselbsterfahrung, Theorie und Supervision, der von allen in Ausbildung befindenden Therapeuten zu erfüllen ist. Darüber hinaus gibt es einen Pool an Wahlveranstaltungen, aus dem man interessegeleitet individuell seine Ausbildung gestaltet, wobei es auch hier für die einzelnen Lernbereiche jeweils ein verpflichtendes Mindeststundenkontingent gibt.

In Entsprechung zu diesem Modell könnte auch eine meditative Schulung in einen Pflichtteil und einen Wahlteil unterschieden werden. Ich weiß aus viel eigener Erfahrung, um wie viel besser ich nach einem Meditationsretreat als Therapeut arbeite. Ich kenne den Unterschied zwischen einem Arbeitstag, an dem ich in der Früh Sitzmeditation praktizierte und einem Arbeitstag, an dem sich das zeitlich nicht ausging. Ebenso weiß ich allerdings auch, dass Meditation nicht jedermanns Sache ist. Von da her ist es eine schwierige Frage, wie viel man in Ausbildung befindenden Psychotherapeuten zumuten kann. Persönlich erinnert mich das an einen herausfordernden Teil meiner eigenen Psychotherapeutenausbildung: zwei verpflichtende achttägige Encounter-Gruppen. Für mich gehörte dieses Setting zu den Highlights der Ausbildung, das ich viele weitere Male wahrnahm; und ich bin mir dessen bewusst, wie viel ich diesem höchst intensiven Format verdanke. Ich kenne jedoch auch etliche Kollegen, die ich für ausgezeichnete Therapeuten halte, denen diese dichte Form der Selbsterfahrung sehr unangenehm war. Der zentrale Punkt, auf den ich hier hinzuweisen versuche, ist, dass aus diesen Kollegen in meiner Wahrnehmung wunderbare Therapeuten wurden, auch wenn sie dieses Format zum Teil heftig ablehnten. Ich denke, ähnlich ist das mit Meditation. Manche Menschen lieben sie. Andere können mit ihr nichts anfangen. Ohne Zweifel gilt das auch für Therapeuten.

Folglich plädiere ich grundsätzlich dafür, den Pflichtteil, in dem Psychotherapeuten in Ausbildung eine Achtsamkeitsschulung in einem Mindestausmaß kennen lernen können, klein zu halten. *Ohne ein Mindestausmaß an Theorie und eigener Erfahrung, sprich ‚Selbsterfahrung', können auszubildende Therapeuten allerdings kein* fundiertes *eigenes Urteil darüber fällen, ob Meditation für sie eine passende Form der Arbeit an der eigenen Beziehungsfähigkeit sein könnte. Und deshalb halte ich das* prinzipielle *Einbeziehen eines Pflichtteils einer Achtsamkeitsschulung in Theorie und Selbsterfahrung für unverzichtbar.* Um ein Höchstmaß an individueller Entscheidungsfreiheit zu gewährleisten, plädiere ich für folgende beiden Richtlinien:

- Keine verpflichtende eigenständige regelmäßige Meditationspraxis. Ob, und wenn ja, zu welchem Commitment ein Auszubildender bereit ist, könnte frei im meditativen Dialog in einer Einzelselbsterfahrung in Meditation vereinbart werden.
- Keine verpflichtenden mehrtägigen Meditationsretreats. Die Entscheidung für eine dermaßen intensive Form der Selbsterfahrung *muss* in meinem Verständnis unbedingt intrinsisch motiviert sein.

In einem auf diesem Pflichtteil aufbauenden Wahlteil könnten dann jene Auszubildenden, die den Wert von Meditation als einer autonomen inneren Disziplin schätzen, ihre Meditationspraxis vertiefen.

Folgende Überlegungen sind als Möglichkeit zu verstehen, wie dies konkret umgesetzt werden könnte: [191]

191 Nachdem ich den nachfolgend im Fließtext angebotenen Vorschlag einer Integration von individueller Meditation und Einsichtsdialog in das Curriculum der Ausbildung zum personzentrierten Psychotherapeuten bereits ausgearbeitet hatte, erfuhr ich von Gregory Kramer, dass es in Italien bereits seit sechs Jahren eine Psychotherapeutenausbildung gibt, in die Insight Dialogue (ID) als Pflichtteil in die staatlich anerkannte Psychotherapeutenausbildung integriert ist. Ich danke Gregory Kramer für das Herstellen des Kontakts mit Fabio Giommi, dem Direktor der ‚NOUS-School of Psychotherapy' in Milano, Psychotherapeut und von Kramer zertifizierter Einsichtsdialoglehrer, der dies initiierte und umsetzte. Ebenso danke ich Fabio Giommi für sein schnelles Antworten auf meine Anfrage und das Zur-Verfügung-Stellen eines unveröffentlichten Manuskripts (Giommi 2017), dessen für den vorliegenden Zusammenhang relevante Informationen ich im Anhang zusammenfasse.

3.2 Konkretisierung

(1) Selbsterfahrung in Meditation[192]

Die Selbsterfahrung in Meditation dient der Persönlichkeitsentwicklung und Beziehungsgestaltung – sowohl mit anderen als auch mit sich selbst. Eine zentrale Frage liegt dieser Form der Selbsterkundung zugrunde: Was hält mich davon ab, für andere kongruent, bedingungslos wertschätzend und empathisch *kontinuierlich präsent* zu sein? Die Selbsterfahrung muss sich über einen Zeitraum von mindestens einem Jahr erstrecken.

Folgende Pflichtteile sind zu absolvieren:

Einzelselbsterfahrung: Die Mindestanforderung beträgt zwölf Einheiten (à 50 Min.)[193] mit einer Frequenz von 1,5 Einheiten à 50 Min. alle zwei Wochen in einem Zeitraum von mindestens einem Semester und maximal einem Jahr. (Das sind acht Treffen zu je 1 Std. 15 Min.)

Die Einzelselbsterfahrung in Meditation dient sowohl dem Erlernen individueller Meditation, als auch dem Erlernen und Üben des Einsichtsdialogs G. Kramers. In diesem Setting wird gemeinsam meditiert und die intersubjektive Erfahrung reflektiert.

Die Mindeststundenanzahl kann in begründeten Fällen zu Beginn der Einzelselbsterfahrung unter Berücksichtigung der Vorerfahrungen auf bis zu vier Treffen zu je 1 Std. 15 Min. reduziert werden.

Gruppenselbsterfahrung: Die Mindestanforderung beträgt 50 Einheiten (à 45 Min.)[194]. Die Gruppenselbsterfahrung erfolgt in einer laufenden Gruppe. Sie dient der Verbindung dreier wechselseitig voneinander abhängiger Prozesse:

- Erlernen meditativer Praktiken
- Üben dieser Praktiken
- Reflexion der eigenen Erfahrung im Dialog

Meditative Praktiken: Sitzen in Stille; Einsichtsdialog; achtsame Körperwahrnehmung im Liegen; langsames, achtsames Gehen; achtsames Einnehmen leichter Yogastellungen; achtsames Kultivieren von bedingungsloser positiver Wertschätzung/Wohlwollen und Mitgefühl.

---

192 Für das Ausarbeiten dieses Vorschlags orientiere ich mich in seiner Form an der gegenwärtigen Ausbildungsordnung zum Psychotherapeuten des IPS, Wien: www.apg-ips.at. Aus Gründen der Übersichtlichkeit übernehme ich hier zum Teil Satzfragmente, die ich nicht extra als Zitate ausweise.

193 In Entsprechung zur Lehrtherapie kalkuliere ich hier eine Einheit mit 50 Minuten.

194 In Entsprechung zur akademischen Lehreinheit kalkuliere ich alle weiteren Einheiten mit 45 Minuten.

Die laufende Gruppe umfasst zehn Treffen mit je vier Einheiten und einen ganzen Tag der Meditation (zehn Einheiten).

Eigenständige regelmäßige Meditationspraxis: Es besteht keine Verpflichtung. In welchem Ausmaß und in welcher Form sich ein Auszubildender zu einem Commitment für eine eigenständige regelmäßige Meditationspraxis verpflichtet, obliegt einer freien Vereinbarung im Rahmen der Einzelselbsterfahrung in Meditation.

Folgende Lehrveranstaltungen sind ‚Wahlpflichtveranstaltungen':

Das bedeutet, sie sind Teil jenes Pools von Lehrveranstaltungen, aus dem Auszubildende in einem von der Ausbildungsordnung vorgegebenen Pflichtausmaß an Stunden wählen müssen, jedoch interessegeleitet frei entscheiden können, in welchen Bereichen sie sich individuell vertiefen wollen. Das bedeutet: Wenn sich ein Auszubildender über das Pflichtausmaß hinaus nicht weiter in einer meditativen Form der Selbsterfahrung vertiefen möchte, besteht von Seiten der Ausbildungsordnung keine Verpflichtung dazu. Wahlpflichtveranstaltungen können sein:

1. weitere Einzelselbsterfahrung
2. weitere Gruppenselbsterfahrung
3. Kombination von Gruppenselbsterfahrung und Supervision der regelmäßigen Meditationspraxis
4. Meditationsretreats:[195]
   - Wochenende-Retreat (Freitagabend–Sonntagnachmittag)
   - 4-Tage-Retreat (Freitagabend–Mittwochnachmittag)
   - 8-Tage-Retreat (Freitagabend–Sonntagnachmittag der darauffolgenden Woche)

(2) Meditationstheorie:

Die Ausbildung in Meditationstheorie dient der erfahrungsorientierten Aneignung von Grundkenntnissen eines konzeptuellen Verständnisses einer Schulung in Achtsamkeit.

Folgende Pflichtteile sind zu absolvieren (mindestens 30 Einheiten):

Das sind folgende Seminare:
1. Theoretische Modelle von Achtsamkeit (15 Einheiten)
2. Wirkweisen von Achtsamkeit (15 Einheiten)

195 Die Angabe der Tage bezieht sich auf ganze Tage.

Folgende Lehrveranstaltungen sind ‚Wahlpflichtveranstaltungen':

1. Interpersonelle Neurobiologie: Daniel Siegel (15 Einheiten)
2. Die Struktur des Meditationsverständnisses in den Pāli-Suttas (15 Einheiten)
3. Forschungsgruppe (laufende monatliche Gruppe) für eine Ausdifferenzierung der Meditationstheorie im PZA: partizipatorisches Lernen und Lehren (pro Termin: drei Einheiten)

(3) Qualifikation der Ausbildner

Abschließend stellt sich noch die Frage, welche Qualifikationen ein Ausbildner für diese beiden Ausbildungsteile – (1) Einzel- und Gruppenselbsterfahrung und (2) Meditationstheorie – erfüllen muss. Meine erste Überlegung dazu war, dass ein Ausbildner sowohl in Meditation als auch dem PZA qualifiziert sein sollte. Doch so eindeutig ist das bei näherer Betrachtung gar nicht. Judith V. Jordan und Janet L. Surrey etwa, die beiden bereits zitierten Therapeutinnen vom Stone Center, haben eine Vertiefung ihrer Beziehungsfähigkeit durch das Praktizieren von Kramers Einsichtsdialog schätzen gelernt, ohne dass Kramer in ihrer *Relational-Cultural Therapy* ausgebildet ist. Das Gleiche gilt analog für eine Vielzahl weiterer Psychotherapeuten, die Kramer im Lauf der Jahre in den Einsichtsdialog einführte. Könnte das bei der Integration buddhistischer Meditationspraktiken in die Ausbildung zum personzentrierten Psychotherapeuten ähnlich sein?

Ich denke, ja. Was die *Einzel- und Gruppenselbsterfahrung* im vorliegenden Vorschlag für ein Curriculum anbelangt, sind die Situationen vergleichbar. Angesichts Kramers theoretischer Einbettung des Einsichtsdialogs in das Meditationsverständnis der Pāli-Suttas halte ich für die Einzel- und Gruppenselbsterfahrung deshalb eine Qualifikation im Einsichtsdialog[196] für ausreichend. Möglicherweise könnte es sogar für die Auszubildenden ein Vorteil sein, wenn für die Einzel- und Gruppenselbsterfahrung im Einsichtsdialog Meditationslehrer ‚von außen' hinzugezogen würden, weil so das buddhistische Entwicklungskonzept und das des PZA leichter auseinandergehalten werden könnte. Und das ist eine Voraussetzung für Dialog und damit eine vertiefende Rezeption der buddhistschen Meditation für den PZA.

In den Lehrveranstaltungen, die dem Vermitteln von *Meditationstheorie* dienen, schaut das anders aus: Hier bedarf es meines Erachtens personzentrierter Psychotherapeuten, die im jeweiligen Theoriebereich qualifiziert sind – also in (1) theoretischen Modellen von Achtsamkeit, (2) Wirkweisen von Achtsamkeit, (3) interpersoneller Neurobiologie und (4) den Pāli-Suttas – *und* selbst langjährige Meditationserfahrung haben. Zur Orientierung schlage ich diesbezüglich eine mindest fünfjährige Meditationspraxis und das Absolvieren von mindestens fünf 10-Tage-Retreats vor.

---

196 Alle meditativen Praktiken, die ich weiter oben im Zusammenhang der Gruppenselbsterfahrung genannt habe, sind Praktiken, die Kramer in seinen Lehrstil integriert. Außerdem bezieht Kramer sich im Lehren auf die Meditationstheorie der Suttas.

Diese Doppelkompetenz halte ich für unverzichtbar, weil ich davon überzeugt bin, dass die Feinheiten in der Theorie nur von jemandem verstanden werden können, der das, was er theoretisch reflektiert, aus eigener Erfahrung kennt. Das Gleiche gilt auch und gerade für einen Ausbildner, der die laufende Forschungsgruppe für eine weitere Ausdifferenzierung der Meditationstheorie im PZA partizipatorisch leitet.

Ausklang

„Wenn du mich kennen willst, frag nicht, wo ich lebe; oder was ich gern esse; oder wie ich mein Haar kämme; sondern frag mich, wofür ich lebe, genau im Einzelnen, und frag mich, was nach meiner Meinung mich davon abhält, völlig für die Sache zu leben, für die ich leben will."

– Thomas Merton (1915–1968)[197]

Es ist eine weite Reise, die Sie, geschätzte Leserin, geschätzter Leser, in diesen zehn Kapiteln mit mir zurückgelegt haben. Deshalb möchte ich mich zuallererst für Ihr Interesse und Ihre Geduld bedanken. Ich bin schon gespannt, welche Resonanz dieses Buch bei Ihnen finden wird. Und natürlich wünsche ich mir, dass meine Gedanken weitere Kreise ziehen und zu einem regen und fruchtbaren Austausch einladen mögen. Als ich mich auf dieses Forschungsabenteuer vor mittlerweile 20 Jahren einließ, hatte ich eine klare Intuition, dass sich Analogien zwischen markanten Bedingungen für das Hervorbringen von Carl Rogers' Präsenz-Erfahrung und von *samādhi* (Herzenseinigung) im buddhistischen Meditationsverständnis aufzeigen lassen müssten. Allerdings war ich darüber erstaunt, dass es Rogers offenbar ohne jedes formales Meditationstraining gelungen war, immer wieder in den heilsamen, veränderten Bewusstseinszustand der Präsenz zu gelangen. Aufgrund meiner eigenen Vertrautheit mit *samādhi* (Herzenseinigung) und meinem Austausch mit anderen Meditierenden war mir klar, dass es die völlige Ausnahme ist, wenn jemand ohne formales Meditationstraining wiederholt in diesen Zustand eintritt. – Aus meiner Sicht war Carl Rogers' Talent für Meditation deshalb beachtlich.

Doch was Carl Rogers möglich war – das intuitive Ausfalten seines Präsent-Seins zum heilsamen veränderten Bewusstseinszustand der Präsenz – ist, wie ich hoffentlich nachvollziehbar darstellen konnte, potenziell jedem Psychotherapeuten möglich. Es kann nur gut sein, dass wir mehr als Rogers dafür tun müssen, wenn wir in unseren Therapiestunden ähnlich präsent sein wollen.

In dieser Untersuchung habe ich aufgezeigt, wie Meditation uns Therapeuten erleichtern kann, für unsere Klienten wirklich da zu sein und generell achtsamer, reflektierter und mitfühlender zu leben, was Auswirkungen auf alle unsere Beziehungen hat – inklusive unserer Selbstbeziehung. Ich habe versucht, verständlich zu machen, dass wir im heilsamen, leicht veränderten Bewusstseinszustand der Präsenz mit einer Mühelosigkeit und in einer Tiefe für unsere Klienten präsent sein können, wie uns das in unserem Alltagsbewusstsein selten widerfährt. Und schließlich habe ich dargestellt, dass es für das Hervorbringen dieser Präsenz ganz bestimmter Voraussetzungen bedarf, die ich noch einmal zusammenfassen möchte. In Entsprechung zum frühbuddhistischen Verständnis von Meditation können wir fünf aufeinander aufbauende Bedingungen erkennen:

---

197 Zitiert nach: Sölle (1999: 31).

- Es bedarf unserer genuinen *Absicht*, für unser Gegenüber ganz *präsent* authentisch, bedingungslos wertschätzend und empathisch zu sein.
- Dies ist die Bedingung für eine *gründliche Aufmerksamkeit*, in der wir im allerersten Ansatz unseres Aufmerkens erkennen können, ob die augenblickliche Qualität unserer Aufmerksamkeit im Einklang mit dieser Absicht ist oder nicht. So wird uns ein gewisser Entscheidungsfreiraum zugänglich, unsere Absicht zu verwirklichen.
- Eine derart gründliche Aufmerksamkeit ist die Bedingung dafür, für diesen Augenblick *präsent* zu sein.
- Dieses Präsent-Sein ist die Voraussetzung, um die *drei Therapeuteneinstellungen* Kongruenz, bedingungslose Wertschätzung und Empathie für diesen Augenblick einzunehmen. Allerdings gibt es immer wieder Ablenkungen, in denen sich unsere Aufmerksamkeit leicht verstrickt.
- Wenn wir wirklich *kontinuierlich* für unser Gegenüber präsent sein wollen, gilt es dafür *fünf Hemmnisse* zu *überwinden*: das Verlangen nach angenehmen sinnlichen Erfahrungen, Aversion, Mattheit, Unruhe und Zweifel. In unserem Alltagsbewusstsein sind diese Geisteszustände so normal, dass wir sie vielleicht für vollkommen selbstverständlich halten. Doch erst, wenn wir uns dafür engagieren, diesen hemmenden Geisteszuständen im allerersten Ansatz ihres Entstehens achtsam zu begegnen, ist es uns nach und nach möglich, kontinuierlich präsent zu sein. Indem wir dies immer und immer wieder tun, erwerben wir eine gewisse Geschicklichkeit, eine Kunstfertigkeit darin. Und so können wir immer müheloser in diesem Präsent-Sein *verweilen.*

Und genau *so* gelangen wir in den leicht veränderten Bewusstseinszustand einer heilsamen durch Kongruenz, bedingungslose Wertschätzung und Empathie gekennzeichneten *Präsenz*, die ihrerseits wiederum dazu beiträgt, diese drei Therapeuteneinstellungen mit einem gewissen Momentum zu manifestieren.

Alles weist in meinem Verständnis darauf hin, dass Rogers *fünf* im frühbuddhistischen Meditationsverständnis hochgehaltene Tugenden – Vertrauen [*saddhā*], Tatkraft [*viriya*], Präsent-Sein [*sati*], (ansatzweise) Präsenz [*samādhi*] und Weisheit [*paññā*] – in einer Stärke entwickelt hatte, sodass es ihm gelang, die zuvor als fünf ‚Hemmnisse' bezeichneten Geisteszustände aufzuheben bzw. zu überwinden. So war es Rogers offenbar möglich, die oben dargestellte Bedingungsabfolge weitgehend intuitiv wissend und organismisch steuernd zu entfalten und so für sein Gegenüber präsent zu sein.

Doch gilt das auch für uns? Sind wir in unserer Integrität *ähnlich* gefestigt wie Rogers, sodass wir die fünf Tugenden, die ihm dabei halfen, kontinuierlich präsent zu sein, in einem verwandten Ausmaß als *Fähigkeiten* zur Verfügung haben? Sind wir ähnlich geschickt darin, für unsere Klienten präsent zu sein? Wenn uns das ein Anliegen ist, was können wir dafür tun?

Wie ein Geigenspieler Griffe übt, können wir uns darin üben, die Aufmerksamkeit immer wieder aufs Neue *präsent* kongruent, bedingungslos wertschätzend und empathisch auf unseren Klienten, uns selbst und unsere zwischenmenschliche

Beziehung zu lenken. Wir können uns dafür engagieren, bestmöglich bei diesem achtsamen Erleben zu *verweilen.* Wir können dafür sorgen, die Aufmerksamkeit wohlwollend zurückzulenken, wenn sie abgeglitten ist. So erwerben wir allmählich eine gewisse Geschicklichkeit darin, und nach und nach fällt es uns leichter.

Das Schöne an dieser Übung ist, dass sie uns für echtes – im Unterschied zu mechanischen – Üben gleichsam belohnt. Denn ein jedes Mal, wenn wir präsent sind, entspannt sich etwas tief in uns, körperlich genauso wie geistig. Wir erleben dies intuitiv als etwas völlig Natürliches und es fühlt sich dann so an, als ob das Feld unseres Bewusstseins *weiter* werden würde. Ein altes buddhistisches Gleichnis veranschaulicht dies gut: Wenn wir eine Prise Salz in einem Wasserglas auflösen, wird das Wasser salzig schmecken. Wenn wir die gleiche Prise Salz jedoch in einem Teich auflösen, werden wir von dem Salz nichts mehr schmecken. Genauso verlieren schwierige Gefühle, Gedanken und Impulse ihre Macht über uns, wenn wir sie im Feld eines Bewusstseins erleben, dem eine gewisse natürliche Weite innewohnt. Dieser Zusammenhang ist immer gegeben. Doch es braucht bereits ein gewisses Mindestausmaß an Präsent-Sein, dies auch zu erkennen. Natürlich geschieht das nicht von heute auf morgen. Das ist ein Prozess. Beim Geige-spielen-Lernen ist das offensichtlich. Wie könnte es bei der Kunst, als Therapeut Präsent-Sein zu üben, anders sein? Es ist nicht anders. Es ist genauso.

Es liegt im Wesen von Präsent-Sein, dass wir uns ab einem bestimmten Grad seiner Ausprägung dessen deutlich bewusst werden, *was* geschieht, *während* es geschieht. Wenn dies in einem gewissen Ausmaß andauert, ändert sich unser Erleben grundlegend: Umso präsenter wir sind, desto deutlicher erkennen wir kleinste Ablenkungen unserer Aufmerksamkeit und Änderungen in ihrer Qualität. Wir erfassen sofort, wenn wir gerade dabei sind, uns gefühlsmäßig zu verhärten. Wir beginnen, eine neue Sensibilität dafür zu entwickeln, was ‚Verhärten' für uns eigentlich bedeutet. Und überhaupt erkennen wir, dass Achtsamkeit unsere bedingungslose Wertschätzung, unsere Empathie und unsere Kongruenz verfeinert, vertieft und veredelt.

Was braucht es, um das völlig unmissverständlich erkennen zu können? – Carl Rogers orientierte sein Leben am von ihm selbst entworfenen Ideal der *‚fully functioning person'*, wie wir in seinem Artikel „A Therapist's View of the Good Life: The Fully Functioning Person" (Rogers 1957d) nachlesen können. Wie ist das bei uns? Orientieren wir unser Leben, so wie das bei Carl Rogers der Fall war, am Ideal der *‚fully functioning person'*? Was würde es bedeuten, wenn wir dieses Ideal mit dem gleichen Enthusiasmus wie Rogers ernstnehmen *würden*? Wie würde das Streben nach diesem Ideal in unserem Leben Ausdruck finden? – Was können wir dafür tun, unser Potenzial zu verwirklichen?

Abkürzungsverzeichnis

Bei den Pāli-Quellen erfolgt der Quellenbeleg in folgender Weise: (1.) Angabe der Nikāya, (2.) Angabe der Nr. der Lehrrede. Bei AN folgt nach der (1.) Angabe der Nikāya die (2.) Nr. des Buches und die (3.) Angabe der Nr. der Lehrrede.

a) Pāli-Quellentexte

AN	Anguttara Nikāya (Angereihte Sammlung)
Dhp	Dhammapada
DN	Dīgha Nikāya (Längere Sammlung)
It	Itivuttaka
MN	Majjhima Nikāya (Mittlere Sammlung)
SN	Saṁyutta Nikāya (Gruppierte Sammlung)
Sn	Sutta Nipāta

b) Deutsche Übersetzungen der Pāli-Quellentexte

AN-d I	Anguttara Nikāya (= Die Lehrreden des Buddha aus der Angereihten Sammlung Anguttara-Nikāya 1984a)
AN-d II	Anguttara Nikāya (= Die Lehrreden des Buddha aus der Angereihten Sammlung Anguttara-Nikāya 1984b)
AN-d III	Anguttara Nikāya (= Die Lehrreden des Buddha aus der Angereihten Sammlung Anguttara-Nikāya 1984c)
AN-d IV	Anguttara Nikāya (= Die Lehrreden des Buddha aus der Angereihten Sammlung Anguttara-Nikāya 1984d)
AN-d V	Anguttara Nikāya (= Die Lehrreden des Buddha aus der Angereihten Sammlung Anguttara-Nikāya 1984e)
ANA	Anguttara Nikāya Anthologie (= Anguttara Nikāya Anthologiedeutsch: Ṭhānissaro 2014b)
Dhp-d	Dhammapada (= Dhammapada. Die Quintessenz der Buddha-Lehre. Herausgegeben von Thomas Cleary 1997)
DN-d	Dīgha Nikāya (= Die Reden des Buddha. Längere Sammlung 1996)
It-d	Itivuttakam (= Itivuttakam aus der Kürzeren Sammlung des Pāli-Kanons 2004)
MN-d I,II,III	Majjhima Nikāya (= Die Lehrreden des Buddha aus der Mittleren Sammlung (Majjhima Nikaya 2012)
SN-d I	Saṁyutta Nikāya Buch I (= Die Reden des Buddha Gruppierte Sammlung Saṃyutta-Nikāya 2003)
SN-d II	Saṁyutta Nikāya Buch II (= Die Reden des Buddha Gruppierte Sammlung Saṃyutta-Nikāya 2003)
SN-d III	Saṁyutta Nikāya Buch III (= Die Reden des Buddha Gruppierte Sammlung Saṃyutta-Nikāya 2003)
SN-d IV	Saṁyutta Nikāya Buch IV (= Die Reden des Buddha Gruppierte Sammlung Saṃyutta-Nikāya 2003)

SN-d V	Saṁyutta Nikāya Buch V (= Die Reden des Buddha Gruppierte Sammlung Saṃyutta-Nikāya 2003)
Sn-d	Sutta Nipāta (= Sutta-Nipata. Frühbuddhistische Lehrdichtungen aus dem Pāli-Kanon; mit Auszügen aus den alten Kommentaren 1996)

c) Lexika und Wörterbücher

BWM	Buddhistisches Wörterbuch Pāli – Deutsch (Mylius 1997)
BWN	Buddhistisches Wörterbuch (Nyānatiloka 1999)
DBP	Dictionary of Buddhism [Photčhanānukrom Phutthasāt] (Payutto, Bhikkhu [Phra Thēpwēthī] 1995b)
HWPh	Ritter u. a. (1971–2007)
PED	Pāli – English Dictionary (Davids/Stede 1921–1925)
WKR	Wörterbuch des Konstruktiven Realismus (Klünger 2011)

d) Weitere Abkürzungen

Abb.	Abbildung
Anm. d. Verf.	Anmerkung des Verfassers
B.C.E.	Before Christ Enlightenment
Bd.	Band
bzw.	beziehungsweise
CRB	Carl Rogers Biography
dt.	deutsch
ed.	edition/edited by [Ausgabe/herausgegeben von]
Einf. v. Verf.	Einfügung vom Verfasser
et al.	et alii [und andere]
f.	folgende Seite (Strophe etc.)
ff.	fortfolgend
Hervorh. d. Verf.	Hervorhebung durch Verfasser
Hervorh. im Orig.	Hervorhebung im Original
ID	Insight-Dialogue
Jg.	Jahrgang
no	number
Nr.	Nummer
Pl.	Plural
publ.	published
PZA	personzentrierter Ansatz
S.	Seite
s. a.	siehe auch
Sg.	Singular
trsl.	translated
unpubl. manus.	unpublished manuscript
Übers.	Übersetzer/Übersetzerin/Übersetzung
usw.	und so weiter
v. u. Z.	vor unserer Zeitrechnung
v. Verf.	vom Verfasser

Literatur

Die Auflistung der Werke Carl R. Rogers' folgt der kompletten Rogers-Bibliographie von Peter F. Schmid (2005) in PCEP, vol. 4, 3 & 4. Die Jahreszahlen beziehen sich auf das Jahr der Erstveröffentlichung. Das Werk, aus dem ein Artikel zitiert wird, wird in eckiger Klammer angeführt.

Albrecht, Carl (1974): Das mystische Wort. Erleben und Sprechen in Versunkenheit. Dargestellt und herausgegeben von Hans A. Fischer-Barncol. Mit einem Vorwort von Karl Rahner. Mainz: M. Grünewald.

Albrecht, Carl (1982, unveränderter Nachdruck von 1958): Das mystische Erkennen. Gnoseologie und philosophische Relevanz der mystischen Relation. Mainz: M. Grünewald.

Albrecht, Carl (1990, unveränderter Nachdruck von 1951): Psychologie des mystischen Bewusstseins. 2. Aufl. Mainz: Matthias-Grünewald-Verlag.

Anālayo, Bhikkhu (2006): The Chinese Parallel Version to the *Dantabhumi Sutta*. In: *Buddhist Studies Review* 23 (1), 5–19.

Anālayo, Bhikkhu (2007): Sati in den Pāli Lehrreden. Original erschienen 2006 unter dem Titel „Mindfulness in the Pāli Nikāyas" in Nauriyal (2010: 229–249). Veröffentlichung mit freundlicher Genehmigung des Routledge Curzon Verlages. Übersetzt von Manfred Wiesberger (Viriya), überarbeitet von Bhikkhu Anālayo, Bhikkhu. Hg. v. BGM. Online verfügbar unter https://www.buddhismuskunde.uni-hamburg.de/pdf/5-personen/analayo/mindfulness-pali-nikayas-deutsch.pdf.

Anālayo, Bhikkhu (2009a): Yonisomanasikara. In: G. P. Malalasekera und W. G. Weeraratne (Hg.): Encyclopaedia of Buddhism. Vol. 8, Fascicle 3: Vaca–Z hong a-han, Bd. 8, 809–815.

Anālayo, Bhikkhu (2009b): From craving to liberation – excursions into the thought-word of the Pāli discourses (1). New York: Buddhist Association of the United States.

Anālayo, Bhikkhu (2010a): Der direkte Weg. Stammbach: Beyerlein & Steinschulte.

Anālayo, Bhikkhu (2010b): Mindfulness in the Pāli Nikāyas. In: Dinesh Kumar Nauriyal (Hg.): Buddhist thought and applied psychological research. Transcending the boundaries. Transferred to digital print. London [u. a.]: Routledge (Routledge critical studies in Buddhism), 229–249.

Anālayo, Bhikkhu (2012a): Protecting Oneself and Others Through Mindfulness – The Acrobat Simile in the Saṃyukta-āgama. In: SIBA-DCI (Hg.): Sri Lanka Internatinal Journal of Buddhist Studies (SIJBS). Vol. II. Pallekele, Kundasale, Sri Lanka: SIBA-DCI Research Centre. Online verfügbar unter https://www.buddhismuskunde.uni-hamburg.de/pdf/5-personen/analayo/protecting.pdf, zuletzt geprüft am 05.05.2017.

Anālayo, Bhikkhu (2012b): Exkursionen in die Gedankenwelt der Pāli-Lehrreden. Stammbach: Beyerlein & Steinschulte.

Anderssen-Reuster, Ulrike; Meibert, Petra; Meck, Sabine (Hg.) (2013): Psychotherapie und buddhistisches Geistestraining. Methoden einer achtsamen Bewusstseinskultur. Stuttgart: Schattauer.

Baatz, Ursula (1994): Spiritualismus. In: Adolf Holl (1994: 325–343).

Baatz, Ursula (2002a): Buddhismus. Kreuzlingen: Hugendubel (Diedrichs kompakt).

Baatz, Ursula (2002b): Über ein schwieriges Verhältnis: Buddhismus und Humanismus. In: Faber/Rudolph (2002).

Baldwin, Michele (Hg.) (2000): The use of self in therapy. 2nd ed. New York: Haworth Press.

Batchelor, Stephen (2005): Mit dem Bösen leben. Warum wir das Gute wollen und immer wieder das Böse tun. Berlin: Theseus.

Batchelor, Stephen (2010): Bekenntnisse eines ungläubigen Buddhisten. Eine spirituelle Suche. München: Ludwig.

Batchelor, Stephen (2016): After Buddhism. Rethinking the dharma for a secular age. New Haven: Yale University Press.

Bateson, Gregory (1987): Geist und Natur. Eine notwendige Einheit. Unter Mitarbeit von Hans Günter Holl. Frankfurt am Main: Suhrkamp (Suhrkamp Taschenbuch Wissenschaft, 691).

Bäumer, Regina; Plattig, Michael (1998): Aufmerksamkeit ist das natürliche Gebet der Seele. Geistliche Begleitung in der Zeit der Wüstenväter und der personzentrierte Ansatz nach Carl R. Rogers – eine Seelenverwandtschaft?! Würzburg: Echter (Beiträge zur Theologie der Spiritualität, Bd. 1).

Bazzano, Manu (2009): A true Person of No Status. Notes on Zen & the Art of Existential Therapy.

Bazzano, Manu (2011): The Buddha as a fully functioning person: toward a person-centered perspective on mindfulness. In: *Person-Centered & Experiential Psychotherapies* 10 (2), 116–128.

Bazzano, Manu (2012): Immanent vitality: Reflections on the actualizing tendency. In: *Person-Centered & Experiential Psychotherapies* 11 (2), 137–151. DOI: 10.1080/14779757.2012.672930.

Bazzano, Manu (2013a): On becoming no one: Phenomenological and empiricist contributions to the person-centered approach. In: *Person-Centered & Experiential Psychotherapies* 13 (3), 250–258.

Bazzano, Manu (2013b): Cultivating presence. Online verfügbar unter http://www.manubazzano.com/uploads/PresenceTTNov13.pdf, zuletzt geprüft am 19.06.2017.

Bazzano, Manu (2013c): Togetherness: intersubjectivity revisited. In: *Person-Centered & Experiential Psychotherapies* 13 (3), 203–216.

Bazzano, Manu (2013d): Vital signs: psychological responses to ecological crisis. In: *Person-Centered & Experiential Psychotherapies* 12 (4), 396–398. DOI: 10.1080/14779757.2013.869508.

Bazzano, Manu (2013e): One more step: from person-centered to eco-centered therapy. In: *Person-Centered & Experiential Psychotherapies* 12 (4), 344–354. DOI: 10.1080/14779757.2013.856810.

Bazzano, Manu (Hg.) (2014a): After mindfulness. New perspectives on psychology and meditation. Basingstoke: Palgrave Macmillan.

Bazzano, Manu (2014b): Mindfulness and the Good Life. In: Manu Bazzano (Hg.): After mindfulness. New perspectives on psychology and meditation. 1. publ. Basingstoke [u. a.]: Palgrave Macmillan, 61–78.

Bazzano, Manu (2015): Before and after mindfulness. In: *Self & Society* 43 (1), 3–5. DOI: 10.1080/03060497.2015.1018683.

Bazzano, Manu (2016): Deathlife, lifedeath. In: *Person-Centered & Experiential Psychotherapies* 15 (3), 256–262. DOI: 10.1080/14779757.2016.1204348.

Bazzano, Manu; Webb, Julie (2016): Introduction to the special issue on mindfulness, meditation and the person-centered approach. In: *Person-Centered & Experiential Psychotherapies* 15 (3), 175–176. DOI: 10.1080/14779757.2016.1196721.

Beech, C.; Brazier, David (1996): Empathy for a Real World. In: Robert Hutterer, Gerhard Pawlowsky, Peter F. Schmid und Reinhold Stipsits (Hg.): Client-centered and experiential psychotherapy. A paradigm in motion. Frankfurt am Main [etc.]: P. Lang, 331–346.

Beyerlein, Raimund (Hg.) (2002): Der Buddha und seine Lehre. Elf Beiträge zur rechten Anschauung. Stammbach: Beyerlein & Steinschulte.

Biles, Darran (2016): Reapproaching Rogers. Looking to the source to show us where we are going wrong. In: *Person-Centered & Experiential Psychotherapies* 15 (4), 318–338. DOI: 10.1080/14779757.2016.1228539.

Blackmore, Susan (2014): Bewusstsein. Eine sehr kurze Einführung. 1., Aufl., neue Ausg. Bern: Verlag Hans Huber (Eine sehr kurze Einführung, 5).

Bodhi, Bhikkhu (2002a): Der Dhamma. In: Raimund Beyerlein (Hg.): Der Buddha und seine Lehre. Elf Beiträge zur rechten Anschauung. Stammbach: Beyerlein & Steinschulte, 50–72.

Bodhi, Bhikkhu (2002b): Der edle achtgliedrige Heilsweg. Der Weg zur Beendigung des Leidens. Stammbach: Verlag Beyerlein + Steinschulte (Buddhistische Handbibliothek).

Bodhi, Bhikkhu (2010): The Five Spiritual Faculties. Online verfügbar unter http://www.accesstoinsight.org/lib/authors/bodhi/bps-essay_22.html, zuletzt geprüft am 05.05.2017.

Bodhi, Bhikkhu (2016): The Transformations of Mindfulness. In: Ronald E. Purser, David Forbes und Adam Burke (Hg.): Handbook of mindfulness. Springer International Pu, 3–14.

Bogensberger, Hugo (Hg.) (1998b): Erkenntniswege in der Theologie. Graz: Verlag Styria (Forum St. Stephan, Bd. 10).

Bowen, Sarah; Parks, George A.; Coumar, Anil; Marlatt, Alan G. (2010): Mindfulness meditation in the prevention and treatment of addictive behaviors. In: Dinesh Kumar Nauriyal (Hg.): Buddhist thought and applied psychological research. Transcending the boundaries. Transferred to digital print. London [u. a.]: Routledge (Routledge critical studies in Buddhism), 393–413.

Bozarth, Jerold (1998): Playing the probabilities in psychotherapy. In: *Person-Centred Practice* 6 (1), 9–21.

Bozarth, Jerold D.; Wilkins, Paul (Hg.) (2002): Unconditional positive regard. Ross-on-Wye: PCCS (Rogers' therapeutic conditions, vol. 3).

Braun, Erik (2013): Birth of insight. Meditation, modern Buddhism, and the Burmese monk Ledi Sayadaw. Paperback edition. Chicago, London: University of Chicago Press.

Brazier, David (1993): Beyond Carl Rogers. London: Constable.

Brazier, David (1999): The feeling Buddha. A Buddhist psychology of character, adversity and passion. New Delhi: HarperCollins.

Brazier, David (2000): Beyond Carl Rogers. In: Tony Merry (Hg.): Person-centred practice. The BAPCA reader. Ross-on-Wye: PCCS Books, 97–102.

Brazier, David (2007): Buddhist Psychology and Trauma Work. In: *Illness, Crisis & Loss* 15 (2), 155–166. DOI: 10.1177/105413730701500207.

Brazier, David (2012): Zen therapy. London: Constable & Robinson.

Brazier, David (2014): Mindfulness: A Philosophical Assessment. In: Manu Bazzano (Hg.): After mindfulness. New perspectives on psychology and meditation. 1. publ. Basingstoke [u. a.]: Palgrave Macmillan, 49–60.

Brazier, David (2016a): Mindfulness: Traditional and Utilitarian. In: Ronald E. Purser, David Forbes und Adam Burke (Hg.): Handbook of mindfulness. Springer International Publishing, 63–74.

Brazier, David (2016b): A certain kind of mindful man. In: *Person-Centered & Experiential Psychotherapies* 15 (3), 213–220. DOI: 10.1080/14779757.2016.1180635.
Breindl, Gabriela (2013): Kurzschema des Therapieschulendialogs (TSD) nach Kurt Greiner zusammengefasst von Gabriela Breindl. Online verfügbar unter http://www.sfu.ac.at/intern/docs/Greiner/Gabriela%Breindl%202012.pdf.
Brown, Candy, Gunther (2016): Can "Secular" Mindfulness Be Separated from Religion? In: Ronald E. Purser, David Forbes und Adam Burke (Hg.): Handbook of mindfulness. Springer International Pu, 75–94.
Brown, Kirk Warren; Creswell, J. David; Ryan, Richard M. (2015a): Brown u. a. Introduction. The Evolution of Mindfulness Science. In: Kirk Warren Brown, J. David Creswell und Richard M. Ryan (Hg.): Handbook of mindfulness. Theory, research, and practice. New York: The Guilford Press, 1–8.
Brown, Kirk Warren; Creswell, J. David; Ryan, Richard M. (Hg.) (2015b): Handbook of mindfulness. Theory, research, and practice. New York: The Guilford Press.
Buddhadāsa Bhikkhu (2002): Ānāpānasati. Die sanfte Heilung der spirituellen Krankheit. München: Buddhistische Gesellschaft München e. V.
Buddhadāsa Bhikkhu; Buddhistische Gesellschaft München e. V. (Hg.) (o. J.): Kernholz des Bodhibaums: Sunnata verstehen und leben. Books on Demand.
Buddhadāsa, Bhikkhu; Santikaro, Bhikkhu (2001): Mindfulness with breathing. A manual for serious beginners. Chiang Mai: Silkworm.
Bundschuh-Müller, Karin (2007): Von Augenblick zu Augenblick – von Angesicht zu Angesicht. Gesprächspsychotherapie als achtsamkeitsbasiertes personzentriertes Verfahren. In: *Gesprächspsychotherapie und Personzentrierte Beratung*, 2007 (2), 75–83.
Bundschuh-Müller, Karin (2009): „Es ist was es ist sagt die Liebe …" Achtsamkeit und Akzeptanz in der Personzentrierten und Experimentellen Psychotherapie. In: Thomas Heidenreich (Hg.): Achtsamkeit und Akzeptanz in der Psychotherapie. Ein Handbuch. 3., überarb. und erw. Aufl. Tübingen: Dgvt-Verlag, 405–456.
Bundschuh-Müller, Karin (2013): The Awakened Heart: Mindfulness as a Bridge Between the Person-Centered Approach and Eastern Philosophies. In: Jeffrey H. Cornelius-White, Renate Motschnig-Pitrik und Michael Lux (Hg.): Interdisciplinary handbook of the person-centered approach. Research and theory. New York, NY: Springer, 141–156.
Clarke, J. J. (1997): Oriental enlightenment. The encounter between Asian and Western thought. London, New York: Routledge.
Conze, Edward (1995): Der Buddhismus. Wesen und Entwicklung. 10., unveränd. Aufl. Stuttgart, Berlin, Köln: Kohlhammer (Urban-Taschenbücher, Bd. 5).
Conze, Edward (2007): Buddhistisches Denken. Drei Phasen buddhistischer Philosophie in Indien. Unter Mitarbeit von Herbert Elbrecht. Frankfurt am Main [u. a.]: Insel Verlag (Insel-Taschenbuch, 3248).
Cooper, Mick (Hg.) (2007): The handbook of person centred psychotherapy and counselling. Basingstoke [u. a.]: Palgrave Macmillan.
Cooper, Mick; O'Hara, Maureen; Schmid, Peter F.; Bohart, Arthur C. (Hg.) (2013): The handbook of person-centred psychotherapy and counselling. 2nd ed. New York: Palgrave Macmillan.
Cornelius-White, Jeffrey (2013): Congruence. In: Mick Cooper (Hg.): The handbook of person-centred psychotherapy and counselling. 2nd ed. New York: Palgrave Macmillan, 193–208.

Cornelius-White, Jeffrey H.; Motschnig-Pitrik, Renate; Lux, Michael (Hg.) (2013): Interdisciplinary handbook of the person-centered approach. Research and theory. New York, NY: Springer.

Crane, R. S.; Brewer, J.; Feldman, C.; Kabat-Zinn, J.; Santorelli, S.; Williams, J. M. G.; Kuyken, W. (2017): What defines mindfulness-based programs? The warp and the weft. In: *Psychological medicine* 47 (6), 990–999. DOI: 10.1017/S0033291716003317.

Davids, Rhys T. W.; Stede, William (Hg.) (1921–1925): The Pāli Text Society's Pāli-English dictionary. Pāli Text Society. Chipstead. Online verfügbar unter http://dsal.uchicago.edu/dictionaries/pali/.

Davis, Kathleen (2001): Deconstruction and translation. New York: Routledge (Translation theories explained).

DeCarvalho, Roy Jose; Allport, Gordon W.; Maslow, Abraham H.; Rogers, Carl R.; May, Rollo; Bugental, James F. T. (1991): The founders of humanistic psychology. New York: Praeger.

Dhammapada (1997): Die Quintessenz der Buddha-Lehre. Herausgegeben von Thomas Cleary. Dt. Erstausg. Frankfurt am Main: Fischer-Taschenbuch-Verlag (Fischer, 13156: Spirit).

Dhammapala, Gatare; Gombrich, Richard; Norman, K. R. (Hg.) (1984): Buddhist Studies in Honour of Hammalava Saddhatissa. University of Sri Jayewardenapura. Nugegoda, Sri Lanka.

Didonna, Fabrizio (Hg.) (2009): Clinical handbook of mindfulness. New York: Springer.

Die Lehrreden des Buddha aus der Angereihten Sammlung Anguttara-Nikāya (1984a): Einer- bis Dreier-Buch. Aus dem Pāli übersetzt von Nyanatiloka. Überarbeitet und herausgegeben von Nyanaponika. 4., rev. Aufl. 5 Bände. Braunschweig: Aurum (Die Lehrreden des Buddha aus der Angereihten Sammlung Anguttara-Nikāya, Bd. 1).

Die Lehrreden des Buddha aus der Angereihten Sammlung Anguttara-Nikāya (1984b): Vierer-Buch. Aus dem Pāli übersetzt von Nyanatiloka. Überarbeitet und herausgegeben von Nyanaponika. 4., rev. Aufl. 5 Bände. Braunschweig: Aurum (Die Lehrreden des Buddha aus der Angereihten Sammlung Anguttara-Nikāya, Bd. 2).

Die Lehrreden des Buddha aus der Angereihten Sammlung Anguttara-Nikāya (1984c): Fünfer- und Sechser-Buch. Aus dem Pāli übersetzt von Nyanatiloka. Überarbeitet und herausgegeben von Nyanaponika. 4., rev. Aufl. 5 Bände. Braunschweig: Aurum (Die Lehrreden des Buddha aus der Angereihten Sammlung Anguttara-Nikāya, Bd. 3).

Die Lehrreden des Buddha aus der Angereihten Sammlung Anguttara-Nikāya (1984d): Siebener- bis Neuner-Buch. Aus dem Pāli übersetzt von Nyanatiloka. Überarbeitet und herausgegeben von Nyanaponika. 4., rev. Aufl. 5 Bände. Braunschweig: Aurum (Die Lehrreden des Buddha aus der Angereihten Sammlung Anguttara-Nikāya, Bd. 4).

Die Lehrreden des Buddha aus der Angereihten Sammlung Anguttara-Nikāya (1984e): Zehner- und Elfer-Buch. Aus dem Pāli übersetzt von Nyanatiloka. Überarbeitet und herausgegeben von Nyanaponika. 5. Aufl. 5 Bände. Braunschweig: Aurum (Die Lehrreden des Buddha aus der Angereihten Sammlung Anguttara-Nikāya, Bd. 5).

Die Lehrreden des Buddha aus der Mittleren Sammlung (Majjhima Nikaya) (2012): Auf Initiative von Ayya Khema Bhikkhuni übersetzt von Mettiko Bhikkhu (Kay Zumwinkel). 2. Aufl. Uttenbühl: Jhana-Verlag.

Die Reden des Buddha. Gruppierte Sammlung Saṃyutta-Nikāya. aus dem Pālikanon übersetzt von Wilhelm Geiger, Nyanaponika Mahathera, Helmuth Hecker (2003). 2. Gesamtaufl., 2. Tsd. Stammbach: Beyerlein & Steinschulte (Die Reden des Buddha, GS).

Die Reden des Buddha. Längere Sammlung (1996): Aus dem Pāli-Kanon übersetzt von Karl Eugen Neumann. Unter Mitarbeit von Karl Eugen Neumann. 4. Aufl., 7.–8. Tsd. Stammbach: Beyerlein-Steinschulte.

Ederer, Elfriede M.; Gruber, Hiltrud J. (1999): Metavariablen im personzentrierten Entwicklungsprozess: Präsenz, Feld und Reziprozität. 2. wissenschaftliche Tagung der Koordinationsstelle für österreichische Psychotherapieforschung: Wege und Bedingungen in der Psychotherapie. Salzburg, Österreich, 05.11.1999.

Ederer, Elfriede M.; Gruber, Hiltrud J. (2002): Therapeutische Präsenz und ihre prozessuale Entfaltung im dynamischen Beziehungsfeld: Vorstellung eines Modells und seiner methodisch-didaktischen Umsetzung. In: Catherine Iseli (Hg.): Identität, Begegnung, Kooperation. Person-/Klientenzentrierte Psychotherapie und Beratung an der Jahrhundertwende. Festschrift zum Jubiläums-Symposium, 25.–27.02.2000, Salzburg. Köln: GwG-Verlag, 270–285.

Ederer, Elfriede M.; Gruber, Hiltrud J.; Zinschitz (2000): Therapeutic presence, dynamic field of relationship and reciprocity: The effect of presence within the dynamic field of relationship under reciprocal conditions of development for client and therapist. Fifth International Conference on Client-Centered and Experiential Psychotherapy – ICCCEP. Chicago, USA, 24.–29.06.2000.

Ellingham, Ivan (2001): Carl Rogers' 'Congruence' as an Organismic, not an Freudian Concept. In: Gill Wyatt (Hg.): Congruence. Ross-on-Wye: PCCS Books (Rogers' Therapeutic Conditions: Evolution, Theory and Practice, vol. 1).

Ellingham, Ivan (2002): Madness and Mysticism in Perceiving the Other: Towards a radical organismic, person-centred interpretation. In: Gill Wyatt und Pete Sanders (Hg.): Contact and Perception. Ross-on-Wye: PCCS Books (Rogers' Therapeutic Conditions: Evolution, Theory and Practice, vol. 4), 234–258.

Ellingham, Ivan (2006): Towards a Rogerian Theory of Mysticism. In: Judy Moore und Campbell Purton (Hg.): Spirituality and counselling. Experiential and theoretical perspectives. Ross-on-Wye, Herefordshire: PCCS Books, 65–80.

Ennenbach, Matthias (2014): Buddhistische Psychotherapie. Ein Leitfaden für heilsame Veränderungen. 5. Aufl. Oberstdorf: Windpferd.

Faber, Richard; Rudolph, Enno (Hg.) (2002): Humanismus in Geschichte und Gegenwart. Tübingen: Mohr Siebeck (Religion und Aufklärung, Bd. 10).

Fairhurst, Irene (Hg.) (1999): Women writing in the person-centred approach. 1. publ. Ross-on-Wye: PCCS Books (Person-centred approach and client-centred therapy: essential readers).

Faure, Bernard (1998): Der Buddhismus. Bern, München, Wien: Scherz.

Fennes, Irmgard (2001): Im Prozess der Wandlung – Spirituelle Aspekte der Personzentrierten Psychotherapie. In: *PERSON* (1), 32–43.

Ferguson, Marilyn (1992): The Aquarian conspiracy. Personal and social transformation in the 1980s. Los Angeles: J. P. Tarcher/Perigee.

Fields, Rick (1992): How the swans came to the lake. A narrative history of Buddhism in America. 3. ed., rev. and updated. Boston, Mass.: Shambhala Publications.

Finke, Jobst (2013): Das Therapieprinzip Achtsamkeit. In: *Gesprächspsychotherapie & personzentrierte Beratung* (3), 131–135.

Fischer-Barnicol, Hans A. (1978): Denken in Meditation und mystischer Erfahrung. In: Günter Stachel und Hugo Makibi Enomiya-Lassalle (Hg.): Munen muso. Ungegenständliche Meditation: Festschrift für Pater Hugo M. Enomiya-Lassalle S. J. zum 80. Geburtstag. 3. Aufl. Mainz: Grünewald, 243–267.

Flender, Jürgen (2013): Getting Centered in Presence: Meditation with Gifted Students at Hansenberg Castle. In: Jeffrey H. Cornelius-White, Renate Motschnig-Pitrik und Michael Lux (Hg.): Interdisciplinary handbook of the person-centered approach. Research and theory. New York, NY: Springer, 157–168.

Frank, Manfred (2015): Präreflexives Selbstbewusstsein. Vier Vorlesungen. Stuttgart: Reclam.

Frenzel, Peter; Keil, Wolfgang; Schmid, Peter; Stölzl, Norbert (Hg.) (2001): Klienten-, personzentrierte Psychotherapie. Kontexte, Konzepte, Konkretisierungen. Wien: Facultas (Bibliothek Psychotherapie, 8).

Fürlinger, Ernst (2006): Verstehen durch Berühren. Interreligiöse Hermeneutik am Beispiel des nichtdualistischen Sivaismus von Kaschmir. Innsbruck: Tyrolia-Verlag (Salzburger Theologische Studien, Bd. 29).

Fulton, Paul R. (2009): Achtsamkeit als klinisches Training. In: Christopher K. Germer, Ronald D. Siegel und Paul R. Fulton (Hg.): Achtsamkeit in der Psychotherapie. Freiamt im Schwarzwald: Arbor-Verlag, 85–110.

Fulton, Paul R.; Siegel, Ronald D.; Germer, Christopher K. (Hg.) (2013): Mindfulness and psychotherapy. 2nd ed. New York: Guilford Press.

Gadamer, Hans-Georg (1999): Gesammelte Werke. Unveränderte Taschenbuchausg. 10 Bände. Tübingen: Mohr Siebeck (UTB, 2115).

Gäng, Peter (2002): Buddhismus. 2., vollständig überarbeitete Auflage. Frankfurt am Main: Campus Verlag (Campus Einführungen).

Geller, Shari M. (2003): Becoming Whole: A collaboration between experiential psychotherapies and mindfulness meditation/Ganz werden: Eine Zusammenarbeit von Experienziellen Psychotherapien und Achtsamkeitsmeditation/Volviéndose Pleno/a: Una Colaboración Entre Psicoterapias Experienciales y la Meditación "Mindfulness". In: *Person-Centered & Experiential Psychotherapies* 2 (4), 258–273.

Geller, Shari (2004): Becoming Whole: A collaboration between experiential psychotherapies and mindfulness meditation. Online verfügbar unter http://www.sharigeller.ca/_images/pdfs/Becoming_whole.pdf, zuletzt geprüft am 19.06.2017.

Geller, Shari M. (2013a): Therapeutic presence: An Essential Way of Being. In: Mick Cooper (Hg.): The handbook of person-centred psychotherapy and counselling. 2nd ed. New York: Palgrave Macmillan, 209–222.

Geller, Shari (2013b): Therapeutic presence as a foundation for relational depth. In: Knox, Rosanne; Murphy, David; Wiggins, Sue; Cooper, Mick (2013): Relational depth. New perspectives and developments. Basingstoke: Palgrave Macmillan.

Geller, Shari M. (2017): A practical guide to cultivating therapeutic presence. Washington, DC: American Psychological Association.

Geller, Shari M.; Greenberg, Leslie S. (2002): Therapeutic Presence: Therapists' experience of presence in the psychotherapy encounter/Therapeutische Präsenz: Erfahrungen von Therapeuten mit Präsenz in der psychotherapeutischen Begegnung/La Presencia Terapéutica: La Experiencia de la Presencia que Viven los Terapeutas en el Encuentro Psicoterapéutico. In: *Person-Centered & Experiential Psychotherapies* 1 (1–2), 71–86.

Geller, Shari M.; Greenberg, Leslie S. (2012): Therapeutic Presence. A Mindful Approach to Effective Therapy. Washington: American Psychological Association.

Geller, Shari M.; Greenberg, Leslie S. (2013): Therapeutic presence: a mindful approach to effective therapy, by Shari M. Geller and Leslie S. Greenberg. In: *Person-Centered & Experiential Psychotherapies* 12 (2), 177–180.

Geller, Shari M.; Greenberg, Leslie S.; Watson, Jeanne Cherry (2010): Therapist and client perceptions of therapeutic presence. The development of a measure. In: *Psychotherapy research: Journal of the Society for Psychotherapy Research* 20 (5), 599–610. DOI: 10.1080/10503307.2010.495957.

Germer, Christopher K.; Siegel, Ronald D. (Hg.) (2014): Weisheit und Mitgefühl in der Psychotherapie. Achtsame Wege zur Vertiefung der therapeutischen Praxis. Freiburg im Breisgau: Arbor-Verlag.

Germer, Christopher K.; Siegel, Ronald D.; Fulton, Paul R. (Hg.) (2009): Achtsamkeit in der Psychotherapie. Freiamt im Schwarzwald: Arbor-Verlag.

Gethin, Rupert (2001): The Buddhist path to awakening. 2nd ed. Oxford: Oneworld (Oneworld classics in religious studies).

Gethin, Rupert (2015): Buddhist Conceptualisations of Mindfulness. In: Kirk Warren Brown, J. David Creswell und Richard M. Ryan (Hg.): Handbook of mindfulness. Theory, research, and practice. New York: The Guilford Press, 9–41.

Giommi, Fabio (2017): Insight Dialogue in the Training of Psychotherapists. A short report from an in-depth 6-year experience. August 2017. Milano, Italy. Nicht publiziertes Manuskript; einsehbar beim Autor und dem Verfasser dieser Untersuchung.

Goleman, Daniel J. (2010): Destructive Emotions. In: Dinesh Kumar Nauriyal (Hg.): Buddhist thought and applied psychological research. Transcending the boundaries. Transferred to digital print. London [u. a.]: Routledge (Routledge critical studies in Buddhism), 341–373.

Govinda (1980): Die psychologische Haltung der frühbuddhistischen Philosophie und ihre systematische Darstellung nach der Tradition des Abhidhamma. Unveränd. fotomechan. Nachdr. d. Aufl. Zürich 1962. Wien: Octopus-Verlag.

Graham, Joseph F. (1985): Difference in translation. Ithaca: Cornell University Press.

Greenberg, Leslie S.; Bohart, Arthur C. (Hg.) (1997): Empathy reconsidered. New directions in psychotherapy. Washington: American Psychological Association.

Greenberg, Leslie S.; Geller, Shari M. (2001): Congruence and Therapeutic Presence. In: Gill Wyatt (Hg.): Congruence. Ross-on-Wye: PCCS Books (Rogers' Therapeutic Conditions: Evolution, Theory and Practice, vol. 1), 131–149.

Greenberg, Mark T.; Mitra, Joy L. (2015): From Mindfulness to Right Mindfulness. The Intersection of Awareness and Ethics. In: *Mindfulness* 6 (1), 74–78. DOI: 10.1007/s12671–014-0384–1.

Greiner, Kurt (2008): Intra-psychotherapeutische Trans-Kontextualisation. Konturen einer innovativen Psychotherapieforschung im Zeichen des epistemologischen Dialogs. In: *Psychotherapie Forum, Springer-Verlag, Wien – New York* 16, 2008 (3), 121–127.

Greiner, Kurt (2009): Einführung ins dialogexperimentelle Forschen im Therapieschulendialog (TSD). In: Kurt Greiner, Martin J. Jandl und Otto Paschinger (Hg.): Programmatik und Praxis im Therapieschulendialog (TSD). Erste Beiträge zur dialogexperimentellen Theorien-Integration in der Psychotherapiewissenschaft. Wien: Sigmund Freud Universitätsverlag, 11–35.

Greiner, Kurt (2011): Integrationsprogramm Therapieschulendialog (TSD). Entwicklung einer textanalytischen Grundlagenforschung in der Psychotherapiewissenschaft. Frankfurt am Main [u. a.]: Lang.

Greiner, Kurt (2012): Standardisierter Therapieschulendialog (TSD). Therapieschulen-interdisziplinäre Grundlagenforschung an der Sigmund Freud Privatuniversität Wien Paris (SFU). Wien: Sigmund Freud Universitätsverlag.

Greiner, Kurt (2015): Grundlagen: Experimentalhermeneutische Psychotherapiewissenschaft. In: Kurt Greiner und Martin J. Jandl (Hg.): Bizarrosophie. Radikalkreatives Forschen im Dienste der akademischen Psychotherapie. neue Ausg. Nordhausen: Traugott Bautz (libri nigri, 48), 9–10.

Greiner, Kurt; Jandl, Martin J. (2010): Novum Therapieschulendialog (TSD): Methodologische Prinzipien einer theorien-integrativen Psychotherapiewissenschaft. In: Kurt Greiner, Martin J. Jandl und Friedrich G. Wallner (Hg.): Aus dem Umfeld des konstruktiven Realismus. Studien zu Psychotherapiewissenschaft, Neurokritik und Philosophie. Frankfurt am Main: P. Lang (Culture and knowledge, vol. 14), 15–41.

Greiner, Kurt; Jandl, Martin J. (Hg.) (2015): Bizarrosophie. Radikalkreatives Forschen im Dienste der akademischen Psychotherapie. neue Ausg. Nordhausen: Traugott Bautz (libri nigri, 48).

Greiner, Kurt; Jandl, Martin J.; Paschinger, Otto (Hg.) (2009): Programmatik und Praxis im Therapieschulendialog (TSD). Erste Beiträge zur dialogexperimentellen Theorien-Integration in der Psychotherapiewissenschaft. Wien: Sigmund Freud Universitätsverlag.

Greiner, Kurt; Jandl, Martin J.; Wallner, Friedrich G. (Hg.) (2010): Aus dem Umfeld des konstruktiven Realismus. Studien zu Psychotherapiewissenschaft, Neurokritik und Philosophie. Frankfurt am Main: P. Lang (Culture and knowledge, vol. 14).

Groddeck, Norbert (2011): Carl Rogers. Wegbereiter der modernen Psychotherapie. 3., unveränderte Aufl. Darmstadt: Wissenschaftliche Buchgesellschaft.

Grossman, Paul; van Dam, Nicholas T. (2013): Die vielen Namen der Achtsamkeit …: Irrungen und Wirrungen von Sati in der westlichen Psychologie und Wissenschaft. In: Achtsamkeit – ihre Wurzeln, ihre Früchte. Unter Mitarbeit von Mark Williams, Jon Kabat-Zinn und Mike Kauschke. Freiburg im Breisgau: Arbor-Verlag, 377–410.

Gutberlet, Michael (2002): On Becoming Congruent. In: Catherine Iseli (Hg.): Identität, Begegnung, Kooperation. Person-/Klientenzentrierte Psychotherapie und Beratung an der Jahrhundertwende. Festschrift zum Jubiläums-Symposium, 25.–27.02.2000, Salzburg. Köln: GwG-Verlag, 286–298.

Gutberlet, Michael (2005): Empathie, Wertschätzung und Kongruenz im Personzentrierten Ansatz: Mehr und etwas anderes als in den theorie-/technikzentrierten Ansätzen. Ein Klärungsversuch am Beispiel des Stress-Reduktions-Programms (MBSR) von Jon Kabat-Zinn. In: *Gesprächspsychotherapie und Personzenrtrierte Beratung* (4), 270–276. Online verfügbar unter http://www.gwg-ev.org/sites/default/files/GPB-2005–4_Gutberlet.pdf, zuletzt geprüft am 12.12.2014.

Halbfass, Wilhelm (1988): India and Europe. An essay in understanding. Albany, N. Y.: State University of New York Press.

Harman, J. I. (1990): Unconditional confidence as a facilitative precondition. In: G. Lietaer und J. Rombauts (Hg.): Client-centered and experiential psychotherapy in the nineties. Leuven: University Press Leuven (Studia psychologica), 251–268.

Harrer, Michael E.; Weiss, Halko (2016): Wirkfaktoren der Achtsamkeit. Integration in Haltung und Vorgehen von Psychotherapeuten. Stuttgart: Schattauer.

Harvey, Peter (2013): An introduction to Buddhism. Teachings, history and practices. Second edition. Cambridge: Cambridge University Press (Introduction to religion).

Hayashi, Sachiko; Kara, Atushi (2002): Understanding the Self Through Taoist Emptiness. In: Jeanne C. Watson (Hg.): Client-centered and experiential psychotherapy in the 21st century. Advances in theory, research and practice [selected papers from the fifth ICCCEP conference Chicago 2000]. Ross-on-Wye: PCCS Books, 73–78.

Hayashi, S.; Kuno, T.; Morotomi, Y.; Osawa, M.; Shimizu, M.; Suetake, Y. (1994): A Re-evaluation of Client-Centered Therapy through the work of F. Tomoda and its Cultural Implications in Japan. Unpublished paper, presented at the Third International Conference of Client-Centered and Experiential Therapy, Gmunden, Austria.

Hayes, Cristalle (2016): Is suffering Therapeutic? An exploration of buddhist ideas and Rogers? six conditions. In: *Person-Centered & Experiential Psychotherapies* 15 (3), 245–255. DOI: 10.1080/14779757.2016.1188411.

Hecker, Hellmuth (1990): Die besondere Bedeutung der *pīti*. In: *Wissen und Wandel*, 254–284.

Hecker, Hellmuth (1999): Die Furt zum anderen Ufer. Im System buddhistischer Praxis. Stammbach-Herrnschrot: Beyerlein & Steinschulte.

Hecker, Hellmuth (2006): Die Psychologie der Befreiung. Der Buddha und die Triebe. Stammbach-Herrnschrot: Beyerlein & Steinschulte.

Hecker, Hellmuth (2010): Im Zeichen der Erwachungsglieder. Erhellung durch Herzenseinigung. Stammbach: Beyerlein & Steinschulte.

Hecker, Hellmuth (2012): Der Heilsweg des Erwachten. Ein Leitfaden für angewandten Buddhismus. Stammbach: Beyerlein & Steinschulte.

Heidenreich, Thomas (Hg.) (2009): Achtsamkeit und Akzeptanz in der Psychotherapie. Ein Handbuch. 3., überarb. und erw. Aufl. Tübingen: Dgvt-Verlag.

Hirsch, Alfred (1997): Übersetzung und Dekonstruktion. Frankfurt am Main: Suhrkamp.

Holl, Adolf (Hg.) (1994): Die Ketzer. Hamburg: Hoffmann und Campe.

Hügli, A. (1971): Sollen. In: Joachim Ritter, Karlfried Gründer und Rudolf Eisler (Hg.): Historisches Wörterbuch der Philosophie, Bd. 9. Völlig neubearbeitete Ausg. des Wörterbuchs der philosophischen Begriffe von Rudolf Eisler. 13 Bände. Basel, Stuttgart: Schwabe, 1026–1056.

Hutterer, Robert (1998): Das Paradigma der humanistischen Psychologie. Entwicklung, Ideengeschichte und Produktivität. Wien, New York: Springer (Springer Psychotherapie).

Hutterer, Robert; Pawlowsky, Gerhard; Schmid, Peter F.; Stipsits, Reinhold (Hg.) (1996): Client-centered and experiential psychotherapy. A paradigm in motion. Frankfurt am Main [etc.]: P. Lang.

Hyland, Terry (2016): The erosion of right livelihood. Counter-educational aspects of the commodification of mindfulness practice. In: *Person-Centered & Experiential Psychotherapies* 15 (3), 177–189. DOI: 10.1080/14779757.2016.1179666.

Ie, Amanda; Ngnoumen, Christelle T.; Langer, Ellen J. (Hg.) (2014): The Wiley Blackwell handbook of mindfulness, vol. 2. Chichester: Wiley-Blackwell.

Ikemi, Akira (2013): You Can Inspire Me to Live Further: Explicating Pre-reflexive Bridges to the Other. In: Jeffrey H. Cornelius-White, Renate Motschnig-Pitrik und Michael Lux (Hg.): Interdisciplinary handbook of the person-centered approach. Research and theory. New York, NY: Springer, 131–140.

Iseli, Catherine (Hg.) (2002): Identität, Begegnung, Kooperation. Person-/Klientenzentrierte Psychotherapie und Beratung an der Jahrhundertwende. Festschrift zum Jubiläums-Symposium, 25.–27.02.2000, Salzburg. Köln: GwG-Verlag.

Itivuttakam aus der Kürzeren Sammlung des Pālikanons (2004): Übersetzt von Hellmuth Hecker. Stammbach: Beyerlein & Steinschulte.

Janecka, Pam (2000): On Being There. In: Tony Merry (Hg.): Person-centred practice. The BAPCA reader. Ross-on-Wye: PCCS Books, 55–61.

Jordan, Judith V. (2010): Relational-cultural therapy. Washington, D. C.: American Psychological Association (Theories of psychotherapy series).

Kabat-Zinn, Jon (2009): Forward. In: Fabrizio Didonna (Hg.): Clinical handbook of mindfulness. New York: Springer, xxv–xxxii.
Kalupahana, David J. (1992): The principles of Buddhist psychology. 1st Indian ed. Delhi, India: Sri Satguru Publications (Bibliotheca Indo-Buddhica Series, No 110).
Kaplan, H. I.; Sadock, B. J. (Hg.) (1980): Comprehensive textbook of psychiatry III. Baltimore: Williams & Wilkins.
Kass, Jared D. (2014): Person-Centered Spiritual Maturation. In: *Journal of Humanistic Psychology* 55 (1), 53–76. DOI: 10.1177/0022167814525261.
Katz, Lothar (1999): Vorwort des westlichen Herausgebers. In: Lothar Katz und Naoki Watanabe (Hg.): Die Morita-Therapie im Gespräch. Psychotherapeutische und transkulturelle Aspekte zwischen Ost und West. Giessen: Psychosozial-Verlag (Reihe „Edition Psychosozial“), 9–10.
Katz, Lothar; Watanabe, Naoki (Hg.) (1999): Die Morita-Therapie im Gespräch. Psychotherapeutische und transkulturelle Aspekte zwischen Ost und West. Giessen: Psychosozial-Verlag (Reihe „Edition Psychosozial“).
Keown, Damien (2005): Buddhist ethics. A very short introduction. Oxford, New York: Oxford University Press (Very short introductions).
Keown, Damien (2010): Ethics, Theories of. In: Damien Keown und Charles S. Prebish (Hg.): Encyclopedia of Buddhism. London, New York: Routledge, 345–348.
Keown, Damien; Prebish, Charles S. (Hg.) (2010): Encyclopedia of Buddhism. London, New York: Routledge.
King, Richard (2016): Paying Attention in a Digital Economy: Reflections on the Role of Analysis and Judgement Within Contemporary Discourses of mindfulness and Comparisons with Classical Buddhist Accounts of *Sati*. In: Ronald E. Purser, David Forbes und Adam Burke (Hg.): Handbook of mindfulness. Springer International Pu, 27–46.
Kirschenbaum, Howard (1979): On becoming Carl Rogers. New York: Delacorte Press.
Kirschenbaum, Howard (2007): The life and work of Carl Rogers. Ross-on-Wye, Herefordshire: PCCS Books.
Kirschenbaum, Howard; Henderson, Valerie Land (Hg.) (1989): The Carl Rogers reader. Boston: Houghton Mifflin.
Knoblauch, Hubert (2009): Populäre Religion. Auf dem Weg in eine spirituelle Gesellschaft. Frankfurt am Main [u. a.]: Campus-Verlag (Sozialwissenschaften 2009).
Knox, Rosanne; Murphy, David; Wiggins, Sue; Cooper, Mick (2013): Relational depth. New perspectives and developments. Basingstoke: Palgrave Macmillan.
Koch, S. (Hg.) (1959): Psychology: A study of science. Formulations of the person and the social context (vol. III, 184–256). New York: McGraw-Hill.
Korunka, Christian (Hg.) (2001a): Begegnungen. Psychotherapeutische Schulen im Gespräch. Dialoge der Person-Centred Association in Austria (PCA) (1997). Wien: Facultas.
Korunka, Christian (2001b): Die philosophischen Grundlagen und das Menschenbild des Personzentrierten Ansatzes. In: Peter Frenzel, Wolfgang Keil, Peter Schmid und Norbert Stölzl (Hg.): Klienten-, personzentrierte Psychotherapie. Kontexte, Konzepte, Konkretisierungen. Wien: Facultas (Bibliothek Psychotherapie, 8), 33–56.
Kramer, Gregory (2007): Insight dialogue. The interpersonal path to freedom. Boston: Shambhala.
Kristeller, Jean; Jones, James W. (2010): Finding the middle way: a multi-domain model of meditation in the treatment of compulsive eating. In: Dinesh Kumar Nauriyal (Hg.): Buddhist thought and applied psychological research. Transcending the boundaries.

Transferred to digital print. London [u. a.]: Routledge (Routledge critical studies in Buddhism), 374–392.
Kuno, Toru (2002): Unconditional Positive Regard from the Standpoint of Buddhist-based Psychology. In: Jerold D. Bozarth und Paul Wilkins (Hg.): Unconditional positive regard. Ross-on-Wye: PCCS (Rogers' therapeutic conditions, vol. 3), 210–219.
Kutash, I. L.; Wolf, A. (Hg.) (1986): Psychotherapist's Casebook. Theory and technique in the practice of modern times. San Francisco: Jossey Bass.
Lambers, Elke; Thorne, Brian (Hg.) (1998): Person-centred therapy. A European perspective. London, Thousand Oaks: Sage.
Lan, Fengli; Wallner, Friedrich (2013): The Concept of Health in Chinese Culture: The Playing of A Piece of Mild, Smooth Symphony in the Nature. In: Fengli Lan, Friedrich Wallner und Andreas Schulz (Hg.): Concepts of a culturally guided philosophy of science. Contributions from philosophy, medicine and science of psychotherapy. Frankfurt am Main [u. a.]: Lang (Culture and knowledge, 23), 11–22.
Lan, Fengli; Wallner, Friedrich; Schulz, Andreas (Hg.) (2013): Concepts of a culturally guided philosophy of science. Contributions from philosophy, medicine and science of psychotherapy. Frankfurt am Main [u. a.]: Lang (Culture and knowledge, 23).
Land, Douglas (1996): Partial Views. In: Robert Hutterer, Gerhard Pawlowsky, Peter F. Schmid und Reinhold Stipsits (Hg.): Client-centered and experiential psychotherapy. A paradigm in motion. Frankfurt am Main [etc.]: P. Lang, 67–74.
Lazaridou, Asimina; Pentaris, Panagiotis (2016): Mindfulness and spirituality. Therapeutic perspectives. In: *Person-Centered & Experiential Psychotherapies* 15 (3), 235–244. DOI: 10.1080/14779757.2016.1180634.
Leonardi, Jeff (Hg.) (2010): The human being fully alive. Writings in celebration of Brian Thorne. Herefordshire: PCCS Books.
Lietaer, G.; Rombauts, J. (Hg.) (1990): Client-centered and experiential psychotherapy in the nineties. Leuven: University Press Leuven (Studia psychologica).
Lindahl, Jared R. (2015): Why Right Mindfulness Might Not Be Right for Mindfulness. In: *Mindfulness* 6 (1), 57–62. DOI: 10.1007/s12671–014-0380–5.
Lindahl, Jared R.; Fisher, Nathan E.; Cooper, David J.; Rosen, Rochelle K.; Britton, Willoughby B. (2017): The varieties of contemplative experience: A mixed-methods study of meditation-related challenges in Western Buddhists. In: *PloS one* 12 (5). DOI: 10.1371/journal.pone.0176239.
Lottaz, Angelo (2013): Carl R. Rogers: Auf dem Weg zu einer Spiritualität für die säkulare Welt? In: *PERSON* 17 (2), 89–99.
Luckmann, Thomas (1991): Die unsichtbare Religion. Frankfurt am Main: Suhrkamp (Suhrkamp Taschenbuch Wissenschaft, 947).
MacMillan, Mhairi (1999): In You There is a Universe: Person-Centred Counselling as a Manifestation of the Breath of the Merciful. In: Irene Fairhurst (Hg.): Women writing in the person-centred approach. Ross-on-Wye: PCCS Books (Person-centred approach and client-centred therapy: essential readers), 47–61.
Malalasekera, G. P.; Weeraratne, W. G. (Hg.) (2009): Encyclopaedia of Buddhism. Vol. 8, Fascicle 3: Vaca–Z hong a-han. Colombo: Govt. of Ceylon.
Masuda, Akihiko; O'Donohue, William T. (2017): Handbook of Zen, mindfulness, and behavioral health. Cham: Springer (Mindfulness in behavioral health).
Mayring, Philipp (2016): Einführung in die qualitative Sozialforschung. Eine Anleitung zu qualitativem Denken. 6. Auflage. Weinheim und Basel: Beltz (Pädagogik).

McMahan, David L. (2009): The Making of Buddhist Modernism. New York: Oxford University Press.

Mearns, Dave (1990): The counsellor's experience of success. In: Dave Mearns und Windy Dryden (Hg.): Experiences of Counselling in Action. London: Sage, 97–112.

Mearns, Dave (Hg.) (1994): Developing person-centred counselling. London: Sage (Developing counselling).

Mearns, Dave (1997): Person-centred counselling training. London: Sage.

Mearns, Dave; Cooper, Mick (2005): Working at relational depth in counselling and psychotherapy. Reprinted. Los Angeles [u. a.]: Sage Publ.

Mearns, Dave; Dryden, Windy (Hg.) (1990): Experiences of Counselling in Action. London: Sage.

Merry, Tony (Hg.) (2000): Person-centred practice. The BAPCA reader. Ross-on-Wye: PCCS Books.

Metzinger, Thomas (2010): Bewusstsein. In: Hans Jörg Sandkühler und Dagmar Borchers (Hg.): Enzyklopädie Philosophie, Bd. 1. Hamburg: Meiner, 278–290.

Moore, Judy (2000): Who is the "Person" in the Person-centred Approach? In: Tony Merry (Hg.): Person-centred practice. The BAPCA reader. Ross-on-Wye: PCCS Books, 182–187.

Moore, Judy (2002): Acceptance of the Truth of the Present Moment as a Trustworthy Foundation for Unconditional Positive Regard. In: Jerold D. Bozarth und Paul Wilkins (Hg.): Unconditional positive regard. Ross-on-Wye: PCCS (Rogers' therapeutic conditions, vol. 3), 198–209.

Moore, Judy (2004): Letting Go of Who I Think I Am: Listening to the unconditioned self/ Loslassen, was ich denke, wer ich bin: Dem unkonditionierten Selbst zuhören/Abandonar a quien yo pienso que soy: escuchando al self no condicionado. In: *Person-Centered & Experiential Psychotherapies* 3 (2), 117–128. DOI: 10.1080/14779757.2004.9688337.

Moore, Judy; Purton, Campbell (Hg.) (2006): Spirituality and counselling. Experiential and theoretical perspectives. Ross-on-Wye, Herefordshire: PCCS Books.

Moore, Judy; Shoemark, Alison (2010): Mindfulness and the Person-Centred Approach. In: Jeff Leonardi (Hg.): The human being fully alive. Writings in celebration of Brian Thorne. PCCS Books, 90–111.

Morotomi, Y. (1998): Person-Centered Counselling from a Viewpoint of Japanese Spirituality. Unpublished paper presented at the University of East Anglia, Norwich. In: *Person-Centred Practice* 6, 1998 (1), 28–32.

Morrison, Robert (Dharmachari Sagaramati) (1997): Three Cheers for Tanha. In: *Western Buddhist Review*, August (2). Online verfügbar unter http://www.westernbuddhistreview.com/vol2/tanha.html, zuletzt geprüft am 12.05.2018.

Mountford, Clive Perraton (2006): Open-Centered Ecosophy: Or how to do environmentally interesting things with Dr. Rogers' therapeutic conditions. In: Moore, Judy; Purton, Campbell (Hg.): Spirituality and counselling. Experiential and theoretical perspectives. Ross-on-Wye, Herefordshire: PCCS Books, 99–115.

Mylius, Klaus (1997): Wörterbuch Pāli – Deutsch. Mit Sanskrit-Index. Wichtrach: Institut für Indologie.

NacMillan, Mhairi (1999): In You There is a Universe: Person-centered Counselling as a Manifestation of the Breath of the Merciful. In: Irene Fairhurst (Hg.): Women writing in the person-centred approach. Ross-on-Wye: PCCS Books (Person-centred approach and client-centred therapy: essential readers).

Ñāṇavīra (1987): Clearing the path. Writings of Ñāṇavīra Thera (1960–1965). Colombo, Sri Lanka: Path.
Ñāṇavīra (2007): Notizen zu Dhamma und andere Schriften. Hg. v. Mettiko. Stammbach-Herrnschrot: Beyerlein & Steinschulte.
Natiello, Peggy (1987): The person-centred approach: From theory to practice. In: *Person-Centered Review* (2), 203–216.
Natiello, Peggy (2001): The person-centred approach. A passionate presence. Ross-on-Wye: PCCS.
Nauriyal, Dinesh Kumar (Hg.) (2010): Buddhist thought and applied psychological research. Transcending the boundaries. Transferred to digital print. London [u.a.]: Routledge (Routledge critical studies in Buddhism).
Newman, John W. (1996): Disciplines of attention. Buddhist insight meditation, the Ignatian spiritual exercises, and classical psychoanalysis. New York, Berlin [u.a.]: Lang (Asian thought and culture, 26).
Norman, Kenneth Roy (1990): Why are the four noble truths called ‘noble’? In: Y. Karunadasa (Hg.): Ananda: Essays in honour of Ananda W. P. Guruge. Colombo, Sri Lanka, 11–13 (= CP IV, 170–174).
Norman, Kenneth Roy (2003): The Four Noble Truths. Indological and Buddhist Studies (vol. in honour of Professor J. W. de Jong). In: The Pali Text Society (Hg.): K. R. Norman Collected papers II. Indological and Buddhist Studies (vol. for J. W. de Jong). Oxford: The Pāli Text Society, 210–223.
Nuzzo, Angelica (2010): Theorie. In: Hans Jörg Sandkühler und Dagmar Borchers (Hg.): Enzyklopädie Philosophie, Bd. 3. Hamburg: Meiner, 2735–2738.
Nyānaponika (1979): Geistestraining durch Achtsamkeit. Die buddhistische Satipaṭṭhāna-Methode. 5. Aufl. (unveränd. Nachdr. d. 4., rev. Aufl.). Konstanz: Christiani.
Nyānaponika (Hg.) (1996): Sutta-nipāta. Frühbuddhistische Lehrdichtungen aus dem Pāli-Kanon; mit Auszügen aus den alten Kommentaren. 3. Aufl. Stammbach: Beyerlein und Steinschulte (Buddhistische Handbibliothek).
Nyānatiloka (1999): Buddhistisches Wörterbuch. Kurzgefasstes Handbuch der buddhistischen Lehren und Begriffe in alphabetischer Anordnung. 5. Aufl. Stammbach: Beyerlein und Steinschulte (Buddhistische Handbibliothek, 3).
O’Hara, Maureen (1995): Carl Rogers: Scientist or mystic? In: *Journal of Humanistic Psychology* 8 (4), 40–53.
O’Hara, Maureen (1997): Relational Empathy: Beyond Modernist Egocentricism to Postmodern Holistic Contextualism. In: Leslie S. Greenberg und Arthur C. Bohart (Hg.): Empathy reconsidered. New directions in psychotherapy. Washington: American Psychological Association.
O’Hara, Maureen (1999): Empathic meetings: Relational person-centered practices, healing and the expansion of consciousness. Vortrag am 2. Weltkongress für Psychotherapie, Wien 1999. Tonbandaufnahme (Do 21) von Auditorium-Netzwerk.
O’Hara, Maureen (2002): Moments of Eternity: What Carl Rogers has to Offer Brief Therapists. In: Jeffrey K. Zeig (Hg.): Brief therapy, lasting impressions. Phoenix, Ariz.: Milton H. Erickson Foundation Press.
O’Hara, Maureen (2016): Cultivating Consciousness. In: *Journal of Transformative Education* 1 (1), 64–79. DOI: 10.1177/0095399703251646.
O’Hara, Maureen; Wood, John Keith (2005): Transforming communities. Person-centered encounters and the creation of integral conscious groups. In: Bela H. Banathy und Pa-

trick M. Jenlink (Hg.): Dialogue as a means of collective communication. New York: Kluwer Academic/Plenum Publishers.
Ostafin, Brian D.; Meier, Brian P.; Robinson, Michael D. (2015): Handbook of mindfulness and self-regulation. New York, N. Y.: Springer.
Panikkar, Raimon (1990): Der neue religiöse Weg. Im Dialog der Religionen leben. München: Kösel.
Payutto, Bhikkhu (Phra Thēpwēthī) (1990): Helping yourself to help others. Bangkok: Buddhadhamma Foundation.
Payutto, Bhikkhu (Phra Thēpwēthī) (1995a): Phutthatham. Matchēnathammathētsanā/ matchimā patipathā, rū, kot thammachāt læ khunkhā samrap chīwit. Phim khrang thī 6, chabap prapprung læ khayāikhwām. Krung Thēp: Mahāčhulālongkǫnrātchawitthayālai.
Payutto, Bhikkhu (Phra Thēpwēthī) (1995b): Dictionary of Buddhism [Photčhanānukrom Phutthasāt]. Chabap pramūan tham. Phim khrang thī 8. Krungthēp: Mahāčhulālongkǫn rātchawitthayālai.
Payutto, Bhikkhu (Phra Thēpwēthī) (1998): A constitution for living. Buddhist principles for a fruitful and harmonious life. Newly rev. ed. Bangkok: Buddhadhamma Foundation.
Payutto, Bhikkhu (Phra Thēpwēthī) (2007): Vision of the dhamma. A collection of Buddhist writings in English. Nakhon Pathom: Wat Nyanavesakavan.
Payutto, Bhikkhu (Phra Thēpwēthī); Olson, Grant A. (1995): Buddhadhamma. Natural laws and values for life. Albany: State University of New York Press (SUNY series in Buddhist studies).
Prüller-Jagenteufel, Veronika (2006): The Power od Presence. In: Judy Moore und Campbell Purton (Hg.): Spirituality and counselling. Experiential and theoretical perspectives. Ross-on-Wye, Herefordshire: PCCS Books, 119–126.
Purser, Ronald E.; Forbes, David; Burke, Adam (Hg.) (2016): Handbook of mindfulness. Springer International Pu.
Purser, Ronald E.; Milillo, Joseph (2014): Mindfulness Revisited. In: *Journal of Management Inquiry* 24 (1), 3–24. DOI: 10.1177/1056492614532315.
Purton, Campbell (1996): The Deep Structure of the Core Conditions: A Buddhist perspective. Published in: Hutterer u. a. 1996: 455–467.
Purton, Campbell (2004): Person-centred. The focusing-oriented approach. Basingstoke: Palgrave Macmillan.
Purton, Campbell (2010a): Spirituality, Focussing, and the Truth Beyond Concepts. In: Jeff Leonardi (Hg.): The human being fully alive. Writings in celebration of Brian Thorne. PCCS Books, 90–111.
Purton, Campbell (2010b): Focussing and Buddhist meditation. Unpublished manuscript This was written as a chapter for an edited book titled Doorways to Spirituality Through Psychotherapy that never reached publication. Online verfügbar unter http://www.dwelling.me.uk/Focusing%20and%20Buddhist%20Meditation.htm, zuletzt geprüft am 19.05.2017.
Purton, Campbell (2016a): Buddhism and the psychotherapy of Eugene Gendlin. Published in Buddhism in the West. London: World Buddhist Foundation. Online verfügbar unter http://www.dwelling.me.uk/BuddhismGendlin.htm, zuletzt geprüft am 19.06.2017.
Purton, Campbell (2016b): Focusing-oriented psychotherapy and Hua Yan philosophy. Paper presented at the 21st International focusing Conference, Awaji, Japan, May 2009.
Purton, Campbell (2017): Buddhism, meditation, and 'the inner world'. In: *Rel. Stud.* 53 (02), 183–197. DOI: 10.1017/S003441251600007X.

Queen, Christopher S. (1996): Engaged Buddhism. Buddhist liberation movements in Asia. Albany, N. Y.: State Univ. of New York Press.
Reuster, Thomas (2013): Zum Begriff des Bewusstseins in der abendländischen Philosophie. In: Ulrike Anderssen-Reuster, Petra Meibert und Sabine Meck (Hg.): Psychotherapie und buddhistisches Geistestraining. Methoden einer achtsamen Bewusstseinskultur. Stuttgart: Schattauer, 14–29.
Ritter, Joachim; Gründer, Karlfried; Eisler, Rudolf (Hg.) (1971–2007): Historisches Wörterbuch der Philosophie. Völlig neubearbeitete Ausg. des Wörterbuchs der philosophischen Begriffe von Rudolf Eisler. 13 Bände. Basel, Stuttgart: Schwabe.
Rogers, Carl R. (1942a): Counseling and psychotherapy. Newer concepts in practice. Boston: Houghton Mifflin.
Rogers, Carl R. (1946c): Significant aspects of client-centered therapy. *American Psychologist*, 1 (10), 415–422.
Rogers, Carl R. (1951a): Client-centred therapy. Its current practice, implications and theory. London: Constable.
Rogers, Carl R. (1955a): Persons or Science? A Philosophical Question. In: *American Psychologist*, 10 (7), 267–278. [Neudruck in Rogers 1961a: 199–224.]
Rogers, Carl R. (1955b): This is Me. The development of my professional thinking and my personal philosophy. Unveröffentlichtes Manuskript. [Neudruck in Rogers 1961a: 3–27.]
Rogers, Carl R. (1957a): The Necessary and sufficient Conditions of Therapeutic Personality Change. In: *Journal of Consulting Psychology, 21* (2), 95–103. [Neudruck in Kirschenbaum/Henderson 1989: 219–235.]
Rogers, Carl R. (1957d): A therapist's view of psychotherapy. In: *The Humanist*, 17 (5), 291–300. [Neudruck in Rogers 1961a: 183–198.]
Rogers, Carl R. (1958a): The Characteristics of a Helping Relationship. In: *Personnel and Guidance Journal*, 37 (1), 6–16. [Neudruck in Rogers 1961a: 39–58.]
Rogers, Carl R. (1958b): A Process Conception of Psychotherapy. In: *American Psychologist*, 13, 142–149. [Neudruck in Rogers 1961a: 125–162.]
Rogers, Carl R. (1959a): A theory of therapy, personality, and interpersonal relationship as developed in the client-centered framework. In: S. Koch (Hg.): Psychology: A study of science. Formulations of the person and the social context (vol. III). New York: Mc Graw-Hill, 184–256.
Rogers, Carl R. (1960b): A Therapist's View of Personal Goals. Wallingford, PA: Pendle Hill Pamphlet. [Neudruck als "'To Be That Self Which One Truly Is': A Therapist's View of Personal Goals" in Rogers 1961a: 163–182.]
Rogers, Carl R. (1961a): On becoming a person. A therapist's view of psychotherapy. London: Constable.
Rogers, Carl R. (1964a): Freedom and Commitment. *The Humanist*, 24 (2), 37–40. [Neudruck in Rogers 1983a: 269–282.]
Rogers, Carl R. (1977a): On Personal power. Inner strength and its revolutionary impact. London: Constable.
Rogers, Carl R. (1979a): The foundations of the person-centered approach. In: *Education* (2), 98–107.
Rogers, Carl R. (1980a): A way of being. Boston, MA: Houghton Mifflin.
Rogers, Carl R. (1980b): Client-centered psychotherapy. In: H. I. Kaplan und B. J. Sadock (Hg.): *Comprehensive textbook of psychiatry III* (vol. 2, 3rd ed., 2153–2168). Baltimore: Williams & Wilkins.

Rogers, Carl R. (1980g): Experiences in Communication. In: Rogers, Carl R.: A way of being. Boston, MA: Houghton Mifflin, 5–26.
Rogers, Carl R. (1983a): Freedom To Learn for the 80's. Columbus: Charles E. Merrill.
Rogers, Carl R. (1984f): [A way of meeting life: An interview with Carl Rogers.]. In: *The Laughing Man,* 5 (2), 22–23.
Rogers, Carl R. (1986e): Rogers, Kohut and Erickson: A personal perspective on some similarities and differences. In: *Person-Centered Review* (2), 125–140.
Rogers, Carl R. (1986h): A client-centered/person-centered approach to therapy. In: I. L. Kutash und A. Wolf (Hg.) (1986): Psychotherapist's Casebook. Theory and technique in the practice of modern times. San Francisco: Jossey Bass, 197–208.
Rogers, Carl R. (1987k): Interview with Carl Rogers on the use of self in therapy. In: Baldwin (2000: 29–38).
Rogers, Carl R. (1991): Klientenzentrierte Psychotherapie. In: Rogers/Schmid (1991: 185–237).
Rogers, Carl R. (2013): The basic conditions of the facilitative therapeutic relationship. In: Cooper; O'Hara; Schmid; Bohart (2013: 24–28).
Rogers, Carl R.; Rosenberg, Rachel L. (1980): Die Person als Mittelpunkt der Wirklichkeit. Stuttgart: Klett-Cotta (Konzepte der Humanwissenschaften).
Rogers, Carl R.; Russell, David. Foreword by Gendling, Eugene (2002): Carl Rogers, the quiet revolutionary. An oral history. Roseville, Calif.: Penmarin Books.
Rogers, Carl R.; Schmid, Peter F. (Hg.) (1991): Person-zentriert. Grundlagen von Theorie und Praxis: mit einem kommentierten Beratungsgespräch von Carl Rogers. Mainz: Matthias-Grünewald-Verlag.
Rogers, Carl R.; Wood, John K. (1974): Client-centered Theory: Carl Rogers. In: A. Burton (Hg.): Operational theories of personality. New York: Brunner & Mazel, 211–258.
Rosenberg, Larry (2002): Mit jedem Atemzug. Buddhas Weg zu Achtsamkeit und Einsicht. Freiamt im Schwarzwald: Arbor-Verlag.
Ryback, David (2013): Mindfulness, authentic Connection, and Making "Right" Decisions: Using Neuroscience to Build a Bridge with the Person-Centered Approach. In: Jeffrey H. Cornelius-White, Renate Motschnig-Pitrik und Michael Lux (Hg.): Interdisciplinary handbook of the person-centered approach. Research and theory. New York, NY: Springer.
Sahdra, Baljinder K.; Shaver, Phillip R. (2013): Comparing Attachment Theory and Buddhist Psychology. In: *International Journal for the Psychology of Religion,* 23 (4), 282–293. DOI: 10.1080/10508619.2013.795821.
Samuel, Geoffrey (2016): Mindfulness Within the Full Range of Buddhist and Asian Meditative Practices. In: Ronald E. Purser, David Forbes und Adam Burke (Hg.): Handbook of mindfulness. New York: Springer, 47–62.
Sandkühler, Hans Jörg; Borchers, Dagmar (Hg.) (2010): Enzyklopädie Philosophie. Hamburg: Meiner.
Santos, Antonio Monteiro dos (2003): Miracle moments. The nature of the mind's power in relationships and psychotherapy. Lincoln, Neb.: iUniverse.
Sartre, Jean-Paul (2010): Die Transzendenz des Ego. Philosophische Essays, 1931–1939. 2. Aufl. Reinbek bei Hamburg: Rowohlt (Gesammelte Werke in Einzelausgaben. Philosophische Schriften/Jean-Paul Sartre, Bd. 1, Ed. 2).
Schäfer, Fritz (2002): Der Buddha sprach nicht nur für Mönche und Nonnen. Die ganze Lehre erstmals nur nach seinen Reden für Nichtasketen. 2. Aufl. Heidelberg: Kristkeitz.

Schäfer, Fritz (2008): Rechte Anschauung und ihre Bedeutung in der ursprünglichen Lehre des Buddha. Stammbach-Herrnschrot: Beyerlein & Steinschulte.
Scharfetter, Christian (1997): Der spirituelle Weg und seine Gefahren. Spiritualität, Begriff, Typen, Bewusstseinsbereiche, Induktoren und Inhalte. Meditation, spirituelle Krise, Sekten und totalitäre Kulte. Eine Übersicht für Berater und Therapeuten. 4., erw. Aufl. Stuttgart: Ferdinand Enke Verlag.
Schlagheck, Michael; Grom, Bernhard (1996): Theologie und Psychologie im Dialog über die Frage nach Gott. Paderborn: Bonifatius (Schriftenreihe der Kath. Akademie Die Wolfsburg, Mülheim an der Ruhr).
Schlieter, Jens (2001): Buddhismus zur Einführung. 2., verb. Aufl. Hamburg: Junius (Zur Einführung, 241).
Schmid, Peter F. (1994): Personzentrierte Gruppenpsychotherapie. Ein Handbuch 1. Solidarität und Autonomie. Köln: Edition Humanistische Psychologie (1).
Schmid, Peter F. (1998a): Im Anfang ist Gemeinschaft. Personzentrierte Gruppenarbeit in Seelsorge und Praktischer Theologie. Stuttgart: Kohlhammer.
Schmid, Peter F. (1998b): „Gegenwärtigkeit“. Anthropologische und psychologische Voraussetzungen des Dialogs über Glaubensfragen. In: Hugo Bogensberger (Hg.): Erkenntniswege in der Theologie. Graz: Verlag Styria (Forum St. Stephan, Bd. 10), 151–200.
Schmid, Peter F. (2005): The Carl Rogers Bibliography of English and German Sources – Englisch- und deutschsprachige Carl Rogers Bibliografie – Bibliografía de Carl Rogers en inglés y alemán. In: *Person-Centered & Experiential Psychotherapies*, 4 (3–4), 153–266. DOI: 10.1080/14779757.2005.9688385
Schmid, Peter F. (2006): In the Beginning There Is Community: Implications and challenges of the belief in a triune God and a person-centred approach. In: Judy Moore und Campbell Purton (Hg.): Spirituality and counselling. Experiential and theoretical perspectives. Ross-on-Wye, Herefordshire: PCCS Books, 227–246.
Schmithausen, Lambert (2012): Achtsamkeit ‚innen‘, ‚außen‘ und ‚innen wie außen‘. In: Michael Zimmermann, Dalai Lama und Birgit Stratmann (Hg.): Achtsamkeit. Ein buddhistisches Konzept erobert die Wissenschaft. Mit einem Beitrag des Dalai Lama. Bern: Huber, 291–303.
Schonert-Reichl, Kimberly A.; Roeser, Robert W. (Hg.) (2016): Handbook of mindfulness in education. New York, N. Y.: Springer Science+Business Media.
Schudel, Dora Iseli (2006): A Person-Centred Therapist's Quest for Presence. In: Judy Moore und Campbell Purton (Hg.): Spirituality and counselling. Experiential and theoretical perspectives. Ross-on-Wye, Herefordshire: PCCS Books, 127–135.
Segal, Zindel V.; Williams, J. Mark G.; Teasdale, John D. (2001): Mindfulness-based cognitive therapy for depression. A new approach to preventing relapse. New York, London: The Guilford Press.
Shankman, Richard (2008): The experience of samādhi. An in-depth exploration of Buddhist meditation. Boston: Shambhala.
Shapiro, Shauna L.; Carlson, Linda E. (2011): Die Kunst und Wissenschaft der Achtsamkeit. Die Integration von Achtsamkeit in Psychologie und Heilberufe. Unter Mitarbeit von Cornelia Eder und Claudia Seele-Nyima. Freiburg im Breisgau: Arbor-Verlag.
Sheldon, Kennon M.; Prentice, Mike; Halusic, Marc (2015): The Experiential Incompatibility of Mindfulness and Flow Absorption. In: *Social Psychological and Personality Science* 6 (3), 276–283. DOI: 10.1177/1948550614555028.
Shimizu, Mikio (2010): The Development of the Person-Centered Approach in Japan/Die Entwicklung des Personzentrierten Ansatzes und seine Zukunft in Japan/El desarrollo

del enfoque centrado en la persona y su futuro en Japón/Le développement de l'approche centrée sur la personne et son avenir au Japon/O desenvolvimento da abordagem centrada na pessoa e o seu futuro no Japão. In: *Person-Centered & Experiential Psychotherapies* 9 (1), 14–24. DOI: 10.1080/14779757.2010.9688501.

Shobbrook-Fisher, Zoe (2016): Passionate about presence – a reflection on the experience of being a person-centered therapist who teaches mainstream mindfulness. In: *Person-Centered & Experiential Psychotherapies* 15 (3), 200–212. DOI: 10.1080/14779757.2016.1196720.

Shulman, Eviatar (2014): Rethinking the Buddha. Early Buddhist Philosophy as Meditative Perception. Cambridge: Cambridge University Press.

SIBA-DCI (Hg.) (2012): Sri Lanka Internatinal Journal of Buddhist Studies (SIJBS). Vol. II. Pallekele, Kundasale, Sri Lanka: SIBA-DCI Research Centre. Online verfügbar unter http://sibacampus.com/demo/Journal/SIBA_Vol_2.pdf, zuletzt geprüft am 05.05.2017.

SIBA-DCI (Hg.) (2014): Sri Lanka Internatinal Journal of Buddhist Studies (SIJBS). Vol. III. Pallekele, Kundasale, Sri Lanka: SIBA-DCI Research Centre.

Siegel, Daniel J. (2007): Das achtsame Gehirn. Korr. Neuaufl. Freiamt: Arbor Verlag.

Siegel, Daniel J. (2012): Der achtsame Therapeut. Ein Leitfaden für die Praxis. München: Kösel.

Siegel, Daniel J. (2015): Handbuch der Interpersonellen Neurobiologie. Ein umfassender Leitfaden zum Verständnis der Funktion von Gehirn und Geist. Unter Mitarbeit von Mike Kauschke. Neue Ausg. Freiburg im Breisgau: Arbor.

Siegel, Daniel J. (2017): Mind. A journey to the heart of being human. First edition. New York: W. W. Norton & Co Inc; W. W. Norton & Company.

Siegel, Daniel J.; Siegel, Madeleine W. (2014): Thriving With Uncertainty: Opening the Mind and Cultivating Inner Well-Being Through Contamplative and Creative Mindfulness. In: Amanda Ie, Christelle T. Ngnoumen und Ellen J. Langer (Hg.): The Wiley Blackwell handbook of mindfulness, vol. 2, Bd. 1. Chichester: Wiley-Blackwell, 21–47.

Silva, Padmasiri de (2014): An introduction to Buddhist psychology and counselling. Pathways of mindfulness-based therapies. 5th edition. Basingstoke, Hampshire: Palgrave Macmillan.

Sölle, Dorothee (1999): Mystik und Widerstand. München: Piper.

Stachel, Günter; Enomiya-Lassalle, Hugo Makibi (Hg.) (1978): Munen muso. Ungegenständliche Meditation. Festschrift für Pater Hugo M. Enomiya-Lassalle S. J. zum 80. Geburtstag. 3. Aufl. Mainz: Grünewald.

Steiner, Martin (2013): Wie hilft Spiritualität bei Sucht? Ansätze aus der Praxis. In: *PERSON* 17 (2), 139–145.

Sucitto, Ajahn (2010): Turning the wheel of truth. Commentary on the Buddha's first teaching. Boston: Shambhala Publications.

Sudbrack, Josef (1998): Religiöse Erfahrung und menschliche Psyche. Zu Grenzfragen von Religion und Psychologie, von Heiligkeit und Krankheit, von Gott und Satan. Mainz: Matthias-Grünewald-Verlag.

Sujato Bhikkhu (2010): A swift pair of messengers. Serenity with insight in the Buddha's words. 2. Aufl. Bundanoon, Australia: Santipada.

Surrey, Janet; Jordan, Judith V. (2014): Die Weisheit der Beziehung. In: Christopher K. Germer und Ronald D. Siegel (Hg.): Weisheit und Mitgefühl in der Psychotherapie. Achtsame Wege zur Vertiefung der therapeutischen Praxis. Freiburg im Breisgau: Arbor-Verlag, 261–280.

Surrey, Janet; Kramer, Gregory (2013): Relational Mindfulness. In: Paul R. Fulton, Ronald D. Siegel und Christopher K. Germer (Hg.): Mindfulness and psychotherapy. 2nd ed. New York: Guilford Press, 94–111.

Sutta-Nipata (1996): Frühbuddhistische Lehrdichtungen aus dem Pāli-Kanon. Mit Auszügen aus den alten Kommentaren. Übersetzt, eingeleitet und erläutert von Nyanapomika. 3. Aufl. Stammbach: Beyerlein & Steinschulte (Buddhistische Handbibliothek).

Suzuki, Daisetz Teitaro; Fromm, Erich; Martino, Richard de (1960): Zen Buddhism & Psychoanalysis. 1st Harper Colophon ed. New York: Harper & Row (Perennial library, CN 175).

Suzuki, Daisetz Teitaro; Jung, Carl G. (1999): Die große Befreiung. Einführung in den Zen-Buddhismus. [Limitierte Jubiläumsausg.]. [Bern, München etc.]: Barth.

Taylor, Charles (2002): Die Formen des Religiösen in der Gegenwart. Frankfurt am Main: Suhrkamp (Suhrkamp-Taschenbuch Wissenschaft, 1568).

Ṭhānissaro Bhikkhu (Geoffrey DeGraff) (o. J.): How Pointy is One-pointedness? Online verfügbar unter https://www.dhammatalks.org/Archive/Writings/CrossIndexed/Uncollected/MiscEssays/OnePointed160822.pdf, zuletzt geprüft am 15.05.2018.

Ṭhānissaro Bhikkhu (Geoffrey DeGraff) (2010): The Wings to Awakening. An Anthology of the Pāli Canon. Revised Sixth Edition. Barre, Massachusetts: Dhamma Dana Publications.

Ṭhānissaro Bhikkhu (Geoffrey DeGraff) (2012): Right Mindfulness. Valley Center, California.

Ṭhānissaro Bhikkhu (Geoffrey DeGraff) (2014a): The Sublime Attitudes. A Study Guide on the Brahmaviharas. Valley Center, California.

Ṭhānissaro Bhikkhu (Geoffrey DeGraff) (2014b): Eine Handvoll Blätter Band Vier: Eine Anthologie aus dem Anguttara Nikaya übersetzt von Thanissaro Bhikkhu (Geoffrey DeGraff). Übersetzt aus dem englisch von K. Pavoni. Valley Center, California.

Ṭhānissaro Bhikkhu (Geoffrey DeGraff) (2015a): The Noble Eightfold Path. 13 Meditation Talks. Barre, Massachusetts: Dhamma Dana Publications.

Ṭhānissaro Bhikkhu (Geoffrey DeGraff) (2015b): The Karma of Mindfulness. The Buddha's Teachings on Sati and Kamma. Valley Center, California.

The Pāli Text Society (Hg.) (2003): K. R. Norman Collected papers II. Indological and Buddhist Studies (vol. for J. W. de Jong). Oxford: The Pāli Text Society.

Thompson, Evan; Camlin, Alex (2015): Waking, dreaming, being. New light on the self and consciousness from neuroscience, meditation, and philosophy. New York: Columbia University Press.

Thorne, Brian (1991): Person-centred counselling. Therapeutic and spiritual dimensions. London, Philadelphia: Whurr (Counselling and psychotherapy series).

Thorne, Brian (1994): Developing a spiritual discipline. In: Dave Mearns (Hg.): Developing person-centred counselling. London, Sage (Developing counselling), 44–48.

Thorne, Brian (1996): Person-centred Therapy: The Path to Holiness. In: Robert Hutterer, Gerhard Pawlowsky, Peter F. Schmid und Reinhold Stipsits (Hg.): Client-centered and experiential psychotherapy. A paradigm in motion. Frankfurt am Main [etc.]: P. Lang, 107–116.

Thorne, Brian (1998): Carl Rogers. Repr. London: Sage (Key figures in counselling and psychotherapy).

Thorne, Brian (2012): Counselling and spiritual accompaniment. Bridging faith and person-centred therapy. Chichester, West Sussex: Wiley Blackwell.

Tichy, Harald E. (2002): Authentisches Verstehen und Meditation. Methodologische Überlegungen zur Begegnung des Personzentrierten Ansatzes mit der Religion am Beispiel des Buddhismus. Unveröffentlichte Abschlussarbeit für die Ausbildung zum personzentrierten Psychotherapeuten. Institut für Personzentrierte Studien (IPS), Wien.

Titmus, Christopher (2016): Is There a Corporate Takeover of the Mindfulness Industry? An Exploration of Western Mindfulness in the Public and Private Sector. In: Ronald E. Purser, David Forbes und Adam Burke (Hg.): Handbook of mindfulness. Springer International Pu, 181–195.

Tori, Christopher D.; Nauriyal, Dinesh Kumar (2010): Epilogue: where we are an where we are likely to go. In: Dinesh Kumar Nauriyal (Hg.): Buddhist thought and applied psychological research. Transcending the boundaries. Transferred to digital print. London [u. a.]: Routledge (Routledge critical studies in Buddhism), 502–515.

Tudor, Keith; Merry, Tony; Dryden, Windy (2002): Dictionary of person-centred psychology. London, Philadelphia: Whurr Publishers.

Tudor, Keith; Worrall, Mike (2006): Person-centred therapy. A clinical philosophy. London, New York: Routledge (Advancing theory in therapy).

Valerio, Adam (2016): Owning Mindfulness. A Bibliometric Analysis of Mindfulness Literature Trends Within and Outside of Buddhist Contexts. In: *Contemporary Buddhism* 17 (1), 157–183. DOI: 10.1080/14639947.2016.1162425.

van Gordon, William; Shonin, Edo; Griffiths, Mark D. (2015): Towards a second generation of mindfulness-based interventions. In: *The Australian and New Zealand journal of psychiatry* 49 (7), 591–592. DOI: 10.1177/0004867415577437.

van Gordon, William; Shonin, Edo; Griffiths, Mark D.; Singh, Nirbhay N. (2015): There is Only One Mindfulness. Why Science and Buddhism Need to Work Together. In: *Mindfulness* 6 (1), 49–56. DOI: 10.1007/s12671-014-0379-y.

van Kalmthout, Martin (1995): The religious dimension of Carl Rogers' work. In: *Journal of Humanistic Psychology* 35 (4), 23–39.

van Kalmthout, Martin (1998a): Personality Change and the Concept of the Self. In: Elke Lambers und Brian Thorne (Hg.): Person-centred therapy. A European perspective. London, Thousand Oaks: Sage, 53–61.

van Kalmthout, Martin (1998b): Person-Centred Theory as a System of Meaning. In: Elke Lambers und Brian Thorne (Hg.): Person-centred therapy. A European perspective. London, Thousand Oaks: Sage, 11–22.

van Kalmthout, Martin (2002): The Farther Reaches of Person-centered Psychotherapy. In: Jeanne C. Watson (Hg.): Client-centered and experiential psychotherapy in the 21st century. Advances in theory, research and practice [selected papers from the fifth ICCCEP conference Chicago 2000]. Ross-on-Wye: PCCS Books, 127–143.

van Kalmthout, Martin (2006): Person-Centred Psychotherapy as a Spiritual Discipline. In: Judy Moore und Campbell Purton (Hg.): Spirituality and counselling. Experiential and theoretical perspectives. Ross-on-Wye, Herefordshire: PCCS Books, 155–168.

van Kalmthout, Martin (2013a): A person-centred perspective on spirituality. In: Mick Cooper (Hg.): The handbook of person-centred psychotherapy and counselling. 2nd ed. New York: Palgrave Macmillan, 136–146.

van Kalmthout, Martin (2013b): Jenseits von Mythos und Ritual. Religion und Spiritualitöt aus experienzieller Sicht. In: *PERSON* 17 (2), 113–121.

Verse zum Aufatmen. Die Sammlung Udāna und andere Strophen des Buddha und seiner erlösten Nachfolger. Aus dem Pāli übersetzt von Fritz Schäfer (2009). 3. Aufl. Stammbach: Beyerlein et Steinschulte.

Virtbauer, Gerald (2008): Psychologie im Erkenntnishorizont des Mahayana-Buddhismus. Interdependenz und Intersubjektivität im Beziehungserleben. Frankfurt am Main: P. Lang (Europäische Hochschulschriften. Reihe XX, Philosophie, Bd. 714).

Wallner, Friedrich (2010): Intercultural Philosophy: The Viennese Program. In: Friedrich Wallner, Florian Schmidsberger und Franz Martin Wimmer (Hg.): Intercultural philosophy. New aspects and methods. Frankfurt am Main, New York: Peter Lang (Culture and knowledge, vol. 11), 13–20.

Wallner, Friedrich; Lan, Fengli (2010): Ontological ambiguity and methodological circularity: Qu-Xiang Bi-Lei. In: Friedrich Wallner, Florian Schmidsberger und Franz Martin Wimmer (Hg.): Intercultural philosophy. New aspects and methods. Frankfurt am Main, New York: Peter Lang (Culture and knowledge, vol. 11), 163–176.

Wallner, Friedrich; Lan, Fengli; Schulz, Andreas (Hg.) (2012): Aspekte des Konstruktiven Realismus. Frankfurt am Main: Lang (Culture and knowledge, vol. 21).

Wallner, Friedrich; Schmidsberger, Florian; Wimmer, Franz Martin (Hg.) (2010): Intercultural philosophy. New aspects and methods. Frankfurt am Main, New York: Peter Lang (Culture and knowledge, vol. 11).

Watson, Jeanne C. (Hg.) (2002): Client-centered and experiential psychotherapy in the 21st century. Advances in theory, research and practice [selected papers from the fifth ICCCEP conference Chicago 2000]. Ross-on-Wye: PCCS Books.

Webb, Julie (2016): The artistry of therapy and Zen practice. In: *Person-Centered & Experiential Psychotherapies* 15 (3), 190–199. DOI: 10.1080/14779757.2016.1180317.

Weber, Akincano M. (2007): Die Kunst des Ergründens. Dieser Text ist ursprünglich erschienen in: Dhammapala Rundbrief 2000/1, Kandersteg und ist hier geringfügig aktualisiert. Online verfügbar unter https://www.akincano.net/PDF/Ergruenden.pdf, zuletzt geprüft am 07.05.2017.

Weber, Akincano M. (2009): Achtsamkeit – ein Begriff zwischen den Welten. Teil Eins – Zur Psychologie buddhistischer Geistesgegenwart. In: *Transpersonale Psychologie und Psychotherapie* (2), 71–82.

Weber, Akincano M. (2015): Meditation als eine intelligente Beziehung zum eigenen Geist. Ein Gespräch mit dem Dharmalehrer und Therapeut Akincano M. Weber darüber, wie Meditation die Vertrautheit und Freundschaft mit dem eigenen Geist fördert und was unter Geistesschulung tatsächlich zu verstehen ist. In: *Buddhismus aktuell,* 29 (2), 29–34.

Weber, Joey; Taylor, Rachel (2016): Can a leopard change its spots? An investigation of mindfulness in relation to brain plasticity. In: *Person-Centered & Experiential Psychotherapies* 15 (3), 221–234. DOI: 10.1080/14779757.2016.1183512.

Welwood, John (2000): Toward a psychology of awakening. Buddhism, psychotherapy, and the path of personal and spiritual transformation. Boston: Shambhala.

Wickramasinghe, Chandima S. M. (2014): The Key to a Successful Life: A Comparative Study on Morality In Aristotle's Nicomachean Ethics and that in Buddhist Discourses. In: SIBA-DCI (Hg.): Sri Lanka Internatinal Journal of Buddhist Studies (SIJBS). Vol. III. Pallekele, Kundasale, Sri Lanka: SIBA-DCI Research Centre, 73–84.

Wilber, Ken (1987): Halbzeit der Evolution. D. Mensch auf d. Weg vom animal. zum kosm. Bewusstsein. Eine interdisziplinäre Darstellung der Entwicklung des menschlichen Geistes. 1. Aufl. d. Sonderausg. Bern, München, Wien: Scherz.

Williams, Mark; Fennell, Melanie; Barnhofer, Thorsten; Crane, Rebecca; Silverton, Sarah (2017): Achtsamkeit und die Transformation von Verzweiflung. Mit suizidgefährdeten Menschen arbeiten. Unter Mitarbeit von Christine Bendner. Freiburg im Breisgau: Arbor.

Williams, Mark; Kabat-Zinn, Jon (Hg.) (2013): Achtsamkeit – ihre Wurzeln, ihre Früchte. Freiburg im Breisgau: Arbor-Verlag.

Wilson, Jeff (2014): Mindful America. Meditation and the mutual transformation of Buddhism and American culture. New York: Oxford University Press.

Wimmer, Franz Martin (2010): Is Intercultural Philosophy a New Branch or a New Orientation in Philosophy? In: Friedrich Wallner, Florian Schmidsberger und Franz Martin Wimmer (Hg.): Intercultural philosophy. New aspects and methods. Frankfurt am Main, New York: Peter Lang (Culture and knowledge, v. 11), 21–40.

Wyatt, Gill (Hg.) (2001): Congruence. Ross-on-Wye: PCCS Books (Rogers' Therapeutic Conditions: Evolution, Theory and Practice, vol. 1).

Wyatt, Gill (2013): Ein praktischer spiritueller Weg: Das Persönliche, das Berufliche und das Gesellschaftliche verbinden. In: *PERSON* 17 (2), 130–138.

Wyatt, Gill; Sanders, Pete (Hg.) (2002): Contact and Perception. Ross-on-Wye: PCCS Books (Rogers' Therapeutic Conditions: Evolution, Theory and Practice, vol. 4).

Zeng, Xianglong; Chan, Vivian YL.; Oei, Tian PS.; Leung, Freedom YK.; Liu, Xiangping (2017): Appreciative Joy in Buddhism and Positive Empathy in Psychology. How Do They Differ? In: *Mindfulness* 25 (1), 49. DOI: 10.1007/s12671–017-0690–5.

Zimmermann, Michael; Dalai Lama; Stratmann, Birgit (Hg.) (2012): Achtsamkeit. Ein buddhistisches Konzept erobert die Wissenschaft. Mit einem Beitrag des Dalai Lama. Bern: Huber.

Zumwinkel, Kay (2002): Die fünf Khandas. Aspekte eines Dilemmas. In: Raimund Beyerlein (Hg.): Der Buddha und seine Lehre. Elf Beiträge zur rechten Anschauung. Stammbach: Beyerlein & Steinschulte, 117–140.

Anhang: Die Integration von individueller Einsichtsmeditation und Einsichtsdialog in die Psychotherapeutenausbildung (Cognitive-Constructivist Psychotherapy) an der ‚NOUS-School of Psychotherapy' in Milano

Die folgende Kurzdarstellung ist eine Zusammenfassung der für die vorliegende Untersuchung relevanten Informationen. (Unveröffentlichter Artikel von Fabio Giommi, dem Direktor der NOUS-School of Psychotherapy: Giommi 2017).

Grundlegendes:

Die Integration buddhistischer Meditation und des Insight Dialogue (ID) (Einsichtsdialogs) Gregory Kramers ist für angehende Psychotherapeuten, die an der ‚NOUS-School of Psychotherapy' ihre Ausbildung in *Cognitive-Constructivist Psychotherapy* absolvieren, eines der Kernelemente dieser Schule und ein verpflichtender Teil der Berufsausbildung. Die Schule wurde 2009 eröffnet. Die Ausbildung dauert vier Jahre. Pro Jahr beginnt eine neue Gruppe mit 20 Studenten.

Sowohl individuelle Einsichtsmeditation als auch Einsichtsdialog werden explizit als buddhistische Praktiken vermittelt. Giommi weist ausdrücklich darauf hin, dass das Lehren buddhistischer Meditation (einschließlich des Einsichtsdialogs) der Kultivierung der Person des Therapeuten dient:

> „*We think that these 'meditative qualities of mind' cultivated by mindfulness trainings are a foundational pre-requisite to be a good psychotherapist, regardless the clinical model and approach. In this respect we think it is valid as a general foundation in the training in different psychotherapeutic approaches/models. In our School mindfulness is NOT offered as a clinical tool/technique/method, as a tool to be applied to another person (the patient) to 'get' something. We propose mindfulness meditation as a (personal) path of knowledge and disentanglement not as an (illusory) way to 'feel good', be more relaxed, or to perform better, etc etc ...; in short not in form of a commodificated technique to 'get' some results on others, but instead as a path to learn to work on our own mind first.*" *(ebd.: 1)*[198]

> „*Without the full understanding of Insight Dialogue as a Dharma practice it is really too easy to misunderstand ID as a way to learn how to improve some sort of 'communication skills' or as a way to make our relationship smoother and more pleasant (which is not the aim of ID, but also not the aim of a therapeutic relationship). So the risk of a diluted, reduced, impoverished version of 'Insight Dialogue for therapists' (... or 'for counsellors, school teachers, coaches, managers ... etc etc.') is quite high, especially in the current general climate of 'mindfulness' as a sort of easy way to escape suffering.*" *(ebd.: 2)*

198 Hervorh. im Orig.

Didaktik:

Während der ersten beiden Jahre der insgesamt vierjährigen Ausbildung werden die Auszubildenden in die individuelle Achtsamkeitsmeditation eingeführt, die als unverzichtbare Voraussetzung für Einsichtsdialog erachtet wird. Ab dem dritten Jahr kommt Einsichtsdialog hinzu.

> *„ID is introduced only from the third year because one really needs an experiential foundation in individual mindfulness meditation practice to understand, practice and enjoy the potential of Insight Dialogue." (ebd.)*

> *„In short: for us in the path of a psychotherapist-in-training mindfulness trainings play a similar role of that 'traditionally' given to 'personal psychotherapy': we have both (mindfulness trainings and personal psychotherapy) as mandatory. We think their integration is powerful." (ebd.)*

> *„In terms of amount of time devoted to the 'mindfulness' trainings. Our curricula includes in each of the four years: 5–6 intensive sessions (full-day, 8h) dedicated to mindfulness meditation learning and practice [...]." (ebd.)*

Evaluation:

Erhebungen bei bereits ausgebildeten Psychotherapeuten zufolge gehört Einsichtsdialog für etwa 50 % zu den wichtigsten Lernerfahrungen in ihrer Ausbildung, für 30 % zu wichtigen, 20 % erachteten sie als eine verpasste Gelegenheit (ebd.: 3).

Qualifikation des Meditationslehrers, der Einsichtsdialog lehrt:

Empfohlen wird die volle Ausbildung von Kramer in Einsichtsdialog bzw. der Status eines ID-Lehrers in Ausbildung (ebd.: 3).

> *„Maybe it is possible to think to a format where an ID full teacher or teacher-in-training does offer part of the sessions and a facilitator facilitate other sessions, sustained and supervisioned by the teacher. Otherwise, it could be possible to offer the students an Interpersonal Mindfulness program.*
>
> *However, in this case they would miss the possibility to contemplate themes more directly connected and arising from their current experience and needs as psychotherapist-in-training. Moreover, it is not trivial to have a whole class coming regularly once a week for 8-weeks to the IMP protocol; as usually the pace of the lessons in the training in psychotherapy is not weekly, and the students have many work and clinical commitments." (ebd.)*

Geplante zukünftige internationale Kooperation:

Angesichts der guten Ergebnisse in den letzten sechs Jahren, die bei insgesamt 80 bis 90 Auszubildenden (inklusive aktuell Auszubildender) bis jetzt beobachtet werden konnten, ist eine umfassendere Evaluation in Kooperation mit einer britischen Universität und voraussichtlich mehreren italienischen Universitäten geplant (ebd.: 3).

Abstract

Gegen Ende seines Lebens schrieb Carl Rogers über eine persönliche Erfahrung intensiver *Präsenz* in Encounter-Gruppen. Er verstand sie als *veränderten Bewusstseinszustand*, der tiefe Heilung ermöglicht. Aufgrund dieser transformierenden Wirkung spekulierte Rogers, ob Präsent-Sein vielleicht sogar noch wichtiger als die drei Therapeuteneinstellungen Kongruenz, bedingungslose positive Wertschätzung und Empathie sein könnte, ließ dies jedoch offen. – In dieser Dissertation wird erstmals eine systematische Erklärung für das Emergieren von Präsenz *als veränderten Bewusstseinszustand* angeboten. Dafür wird der Dialog mit dem frühbuddhistischen Meditationsverständnis in den Pāli-Lehrreden (4.–2. Jh. v. u. Z.) aufgenommen. Methodisch basiert dieser Dialog auf der Experimentalhermeneutischen Psychotherapiewissenschaft (Kurt Greiner), die in diesem Dialog erstmals in einem interkulturellen Rahmen angewendet wird: Die grundlegende These ist, dass Präsenz sinngemäß ein *samādhi*-Phänomen ist. Das ist ein Phänomen der ‚Herzenseinigung', das in den Pāli-Lehrreden zentral ist, in der modernen Achtsamkeitsbewegung, die aus einer burmesischen reformbuddhistischen Bewegung Anfang des 20. Jahrhunderts hervorging, jedoch an den Rand gedrängt wurde (Erik Braun).

Es wird argumentiert, dass sich Präsenz *im Sinn eines heilsamen veränderten Bewusstseinszustands* bei Rogers allmählich entwickelte, indem er sich intuitiv darin übte, *kontinuierlich achtsam* beim Manifestieren der drei Therapeuteneinstellungen zu sein, und dass sich erste Spuren von Präsenz bereits in seinen Schriften in den 1950er-Jahren erkennen lassen. Basierend auf dieser Interpretation werden erste Gedanken zu einer Theorie der Meditation im personzentrierten Ansatz konzeptualisiert, die systematisch erklären, *wie* therapeutische Präsenz *als heilender veränderter Bewusstseinszustand* kultiviert werden kann. In Entsprechung zum Konzept einer ‚spirituellen Disziplin' (Brian Thorne) wird dieses Kultivieren als ‚autonome innere Disziplin' des Therapeuten verstanden. Für das Erlernen dieser intra- und interpersonalen Disziplin wird ein *Curriculum* angeboten, das in die Ausbildung zum personzentrierten Psychotherapeuten integriert werden könnte. In diesem Training könnte *Einsichtsdialog* (Gregory Kramer) eine Schlüsselrolle beim Entwickeln interpersonaler Achtsamkeit und Präsenz spielen. Dieses Training könnte Therapeuten helfen, ihre Beziehungsfähigkeit zu vertiefen und ihren Klienten leichter eine *kontinuierliche* Ich-Du-Beziehung (Martin Buber) in *relational depth* (Dave Mearns) beziehungsweise eine *kontinuierliche* dialogische personale Beziehung (Peter F. Schmid) anzubieten.

At the end of his life Carl Rogers wrote about a personal experience of intense *presence* in encounter groups, which he understood as a deeply healing *altered state of mind*. Because of its transformative effect Rogers speculated, that being present might even be more important than the three therapist attitudes – congruence, unconditional positive regard and empathy. Yet, he left this open. – For the first time a systematic explanation for the emerging of Rogers' experience of presence *as an altered state of mind* is offered here by engaging in a dialogue with the early Buddhist teachings of meditation, as they are recorded in the Pāli-discourses (4.–2. B.C.E.). Methodically this dialogue is based in Experimental Hermeneutics (Kurt Greiner), which gets applied for the first time in an intercultural context. The basic thesis is, that presence is analogously a *samādhi* phenomenon. This is a phenomenon of collectedness, which is central in the Pāli-discourses, but got downplayed in the modern mindfulness movement, which evolved from a Burmese reform Buddhist movement at the beginning of the 20th century (Erik Braun).

It is argued, that Rogers developed presence *as a healing altered state of mind* gradually by intuitively exercising being *continuously* mindful, while offering the three therapist attitudes, and that first traces of presence are already recognizable in his writings in the 1950s. Based in this interpretation first thoughts about a theory of meditation in the person-centred approach gets conceptualized, which systematically explain *how* therapeutic presence *as a healing altered state of mind* can be developed. In correspondence to the concept of a 'spiritual discipline' (Brian Thorne), this cultivation is understood as an 'autonomous inner discipline' of the therapist. For the mastering of this intra- and interpersonal discipline a *curriculum* is offered, which could be integrated in the education of becoming a person-centred psychotherapist. In this training *Insight Dialogue* (Gregory Kramer) could play a key role in developing interpersonal mindfulness and presence. The training could help therapists to improve their relational skills, thus offering easier an *enduring* I-Thou-Relationship (Martin Buber) at *relational depth* (Dave Mearns), respectively an *enduring* dialogical personal relationship (Peter F. Schmid), to clients.

Keywords:
presence, mindfulness, therapist attitudes, relational depth, spiritual discipline, Insight Dialogue, psychotherapy training, samādhi, samatha-vipassanā, mindfulness movement, Buddhist Psychology, meditation theory, theory of presence, Experimental Hermeneutics, Therapy Schools Dialogue (TSD), Experimental Trans-Contextualization (ExTC), Standardisierter Therapieschulendialog (TSD), Experimentelle Trans-Kontextualisation (ExTK)

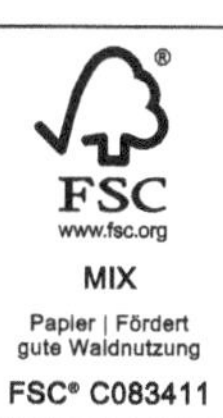

Zeitfracht Medien GmbH
Ferdinand-Jühlke-Straße 7
99095 Erfurt, Deutschland
produktsicherheit@kolibri360.de